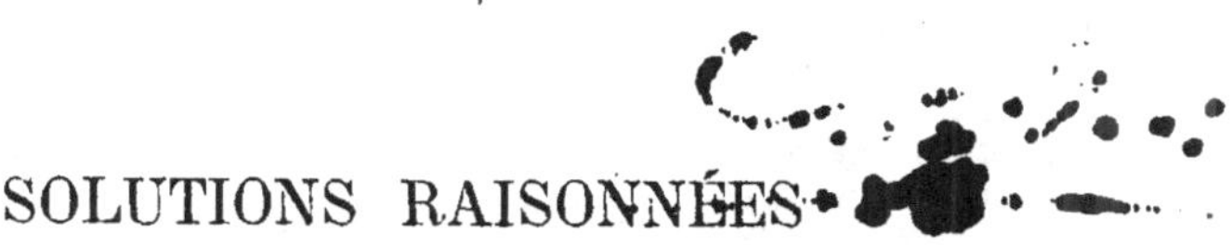

SOLUTIONS RAISONNÉES

DES PROBLÈMES ÉNONCÉS

DANS LE COURS ET DANS LE TRAITÉ ÉLÉMENTAIRE

D'ALGÈBRE

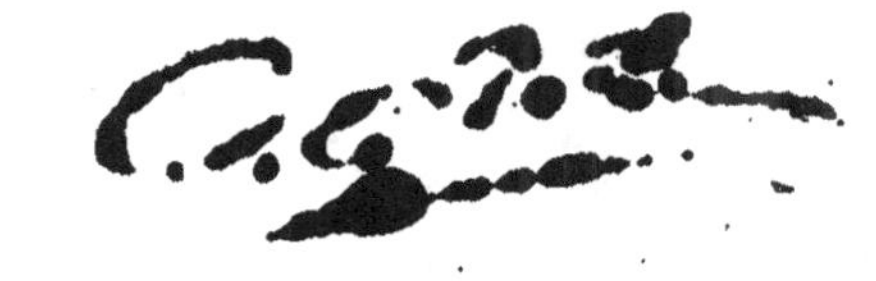

SOLUTIONS RAISONNÉES

DES PROBLÈMES ÉNONCÉS

DANS LE COURS ET DANS LE TRAITÉ ÉLÉMENTAIRE

D'ALGÈBRE

A L'USAGE

DES LYCÉES ET DES COLLÈGES
DE TOUS LES ÉTABLISSEMENTS D'INSTRUCTION
DES ASPIRANTS AU BACCALAURÉAT ÈS SCIENCES
ET AU BACCALAURÉAT SPÉCIAL

PAR

M. FÉLICIEN GIROD

Agrégé de l'Université
Professeur de Mathématiques au lycée Corneille, de Rouen.

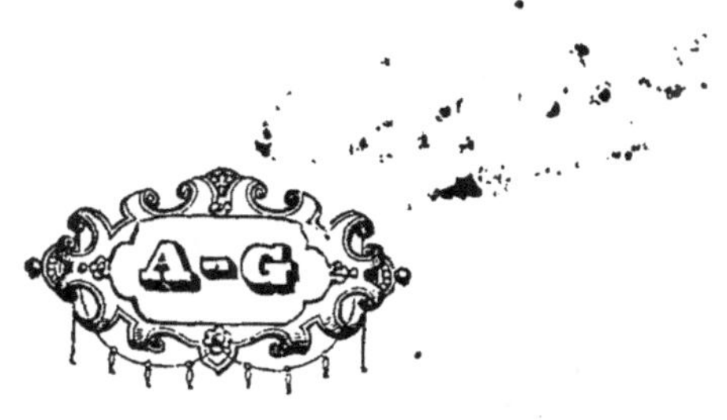

PARIS

LIBRAIRIE CLASSIQUE DE F.-E. ANDRÉ-GUÉDON
15, RUE SÉGUIER, 15

SOLUTIONS RAISONNÉES

DES

EXERCICES D'ALGÈBRE

---

1. *Le côté du décagone convexe inscrit dans un cercle de rayon R est donné par la formule*

$$d = \frac{R}{2}(\sqrt{5} - 1)$$

et le côté du décagone étoilé par la formule

$$d' = \frac{R}{2}(\sqrt{5} + 1) ;$$

en supposant $R = 7^{m}$, calculer d et d' à 0,001 près.

$$d = \frac{7}{2}(\sqrt{5} - 1)$$

$$d' = \frac{7}{2}(\sqrt{5} + 1)$$

Le facteur $\frac{7}{2}$ étant moindre que 10, mais plus grand que 1, il suffit, pour avoir d et d' à 0,001 près, de calculer le second facteur à 0,0001 près, en déterminant $\sqrt{5}$ avec 4 chiffres décimaux exacts.

Or

$$\sqrt{5} = 2,2361 \quad \text{à 0,0001 près par excès.}$$

Donc

$$d = \frac{7}{2} \times 1,2361 = 4^{m},326 \quad \text{à 0,001 près.}$$

$$d' = \frac{7}{2} \times 3,2361 = 11^{m},326 \quad \text{id.}$$

2. *Le côté du pentagone régulier convexe et le côté du pentagone régulier étoilé sont donnés, le premier par la formule*

$$p = \frac{R}{2}\sqrt{10 - 2\sqrt{5}}, \quad \text{et le second par} \quad p' = \frac{R}{2}\sqrt{10 + 2\sqrt{5}} ;$$

calculer p et p' à 0,01 près pour $R = 3^{m}$.

On a

$$p = \frac{3}{2}\sqrt{10 - 2\sqrt{5}}$$

$$p' = \frac{3}{2}\sqrt{10 + 2\sqrt{5}}$$

Le facteur $\dfrac{3}{2}$ étant moindre que 10, mais plus grand que 1, il suffit, pour avoir p et p' à 0,01 près, de calculer la valeur du radical à 0,001 près. Or, pour obtenir cette valeur avec 3 chiffres décimaux exacts, on doit calculer la quantité placée sous le radical avec 6 chiffres décimaux exacts, et, pour cela, il faut avoir $\sqrt{5}$ avec 7 chiffres décimaux exacts.

On a

$$\sqrt{5} = 2{,}2360679 ; \text{ par suite } 10 - 2\sqrt{5} = 5{,}527865,\ 10 + 2\sqrt{5} = 14{,}472135 ;$$

$$\sqrt{5{,}527865} = 2{,}351, \qquad \sqrt{14{,}472135} = 3{,}804 \quad \text{à 0,01 près.}$$

D'où
$$p = \frac{3}{2} \times 2{,}351 = 3^{\mathrm{m}}{,}67 \quad \text{à 0,01 près.}$$

$$p' = \frac{3}{2} \times 3{,}804 = 5^{\mathrm{m}}{,}70 \qquad \text{id.}$$

3. *L'aire du triangle équilatéral en fonction du côté est donnée par la formule* :

$$S = \frac{a^2 \sqrt{3}}{4} ;$$

calculer : 1° S *pour* a $= 5^{\mathrm{m}}$; 2° a *pour* S $= 50^{\mathrm{mq}}$.

1°
$$S = \frac{5^2 \sqrt{3}}{4} = \frac{25 \sqrt{3}}{4}.$$

On obtiendra 4 chiffres décimaux exacts ou la surface à moins d'un centimètre carré, en calculant $\sqrt{3}$ avec 5 chiffres décimaux exacts.

Or
$$\sqrt{3} = 1{,}73205.$$

Donc
$$S = \frac{25 \times 1{,}73205}{4} = 10^{\mathrm{mq}}{,}8253 \quad \text{à } 1^{\mathrm{cmq}} \text{ près.}$$

2° De l'égalité
$$50 = \frac{a^2 \sqrt{3}}{4} .$$

on tire, en multipliant par 4 :
$$200 = a^2 \sqrt{3},$$

d'où
$$a^2 = \frac{200}{\sqrt{3}} = \frac{200 \sqrt{3}}{3} ,$$

$$a = \sqrt{\frac{200 \sqrt{3}}{3}} = 10^{\mathrm{m}}{,}74 \quad \text{à 0,01 près.}$$

Pour obtenir a à 0,01 près, il faut calculer la quantité placée sous le radical à 0,0001 près ; le facteur $\dfrac{200}{3}$ étant compris entre 10 et 100, on doit prendre $\sqrt{3}$ avec 6 chiffres décimaux exacts.

4. *L'aire de l'octogone régulier inscrit dans un cercle de rayon R est donnée par la formule*

$$S = 2\,R^2\sqrt{2}\,;$$

calculer : 1° S *pour* $R = 12^m$; 2° R *pour* $S = 30^{mq}$.

1° $S = 2 \times 12^2\sqrt{2} = 288\sqrt{2} = 407^{mq},2932$ à 0,0001 près

en prenant $\sqrt{2}$ avec 7 chiffres décimaux exacts.

2° De l'égalité

$$30 = 2\,R^2\sqrt{2}$$

on tire

$$R^2 = \frac{15}{\sqrt{2}} = \frac{15\sqrt{2}}{2}\,,$$

$$R = \sqrt{7,5\sqrt{2}} = 3^m25 \quad \text{à 0,01 près}$$

en prenant $\sqrt{2}$ avec 5 chiffres décimaux exacts.

5. *La formule :*

$$S = 2\,c^2\left(1 + \sqrt{2}\right),$$

donne l'aire de l'octogone régulier en fonction de son côté; calculer : 1° S *pour* $c = 4^m$; 2° c *pour* $S = 100^{mq}$.

1° $S = 2 \times 4^2\left(1 + \sqrt{2}\right) = 32\left(1 + \sqrt{2}\right) = 77^{mq},2548$ à 0,0001 près

en prenant $\sqrt{2}$ avec 6 chiffres décimaux exacts.

2° De la formule :

$$100 = 2\,c^2\left(1 + \sqrt{2}\right)$$

on tire

$$c^2 = \frac{50}{1 + \sqrt{2}} = \frac{50\left(\sqrt{2} - 1\right)}{2 - 1} = 50\left(\sqrt{2} - 1\right),$$

d'où

$$c = \sqrt{50\left(\sqrt{2} - 1\right)} = 4^m,55 \quad \text{à 0,01 près}$$

en prenant $\sqrt{2}$ avec 6 chiffres décimaux exacts.

6. *En désignant par* V *le volume d'un tronc de pyramide, par* B *et* b, *ses bases, et par* h *sa hauteur, on a la formule*

$$V = \frac{1}{3}\,h\left(B + b + \sqrt{Bb}\right);$$

calculer V *pour* $B = 5^{mq}$, $b = 3^{mq}$ *et* $h = 7^m$.

On a

$$V = \frac{7}{3}\left(5 + 3 + \sqrt{5 \times 3}\right).$$

Pour obtenir ce volume à 1^{dmc} près, il suffit de calculer la racine de 15 avec 4 chiffres décimaux exacts.

Or

$$\sqrt{15} = 3,8729 \text{ à 0,0001 près,}$$

donc

$$V = \frac{7}{3}\left(5 + 3 + 3,8729\right) = \frac{7 \times 11,8729}{3} = 27^{mc},703 \text{ à } 1^{dmc} \text{ près.}$$

7. *Le volume d'un tronc de pyramide est aussi donné par la formule :*

$$V = \frac{1}{3} Bh \left(1 + \frac{a}{A} + \frac{a^2}{A^2} \right),$$

dans laquelle B *est l'aire de la grande base,* a *et* A *deux côtés homologues des deux bases ; calculer* V *pour*

$$B = 17^{mq}, \quad a = 3^m, \quad A = 5^m, \quad h = 3^m,40.$$

On a

$$\dot{V} = \frac{17 \times 3,4}{3} \left(1 + \frac{3}{5} + \frac{9}{25} \right)$$

$$= \frac{17 \times 3,4 \, (25 + 15 + 9)}{75} = 37^{mc},762 \quad \text{à } 1^{dmc} \text{ près.}$$

8. *Les formules*

$$S = 2\pi Rh,$$
$$S' = 2\pi R (R + h),$$
$$V = \pi R^2 h,$$

donnent la surface latérale, la surface totale et le volume du cylindre circulaire droit; calculer S, S', V, *pour* $R = 3^m$, $h = 4^m,75$.

1°	$S = 2\pi \times 3 \times 4,75 = 89^{mq},53.$
2°	$S' = 2\pi \times 3 \times 7,75 = 146^{mq},08.$
3°	$V = \pi \times 3^2 \times 4,75 = 134^{mq},303.$

9. *Les formules*

$$a = \sqrt{h^2 + R^2},$$
$$S = \pi Ra,$$
$$S' = \pi R (R + a),$$
$$V = \frac{1}{3} \pi R^2 h$$

donnent le côté, la surface latérale, la surface totale et le volume du cône circulaire droit; calculer a, S, S' *et* V, *pour* $h = 6^m$, $R = 0^m,38$.

On a

$$a = \sqrt{6^2 + 0,38^2} = 6^m,012 \qquad \text{à } 0,001 \text{ près.}$$
$$S = \pi \times 0,38 \times 6 = 7^{mq},1628 \qquad \text{id.}$$
$$S' = \pi \times 0,38 \times 6,392 = 7^{mq},6308 \qquad \text{id..}$$
$$V = \frac{1}{3} \pi \times 0,38^2 \times 6 = 0^{mc},907. \qquad \text{id.}$$

10. *Les formules*

$$a = \sqrt{h^2 + (R - r)^2},$$
$$S = \pi (R + r) a,$$
$$V = \frac{1}{3} \pi h (R^2 + r^2 + Rr),$$

donnent le côté, la surface latérale et le volume du tronc de cône à bases parallèles; calculer a, S *et* V *pour* h = 54^{mm}, R = 17^{mm} *et* r = 12^{mm}.

$$a = \sqrt{54^2 + 5^2} = 54^m,23.$$

$$S = \pi\,(17 + 12) \times 54,23 = 4940\ ^{mmq}.$$

$$V = \frac{1}{3}\,\pi \times 54\,(17^2 + 12^2 + 17 \times 12),$$

$$= 18\pi \times 637 = 36021^{mmc}.$$

11. *Les formules*

$$S = 4\pi R^2,$$

$$V = \frac{4}{3}\,\pi R^3,$$

donnent la surface et le volume de la sphère en fonction de son rayon ; calculer : 1° S *et* V *pour* R = 0^m,04 ; 2° R *pour* S = 1^{mq} ; 3° R *pour* V = 1^{mc}.

1° Prenons le centimètre pour unité de longueur ; on a

$$S = 4\pi \times 4^2 = 64\pi = 201^{cmq},06 \quad \text{à } 1^{mmq} \text{ près.}$$

$$V = \frac{4}{3}\,\pi \times 4^3 = \frac{256\,\pi}{3} = 268^{cmc},08 \quad \text{à } 10^{mmc} \text{ près.}$$

2° Écrivons

$$1 = 4\pi R^2,$$

on tire de cette égalité

$$R = \sqrt{\frac{1}{4\pi}} = \frac{1}{2}\sqrt{\frac{1}{\pi}} = \frac{1}{2}\sqrt{0,318309} = 0^m,282.$$

3° Posons

$$1 = \frac{4}{3}\,\pi R^3,$$

on obtient

$$R = \sqrt[3]{\frac{3}{4\pi}} = 0^m,620.$$

12. *Lorsqu'un corps tombe librement sous l'action de la pesanteur, la vitesse de ce corps et l'espace parcouru au bout du temps* t *sont donnés par les formules*

$$v = gt,$$

$$s = \frac{1}{2}\,gt^2 ;$$

calculer : 1° v *et* s *pour* t = 4″3 ; 2° t *pour* v = 100^m ; 3° t *pour* s = 154^m, *sachant d'ailleurs qu'à Paris la valeur de* g *est* 9^m,8088.

1°
$$v = 9,8088 \times 4,3 = 42^m,178.$$
$$s = 4,9044 \times 4,3^2 = 90^m,68.$$

2° De l'égalité
$$100 = 9,8088 \times t,$$
on tire
$$t = \frac{100}{9,8088} = 10,19.$$

3° De l'égalité
$$154 = 4,9044 \times t^2,$$

on tire

$$t = \sqrt{\frac{154}{4,9044}} = 5,6.$$

13. *Lorsqu'on lance un corps verticalement de bas en haut, avec une vitesse* a, *la durée de l'ascension est donnée par la formule* $t = \dfrac{a}{g}$ *et la hauteur à laquelle s'élève le mobile par la formule* $h = \dfrac{a^2}{2g}$ *; calculer* 1° t *et* h *pour* a $= 500^m$; 2° a *pour* h $= 10000^m$.

1°
$$t = \frac{500}{9,8088} = 50,95.$$

$$h = \frac{500^2}{2 \times 9,8088} = 12743^m.$$

2°
$$a = \sqrt{2gh},$$

ou
$$a = \sqrt{2 \times 9,8088 \times 10000} = 442^m90.$$

14. *La force centrifuge qui agit sur un corps de poids* P, *animé d'une vitesse uniforme* v *suivant une circonférence de rayon* R, *est donnée par la formule*

$$F = \frac{Pv^2}{gR} ;$$

calculer F *en supposant que* P *représente le poids d'une locomotive de 50 tonnes,* v *une vitesse de* 10^m *par seconde et* R *un rayon de 500 mètres.*

$$F = \frac{50000 \times 10^2}{9,8088 \times 500} = 1019^{kg},5.$$

15. *Calculer la valeur numérique de :*

$$\frac{5}{8} a^3 b^2 c^5 d^4,$$

pour
$$a = 2, \quad b = \frac{3}{4}, \quad c = 3, \quad d = \frac{5}{3}.$$

On a
$$\frac{5}{8} a^3 b^2 c^5 d^4 = \frac{5}{8} \times 2^3 \times \left(\frac{3}{4}\right)^2 \times 3^5 \times \left(\frac{5}{3}\right)^4$$

$$= \frac{5 \times 8 \times 9 \times 3^5 \times 5^4}{8 \times 4^2 \times 3^4},$$

$$= \frac{5^5 \times 9 \times 3}{4^2} = 5273,4375.$$

16. *Calculer la valeur numérique de :*

$$6a^4 b - 2a^3 b^2 - 7a^2 b^3 + 8ab^4 + 7b^5,$$

pour
$$a = 6, \quad b = 2.$$

On a

$$6 \times 6^4 \times 2 - 2 \times 6^3 \times 2^3 - 7 \times 6^2 \times 2^3 + 8 \times 6 \times 2^4 + 7 \times 2^5,$$
$$= 15552 - 1728 - 2016 + 768 + 254,$$
$$= (15552 + 768 + 254) - (1728 + 2016),$$
$$= 16574 - 3744 = 12830.$$

17. *Calculer la valeur numérique de :*

$$\frac{abc - (a + b + c)}{a + b + c}$$

pour
$$a = 5 , \quad b = 3 , \quad c = 2.$$

Cette expression vaut

$$\frac{5 \times 3 \times 2 - (5 + 3 + 2)}{5 + 3 + 2} = \frac{30 - 10}{10} = \frac{20}{10} = 2.$$

18. *Calculer la valeur numérique du polynome*

$$8a^5 + 3a^4 b - 2a^3 b^2 + 16a^2 b^3 - b^5,$$

pour
$$a = 5 , \quad b = 2.$$

Ce polynome donne

$$8 \times 5^5 + 3 \times 5^4 \times 2 - 2 \times 5^3 \times 2^2 + 16 \times 5^2 \times 2^3 - 2^5,$$
$$= 25000 + 3750 - 1000 + 3200 - 32,$$
$$= (25000 + 3750 + 3200) - (1000 + 32),$$
$$= 31950 - 1032 = 30918.$$

CHAPITRE PREMIER

ADDITION ET SOUSTRACTION

EXERCICES SUR L'ADDITION

19.
$$\begin{array}{r} + 3a \\ + 2a \\ \hline + 5a \end{array}$$

20.
$$\begin{array}{r} - 6y \\ - 3y \\ \hline - 9y \end{array}$$

21.
$$\begin{array}{r} - 9m \\ + 12m \\ \hline + 3m \end{array}$$

22.
$$\begin{array}{r} + 6p \\ - 4p \\ \hline + 2p \end{array}$$

23.
$$\begin{array}{r} + 3\frac{1}{4}\, ab \\ - 7\frac{5}{6}\, ab \\ \hline - 4\frac{7}{12}\, ab \end{array}$$

24.
$$\begin{array}{r} + \frac{3}{8}\, cd \\ - \frac{4}{9}\, cd \\ \hline - \frac{5}{72}\, cd \end{array}$$

25.
$$\begin{array}{r} - 4\frac{5}{11}\, mn \\ + 7\frac{1}{8}\, mn \\ \hline + 2\frac{59}{88}\, mn \end{array}$$

26.
$$\begin{array}{r} - 2\frac{1}{4}\, xy \\ - 5\frac{3}{8}\, xy \\ \hline - 7\frac{5}{8}\, xy \end{array}$$

27.
$$-0,45cd$$
$$+0,148cd$$
$$\overline{-0,302cd}$$

28.
$$6,256pq$$
$$-1\frac{3}{4}pq$$
$$\overline{4,506pq}$$

29.
$$-4,59rs$$
$$-2\frac{1}{16}rs$$
$$\overline{-6,6525rs}$$

30.
$$-3,545fg$$
$$+2,957fg$$
$$\overline{-0,588fg}$$

31.
$$+a$$
$$+b$$
$$\overline{a+b}$$

32.
$$-a$$
$$-b$$
$$\overline{-(a+b)}$$

33.
$$-m$$
$$+n$$
$$\overline{n-m}$$

34.
$$+c$$
$$-d$$
$$\overline{c-d}$$

35.
$$6+2a$$
$$-3a$$
$$\overline{6-a}$$

36.
$$4m-p$$
$$-3p$$
$$\overline{4m-4p}$$

37.
$$a^2-2b^3$$
$$-a^2-3b^3$$
$$\overline{-5b^3}$$

38.
$$6ab-3c$$
$$3ab-4c$$
$$\overline{9ab-7c}$$

39.
$$3x^2-5x+4$$
$$-2x^2+3x-5$$
$$\overline{x^2-2x-1}$$

40.
$$8a^2b+2ab^2-3b^3$$
$$-4a^2b-7ab^2+8b^3$$
$$\overline{4a^2b-5ab^2+5b^3}$$

41.
$$5ab^2-3a^2b$$
$$4ab^3+7a^2b$$
$$\overline{9ab^3+4a^2b}$$

42.
$$\frac{5}{6}a-3\frac{1}{4}b$$
$$-\frac{2}{3}a+7\frac{5}{8}b$$
$$\overline{\frac{1}{6}a+4\frac{3}{8}b}$$

43.
$$\frac{3}{4}cd+\frac{4}{9}d$$
$$\frac{5}{12}cd-\frac{11}{12}d$$
$$\overline{1\frac{1}{6}cd-\frac{17}{36}d}$$

44.
$$\frac{3}{7}a^3-2a^2b-4\frac{1}{5}ab^2$$
$$\frac{4}{21}a^3+7a^2b-4\frac{7}{15}ab^2$$
$$\overline{\frac{13}{21}a^3+5a^2b-8\frac{2}{3}ab^2}$$

45.
$$3a^3b-5a^2b^2+4ab^3$$
$$-7a^3b-8a^2b^2+15ab^3$$
$$+2a^3b+6a^2b^2-5ab^3$$
$$-4a^3b+7a^2b^2-2ab^3$$
$$\overline{-6a^3b\qquad\qquad+12ab^3}$$

46.
$$4\frac{5}{6}a^4-8\,a^3b-2\frac{1}{4}a^2b^2+7\,ab^3-5\,b^4$$
$$+\frac{3}{3}a^4+7\frac{3}{4}a^3b-5\frac{2}{3}a^2b^2+8\,ab^3+9\,b^4$$
$$-2\frac{1}{8}a^4-5\frac{3}{8}a^3b+9\frac{3}{3}a^2b^2+3\frac{5}{6}ab^3-5\frac{1}{4}b^4$$
$$+8\frac{2}{3}a^4-4\,a^3b+6\,a^2b^2-6\,ab^3-10\,b^4$$
$$\overline{11\frac{117}{120}a^4-9\frac{5}{8}a^3b+7\frac{5}{6}a^2b^2+12\frac{5}{6}ab^3-11\frac{1}{4}b^4}$$

47.
$$3x^4-5x^3y-4x^2y^2+7xy^3-y^4$$
$$-5x^4+8x^3y-4x^2y^2+5xy^3+2y^4$$
$$7x^4+2x^3y-2x^2y^2-8xy^3-7y^4$$
$$3x^4+2x^3y+8x^2y^2-9xy^3-11y^4$$
$$\overline{8x^4+7x^3y-2x^2y^2-5xy^3-17y^4}$$

48.
$$-4a^3x+2a^2x^2+3ax^3-8x^4$$
$$2a^3x-7a^2x^2-9ax^3-2x^4$$
$$5a^3x-6a^2x^2-4ax^3+3x^4$$
$$8a^3x+2a^2x^2-5ax^3+7x^4$$
$$\overline{11a^3x-9a^2x^2-15ax^3}$$

49.

$$3\frac{1}{4}a - 5\frac{2}{3}b - 6\frac{3}{4}c$$
$$7\frac{1}{8}a + 2\frac{5}{6}b + 3\frac{7}{12}c$$
$$5\frac{2}{3}a - 4\frac{7}{8}b + 2\frac{7}{9}c$$
$$-4\frac{1}{4}a - 7\frac{1}{8}b + 5\frac{2}{3}c$$
$$4a - \frac{7}{8}b + \frac{2}{3}c - \frac{4}{5}d$$
$$\overline{15\frac{19}{24}a - 15\frac{17}{24}b + 5\frac{17}{18}c - \frac{4}{5}d}$$

50.

$$3a^2 - 4\sqrt{m} + 2b$$
$$-7a^2 + 2\sqrt{m} - b$$
$$3\frac{1}{4}a^2 + \sqrt{m} - 5b$$
$$-7a^2 + 3\sqrt{m} + 6b$$
$$3\frac{1}{8}a^2 - 5\sqrt{m} - 4b$$
$$8\frac{2}{3}a^2 - 9\sqrt{m} - 3\frac{1}{8}b$$
$$\overline{4\frac{1}{24}a^2 - 12\sqrt{m} - 5\frac{1}{8}b}$$

51.

$$3a^m - 2b^n - 5\frac{2}{3}c^p$$
$$4\frac{1}{5}a^m + 7\frac{3}{4}b^n + 2\frac{5}{6}c^p$$
$$-5a^m + 2b^n - 4c^p$$
$$\overline{2\frac{1}{5}a^m + 7\frac{3}{4}b^n - 6\frac{5}{6}c^p}$$

52.

$$3a - 2b + 5c$$
$$4a + 7b - 2c$$
$$-2a + 3b + 5c$$
$$8a + 4b - 2c$$
$$\overline{13a + 12b + 6c}$$

53.

$$3x^3 - 2x^2y + 4xy^2 - 5y^3$$
$$4x^3 + 2x^2y - 7xy^2 - 8y^3$$
$$-3x^3 + 6x^2y - xy^2 - 8y^3$$
$$5x^3 - 4x^2y + 2xy^2 - 3y^3$$
$$\overline{9x^3 + 2x^2y - 2xy^2 - 24y^3}$$

54.

$$-4a^3b + 2a^2b^2 + 7ab^3$$
$$+5a^3b + 6a^2b^2 - 4ab^3$$
$$-9a^3b + 5a^2b^2 + 17ab^3$$
$$+6a^3b - 2ab^3$$
$$\overline{-2a^3b + 13a^2b^2 + 18ab^3}$$

55.

$$7a^m - 2a^{m-1}b + 7a^{m-2}b^2 - 4a^{m-3}b^3 + b^4$$
$$-7a^m - 5a^{m-1}b + 2a^{m-2}b^2 - 5a^{m-3}b^3 + 2b^4$$
$$-6a^m + 3a^{m-1}b + 7a^{m-2}b^2 - 5a^{m-3}b^3 + 8b^4$$
$$3a^m - 6a^{m-2}b^2 + 3b^4$$
$$\overline{-3a^m - 4a^{m-1}b + 10a^{m-2}b^2 - 14a^{m-3}b^3 + 14b^4}$$

EXERCICES SUR LA SOUSTRACTION

56.
$$+7$$
$$+3$$
$$\overline{+10}$$

57.
$$-12$$
$$-8$$
$$\overline{-30}$$

58.
$$-15$$
$$+7$$
$$\overline{-8}$$

59.
$$+3a$$
$$-2a$$
$$\overline{+a}$$

60.
$$-6y$$
$$-2y$$
$$\overline{-8y}$$

61.
$$+7mn$$
$$+4mn$$
$$\overline{11mn}$$

62.
$$+13a^2b$$
$$-7a^2b$$
$$\overline{+6a^2b}$$

63.
$$-15c$$
$$+18c$$
$$\overline{+3c}$$

64.
$$-0,465h$$
$$-7,75h$$
$$\overline{-8,215h}$$

65.
$$7,43pq$$
$$+2,375pq$$
$$\overline{9,805pq}$$

66.
$$-7\frac{3}{8}s$$
$$+4\frac{2}{7}s$$
$$\overline{-3\frac{5}{56}s}$$

67.
$$+17a^3bx$$
$$-23a^3bx$$
$$\overline{-6a^3bx}$$

68.
$$\begin{array}{r} + am \\ - bc \\ \hline am - bc \end{array}$$

69.
$$\begin{array}{r} - a \\ - b \\ \hline - (a + b) \end{array}$$

70.
$$\begin{array}{r} - p \\ - q \\ \hline - (p + q) \end{array}$$

71.
$$\begin{array}{r} + d \\ + h \\ \hline d + h \end{array}$$

72.
$$\begin{array}{r} 4 - 5a \\ - 2a \\ \hline 4 - 7a \end{array}$$

73.
$$\begin{array}{r} 8b - 3c \\ - 4c \\ \hline 8b - 7c \end{array}$$

74.
$$\begin{array}{r} 3a - 2b \\ 2a + 3b \\ \hline 5a + b \end{array}$$

75.
$$\begin{array}{r} - 6ab + 2cd \\ + 4ab - 3cd \\ \hline - 2ab - cd \end{array}$$

76.
$$\begin{array}{r} 4x^2 - 3x + 5 \\ -2x^2 - 7x - 3 \\ \hline 2x^2 - 10x + 2 \end{array}$$

77.
$$\begin{array}{r} 8\frac{1}{4}\,a^3b - 5\ a^2b^2 - 4\frac{3}{7}\,ab^3 \\ + 6\frac{2}{3}\,a^3b + 7\frac{1}{4}\,a^2b^2 - 5\frac{3}{8}\,ab^3 \\ \hline 14\frac{11}{12}\,a^3b + 2\frac{1}{4}\,a^2b^2 - 9\frac{45}{56}\,ab^3 \end{array}$$

78.
$$\begin{array}{r} 2a - 3b + 2c \\ 4a + 2b - 7c \\ \hline 6a - b - 5c \end{array}$$

79.
$$\begin{array}{r} \frac{3}{5}a^4 - 2\ a^3 + 7\frac{1}{4}\,a^2 - 2\frac{5}{8}\,a \\ 2\ a^4 - 7\frac{2}{3}\,a^3 + 2\frac{1}{8}\,a^2 - 7\frac{5}{12}\,a \\ \hline 2\frac{3}{5}a^4 - 9\frac{2}{3}\,a^3 + 9\frac{3}{8}\,a^2 - 10\frac{1}{24}\,a \end{array}$$

80.
$$\begin{array}{r} 0,465m + 3,566\ n - 3\frac{7}{8}\,p \\ + 5,375m - 2,4375n - 4\frac{2}{3}\,p \\ \hline 5,840m + 1,1285n - 8\frac{13}{14}\,p \end{array}$$

81.
$$\begin{array}{r} \frac{3}{4}x^3 - 4\frac{1}{5}\,x^2 + 2x - 7 \\ \frac{7}{8}x^3 - 8\frac{7}{8}\,x^2 + 5x - 2 \\ \hline 1\frac{5}{8}x^3 - 13\frac{3}{40}\,x^2 + 7x - 9 \end{array}$$

82.
$$\begin{array}{r} 5x^2 - 3xy + 4y \\ - 2x^2 - 7xy + 5y \\ \hline 3x^2 - 10xy + 9y \end{array}$$

83.
$$\begin{array}{r} a^3 + 3a^2b - 4ab^2 + b^3 \\ - 6a^3 - 2a^2b + 9ab^2 + 5b^3 \\ \hline - 5a^3 + a^2b + 5ab^2 + 6b^3 \end{array}$$

84.
$$\begin{array}{r} 5x^4 - 3ax^3 - 5bx^2 + 2cx - d \\ -3x^4 - 4ax^3 + 6bx^2 - 5cx - 2d \\ \hline 2x^4 - 7ax^3 + bx^2 - 3cx - 3d \end{array}$$

85.
$$\begin{array}{r} 24x^3 + 7\frac{1}{4}\,x^2y - 2\frac{3}{5}\,xy^2 - 4\frac{2}{3}\,y^3 \\ -18x^3 + 4\ x^2y + 8\ xy^2 - 3\frac{5}{8}\,y^3 \\ \hline 6x^3 + 11\frac{1}{4}\,x^2y + 5\frac{2}{5}\,xy^2 - 8\frac{7}{24}\,y^3 \end{array}$$

86.
$$\begin{array}{r} - ax^3 - 3bx^2 + 5cx + d \\ - 2ax^3 + 4bx^2 + 6cx - 4d \\ \hline - 3ax^3 + bx^2 + 11cx - 3d \end{array}$$

87.
$$\begin{array}{r} \frac{1}{3}\,m^3n - 4\frac{1}{4}\,m^2n^2 - 7\frac{3}{8}\,mn^2 \\ 4\frac{1}{4}\,m^3n + 5\frac{2}{3}\,m^2n^2 - 5\frac{3}{4}\,mn^2 \\ \hline 4\frac{7}{12}\,m^3n + 1\frac{5}{12}\,m^2n^2 - 13\frac{1}{8}\,mn^2 \end{array}$$

88.
$$\begin{array}{r} 5a^4b + 3a^3b^2 - 8a^2b^3 - 7ab^4 \\ - 7a^4b - 6a^3b^2 + 5a^2b^3 - 2ab^4 \\ \hline - 2a^4b - 3a^3b^2 - 3a^2b^3 - 9ab^4 \end{array}$$

89.
$$4\frac{3}{4}x^2 - 5{,}35y^2 + 4\frac{7}{8}u^3 + 0{,}85\,ab - 2{,}75x - 8\frac{3}{8}y$$
$$+\, 2\frac{5}{12}x^2 + 7{,}2\,y^2 - 6{,}65\,u^3 - 5\frac{7}{8}ab - 3\frac{3}{4}x + 5{,}647y$$
$$\overline{7\frac{1}{6}x^2 + 1{,}85y^2 - 1{,}775u^3 - 5{,}025ab - 6{,}5\ x - 2{,}728y}$$

90.
$$(a^2 - 2ab + b^2)x^2 - (a^2 - b^2)x + (a + b)$$
$$-\,(a^2 + 2ab + b^2)x^2 + (a^2 - b^2)x + (a + b)$$
$$\overline{-\,4abx^2 \qquad\qquad\qquad + 2(a + b)}$$

91.
$$(a^3 + 3a^2b + 3ab^2 + b^3)x^2 - (a^2 - ab - b^2)x$$
$$-\,(3a^2b + 3ab^2)\qquad x^2 - (ab + b^2)x$$
$$\overline{(a^3 + b^3)x^2 - a^2x}$$

92.
$$a\,x^3 - b\,x^2 - c\,x + d$$
$$-\,a'x^3 + b'x^2 - c'x - d'$$
$$\overline{(a - a')x^3 - (b - b')x^2 - (c + c')x + (d - d')}$$

93.
$$3\quad a^3 - 4\quad a^2b - 7ab^2 + \quad b^3$$
$$+\,2\quad a^3 - 2\frac{1}{3}a^2b + 4ab^2 + 3\quad b^3$$
$$-\,6\quad a^3 + 5\quad a^2b - 8ab^2 - 4\quad b^3$$
$$+\,2\frac{1}{5}a^3 - 4\frac{1}{4}a^2b + 5ab^2 - 6\frac{2}{3}b^3$$
$$\overline{1\frac{1}{5}a^3 - 5\frac{7}{12}a^2b - 6ab^2 - 6\frac{2}{3}b^3.}$$

EMPLOI DES PARENTHÈSES

94. $1° \ 45 - (13 + 7);\quad 2° \ 43 + (18 - 5);\quad 3° \ 54 - (115 - 93);$
$\qquad\qquad 4° \ a - (b + c);\quad 5° \ m - (p - q).$

95. $\qquad 15 - (8 - 3) = 15 - 5 = 10.$

96. $\qquad 15 - 8 - 3 = 7 - 3 = 4.$

97. $\qquad 14 - (7 - 2 + 1) = 14 - 6 = 8.$

98. $\qquad 14 - (7 - 2) + 1 = 14 - 5 + 1 = 10.$

99. $14 - [7 - (2 + 1)] = 14 - [7 - 3] = 14 - 4 = 10.$

100. $\qquad 100 - (26 - 9 - 2) = 100 - 15 = 85.$

101. $100 - (26 - 9) - 2 = 100 - 17 - 2 = 100 - 19 = 81.$

102. $100 - [(26 - 9) - 2] = 100 - [17 - 2] = 100 - 15 = 85.$

103. $100 - [26 - (9 - 2)] = 100 - [26 - 7] = 100 - 19 = 81.$

104. $93 - \{50 - [(15 - 3) - (8 - 5)]\} = 93 - \{50 - [12 - 3]\}$
$$= 93 - \{50 - 9\}$$
$$= 93 - 41 = 52.$$

105. $a - \{b - [(c - d) - (b - c)]\} = a - \{b - [c - d - b + c]\}$
$$= a - \{b - c + d + b - c\}$$
$$= a - b + c - d - b + c = a - 2b + 2c - d.$$

106. $a - \{b - [c - (b - d)]\} = a - \{b - [c - b + d]\}$
$$= a - \{b - c + b - d\}$$
$$= a - b + c - b + d = a - 2b + c + d.$$

107. $2(a - b) - 3(c - d) - [(a - b) - 2(c - d)$
$$= 2(a - b) - 3(c - d) - (a - b) + 2(c - d)$$
$$= (a - b) - (c - d) = a - b - c + d.$$

108. $(a - b - 2c) - (2a - 3b - c) + \{a - [(b - c) - (a - b)]\}$
$$= a - b - 2c - 2a + 3b + c + a - (b - c) + (a + b)$$
$$= a - b - 2c - 2a + 3b + c + a - b + c + a + b = a + 2b.$$

109. $5a - 3b - (2a - 2b) = 5a - 3b - 2a + 2b = 3a + b.$

110. $6a + (3a - 2b) - (4a - 5b) = 6a + 3a - 2b - 4a + 5b = 5a + 3b.$

111. $(m + n - p) + (m - n + p) = m + n - p + m - n + p = 2m.$

112. $(m + n - p) - (m - n - p) = m + n - p - m + n + p = 2n.$

113. $(6a - 5) - (3a - 8) - (a - 4) = 6a - 5 - 3a + 8 - a + 4 = 2a + 7.$

114. $(7a - 3b + 2c) - (3a + 2b + 2c) + (2a + b - 4c) = 7a - 3b + 2c - 3a$
$$- 2b - 2c + 2a + b - 4c = 6a - 4b - 4c.$$

115. $2a - \left(\frac{1}{2}ab + \frac{1}{3}b\right) + \left(\frac{1}{3}ab - \frac{1}{2}b\right) - \left(\frac{1}{4}a + \frac{2}{3}ab\right) = 2a - \frac{1}{2}ab$
$$- \frac{1}{3}b + \frac{1}{3}ab - \frac{1}{2}b - \frac{1}{4}a - \frac{2}{3}ab = \frac{7}{4}a - \frac{5}{6}ab - \frac{5}{6}b.$$

116. $\left(\frac{4}{3}a^3 - \frac{5}{6}a^2b\right) - \left(\frac{5}{3}a^3 + \frac{2}{5}a^2b\right) - \left(\frac{1}{8}a^3 - \frac{8}{5}a^2b\right) = \frac{4}{3}a^3$
$$- \frac{5}{6}a^2b - \frac{5}{3}a^3 - \frac{2}{5}a^2b - \frac{1}{8}a^3 + \frac{8}{5}a^2b = -\frac{11}{24}a^3 + \frac{11}{30}a^2b.$$

117. $y + [(m + n) - (m + p)] = y + [m + n - n - p] = y + m - p.$

118. $y - [(m + n) + (m - p)] = y - [m + n + n - p] = y - m - 2n + p.$

119. $y - [m - (p + m)] = y - [m - p - m] = y + p.$

120. $(2a - 3b) - [(a + b) - (2b - 3c)] = 2a - 3b - a - b + 2b - 3c = a - 2b.$

121. $4a - 4c - \{[5a - (3b - 2c)] - (2a - 3b)\}$
$$= 4a - 4c - [5a - 3b + 2c] + (2a - 3b)$$
$$= 4a - 4c - 5a + 3b - 2c + 2a - 3b = a - 6c.$$

122. $a - \{2b - [6a - (2c - b)] + [2a - (b + c)]\} = a - 2b + [6a - 2c + b]$
$$- [2a - b - c] = a - 2b + 6a - 2c + b - 2a + b + c = 5a - c.$$

123. $5a - \{3b + (2a - b) - c - [3a + (2b - c)]\} = 5a - 3b - 2a + b + c$
$$+ 3a + 2b - c = 6a.$$

124. $1 - \left[1 - (2 - 3a)\right] + a - \left[3b - (2a - c) + 1\right] = 1 - 1 + 2 - 3a + a$
$- 3b + 2a - c - 1 = 1 - 3b - c.$

125.

$5x - \left\{8x - \left|5x - [2x - (4a - 2b)]\right|\right\} = 5x - 8x + \left|5x - [2x - 4a + 2b]\right|$
$= 5x - 8x + 5x - 2x + 4a - 2b = 4a - 2b.$

126. $2a - \left|3b + (2b - c) - 4c + [2a - (3b - c)]\right| = 2a - 3b - 2b + c + 4c$
$- 2a + 3b - c = - 2b + 4c.$

127.

$5\frac{1}{8} a^2 b - \left[\frac{1}{3} ab^2 - \left(4\frac{2}{7} a^2 b + \frac{43}{12} ab^2 + \frac{2}{3} ab\right)\right] - \left[\frac{5}{8} ab + \left(\frac{23}{56} a^2 b + 3\frac{1}{4} ab^2\right)\right]$
$= 5\frac{1}{8} a^2 b - \frac{1}{3} ab^2 + 4\frac{2}{7} a^2 b + \frac{43}{12} ab^2 + \frac{2}{3} ab - \frac{5}{8} ab - \frac{23}{56} a^2 b - 3\frac{1}{4} ab^2$
$= 9a^2 b + \frac{1}{24} ab.$

128. $\quad 4{,}535m - \left(0{,}4n - \frac{1}{4} p\right) - \left[2{,}750n - \left(\frac{3}{4} m - \frac{5}{16} p\right)\right] \quad =$
$4{,}535m - 0{,}4n + \frac{1}{4} p - 2{,}750n + \frac{3}{4} m - \frac{5}{16} p = 5{,}285m - 3{,}15n - \frac{1}{16} p.$

129. $\quad 5{,}3a - \left[0{,}345y - \left(3\frac{1}{4} a - 0{,}56y\right) + \frac{3}{8} a\right] - \left(0{,}165a - \frac{3}{16} y\right) \quad =$
$5{,}3a - 0{,}345y + 3\frac{1}{4} a - 0{,}56y - \frac{3}{8} a - 0{,}165a + \frac{3}{16} y = 8{,}01a - 0{,}7175y.$

130. $\left[2\frac{5}{8} x - \left(3\frac{1}{8} y + p\right)\right] - \left|0{,}375x - 0{,}25y - \left[3\frac{1}{4} x - \left(7y - \frac{1}{2} p\right)\right]\right|$
$= 2\frac{5}{8} x - 3\frac{1}{8} y - p - 0{,}375x + 0{,}25y + 3\frac{1}{4} x - 7y + \frac{1}{2} p$
$= 5{,}5x - 9{,}875y - \frac{1}{2} p.$

131. *Que devient l'expression* $a - (b - c)$ *si on y remplace* a *par* p + q, b *par* p − (q − r), c *par* p + r.

$a - (b - c) = p + q - \left[p - (q - r) - (p + r)\right] = p + q - p + q - r + p + r$
$\qquad\qquad = p + 2q.$

132. *Calculer la valeur de*

$$x + y + z + t \;\; ; \;\; x - y - z + t;$$
$$x + y - z - t \;\; ; \;\; x - (y - z + t);$$
$$x - y + (z - t) \;\; ; \;\; x - \left|y - [z - (x - t)]\right|:$$

en faisant :

$$x = 2a^3 - 3a^2 b + 4ab^2 + 5b^3$$
$$y = 7a^3 - 8a^2 b - 9ab^2 + 3b^3$$
$$z = 3a^3 + 2a^2 b - 4ab^2 - 5b^3$$
$$t = -2a^3 + 3a^2 b + 6ab^2 - 4b^3$$

1° Soit l'expression $\qquad x + y + z + t.$

On a

$$
\begin{aligned}
x &= 2a^3 - 3a^2b + 4ab^2 + 5b^3 \\
y &= 7a^3 - 8a^2b - 9ab^2 + 3b^3 \\
z &= 3a^3 + 2a^2b - 4ab^2 - 5b^3 \\
t &= -2a^3 + 3a^2b + 6ab^2 - 4b^3 \\
\hline
x + y + z + t &= 10a^3 - 6a^2b - 3ab^2 - b^3
\end{aligned}
$$

2° $\qquad x - y - z + t.$

$$
\begin{aligned}
x &= 2a^3 - 3a^2b + 4ab^2 + 5b^3 \\
-y &= -7a^3 + 8a^2b + 9ab^2 - 3b^3 \\
-z &= -3a^3 - 2a^2b + 4ab^2 + 5b^3 \\
t &= -2a^3 + 3a^2b + 6ab^2 - 4b^3 \\
\hline
x - y - z + t &= -10a^3 + 6a^2b + 23ab^2 + 3b^3
\end{aligned}
$$

3° $\qquad x + y - z - t,$

$$
\begin{aligned}
x &= 2a^3 - 3a^2b + 4ab^2 + 5b^3 \\
y &= 7a^2 - 8a^2b - 9ab^2 + 3b^3 \\
-z &= -3a^3 - 2a^3b + 4ab^2 + 5b^3 \\
-t &= 2a^3 - 3a^2b - 6ab^2 + 4b^3 \\
\hline
x + y - z - t &= 8a^3 - 16a^2b - 7ab^2 + 17b^3
\end{aligned}
$$

4° $\qquad x - (y - z + t) = x - y + z - t.$

$$
\begin{aligned}
x &= 2a^3 - 3a^2b + 4ab^2 + 5b^3 \\
-y &= -7a^3 + 8a^2b + 9ab^2 - 3b^3 \\
z &= 3a^3 + 2a^2b - 4ab^2 - 5b^3 \\
-t &= 2a^3 - 3a^2b - 6ab^2 + 4b^3 \\
\hline
x - (y - z + t) &= \qquad\quad 4a^2b + 3ab^2 + b^3
\end{aligned}
$$

5° $\qquad x - y + (z - t) = x - y + z - t.$

Résultat identique au précédent.

6° $\quad x - \left\{ y - \left[z - (x - t) \right] \right\} = x - y + z - x + t = -y + z + t.$

$$
\begin{aligned}
-y &= -7a^3 + 8a^2b + 9ab^2 - 3b^3 \\
z &= 3a^3 + 2a^2b - 4ab^2 - 5b^3 \\
t &= -2a^3 + 3a^2b + 6ab^2 - 4b^3 \\
\hline
x - \left\{ y - \left[z - (x - t) \right] \right\} &= -6a^3 + 13a^2b + 11ab^2 - 12b^3
\end{aligned}
$$

CHAPITRE II

MULTIPLICATION

EFFECTUER LES MULTIPLICATIONS SUIVANTES :

133. $\quad ab \times cd = abcd.$

134. $\quad xy \times dh = xydh.$

135. $\quad gt \times xz = gtxz.$

136. $\quad ab^2x \times c^2d = ab^2c^2dx.$

137. $\quad a^2bc \times dx^3 = a^2bcdx^3.$

138. $\quad fg \times hk^2 = fghk^2.$

139. $\quad 5a^3b \times 2cd^2 = 10a^3bcd^2.$

140. $\quad 0{,}45am \times 3bc^4 = 1{,}35abc^4m.$

141. $\quad 3\frac{1}{8} ax^3 \times 2\frac{1}{4} c^2d = \frac{225}{32} ac^2dx^3.$

142. $\quad 0{,}3838\ldots a \times 0{,}4545\ldots b$
$$= \frac{38}{99} a \times \frac{45}{99} b = \frac{190}{1089} ab.$$

143. $\quad \frac{9}{4} a^3c \times \frac{10}{3} dy^4 = \frac{15}{2} a^3cdy^4.$

144. $\quad \frac{12}{7} a^4b \times 3\frac{1}{5} c^2y^3 = \frac{192}{35} a^4bc^2y^3.$

145. $\quad 3a^4b \times \frac{5}{6} c^3d = \frac{5}{2} a^4bc^3d.$

146. $\quad 4a^4b \times 5\frac{1}{3} cx = \frac{64}{3} a^4bcx.$

147. $\quad \frac{2}{9} a^5b^2 \times 4\frac{3}{4} hy^2 = \frac{19}{18} a^5b^2hy^2$

148. $\quad \frac{4}{7} pq \times \frac{2}{9} rt^2 = \frac{8}{63} pqrt^2.$

149. $\quad \frac{5}{9} a^3b \times 6\frac{1}{4} x^3y^2 = \frac{125}{36} a^3bx^3y^2.$

150. $\quad 0{,}48a \times 0{,}333\ldots b^2c = 0{,}48\, a \times \frac{1}{3} b^2c = 0{,}16ab^2c.$

151. $\quad 3a^2 \times 4a^3 = 12a^5.$

152. $\quad \frac{5}{8} a^2b \times 6\frac{3}{4} ab^2c^3 = \frac{135}{32} a^3b^3c^3.$

153. $\quad 8a^4x \times \frac{2}{3} ax^2y = \frac{16}{3} a^5x^3y.$

154. $\quad 20b^2z \times 0{,}4a^2b^3 = 8a^2b^5z.$

155. $\quad 2mx \times \frac{1}{5} b^2x^5 = \frac{2}{5} mb^2x^6.$

156. $\quad 4\frac{5}{8} a^3bc^2 \times 0{,}65ab^2y^3 = 3{,}00625a^4b^3c^2y^3.$

157. $\quad 0{,}2a^4xy^3 \times 8ay^2 = 1{,}6a^5xy^5.$

158. $\quad \frac{3}{7} a^2 \times \frac{5}{8} a^3y = \frac{15}{56} a^5y.$

159. $\quad 7a^3b \times 2a^4bz^2 = 14a^7b^2z^2$

160. $\quad 4a^m \times 2a^n = 8a^{m+n}.$

161. $\quad \frac{2}{9} b^{m+n} \times \frac{4}{5} b^{m-n} = \frac{8}{45} b^{2m}.$

162. $\quad 3\frac{1}{4} a^3 \times 2\frac{1}{9} a^m = \frac{247}{36} a^{3+m}.$

163. $\quad 3a^hc^d \times 2a^bc^{d-1} = 6a^{2h}c^{2d-1}.$

164. $\quad 4ax^{m+n} \times 3x^my^n = 12ax^{2m+n}y^n.$

165. $\quad \frac{2}{3} ab^x \times \frac{3}{4} a^pb^{1-x} = \frac{1}{2} a^{1+p}b.$

166. $\quad 4c^{x-1}dy^4 \times 3c^{2-x}d^{4-y} = 12cd^{5-y}y^4.$

167. $\quad 3x^{m-3n} \times \frac{2}{3} x^{m+2n} = 2x^{2m-n}.$

168.
$$0,48a^{x-y-2} \times \frac{3}{4} a^{x-3y+2} = 0,36a^{2x-4y}.$$

169.
$$4\frac{5}{8} p^{r-t}q^{a-b} \times 0,456p^{r+2t}q^{a+b} = 2,109p^{2r+t}q^{2a}.$$

170.
$$(2a^{m+1}b^{n-2}c^q)^2 = 4a^{2m+2}b^{2n-4}c^{2q}.$$

171.
$$\left(\frac{5}{8} a^2 b^m c^p\right)^3 = \frac{125}{512} a^6 b^{3m} c^{3p}.$$

172.
$$(2x - 4y + 3) \times 3x = 6x^2 - 12xy + 9x.$$

173.
$$(a^3 - a^2b + ab^2 - b^3) \times a^2b = a^5b - a^4b^2 + a^3b^3 - a^2b^4.$$

174.
$$(3a^3 + 2a^2b - 4ab^2) \times 5a^3b^2 = 15a^6b^2 + 10a^5b^3 - 20a^4b^4.$$

175.
$$(3ax - 2by - 4c^3) \times 2bcy = 6abcxy - 4b^2cy^2 - 8bc^4y.$$

176.
$$(4x^2 - 5xy^2 + 7y^3) \times 2ax^2 = 8ax^4 - 10ax^3y^2 + 14ax^2y^3.$$

177.
$$(8b^4 - 5cy^2 - 2b^3x^2) \times \frac{3}{7} b^2cy = \frac{24}{7} b^6cy - \frac{15}{7} b^2c^2y^3 - \frac{6}{7} b^5cx^2y.$$

178.
$$\left(\frac{3}{5} a^2b^2 - \frac{5}{8} a^6b^5 - \frac{2}{3} a^3b\right) \times \frac{15}{4} a^3bc = \frac{9}{4} a^5b^3c - \frac{75}{32} a^9b^6c - \frac{5}{2} a^6b^2c.$$

179.
$$(8a^2 - 3b^3 + 4c^2) \times 3a^m b^n c^p = 24a^{2+m}b^n c^p - 9a^m b^{3+n} c^p + 12a^m b^n c^{2+p}.$$

180.
$$(7a^{m-1} - 3a^{m-2} + 4a^{m-3}) \times 0,5a^{n+1}b^p = 3,5a^{m+n}b^p - 1,5a^{m+n-1}b^p + 2a^{m+n-2}b^p.$$

181.
$$\left(\frac{2}{3} a^m - \frac{4}{9} a^{m-1}b - \frac{3}{8} a^{m-2}b^2 + 4a^{m-3}b^3\right) \times 6\frac{2}{3} a^{3m-1}b^{2n-3}$$
$$= \frac{40}{9} a^{4m-1}b^{2n-3} - \frac{80}{27} a^{4m-2}b^{2n-2} - \frac{5}{2} a^{4m-3}b^{2n-1} + \frac{80}{3} a^{4m-1}b^{2n}.$$

182.
$$(0,3535\ldots x^{2-m}y^{3-2n} + 4,5x^m y^n - 0,48x^5 y^{4-3n}) \times 5\frac{3}{8} x^{2m}y^{2n}$$
$$= \frac{1505}{792} x^{m+2}y^3 + 24,1875x^{3m}y^{3n} - 2,58x^{2m+5}y^{4-n}.$$

183.
$$(3y^{m-n+p} - 8y^{2-3m-1} + 5y^{3-4m} - 6y^2) \times 6y^{m+n-p}$$
$$= 18y^{2m} - 48y^{1-2m+n-p} + 30y^{3-3m+n-p} - 36y^{2+m+n-p}.$$

184.
$$[3a^2 - (4a^2 - 3b) + 8a^2 - 5b^2(2a + b^2)] \times 4a^3b^2 = (7a^2 + 3b - 10ab^2 - 5b^4)$$
$$\times 4a^3b^2 = 28a^5b^2 + 12a^3b^3 - 40a^4b^4 - 20a^3b^6.$$

185.
$$\{3b + (2b - c) - 4c + [2a - (3b - c)]\} \times 3a^2bc^2 = (3b + 2b - c - 4c + 2a$$
$$- 3b + c) \times 3a^2bc^2 = (2a + 2b - 4c) \times 3a^2bc^2 = 6a^3bc^2 + 6a^2b^2c - 12a^2bc^3.$$

186.
$$\left\{4a^{m-n}b^p - \left[2a^m(b^n - c^p) - \frac{2}{3} b^{n-1}(2a^{m-2}b^{p+n} - 3ab^{n+1})\right]\right\} \times 4\frac{2}{3} a^{2m-n}b^{p+n}c^n$$
$$= \left(4a^{m-n}b^p - 2a^m b^n + 2a^m c^p + \frac{4}{3} a^{m-2}b^{2n+p-1} - 2ab^{2n}\right) \times \frac{14}{3} a^{2m-n}b^{p+n}c^n$$
$$= \frac{56}{3} a^{3m}b^{2p+n}c^n - \frac{28}{3} a^{3m-n}b^{p+2n}c^n + \frac{28}{3} a^{3m-n}b^{p+n}c^{p+n} + \frac{56}{9} a^{3m-n-2}b^{3n+2p-1}c^n$$
$$- \frac{28}{3} a^{2m-n+1}b^{3n+p}c^n.$$

187. $(3a^2 - 2a + b) \times (4a - 2b) = 12a^3 - 8a^2 - 6a^2b + 8ab + 2b^2$.

188. $(7a^2 - 2ab - 3b^2) \times (6a^2 - 3ab) = 42a^4 - 33a^3b - 12a^2b^2 + 9ab^3$.

189. $(3a^4 - 2a^3b - 5a^2b^2 + 6ab^3 - 8b^4) \times (3a^2 - 2ab + b^2) = 9a^6 - 12a^5b$
$- 8a^4b^2 + 26ab^3 - 41a^2b^4 + 22ab^5 - 8b^6$.

190. $(6a^3 - 2a^2x + 8ax^2 - 3x^3)(a^2 - 4ax + x^2) = 6a^5 - 26a^4x + 22a^3x^2$
$- 37a^2x^3 + 20ax^4 - 3x^5$.

191.
$(x^2 - 3ax + 2a^2) \times (5x^2 + 8ax - 3a^2) = 5x^4 - 7ax^3 - 17a^2x^2 + 25a^3x - 6a^4$.

192.
$(2x^4 + 3x^3y - 2x^2y^2 - 4xy^3) \times (2x^2y - 3xy^2 + y^3) = 4x^6y - 11x^4y^3 + x^3y^4$
$+ 10x^2y^5 - 4xy^6$.

193. $(2m^3 - 3m^2n + 4mn^2 + 5n^3) \times (6m^2n - 3mn^2 + n^3) = 12m^5n$
$- 24m^4n^2 + 35m^3n^3 + 15m^2n^4 - 11mn^5 + 5n^5$.

194. $(2x^4 - 3x^3y - 5x^2y^2 + 7xy^3) \times (- 2x^2 + 3xy - 4y^2) = - 4x^6 + 12x^5$
$- 7x^4y^2 - 17x^3y^3 + 41x^2y^4 - 28xy^5$.

195. $\left(0{,}4a^4 - \dfrac{3}{8}a^3 + 6{,}35a^2 - \dfrac{7}{16}a\right) \times \left(0{,}56a^2 - \dfrac{3}{8}a\right) = 0{,}224a^6 - 0{,}39a^5$
$+ 3{,}698125a^4 - 0{,}0809375a^3$.

196.
$\left(0{,}1212\ldots a^3b - \dfrac{4}{9}a^2b^2 + 0{,}2727\ldots ab^3 + 0{,}4646\ldots b^4\right) \times \left(\dfrac{5}{6}a^2 - \dfrac{3}{8}ab + 2b^2\right)$
$= \dfrac{10}{99}a^5b - \dfrac{247}{594}a^4b^2 + \dfrac{7}{11}a^3b^2 - \dfrac{1435}{2376}a^2b^4 + \dfrac{49}{132}ab^5 + \dfrac{92}{99}b^6$.

197. $(3a^2 - 2a + 5a^3 - 1) \times (2a + 3 - 5a^2) = (5a^3 + 3a^2 - 2a - 1)$
$\times (- 5a^2 + 2a + 3) = - 25a^5 - 5a^4 + 31a^3 + 10a^2 - 8a - 3$.

198. $(4a^3 - 3a^2 + 5a + 2) \times (1 - 3a + 2a^2) = (4a^3 - 3a^2 + 5a + 2)$
$\times (2a^2 - 3a + 1) = 8a^5 - 18a^4 + 23a^3 - 14a^2 - a + 2$.

199. $(3ax^3 + 2a^4 - 5a^2x^2 - 6a^3x + 7x^4) \times (15ax^2 - 3a^2x + 4^3)$
$= (2a^4 - 6a^3x - 5a^2x^2 + 3ax^3 + 7x^4) \times (- 3a^2x + 15ax^2 + 4x^3)$
$= - 6a^6x + 48a^5x^2 - 67a^4x^3 - 108a^3x^4 + 44a^2x^5 + 117ax^6 + 28x^7$.

200. $(8p^2y^2 + 4y^4 - 5p^3y - 8p^4 + 6py^3) \times (2p^2y - 3y^3 + 2py^2 - p^3)$
$= (4y^4 + 6py^3 + 8p^2y^2 - 5p^3y - 8p^4) \times (- 3y^3 + 2py^2 + 2p^2y - p^3)$
$= - 12y^7 - 10py^6 - 4p^2y^5 + 39p^3y^4 + 24p^4y^3 - 34p^5y^2 - 11p^6y + 8p^7$.

201.
$\left(\dfrac{x^3}{4} - \dfrac{2x}{5} + \dfrac{3}{4} - \dfrac{6x^2}{7}\right) \times \left(- \dfrac{x^2}{3} + \dfrac{7x}{5} - \dfrac{3}{4}\right) = \left(\dfrac{1}{4}x^3 - \dfrac{6}{7}x^2 - \dfrac{2}{5}x + \dfrac{3}{4}\right) \times$
$\left(- \dfrac{1}{3}x^2 + \dfrac{7}{5}x - \dfrac{3}{4}\right) = - \dfrac{1}{12}x^5 + \dfrac{89}{140}x^4 - \dfrac{301}{240}x^3 - \dfrac{17}{700}x^2 + \dfrac{27}{20}x - \dfrac{9}{16}$

202.
$$\left(\frac{4p^2y^2}{5} - \frac{3p^4}{8} - \frac{2p^3y}{5} + \frac{7py^3}{5} - \frac{9y^4}{11}\right) \times \left(\frac{2p^3}{7} - \frac{5p^2y}{6} + \frac{4py^2}{3} + \frac{2y^3}{13}\right)$$
$$= \left(-\frac{9}{11}y^4 + \frac{7}{6}py^3 + \frac{4}{5}p^2y^2 - \frac{2}{5}p^3y - \frac{3}{8}p^4\right) \times \left(\frac{2}{13}y^3 + \frac{4}{3}py^2 - \frac{5}{6}p^2y + \frac{2}{7}p^3\right)$$
$$= -\frac{18}{143}y^7 - \frac{391}{429}py^6 + \frac{30379}{20020}p^2y^5 - \frac{149011}{30030}p^3y^3 - \frac{721}{780}p^4y + \frac{13}{210}p^5y^2$$
$$+ \frac{111}{560}p^6y - \frac{3}{28}p^7.$$

203.
$$(mx^3 - q - px + nx^2) \times (m'x^3 - n'x^2 - p'x + q')$$
$$= (mx^3 + nx^2 - px - q) \times (m'x^3 - n'x^2 - p'x + q')$$
$$
\begin{array}{l|l|l|l|l|l|l}
mm'x^6 & +nm'\ x^5 & -pm'\ x^4 & -qm'\ x^3 & +qn'\ x^2 & +qp'\ x & -qq'. \\
 & -mn' & -nn' & +pn' & +pp' & -pq' & \\
 & & -mp' & -np' & +nq' & & \\
 & & & +mq' & & &
\end{array}
$$

204.
$$(ax^3 + d - cx + bx^2) \times (fx^2 + h - gx) = (ax^3 + bx^2 - cx + d) \times (fx^2 - gx + h)$$
$$
\begin{array}{l|l|l|l|l|l}
afx^5 & +bf\ x^4 & -cf\ x^3 & +df\ x^2 & -dg\ x & +dh. \\
 & -ag & -bg & -cg & & \\
 & & +ah & +bh & &
\end{array}
$$

205.
$$(4pz - 2qz^3 + 5rz^2 - rs) \times (3az^2 - 5bz + 3cz^3 - 4d)$$
$$= (-2qz^3 + 5rz^2 + 4pz - rs) \times (3cz^3 + 3az^2 - 5bz - 4d)$$
$$
\begin{array}{l|l|l|l|l|l|l}
-6cqz^6 & +15cr\ z^5 & +12cp\ z^4 & -3crs\ z^3 & -3ars\ z^2 & +5brs\ z & +4drs. \\
 & -6aq & +15ar & +12ap & -20bp & -16dp & \\
 & & +10bq & -25br & -20dr & & \\
 & & & +8dq & & &
\end{array}
$$

206.
$$(a - bx + cx^2) \times (-2bx - 3a + 5cx^2) \times (a - 3bx - cx^2)$$
$$= (cx^2 - bx + a) \times (5c^2 - 2bx - 3a) \times (-cx^2 - 3bx + a)$$
$$= [5c^2x^4 - 7bcx^3 + (2ac + 2b^2)x^2 + abx - 3a^2] \times (-cx^2 - 3bx + a)$$
$$
\begin{array}{l|l|l|l|l|l|l}
-5c^3x^6 & -8bc^2x^5 & +3ac^2\ x^4 & -14abc\ x^3 & +5a^2c\ x^2 & +10a^2bx & -3a^3. \\
 & & +19b^2c & -6b^3 & -ab^2 & &
\end{array}
$$

207. $(a - 3bx^3 - 2cx^2 + 3dx) \times (5dx - 4bx^3 - a + bcx^2) \times (3a - bx^3 - 4c^2)$
$$= (-3bx^3 - 2cx^2 + 3dx + a) \times (-4bx^3 + 6cx^2 + 5dx - a) \times (-bx^3 + 3a - 4c^2)$$
$$= \left[
\begin{array}{l|l|l|l}
12b^2x^6 - 10bcx^5 - 27bd\ x^4 & -ab\ x^3 & +ac\ x^2 & +2adx - a^2 \\
\qquad\qquad\qquad\quad -12c^2 & -8cd & +15d^2 &
\end{array}
\right]$$
$$\times \left[\begin{array}{l} -bx^3 + 3a \\ \quad\ -4c^2 \end{array}\right]$$
$$= \left\{
\begin{array}{l|l|l|l}
-12b^3x^9 + 10b^2cx^8 + 27b^2d\ x^7 & +37ab^2\ x^6 & -38abc\ x^5 & -83abd\ x^4 \\
\qquad\qquad\qquad\qquad\quad +12bc^2 & -8bcd & -15bd^2 & -36ac^2 \\
 & -48b^2c^2 & -40bc^3 & +108bc^2d \\
 & & & +48c^4 \\[2ex]
-2a^2b\ x^3 & +24a^2c\ x^2 & +6a^2d\ x & -3a^3 \\
+24acd & +45ad^2 & -8ac^2d & +4a^2c^2 \\
+4abc^2 & -32ac^3 & & \\
-32c^3d & -60c^2d^2 & &
\end{array}
\right.$$

208. $[(a-b)x^2 - (a-b)x + (1-b)] \times (ax - b) = (a^2 - ab)x^3 - (a - b)x^2$
$$+ (a - b^2)x - (b - b^2).$$

209.
$$\left[(a^2 + ab + b^2)x^2 - (a+b)x + ab\right] \times \left[(a-b)x^2 + 2x - 1\right] =$$
$$\begin{array}{c|l|l|l|l}
\begin{matrix}a^3\\-b^3\end{matrix} & \begin{matrix}x^4+a^2\\+2ab\\+3b^2\end{matrix} & \begin{matrix}x^3+a^2b\\-ab^2\\-2a\\-2b\\-a^2\\-ab\\-b^2\end{matrix} & \begin{matrix}x^2+2ab\\+a\\+b\end{matrix} & x-ab
\end{array}$$

210.
$$\left[(2m-3n)p^2 - (m-n)p + (2m+n)\right] \times \left[(2m+3n)p^2 + (m+n)p - (2m-n)\right]$$
$$= \begin{array}{c|l|l|l|l}
\begin{matrix}4m^2\\-9n^2\end{matrix} & p^4-2mn & \begin{matrix}p^3-m^2\\+16mn\\+n^2\end{matrix} & \begin{matrix}p^2+4m^2\\+2n^3\end{matrix} & \begin{matrix}p-4m^2\\+n^2\end{matrix}
\end{array}$$

211.
$$\left[y^3 + (a+b)y^2 + (a^2-b^2)y + (a^3 - 3a^2b + 3ab^2 - b^3)\right]$$
$$\times \left[y^2 - (a-b)y + (a^2 - 2ab + b^2)\right]$$
$$= y^5 + 2by^4 + (a-b)^2y^3 + (a-b)^3y^2 + 2b(a-b)^3y + (a-b)^5.$$

212.
$$\left[x^3 + (2a-1)x^2 - (a^2-2a+1)x + (a^2-4a+2)\right] \times \left[x^2 + (2a+1)x + (a+1)\right]$$
$$= \begin{array}{l|l|l|l}
\begin{matrix}x^5+4ax^4+3a^2\\+3a\\-1\end{matrix} & \begin{matrix}x^3-2a^3\\+6a^2\\-3a\end{matrix} & \begin{matrix}x^2+a^3\\-6a^2\\+a\\+1\end{matrix} & \begin{matrix}x+a^3\\-3a^2\\-2a\\+2\end{matrix}
\end{array}$$

213. $(x^2-y^2)(2x^3 - 4x^2y - 5xy^2) - (y^2-x^2)(4x^3 + 8x^2y + 5xy^2) + \dfrac{x^2-y^2}{7}$
$\times (63x^2y - 42x^3).$

$$\begin{aligned}
(x^2-y^2)(2x^3 - 4x^2y - 5xy^2) &= 2x^5 - 4x^4y - 7x^3y^2 + 4x^2y^3 + 5xy^4\\
(x^2-y^2)(4x^3 + 8x^2y + 5xy^2) &= 4x^5 + 8x^4y + x^3y^2 - 8x^2y^3 - 5xy^4\\
\tfrac{1}{7}(x^2-y^2)(-42x^3 + 63x^2y) &= -6x^5 + 9x^4y + 6x^3y^2 - 9x^2y^3
\end{aligned}$$
$$\text{Total} \quad \overline{+ 13x^4y \qquad\qquad - 13x^2y^3}$$
$$= 13x^2y(x^2 - y)$$

214. $(4x-3y)(7x+8y) - (8x-9y)(5x+7y) - (3x-2y)(5x-8y)$
$= -27x^2 + 34xy + 23y^2.$

215. $(2a-3b)(5a-8b) - \left[(4a-5b)(2a-6b) - (3a-4b)(7a-2b)\right]$
$= (2a-3b)(5a-8b) - (4a-5b)(2a-6b) + (3a-4b)(7a-2b)$
$= 23a^2 - 31ab + 2b^2.$

216. $(2x^2 - 3x + 1)(5x^3 - 4x^2 - 2x + 1) - (4x^4 - 3x^2 + 1)(x-1)$
$= 6x^5 - 19x^4 + 16x^3 + x^2 - 6x + 2.$

217. $(x^m - x^{m-1}y + x^{m-2}y^2 - x^{m-3}y^3 + y^4) \times (x+y)$
$= x^{m+1} + xy^4 - x^{m-3}y^4 + y^5.$

218. $(a^{m+1} + 3a^m - 4a^{m-1} - 2a^{m-2}) \times (a^{2m-1} - a^{2m-2} + a^{2m-3})$
$= a^{3m} + 2a^{3m-1} - 6a^{3m-2} + 5a^{3m-3} - 2a^{3m-4} - 2a^{3m-5}.$

219.
$$(3x^{m+n-1}y^p - 4x^{2m-3n}y^{p-n} - 2x^{m-2n+1}y^{p+2}) \times (5x^{m-n+1}y^{4-p} - 2x^{3n+2m}y^{n+p})$$
$$= 15x^{2m}y^4 - 20x^{3m-4n+1}y^{4-n} - 10x^{2m-3n+2}y^6 - 6x^{3m+4n-1}y^{n+3p}$$
$$+ 8x^{4m}y^{2p} + 4x^{3m+n+1}y^{n+2p+2}.$$

220. $(x + a)(x + b)(x + c)(x + d) = x^4 + a\,|\,x^3 + ab\,|\,x^2 + abc\,|\,x + abcd.$

$$
\begin{array}{llll}
+ b & + ac & + abd & \\
+ c & + bc & + acd & \\
+ d & + ad & + bcd & \\
& + bd & & \\
& + cd & &
\end{array}
$$

221. $(1 + x)(1 + x^2)(1 + x^4)(1 + x^8) = 1 + x + x^2 + x^3 + x^4 + x^5 + x^6 + x^7 + x^8 + x^9 + x^{10} + x^{11} + x^{12} + x^{13} + x^{14} + x^{15}.$

222.
$$(y^3 + y^2 + y + 1)(my^3 + n^2y + p)$$
$$= my^6 + m\,|\,y^5 + m\,|\,y^4 + m\,|\,y^3 + n\,|\,y^2 + o\,|\,y + p.$$
$$
\begin{array}{lllll}
+ n & + n & + n & + o & + p \\
& + o & + o & + p & \\
& & + p & &
\end{array}
$$

223. $\qquad (3a + 2b)^2 = 9a^2 + 12ab + 4b^2.$

224. $\qquad (3a^2x + 7b^3y^2)^2 = 9a^4x^2 + 42a^2b^3xy^2 + 49b^6y^4.$

225. $\qquad (3a^2b^2c + 4a^3xy^2)^2 = 9a^4b^4c^2 + 24a^5b^2cxy^2 + 16a^6x^2y^4.$

226. $\qquad (5a^4x - 3by)^2 = 25a^8x^2 - 30a^4bxy + 9b^2y^2.$

227. $\qquad (6m - 3nx)^2 = 36m^2 - 36mnx + 9n^2x^2.$

228. $\qquad (8a^2bx - 4a^3xy^2)^2 = 64a^4b^2x^2 - 64a^5bx^2y^2 + 16a^6x^2y^4.$

229. $(3x^2 + 4a)^3 = 27x^6 + 3 \times 9x^4 \times 4a + 3 \times 3x^2 \times 16a^2 + 64a^3$
$\qquad = 27x^6 + 108ax^4 + 144a^2x^2 + 64a^3.$

230.
$(8a^3x + 2a^4x^3)^3 = 512a^9x^3 + 3 \times 64a^6x^2 \times 2a^4x^3 + 3 \times 8a^3x \times 4a^8x^4 + 8a^{12}x^6$
$\qquad = 512a^9x^3 + 384a^{10}x^4 + 96a^{11}x^5 + 8a^{12}x^6.$

231. $\qquad (5a^3xy^2 + 6a^2xy)^3 = 125a^9x^3y^6 + 3 \times 25a^6x^2y^4 \times 6a^2xy$
$\qquad + 3 \times 5a^3xy^2 \times 36a^4x^2y^2 + 216a^6x^3y^3$
$\qquad = 125a^9x^3y^6 + 450a^8x^3y^5 + 540a^7x^3y^4 + 216a^6x^3y^3.$

232. $\qquad (4m^3 - 2n)^3 = 64m^9 - 3 \times 16m^6 \times 2n + 3 \times 4m^3 \times 4n^2 - 8n^3$
$\qquad = 64m^9 - 96m^6n + 48m^3n^2 - 8n^3.$

233. $(6pq^2 - 2rs^3)^3 = 216p^3q^6 - 3 \times 36p^2q^4 \times 2rs^3 + 3 \times 6pq^2 \times 4r^2s^6 - 8r^3s^9$
$\qquad = 216p^3q^6 - 216p^2q^4rs^3 + 72pq^2r^2s^6 - 8r^3s^9.$

234. $(4a^2p^3 - 5a^4p^2)^3 = 64a^6p^9 - 3 \times 16a^4p^6 \times 5a^4p^2 + 3 \times 4a^2p^3 \times 25a^8p^4$
$\qquad - 125a^{12}p^6$
$\qquad = 64a^6p^9 - 240a^8p^8 + 300a^{10}p^7 - 125a^{12}p^6.$

235. $\qquad (3a^2 + b)(3a^2 - b) = 9a^4 - b^2.$

236. $\qquad (4a^3x - 2ay)(4a^3x + 2ay) = 16a^6x^2 - 4a^2y^2.$

237. $\qquad (5x^2y + 3xy^2)(5x^2y - 3xy^2) = 25x^4y^2 - 9x^2y^4.$

238. $\qquad (4xy + 2)(4xy - 2) = 16x^2y^2 - 4.$

239. $\qquad (4 - 2cd)(2cd + 4) = 16 - 4c^2d^2.$

240. $\qquad (a^2x + ax^2)(ax^2 - a^2x) = a^2x^4 - a^4x^2.$

241. $\qquad (3a - 4ab^2)(4ab^2 + 3a) = 9a^2 - 16a^2b^4.$

242. $\qquad (-2ax^3 + 3ab^2)(3ab^2 + 2ax^2) = 9a^2b^4 - 4a^2x^6.$

243. $\quad (a + b + c)(a + b - c) = (a + b)^2 - c^2 = a^2 + 2ab + b^2 - c^2.$

244. $(a + c - b)(b + c - a) = [c + (a - b)][c - (a - b)] = c^2 - (a - b)^2$
$$= c^2 - a^2 + 2ab - b^2.$$

245. Vérifier l'égalité

$(a + b + c)(a + b - c)(a + c - b) = 2a^2b^2 + 2a^2c^2 + 2b^2c^2 - a^4 - b^4 - c^4$
$(a + b + c)(a + b - c) = (a + b)^2 - c^2$
$(a + c - b)(b + c - a) = [c + (a - b)][c - (a - b)] = c^2 - (a - b)^2$
$[(a + b)^2 - c^2][-(a - b)^2 + c^2] = -(a + b)^2(a - b)^2 + c^2(a - b)^2$
$$+ c^2(a + b)^2 - c^4$$
$$= -(a^2 - b^2)^2 + a^2c^2 - 2abc^2 + b^2c^2 + a^2c^2 + 2abc^2 + b^2c^2 - c^4$$
$$= -a^4 + 2a^2b^2 - b^4 + a^2c^2 - 2abc^2 + b^2c^2 + a^2c^2 + 2abc^2 + b^2c^2 - c^4$$
$$= 2a^2b^2 + 2a^2c^2 + 2b^2c^2 - a^4 - b^4 - c^4.$$

246. $\quad (a^2 + b^2 - ab)(a^2 + b^2 + ab) = (a^2 + b^2)^2 - a^2b^2 = a^4 + a^2b^2 + b^4.$

247. $\quad (m + 2n + p + 3q)(m - 2n + p - 3q) = (m + p)^2 - (2n + 3q)^2$
$$= m^2 + 2mp + p^2 - 4n^2 - 12nq - 9q^2.$$

248. $(x - 2a + y)(x + 2a + y) = (x + y)^2 - 4a^2 = x^2 + 2xy + y^2 - 4a^2.$

249. $\quad (2 + x - 3a - 2b)(2 + x + 3a + 2b) = (2 + x)^2 - (3a + 2b)^2$
$$= 4 + 4x + x^2 - 9a^2 - 12ab - 4b^2.$$

250. $\quad (a - x)(a + x)(a^2 + x^2) = (a^2 - x^2)(a^2 + x^2) = a^4 - x^4.$

251. $\qquad (x + 3)(x + 4) = x^2 + 7x + 12.$

252. $\qquad (a + 5)(a + 7) = a^2 + 12a + 35.$

253. $\qquad (3x^2 + 8)(3x^2 + 12) = 9x^4 + 60x^2 + 96.$

254. $\qquad (x - 2)(x - 5) = x^2 - 7x + 10.$

255. $\qquad (2x - 4)(2x - 7) = 4x^2 - 22x + 28.$

256. $\qquad (5xy - 2)(5xy - 6) = 25x^2y^2 - 40xy + 12.$

257. $\qquad (3x + 2a)(3x - 6a) = 9x^2 + (2a - 6a) \times 3x - 12a^2$
$$= 9x^2 - 12x - 12a^2.$$

258. $(4y + 7)(4y - 5) = 16y^2 + (7 - 5) \times 4y - 35 = 16y^2 + 8y - 35.$

259. $\qquad (x^2 + xy + y^2)(x - y) = x^3 - y^3.$

260. $\qquad (9a^2 + 12ab + 16b^2)(3a - 4b) = 27a^3 - 64b^3.$

261. $\quad (9x^4y^2 - 12x^3y^3 + 16x^2y^4)(3x^2y + 4xy^2) = 27x^6y^3 + 64x^3y^6.$

262. $\qquad (9a^2 - 15ab + 25b^2)(3a + 5b) = 27a^3 + 125b^3.$

263. $(2a - 3b - 5c + 2d)^2 = 4a^2 + 9b^2 + 25c^2 + 4d^2 - 12ab - 20ac + 8ad$
$$+ 30bc - 12bd - 20cd.$$

264. $\qquad (3x^2 + 2x + 7)^2 = 9x^4 + 4x^2 + 49 + 12x^3 + 42x^2 + 28x.$

265. $(3m^2 - 2m + 6a - p)^2 = 9m^4 + 4m^2 + 36a^2 + p^2 - 12m^3 + 36m^2a$
$- 6m^2p - 24ma + 4mp - 12ap.$

266. $\left(\dfrac{2}{5}a - \dfrac{3}{2}a^2 - 8b^2 + \dfrac{1}{2}bc\right)^2 = \dfrac{4}{25}a^2 + \dfrac{9}{4}a^4 + 64b^4 + \dfrac{1}{4}b^2c^2 - \dfrac{6}{5}a^3$
$- \dfrac{32}{5}ab^2 + \dfrac{2}{5}abc + 24a^2b^2 - \dfrac{3}{2}a^2bc - 8b^3c.$

267. $[(b^3 - 1)x^2 - (b - 2)x + (1 - b)]^2 = (b^2 - 1)^2x^4 + (b - 2)^2x^2 + (1 - b)^2$
$- 2(b^2 - 1)(b - 2)x^3 + 2(b^2 - 1)(1 - b)x^2 - 2(b - 2)(1 - b)x.$

268. $[9a^2 - (1 - m)a]^3 = 729a^6 - 3 \times 81a^4 \times (1 - m)a + 3 \times 9a^2 \times (1 - m)^2a^2$
$+ (1 - m)^3a^3 = 729a^6 - 243a^5(1 - m) + 27a^4(1 - m)^2 + (1 - m)^3a^3.$

269. $(x^4 - 3x^3y + 2x^2y^2 - 4xy^3 + y^4)^2 = x^8 + 9x^6y^2 + 4x^4y^4 + 16x^2y^6 + y^8$
$- 6x^7y + 4x^6y^2 - 8x^5y^3 + 2x^4y^4 - 12x^5y^3 + 24x^4y^4 - 6x^3y^5$
$- 16x^3y^5 + 4x^2y^6 - 8xy^7.$

270. $(3x - 2y)(9x^2 + 6xy + 4y^2)(9x^2 - 6xy + 4y^2)(3x + 2y)$
$= (9x^2 - 4y^2)\left[(9x^2 - 4y^2)^2 - 36x^2y^2\right]$
$= (9x^2 - 4y^2)(81x^4 - 72x^2y^2 + 16y^4 - 36x^2y^2)$
$= (9x^2 - 4y^2)(81x^4 - 108x^2y^2 + 16y^4)$
$= 729x^6 - 129x^4y^2 + 432x^2y^4 + 80y^6.$

271. $(a - b)^3 + 3(a - b)(a + b)^2 + (a + b)^3 + 3(a - b)^2(a + b)$
$= (a - b)\left[(a - b)^2 + 3(a + b)^2\right] + (a + b)\left[(a + b)^2 + 3(a - b)^2\right]$
$= (a - b)\left[4a^2 + 4ab + 4b^2\right] + (a + b)\left[4a^2 - 4ab + 4b^2\right]$
$= 4(a^3 - b^3) + 4(a^3 + b^3) = 8a^3.$

272. Vérifier l'égalité

$$(a^2 + b^2)(p^2 + q^2) = (ap + bq)^2 + (aq - bp)^2$$

En développant le second membre, on trouve :

$$a^2p^2 + 2abpq + b^2q^2 + a^2q^2 - 2abpq + b^2p^2$$
$$= (a^2 + b^2)p^2 + (a^2 + b^2)q^2$$
$$= (a^2 + b^2)(p^2 + q^2).$$

273. Vérifier l'égalité

$$(a^2 + b^2 + c^2)(p^2 + q^2 + r^2) = (ap + bq + cr)^2 + (aq - bp)^2 + (ar - cp)^2$$
$$+ (br - cq)^2$$

On a :

$$(ap + bq + cr)^2 = a^2p^2 + b^2q^2 + c^2r^2 + 2abpq + 2acpr + 2bcqr.$$
$$(aq - bp)^2 = a^2q^2 + b^2p^2 - 2abpq$$
$$(ar - cp)^2 = a^2r^2 + c^2p^2 - 2acpr$$
$$(br - cq)^2 = b^2r^2 + c^2q^2 - 2bcqr$$

d'où

$$(ap + bq + cr)^2 + (aq - bp)^2 + (ar - cp)^2 + (br - cq)^2$$
$$= a^2p^2 + b^2q^2 + c^2r^2 + a^2q^2 + b^2p^2 + a^2r^2 + c^2p^2 + b^2r^2 + c^2q^2$$
$$= (a^2 + b^2 + c^2)p^2 + (a^2 + b^2 + c^2)q^2 + (a^2 + b^2 + c^2)r^2$$
$$= (a^2 + b^2 + c^2)(p^2 + q^2 + r^2).$$

274. Remplacez x par $a + 2$ dans le polynome :

$$2x^3 - 3ax^2 - 2abx + b^2.$$

On a

$$2(a + 2)^3 - 3a(a + 2)^2 - 2ab(a + 2) + b^2 = 2a^3 + 12a^2 + 24a + 16$$
$$- 3a^3 - 12a^2 - 12a - 2a^2b - 4ab + b^2 = - a^3 + 12a - 2a^2b - 4ab + b^2$$
$$= - a^3 - 2a^2b + (12 - 4b)a + b^2.$$

DÉCOMPOSITION EN FACTEURS

275. $$x^2 + 2x + 1 = (x + 1)^2.$$

276. $$y^2 - 2y + 1 = (y - 1)^2.$$

277. $$4a^2 + 9x^2 - 12ax = (2a - 3x)^2.$$

278. $$x^2 - 8x + 16 = (x - 4)^2.$$

279. $$16a^4 - 40a^2b^3 + 25b^6 = (4a^2 - 5b^3)^2.$$

280. $$x^2 + px + \frac{p^2}{4} = \left(x + \frac{p}{2}\right)^2.$$

281. $$4a^2x^2 + 4abx + b^2 = (2ax + b)^2.$$

282. $$8a^3 - 60a^2b + 150ab^2 - 125b^3 = (2a - 5b)^3.$$

283. $$a^2 + b^2 = a^2 + b^2 + 2ab - 2ab.$$
$$= (a + b)^2 - \left(\sqrt{2ab}\right)^2$$
$$= \left(a + b + \sqrt{2ab}\right)\left(a + b - \sqrt{2ab}\right).$$

284. $$a^4 + b^4 = a^4 + b^4 + 2a^2b^2 - 2a^2b^2$$
$$= (a^2 + b^2)^2 - 2a^2b^2$$
$$= \left(a^2 + b^2 + ab\sqrt{2}\right)\left(a^2 + b^2 - ab\sqrt{2}\right).$$

285. $$a^8 + b^8 = a^8 + b^8 + 2a^4b^4 - 2a^4b^4$$
$$= (a^4 + b^4)^2 - 2a^4b^4$$
$$= \left(a^4 + b^4 + a^2b^2\sqrt{2}\right)\left(a^4 + b^4 - a^2b^2\sqrt{2}\right)$$
$$= \left[a^4 + b^4 + 2a^2b^2 - a^2b^2\left(2 - \sqrt{2}\right)\right]\left[a^4 + b^4 + 2a^2b^2 - a^2b^2\left(2 + \sqrt{2}\right)\right]$$
$$= \left(a^2 + b^2 + ab\sqrt{2 - \sqrt{2}}\right)\left(a^2 + b^2 - ab\sqrt{2 - \sqrt{2}}\right)\left(a^2 + b^2 + ab\sqrt{2 + \sqrt{2}}\right)$$
$$\left(a^2 + b^2 - ab\sqrt{2 + \sqrt{2}}\right).$$

286. $$a^4 + b^4 + a^2b^2 = a^4 + b^4 + 2a^2b^2 - a^2b^2$$
$$= (a^2 + b^2)^2 - a^2b^2$$
$$= (a^2 + b^2 + ab)(a^2 + b^2 - ab).$$

287. $$a^4 + b^4 - a^2b^2 = a^4 + b^4 - a^2b^2 + 2a^2b^2 - 2a^2b^2$$
$$= a^4 + b^4 + 2a^2b^2 - 3a^2b^2$$
$$= (a^2 + b^2)^2 - 3a^2b^2$$
$$= \left(a^2 + b^2 + ab\sqrt{3}\right)\left(a^2 + b^2 - ab\sqrt{3}\right)$$

288.
$$a^{16} + b^{16} + a^8b^8 = a^{16} + b^{16} + 2a^8b^8 - a^8b^8$$
$$= (a^8 + b^8)^2 - a^8b^8$$
$$= (a^8 + b^8 + a^4b^4)(a^8 + b^8 - a^4b^4)$$
$$= (a^8 + b^8 + 2a^4b^4 - a^4b^4)(a^8 + b^8 + 2a^4b^4 - 3a^4b^4)$$
$$= (a^4 + b^4 + a^2b^2)(a^4 + b^4 - a^2b^2)(a^4 + b^4 + a^2b^2\sqrt{3})(a^4 + b^4 - a^2b^2\sqrt{3})$$

On a d'ailleurs :

$$a^4 + b^4 + a^2b^2 = (a^2 + b^2 + ab)(a^2 + b^2 - ab) \qquad \text{N}^o\ 286$$
$$a^4 + b^4 - a^2b^2 = (a^2 + b^2 + ab\sqrt{3})(a^2 + b^2 - ab\sqrt{3}) \quad \text{N}^o\ 287$$

D'un autre côté :

$$a^4 + b^4 + a^2b^2\sqrt{3} = a^4 + b^4 + 2a^2b^2 - a^2b^2(2 - \sqrt{3})$$
$$= \left(a^2 + b^2 + ab\sqrt{2 - \sqrt{3}}\right)\left(a^2 + b^2 - ab\sqrt{2 - \sqrt{3}}\right).$$
$$a^4 + b^4 - a^2b^2\sqrt{3} = a^4 + b^4 + 2a^2b^2 - a^2b^2(2 + \sqrt{3})$$
$$= \left(a^2 + b^2 + ab\sqrt{2 + \sqrt{3}}\right)\left(a^2 + b^2 - ab\sqrt{2 + \sqrt{3}}\right)$$

d'où

$$a^{16} + b^{16} + a^8b^8 = (a^2 + b^2 + ab)(a^2 + b^2 - ab)(a^2 + b^2 + ab\sqrt{3})$$
$$(a^2 + b^2 - ab\sqrt{3}) \times \left(a^2 + b^2 + ab\sqrt{2 - \sqrt{3}}\right)\left(a^2 + b^2 - ab\sqrt{2 - \sqrt{3}}\right)$$
$$\left(a^2 + b^2 + ab\sqrt{2 + \sqrt{3}}\right)\left(a^2 + b^2 - ab\sqrt{2 + \sqrt{3}}\right).$$

289.
$$m^2 - n^2 = (m + n)(m - n).$$

290.
$$4a^2 - 1 = (2a + 1)(2a - 1).$$

291.
$$25x^2y^2 - 4z^2 = (5xy + 2z)(5xy - 2z).$$

292.
$$16a^2b^4 - 9a^4b^6 = (4ab^2 + 3a^2b^3)(4ab^2 - 3a^2b^3).$$

293.
$$a^{32} - b^{32} = (a^{16} + b^{16})(a^{16} - b^{16})$$
$$= (a^{16} + b^{16})(a^8 + b^8)(a^4 + b^4)(a^2 + b^2)(a + b)(a - b)$$

or

$$a^{16} + b^{16} = a^{16} + b^{16} + 2a^8b^8 - 2a^8b^8$$
$$= (a^8 + b^8 + a^4b^4\sqrt{2})(a^8 + b^8 - a^4b^4\sqrt{2})$$
$$= [a^8 + b^8 + 2a^4b^4 - a^4b^4(2 - \sqrt{2})][a^8 + b^8 + 2a^4b^4 - a^4b^4(2 + \sqrt{2})]$$
$$= \left(a^4 + b^4 + a^2b^2\sqrt{2 - \sqrt{2}}\right)\left(a^4 + b^4 - a^2b^2\sqrt{2 - \sqrt{2}}\right)\left(a^4 + b^4 + a^2b^2\sqrt{2 + \sqrt{2}}\right)$$
$$\left(a^4 + b^4 - a^2b^2\sqrt{2 + \sqrt{2}}\right)$$
$$= \left(a^2 + b^2 + ab\sqrt{2 - \sqrt{2 - \sqrt{2}}}\right)\left(a^2 + b^2 - ab\sqrt{2 - \sqrt{2 - \sqrt{2}}}\right)$$
$$\left(a^2 + b^2 + ab\sqrt{2 + \sqrt{2 - \sqrt{2}}}\right)\left(a^2 + b^2 - ab\sqrt{2 + \sqrt{2 - \sqrt{2}}}\right)$$
$$\times \left(a^2 + b^2 + ab\sqrt{2 - \sqrt{2 + \sqrt{2}}}\right)\left(a^2 + b^2 - ab\sqrt{2 - \sqrt{2 + \sqrt{2}}}\right)$$
$$\left(a^2 + b^2 + ab\sqrt{2 + \sqrt{2 + \sqrt{2}}}\right)\left(a^2 + b^2 - ab\sqrt{2 + \sqrt{2 + \sqrt{2}}}\right)$$

D'ailleurs :

$$a^8 + b^8 = \left(a^2 + b^2 + ab\sqrt{2 - \sqrt{2}}\right)\left(a^2 + b^2 - ab\sqrt{2 - \sqrt{2}}\right)$$
$$\left(a^2 + b^2 + ab\sqrt{2 + \sqrt{2}}\right)\left(a^2 + b^2 - ab\sqrt{2 + \sqrt{2}}\right)$$
$$a^4 + b^4 = \left(a^2 + b^2 + ab\sqrt{2}\right)\left(a^2 + b^2 - ab\sqrt{2}\right)$$

d'où

$$a^{32} - b^{32} = \left(a^2 + b^2 + ab\sqrt{2 - \sqrt{2 - \sqrt{2}}}\right)\left(a^2 + b^2 - ab\sqrt{2 - \sqrt{2 - \sqrt{2}}}\right)$$
$$\left(a^2 + b^2\, ab\sqrt{2 + \sqrt{2 - \sqrt{2}}}\right)$$
$$\times \left(a^2 + b^2 - ab\sqrt{2 + \sqrt{2 - \sqrt{2}}}\right)\left(a^2 + b^2 + ab\sqrt{2 - \sqrt{2 - \sqrt{2}}}\right)$$
$$\left(a^2 + b^2 - ab\sqrt{2 - \sqrt{2 + \sqrt{2}}}\right)\left(a^4 + b^2 + ab\sqrt{2 + \sqrt{2 + \sqrt{2}}}\right)$$
$$\times \left(a^2 + b^2 - ab\sqrt{2 + \sqrt{2 + \sqrt{2}}}\right)\left(a^2 + b^2 + ab\sqrt{2 - \sqrt{2}}\right)$$
$$\left(a^2 + b^2 - ab\sqrt{2 - \sqrt{2}}\right)\left(a^2 + b^2 + ab\sqrt{2 - \sqrt{2}}\right)$$
$$\times \left(a^2 + b^2 - ab\sqrt{2 + \sqrt{2}}\right)\left(a^2 + b^2 + ab\sqrt{2}\right)\left(a^2 + b^2 - ab\sqrt{2}\right)\left(a^2 + b^2\right)$$
$$(a + b)(a - b).$$

294. $\quad (a + b)^2 - c^2 = (a + b + c)(a + b - c).$

295. $\quad b^2 - (a - c)^2 = (b + a - c)(b - a + c).$

296. $\quad m^2 - (p + q)^2 = (m + p + q)(m - p - q).$

297. $4x^2y^2 - (x^2 + y^2 - z^2)^2 = (2xy + x^2 + y^2 - z^2)(2xy - x^2 - y^2 + z^2)$
$$= \left[(x + y)^2 - z^2\right]\left[z^2 - (x - y)^2\right]$$
$$= (x + y + z)(x + y - z)(z + x - y)(z - x + y).$$

298. $\quad x^2 + px + q = x^2 + px + q + \dfrac{p^2}{4} - \dfrac{p^2}{4} = \left(x + \dfrac{p}{2}\right)^2 - \left(\sqrt{\dfrac{p^2}{4} - q}\right)^2$
$$= \left(x + \dfrac{p}{2} + \sqrt{\dfrac{p^2}{4} - q}\right)\left(x + \dfrac{p}{2} - \sqrt{\dfrac{p^2}{4} - q}\right).$$

299. $\quad ax^2 + bx + c = a\left(x^2 + \dfrac{b}{a}x + \dfrac{c}{a}\right) = a\left(x^2 + \dfrac{b}{a}x + \dfrac{c}{a} + \dfrac{b^2}{4a^2} - \dfrac{b^2}{4a^2}\right)$
$$= a\left[\left(x + \dfrac{b}{2a}\right)^2 - \left(\sqrt{\dfrac{b^2 - 4ac}{4a^2}}\right)^2\right] = a\left(x + \dfrac{b}{2a} + \dfrac{\sqrt{b^2 - 4ac}}{2a}\right)$$
$$\left(x + \dfrac{b}{2a} - \dfrac{\sqrt{b^2 - 4ac}}{2a}\right).$$

300. $\quad ac + bc + ad + bd = (a + b)c + (a + b)d = (a + b)(c + d).$

301. $\quad 2a - 3ab = a(2 - 3b).$

302. $\quad 4a^2 + a^3b = a^2(4 + b).$

303.
$$a^2b^2 - 2ab^3 + 4ab^4 = ab^2(a - 2b + 4b^2).$$

304.
$$3a^2x^2 - 5ax^3 + 2bx^4 = x^2(3a^2 - 5ax + 2bx^2).$$

305.
$$8a^2x^2 - 12a^3x + 18a^4x^3 = 2a^2x(4x - 6a + 9a^2x^2).$$

306. $a^4 + b^4 + c^4 - 2a^2b^2 - 2a^2c^2 - 2b^2c^2 = (a^2 + b^2 - c^2)^2 - 4a^2b^2$
$$= (a^2 + b^2 - c^2 + 2ab)(a^2 + b^2 - c^2 - 2ab) = [(a+b)^2 - c^2][(a-b)^2 - c^2]$$
$$= (a + b + c)(a + b - c)(a - b + c)(a - b - c).$$

307.
$$4(m^2n^2 + p^2q^2 + 2mnpq) - (m^2 + n^2 - p^2 - q^2)^2$$
$$= 4(mn + pq)^2 - (m^2 + n^2 - p^2 - q^2) = (2mn + 2pq + m^2 + n^2 - p^2 - q^2)$$
$$\times (2mn + 2pq - m^2 - n^2 + p^2 + q^2) = [(m + n)^2 - (p - q)^2]$$
$$\times [(p + q)^2 - (m - n)^2] = (m + n + p - q)(m + n - p + q)(p + q + m - n)$$
$$(p + q - m + n).$$

308.
$$(c + d)^2(a - b)^2 - (a - b)^2(c - d)^2 + c^2(c - d)^2 - (c + d)^2c^2$$
$$= (a - b)^2[(c + d)^2 - (c - d)^2] - c^2[(c + d)^2 - (c - d)^2]$$
$$= [(a - b)^2 - c^2][(c + d)^2 - (c - d)^2]$$
$$= (a - b + c)(a - b - c) \times 4cd.$$

309.
$$(2a - b)^2(3a + 2b)^2 - (3a - 2b)^2(2a - b)^2 + (3a - 2b)^24b^2 - (3a + 2b)^24b^2$$
$$= (2a - b)^2[(3a + 2b)^2 - (3a - 2b)^2] - 4b^2[(3a + 2b)^2 - (3a - 2b)^2]$$
$$= [(2a - b)^2 - 4b^2][(3a + 2b)^2 - (3a - 2b)^2]$$
$$= (2a - b + 2b)(2a - b - 2b) \times 6a \times 4b$$
$$= (2a + b)(2a - 3b) \times 24ab.$$

310.
$$(am + bn)^2 + (an - bm)^2 + c^2m^2 + c^2n^2$$
$$= a^2m^2 + 2abmn + b^2n^2 + a^2n^2 - 2abmn + b^2m^2 + c^2m^2 + c^2n^2$$
$$= a^2m^2 + b^2n^2 + a^2n^2 + b^2m^2 + c^2m^2 + c^2n^2$$
$$= m^2(a^2 + b^2 + c^2) + n^2(a^2 + b^2 + c^2)$$
$$= (a^2 + b^2 + c^2)(m^2 + n^2).$$

311.
$$(am + bn)^2 + (an - bm)^2 + (cm + dn)^2 + (cn - dm)^2$$
$$= a^2m^2 + b^2n^2 + a^2n^2 + b^2m^2 + c^2m^2 + d^2n^2 + c^2n^2 + d^2m^2$$
$$= m^2(a^2 + b^2 + c^2 + d^2) + n^2(a^2 + b^2 + c^2 + d^2)$$
$$= (a^2 + b^2 + c^2 + d^2)(m^2 + n^2).$$

312. $a^2c^2x^2 - a^4c^2 - b^2c^2x^2 + a^2b^2c^2 - a^2d^2x^2 + a^4d^2 + b^2d^2x^2 - a^2b^2d^2.$
$$= a^2c^2(x^2 - a^2) - b^2c^2(x^2 - a^2) - a^2d^2(x^2 - a^2) + b^2d^2(x^2 - a^2)$$
$$= (x^2 - a^2)(a^2c^2 - b^2c^2 - a^2d^2 + b^2d^2)$$
$$= (x^2 - a^2)[c^2(a^2 - b^2) - d^2(a^2 - b^2)]$$
$$= (x^2 - a^2)(a^2 - b^2)(c^2 - d^2)$$
$$= (x + a)(x - a)(a + b)(a - b)(c + d)(c - d).$$

313. *Que faut-il ajouter aux binômes :*

$$x^2 + px \ , \ 4a^2x^2 + 4abx \ , \ 25a^2 - 20ax \ , \ 9a^4 + 16b^2 \ , \ 9x^4y^2 + 24x^2yz$$

pour obtenir des trinômes carrés parfaits ?

1° Soit le binôme $x^2 + px.$

Il s'agit d'ajouter à ce binôme un terme tel que le trinôme obtenu soit
le carré d'un binôme; or, le carré d'un binôme se compose du carré du

premier terme plus le double produit du premier terme par le second terme, plus le carré du second terme ; x^2 est le carré du premier terme de ce binôme et px le double produit du premier terme par le second ; d'où l'on conclut que le premier terme est x, et que le produit du premier terme par le second est $\dfrac{px}{2}$; le second terme du binôme est par suite le quotient de $\dfrac{px}{2}$ par x ou $\dfrac{p}{2}$. On doit ajouter à l'expression donnée le carré du second terme ou $\dfrac{p^2}{4}$, et l'on a :

$$x^2 + px + \frac{p^2}{4} = \left(x + \frac{p}{2}\right)^2.$$

2° Soit le binôme $4a^2x^2 + 4abx$.

En raisonnant comme dans l'exemple précédent, on trouve qu'il faut ajouter à ce binôme le terme b^2 et l'on a

$$4a^2x^2 + 4abx + b^2 = (2ax + b)^2.$$

3° Soit $25a^2 - 20ax$.

En ajoutant le terme $\left(\dfrac{10ax}{5a}\right)^2$ ou $4x^2$, on a

$$25a^2 - 20ax + 4x^2 = (5a - 2x)^2.$$

4° Soit le binôme $9a^4 + 16b^2$.

Cette expression renferme la somme des carrés des deux termes du binôme inconnu ; ces termes sont donc, $3a^2$ et $4b$. On doit ajouter à l'expression donnée ou en retrancher le double produit de ces termes ou $24a^2b$, ce qui donne

$$9a^4 + 16b^2 + 24a^2b = (3a^2 + 4b)^2$$

ou

$$9a^4 + 16b^2 - 24a^2b = (3a^2 - 4b)^2.$$

5° Soit le binôme $9x^4z^2 + 24x^3yz$.

Premier terme de binôme inconnu $3x^2z$.

Deuxième terme $\dfrac{12x^2yz}{3x^2z} = 4y$.

D'où

$$9x^4z^2 + 24x^3yz + 16y^2 = (3x^2z + 4y)^2.$$

CHAPITRE III

DIVISION

EFFECTUER LES DIVISIONS SUIVANTES :

314. $\quad 8a : 4 = 2a.$ **315.** $\quad 35b^2 : 7 = 5b^2.$

316. $\quad 48m^3 : 6 = 8m^3.$ **317.** $\quad 5ab : a = 5b.$

318. $\quad 4m^2p : 2m^2 = 2p.$ **319.** $\quad 38x^2y^2 : 19x^3y = 2x^{-1}y.$

320. $\quad 3am^2 : m = 3am.$ **321.** $\quad 17a^2b^3 : ab^2 = 17ab^3.$

322. $\quad 15a^3x^2 : 5ax = 3a^2x.$ **323.** $\quad 4a^2x^5 : 2a^2x^2 = 2x^3.$

324. $\quad 26m^3d^2y : 13md^2 = 2m^2y.$ **325.** $\quad 18x^4y^5z^3 : 3xy^2z^3 = 6x^3y^3.$

326. $\quad \dfrac{3}{5}x^2y^4 : \dfrac{4}{9}x^2y = \dfrac{27}{20}y^3.$ **327.** $\quad 3\dfrac{1}{4}c^2h^2k : \dfrac{2}{3}c^2k = \dfrac{39}{8}h^2.$

328. $\quad \dfrac{4}{7}a^3y^2z^5 : \dfrac{2}{11}ayz^3 = \dfrac{22}{7}a^2yz^2.$ **329.** $\quad 0,46c^4d^2x : 0,05c^3x = 9,2cd^2.$

330. $\quad 0,5m^4b^2c^5 : 0,8m^3c^2 = \dfrac{5}{8}mb^2c^3.$ **331.** $\quad 0,54m^2p^3n^4 : 0,4mp^2n^2 = 1,35mn^2.$

332. $\quad a^4 : b^2 = \dfrac{a^4}{b^2} = a^4b^{-2}.$ **333.** $\quad 9c^2x : 3c^3x^5 = \dfrac{3}{cx^4} = 3c^{-1}x^{-4}.$

334. $\quad m^3y^2 : 6m^5y^3 = \dfrac{1}{6m^2y} = \dfrac{1}{6}m^{-2}y^{-1}.$

335. $\quad a^2bc : \dfrac{5}{6}ab^2c = \dfrac{6a}{5b} = \dfrac{6}{5}ab^{-1}c^0.$

336. $\quad \dfrac{7}{8}x^4y^2 : \dfrac{5}{6}xy^2 = \dfrac{21}{20}x^3.$

337. $\quad 0,33\ldots a^5b : \dfrac{4}{9}ab^2x = \dfrac{3a^4}{4bx} = \dfrac{3}{4}a^4b^{-1}x^{-1}.$

338. $\quad 0,03xyz^3 : 0,4ax^2yz^3 = \dfrac{3z^2}{40x} = \dfrac{3}{40}x^{-1}y^0z^2.$

339. $\quad \dfrac{4}{11}x^2z^4 : \dfrac{5}{9}x^2z^6 = \dfrac{36}{55z^2} = \dfrac{36}{55}x^0z^{-2}.$

340. $\quad 2,3a^4x^2y^2 : \dfrac{5}{11}a^3bx^2y^5 = 5,06\dfrac{a}{by^3} = 5,06ab^{-1}x^0y^{-3}.$

341. $\quad -3ab^4 : 2ab^2 = -\dfrac{3}{2}b^2.$ **342.** $\quad -\dfrac{7}{9}mp^4 : 3mp^2 = -\dfrac{7}{27}p^2.$

343. $\quad 5a^4b^3c^3 : -\dfrac{3}{8}\,a^2b^3c^2 = -\dfrac{40}{3}\,a^2b^{-1}c.$

344. $\quad -5a^2x^3yz^4 : 2ax^3y^2z^5 = -\dfrac{5}{2}\,ay^{-1}z^{-1}.$

345. $\quad -3a^4p^2x : -\dfrac{3}{8}\,a^2p^3x^2 = 8a^2p^{-1}x^{-1}.$

346. $\quad -5x^8y^8 : -\dfrac{3}{11}\,x^3y^7 = \dfrac{55}{3}\,x^5y^{-5}.$

347. $\quad -2ab^7 : -0{,}03acd^4 = \dfrac{200}{3}\,a^0b^7c^{-6}d^{-4}.$

348. $\quad -3x^2y^5 : -0{,}3x^5y^4 = 10x^{-3}y.$

349. $\quad -0{,}05a^4x^5 : 20a^8y^2 = -\dfrac{1}{400}\,a^{-4}y^3.$

350. $\quad 18a^mb^n : 6a^pb^q = 3a^{m-p}b^{n-q}.$

351. $\quad 12a^mx^ny^p : 3a^2x^3y^7 = 4a^{m-2}x^{n-3}y^{p-7}.$

352. $\quad \dfrac{4}{5}\,x^my^n : 4xy = \dfrac{1}{5}\,x^{m-1}y^{n-1}.$

353. $\quad \dfrac{3}{8}\,m^xy^z : \dfrac{5}{6}\,m^ny^pz^4 = \dfrac{9}{20}\,m^{x-n}y^{z-p}z^{-4}.$

354. $\quad \dfrac{2}{3}\,a^{m-3}b^{n+1}c^{p+2} : 3\dfrac{1}{4}\,a^{2m-7}b^{n-1}c^{p+1} = \dfrac{8}{39}\,a^{4-m}b^2c.$

355. $\quad -\dfrac{4}{7}\,x^4y^{m+n}z^5 : \dfrac{3}{8}\,x^ny^{m-n}z^5 = -\dfrac{32}{21}\,x^{4-n}y^{2n}.$

356. $\quad -56x^{m+n}y^{p-q} : -7x^{2(m+n)}y^{2p-q} = 8x^{-(m+n)}y^{-p}.$

357. $\quad 12a^{1-x}b^{2+y}c^{m+3} : -0{,}4242\ldots x^{x-2}b^{y+3}c^{m-4} = \dfrac{198}{7}\,a^{3-2x}b^{-1}c^7.$

358. $\quad 340x^{m+n-1}y^{p-q+2} : -5\dfrac{3}{8}\,x^{m-n+2}y^{2p-(q+1)} = 68x^{2n-3}y^{3-p}.$

359. $\quad (a+b)^m : (a+b)^n = (a+b)^{m-n}.$

360. $\quad 5(m+n)^x : 3(m+n)^{x-3} = \dfrac{5}{3}\,(m+n)^3.$

361. $\quad \dfrac{3}{8}\,(x^2-b)^{m-1} : -\dfrac{5}{9}\,(x^2-a)^{2m+3} = \dfrac{27}{40}\,(x^2-a)^{-(m+4)}.$

362. $\quad 4(b-x^2)^{m-n+1} : 5(x^2-b)^{2n-n+3} = -\dfrac{4}{5}\,(b-x^2)^{-(m+2)}.$

363. $\quad 5\dfrac{1}{4}\,a^3(b-c)^m(x-y)^{p+q} : -\dfrac{2}{9}\,a^4(b-c)^{m-3}(y-x)^{2p-q}$

$\quad = -\dfrac{189}{8}\,a^{-1}(b-c)^3(x-y)^{2q-p}.$

364. $\dfrac{5}{7} m^{p+1}n^3(q - h^2)^{p+4}(r - t)^{h+k} : \dfrac{2}{7} m^{2p-1}n^a (q - h^2)^{p+3}(r - t)^{2h-k}$

$$= \dfrac{5}{2} m^{2-p}n^{3-a}(q - h^2) \, (r - t)^{2k-h}.$$

365. $\dfrac{8a^3 - 12a^5 + 16a^4 + 20a^6}{4a^3} = 2 - 3a^2 + 4a + 5a^3.$

366. $\dfrac{8a^2b^5 - 16a^3b^2 - 12a^5b^7 + 8a^2b^4}{-8a^2b^3} = -b^2 + 2ab^{-1} + \dfrac{3}{2} a^3b^4 - b.$

367. $\dfrac{12a^2x^4y^2 - 24ax^3y^4 - 18x^2y + 6xy}{-6xy} = -2a^2x^3y + 4ax^2y^3 + 3x - 1.$

368. $\dfrac{a^2b^5m^3n^4 - a^3b^2m^4n^5 + a^4b^3m^7n^3}{a^2b^3m^3n^2} = b^2n^2 - ab^{-1}mn^3 + a^2m^4n^3.$

369. $\dfrac{0,5m^2n^3 + \dfrac{3}{4} m^4n^5 - 0,333\ldots m^5n^2}{\dfrac{5}{8} mn^2} = 0,8mn + \dfrac{6}{5} m^3n^3 - \dfrac{8}{15} m^4.$

370. $\dfrac{0,8x^3y + \dfrac{7}{9}x^4y^2 - 8x^3y^4 + \dfrac{3}{4}x^2y}{-0,4747x^2y} = -\dfrac{396}{235} x - \dfrac{77}{47} x^2y + \dfrac{792}{47} xy^3 - \dfrac{297}{188}.$

371.

$$\dfrac{5(a + b)^3 - 4(a + b)^4 - \dfrac{2}{9} (a + b)^5}{-\dfrac{3}{7} (a + b)^2} = -\dfrac{35}{3} (a + b) + \dfrac{28}{3} (a + b)^2 + \dfrac{14}{27} (a + b)^3.$$

372.

$$\dfrac{4a^3(b - c)^4 + 2,5a^2(b - c)^3 - \dfrac{4}{7} a^4(b - c)^2}{0,1919\ldots a^2(b - c)^2} = \dfrac{396}{99}a(b - c)^2 + \dfrac{495}{38} (b - c) - \dfrac{396}{133}a^2.$$

373. $\dfrac{-18m^3n^4(p^2 - q^2) + 8m^3n^2(p - q)^3 - 4m^6n^3(p - q)}{\dfrac{3}{4} m^3n^2(p - q)} = -24n^2(p + q)$

$$+ \dfrac{32}{3} (p - q)^2 - \dfrac{16}{3} m^3n.$$

374. $\dfrac{3a^2b(m + n) - 4a^3b^4(m - n) + 7a^2b(m^2 - n^2)}{5ab(m^2 - n^2)} = \dfrac{3}{5} a(m - n)^{-1}$

$$- \dfrac{4}{5} a^2b^3(m + n)^{-1} + \dfrac{7}{5} a.$$

375. $\dfrac{\dfrac{5}{6} a^{m-1}b^{n-2}c^{p-3} - 4a^{m+n}b^{n+3}c^{2p-1} + \dfrac{2}{9} a^{2m-1}b^{n-3}c^{n-2}}{0,56a^{2m+1}b^{3n-4}c^{3-2p}}$

$$= \dfrac{125}{84} a^{-(m+2)}b^{2-2n}c^{3p} - \dfrac{50}{7} a^{n-m-1}b^{7-2n}c^{4p-4} + \dfrac{25}{63} a^{-2}b^{1-2n}c^{n+2p-8}.$$

$$376. \quad \frac{7x^m y^{n+1} z^3 + \frac{2}{3} x^{2m} y^4 z^{2n} - \frac{5}{8} x^3 y^n z^4}{-\frac{2}{3} x^{2n-1} y^{5-n} z^{3-p}} = -\frac{21}{2} x^{m-2n+1} y^{2n-4} z^p$$

$$- x^{2m-2n+1} y^{n-1} z^{2n+p-3} + \frac{15}{16} x^{3-2n+1} y^{2n-5} z^{1+p}.$$

$$377. \quad \frac{5a^{x+y-1} b^{x-2y+1} c^{2x-3} - \frac{4}{9} a^{2x+2y+1} b^{x+2y-1} c^{4-x}}{-3a^{2(x-2y+1)} b^{2x-2y-1} c^{x-2y-3}}$$

$$= -\frac{5}{3} a^{-x+5y-3} b^{-x+2} c^{x+2y} + \frac{4}{27} a^{6y-1} b^{-x+4y} c^{7-2x+2y}.$$

$$378. \quad \frac{12m^2 - 4n^2 - 3a(3m^2 - n)^p + 2a^3(3m^2 - n)^{p+q}}{5a^4(3m^2 - n)^{2p}}$$

$$\frac{12}{5} m^2 a^{-4}(3m^2 - n)^{-2p} - \frac{4}{5} n^2 a^{-4}(3m^2 - n)^{-2p} - \frac{3}{5} a^{-3}(3m^2 - n)^{-p}$$

$$+ \frac{2}{5} a^{-1}(3m^2 - n)^{q-p}.$$

$$379. \quad \frac{3\frac{1}{4} a^{p-1} x^{2p-3} y^{3n-l} - 0{,}58 a^{2p+3} x^4 y^{2l-1} - \frac{2}{7} a^n x^{2p-1} y^2}{-0{,}4 a^{3m} x^{p+2} y^{2l+1}}$$

$$= -\frac{65}{8} a^{p-3m-1} x^{p-5} y^{3n-3l-1} + \frac{29}{20} a^{2p+3-3m} x^{2-p} y^{-2} + \frac{5}{7} a^{n-3m} x^{p-5} y^{l-2l}.$$

$$380. \quad \frac{3x^5 + 8x^4 - 15x^3 - 12x^2 + 24x - 8}{x^3 + 2x^2 - 5x + 2} = 3x^2 + 2x - 4.$$

$$381. \quad \frac{8x^6 - 16x^5 + 32x^4 - 31x^3 + 26x^2 - 10x + 3}{2x^4 - 3x^3 + 6x^2 - 4x + 3} = 4x^2 - 2x + 1.$$

$$382. \quad \frac{a^3 - 2a^2 - 2a + 1}{a + 1} = a^2 - 3a + 1.$$

$$383. \quad \frac{2a^7 - 7a^5 + 2a^4 + 7a^3 - 4a^2 - 2a}{a^3 - 2a} = 2a^4 - 3a^2 + 2a + 1.$$

$$384. \quad \frac{14a^4 + 32a^3 - 43a^2 - 13a + 3}{7a^2 - 5a - 3} = 2a^2 + 6a - 1$$

$$385. \quad \frac{6a^4 x^2 - 19a^3 x^3 + a^2 x^4 + 37ax^5 - 24x^6}{2ax - 3x^2} = 3a^3 x - 5a^2 x^2 - 7ax^3 + 8x^4.$$

$$386. \quad \frac{2 - 3x^2 + 22x^3 - 12x^4}{2 + 4x - 3x^2} = 1 - 2x + 4x^2.$$

$$387. \quad \frac{6x^2 y^3 + 11x^3 y^2 - 6x^4 y - 5x^5}{2xy + x^3} = 3xy^2 + 4x^2 y - 5x^3.$$

$$388. \quad \frac{-18a^2 b^5 - 9a^3 b^4 + 83a^4 b^3 - 124a^5 b^2 + 96a^6 b}{-3ab^3 - 5a^2 b^2 + 12a^3 b} = 6ab^2 - 7a^2 b + 8a^3.$$

389.
$$\frac{\dfrac{2}{3}x^4 - \dfrac{3}{10}x^3 - \dfrac{25}{12}x^2 + \dfrac{7}{30}x + \dfrac{3}{4}}{\dfrac{2}{3}x^2 - \dfrac{5}{6}x - \dfrac{3}{4}} = x^2 + \frac{4}{5}x - 1.$$

390.
$$\frac{0{,}52x^4 + 0{,}15x^3 + 0{,}68x^2 + 3{,}7x - 1{,}6}{0{,}4x^2 - 0{,}5x + 1{,}6} = 1{,}3x^2 + 2x - 1.$$

391.
$$\frac{-7a^2x + 6a^3 + x^3}{x - 2a} = \frac{x^3 - 7a^2x + 6a^3}{x - 2a} = x^2 + 2ax - 3a^2.$$

392.
$$\frac{23x^3y^2 + 2y^5 - 13xy^4 + 6x^5 + 12x^2y^3 - 25x^4y}{y^3 + 3x^3 - 4xy^2 - 5x^2y}$$
$$= \frac{6x^5 - 25x^4y + 23x^3y^2 + 12x^2y^3 - 13xy^4 + 2y^5}{3x^3 - 5x^2y - 4xy^2 + y^3} = 2x^2 - 5xy + 2y^2.$$

393.
$$\frac{12a^2b^2 - 4a^4 + 15 - 4a^2 - 29ab - 2a^3b}{-4ab + 3 - 2a^2}$$
$$= \frac{15 - 29ab - 4a^2 + 12a^2b^2 - 2a^3b - 4a^4}{3 - 4ab - 2a^2} = 5 - 3ab + 2a^2.$$

394.
$$\frac{46ab^3 - 35b^4 - 19a^3b + 6a^4}{3a - 5b} = \frac{6a^4 - 19a^3b + 46ab^3 - 35b^4}{3a - 5b}$$
$$= 2a^3 - 3a^2b - 5ab^2 + 7b^3.$$

395.
$$\frac{a^3b(a - 2b) - b^3(4a^2 - b^2) + 2a^5}{(2a - b)(a + b)(a - b)} = \frac{2a^5 + a^4b - 2a^3b^2 - 4a^2b^3 + b^5}{2a^3 - a^2b + 2ab^2 + b^3}$$
$$= a^2 + 2ab + b^2.$$

396.
$$\frac{a^4b(13b - 6a) - 4a^2b^3(3a - b) + a^6}{(a - b)^2} = \frac{a^6 - 6a^5b + 13a^4b^2 - 12a^3b^3 + 4a^2b^4}{a^2 - 2ab + b^2}$$
$$= a^4 - 4a^3b + 4a^2b^2.$$

397.
$$\frac{a^3 + ab^2 + ac^2 - a^2b - b^3 - bc^2 + a^2c + b^2c + c^3}{a^2 + b^2 + c^2}$$
$$= \frac{a^3 + (c - b)a^2 + (b^2 + c^2)a - b^3 - bc^2 + b^2c + c^3}{a^2 + (b^2 + c^2)} = a + c - b.$$

398.
$$\frac{a^5 - b^5 - c^5 - 3a^3bc + 3ab^3c + 3abc^3 - a^3b^2 + a^2b^3 - a^3c^2 + a^2c^3 - b^3c^2 - b^2c^3}{a^2 - b^2 - c^2}$$
$$= \frac{a^5 - (3bc + b^2 + c^2)a^3 + (b^3 + c^3)a^2 + (3b^3c + 3bc^3)a - b^5 - c^5 - b^3c^2 - b^2c^3}{a^2 - (b^2 + c^2)}$$
$$= a^3 - 3abc + b^3 + c^3.$$

399.
$$\frac{a^2b^2 + c^2(2ab - a^2) - b^2(2ac + b^2) + c^4}{(b + c)a + b^2 + c^2}$$
$$= \frac{(b^2 - c^2)a^2 + (2bc^2 - 2b^2c)a - (b^4 - c^4)}{(b + c)a + (b^2 + c^2)} = (b - c)a - (b^2 - c^2).$$

400.
$$\frac{a^2(b + c) - b^2(a - c) + c^2(a - b) - abc}{(b + c)a - bc}$$
$$= \frac{(b + c)a^2 - (b^2 - c^2 + bc)a + b^2c - bc^2}{(b + c)a - bc} = a + c - b.$$

401.
$$\frac{a^2(a-2b)+b^2(a-c)-c^2(a-b)+abc}{a-(b-c)}$$
$$=\frac{a^3-2ba^2+(b^2-c^2+bc)a-b^2c+bc^2}{a-(b-c)}=a^2-(b+c)a+bc.$$

402. $\dfrac{6x^4-17x^3+19x^2-23x+5}{3x^2-4x+5}=2x^2-3x-1+\dfrac{-12x+10}{3x^2-4x+5}\cdot$

403. $\dfrac{6x^7-19x^6+17x^5-x^4}{3x^3-5x^2+x}=2x^4-3x^3+\dfrac{2}{3}x+\dfrac{10}{9}+\dfrac{\dfrac{46}{9}x^2-\dfrac{10}{9}x}{3x^3-5x^2+x}\cdot$

404.
$$\frac{3x^5-2x^4+7x^3-12x^2-5x+3}{x-2}=3x^4+4x^3+15x^2+18x+31+\frac{65}{x-2}\cdot$$

1er terme $3x^4$; 2 fois 3, 6, moins 2, 4; 2$^\text{e}$ terme $4x^3$; 2 fois 4, 8, et 7, 15; 3$^\text{e}$ terme $15x^2$; 2 fois 15, 30; moins 12, 18; 4$^\text{e}$ terme $18x$; 2 fois 18, 36, moins 5, 31; 5$^\text{e}$ terme 31.
Reste $31\times2+3=65$.

405. $\dfrac{6x^3-5x^2+8x-7}{x+3}=6x^2-23x+77+\dfrac{-238}{x+3}\cdot$

1er terme $6x^2$; $6+(-3)=-18$; $-18+(-5)=-23$; 2$^\text{e}$ terme $-23x$; $(-23)(-3)=69$; $69+8=77$; 3$^\text{e}$ terme 77.
Reste $77\times(-3)=-231$; $-231-7=-238$.

406. $\dfrac{4x^4+2x^3+5x^2-8x+7}{x-1}=4x^3+6x^2+11x+3+\dfrac{10}{x-1}\cdot$

407. $\dfrac{3x^2-8x+3}{x+5}=3x-23+\dfrac{118}{x+5}\cdot$

408. $\dfrac{x^7-x^6+x^5-x^4+x^3-x^2+x-1}{x+1}$
$$=x^6-2x^5+3x^4-4x^3+5x^2-6x+7+\frac{-8}{x+1}\cdot$$

409. $\dfrac{x^6-2x^5+3x^4-4x^3+5x^2-6x+7}{x+2}$
$$=x^5-4x^4+11x^3-26x^2+57x-120+\frac{247}{x+2}\cdot$$

410.
$$\frac{3x^4-2x+7}{x-5}=\frac{3x^4+0x^3+0x^2-2x+7}{x-5}=3x^3+15x^2+75x+373+\frac{1872}{x-5}\cdot$$

411. $\dfrac{a^3-b^3}{a-b}=a^2+ab+b^2.$

412. $\dfrac{p^4-r^4}{p+r}=p^3-rp^2+r^2p-r^3.$

413. $\dfrac{h^5-p^5}{h-p}=h^4+ph^3+p^2h^2+p^3h+p^4.$

414.
$$\frac{a^5 + c^5}{a + c} = a^4 - ca^3 + c^2a^2 - c^3a + c^4.$$

415.
$$\frac{m^5 + n^5}{m + n} = m^4 - nm^3 + n^2m^2 - n^3m + n^4.$$

416.
$$\frac{u^6 + s^6}{u + s} = u^5 - su^4 + s^2u^3 - s^3u^2 + s^4u - s^5 + \frac{2s^6}{u + s}.$$

417. Trouver la valeur numérique du polynome :

$$3x^5 - 4x^4 + 8x^3 - 5x^2 - 6x + 8 \text{ pour } x = 3$$
$$3 \times 3 - 4 = 5;\ 5 \times 3 + 8 = 23;\ 23 \times 3 - 5 = 64;\ 64 \times 3 - 6 = 186;$$
$$186 \times 3 + 8 = 566.$$

La valeur du polynome est 566.

CHAPITRE IV

FRACTIONS ALGÉBRIQUES

SIMPLIFIER LES FRACTIONS SUIVANTES :

418. $\dfrac{12a^5x^2}{8a^3x^4} = \dfrac{3a^2}{2x^2}.$
    419. $\dfrac{205m^3p^2y^4}{123m^5py} = \dfrac{5py^3}{3m^2}.$

420. $\dfrac{540a^8b^6c^2d}{360a^4b^5c^2d^4} = \dfrac{3a^4b}{2d^3}.$
    421. $\dfrac{52920a^3b^4x^2y^5}{5544a^4bx^5y^7} = \dfrac{105b^3}{11ax^3y^2}.$

422. $\dfrac{(15a^2b)(7c^3x)}{(14c^4x)(5ab^5)} = \dfrac{3a}{2b^4c}.$
    423. $\dfrac{12(x - y)(z - t)}{18(z + t)(x - y)} = \dfrac{2(z - t)}{3(z + t)}.$

424.
$$\frac{3a - 3b + 3c}{6a - 6b + 6c} = \frac{3(a - b + c)}{6(a - b + c)} = \frac{1}{2}.$$

425.
$$\frac{a^3 - 2ab}{ab - 2b^2} = \frac{a(a - 2b)}{b(a - 2b)} = \frac{a}{b}.$$

426.
$$\frac{12a^3b^3 - 18a^4b^2}{24a^4b^2 + 12a^2b^4} = \frac{6a^2b^2(2ab - 3a^2)}{6a^2b^2(4a^2 + 2b^2)} = \frac{2ab - 3a^2}{4a^2 + 2b^2}.$$

427.
$$\frac{ac + bx + ax + bc}{ay + 2bx + 2ax + by} = \frac{c(a + b) + x(a + b)}{y(a + b) + 2x(a + b)} = \frac{c + x}{y + 2x}.$$

428.
$$\frac{am - ax + bm - bx + cm - cx}{ap^2 + ax^2 + bp^2 + bx^2 + cp^2 + cx^2} = \frac{m(a + b + c) - x(a + b + c)}{p^2(a + b + c) + x^2(a + b + c)}$$
$$= \frac{(m - x)(a + b + c)}{(p^2 + x^2)(a + b + c)} = \frac{m - x}{p^2 + x^2}.$$

429.
$$\frac{2a^2b + 2a^2c - 3b^2 - 3bc}{5ab + 5ac - 7b^2 - 7bc} = \frac{2a^2(b + c) - 3b(b + c)}{5a(b + c) - 7b(b + c)}$$
$$= \frac{(2a^2 - 3b)(b + c)}{(5a - 7b)(b + c)} = \frac{2a^2 - 3b}{5a - 7b}.$$

430.
$$\frac{3a^3b^2 - 3a^3c^2 - 4ab^2x^3 + 4ac^2x^3}{2ab^2 - 2ac^2 + 5ab^2x - 5ac^2x} = \frac{3a^3(b^2 - c^2) - 4ax^3(b^2 - c^2)}{2a(b^2 - c^2) + 5ax(b^2 - c^2)}$$
$$= \frac{(b^2 - c^2)(3a^3 - 4ax^3)}{(b^2 - c^2)(2a + 5ax)} = \frac{3a^3 - 4ax^3}{2a + 5ax} = \frac{3a^2 - 4x^3}{2 + 5x}.$$

431.
$$\frac{4a^3x - 6a^2x^2}{8a^4x - 24a^3x^2 + 18a^2x^3} = \frac{2a^2x(2a - 3x)}{2a^2x(4a^2 - 12ax + 9x^2)} = \frac{2a - 3x}{(2a - 3x)^2} = \frac{1}{2a - 3x}.$$

432.
$$\frac{a - b}{a^2 - b^2} = \frac{a - b}{(a - b)(a + b)} = \frac{1}{a + b}.$$

433.
$$\frac{9a^2 - 4b^2}{3ax^3 - 2bx^2} = \frac{(3a + 2b)(3a - 2b)}{x^2(3a - 2b)} = \frac{3a + 2b}{x^2}.$$

434.
$$\frac{x^3 + 2x^2}{x^2 + 4x + 4} = \frac{x^2(x + 2)}{(x + 2)^2} = \frac{x^2}{x + 2}.$$

435.
$$\frac{a^3x^2 + b^3x^2}{4a^2b + 4ab^2} = \frac{x^2(a^3 + b^3)}{4ab(a + b)} = \frac{x^2(a^2 - ab + b^2)}{4ab}.$$

436.
$$\frac{x^4 - y^4}{5x^2 - 5xy} = \frac{x^4 - y^4}{5x(x - y)} = \frac{x^3 + x^2y + xy^2 + y^3}{5x}.$$

437.
$$\frac{a^2x + abx}{a^3 + 3a^2b + 3ab^2 + b^3} = \frac{ax(a + b)}{(a + b)^3} = \frac{ax}{(a + b)^2}.$$

438.
$$\frac{5a^2b^3 - 10a^2bc}{b^6 - 4b^2c^2} = \frac{5a^2(b^3 - 2bc)}{(b^3 + 2bc)(b^3 - 2bc)} = \frac{5a^2}{b^3 + 2bc}.$$

439.
$$\frac{a^2b^2 + b^2c^2 - b^4 - a^2c^2}{a^2b + a^2c - abc - ab^2} = \frac{a^2(b^2 - c^2) - b^2(b^2 - c^2)}{a^2(b + c) - ab(b + c)} = \frac{(a^2 - b^2)(b^2 - c^2)}{(a^2 - ab)(b + c)}$$
$$= \frac{(a^2 - b^2)(b - c)}{a(a - b)} = \frac{(a + b)(b - c)}{a}.$$

440.
$$\frac{x^2 + y^2 + z^2 + 2xy + 2xz + 2yz}{x^2 - y^2 - z^2 - 2yz} = \frac{(x + y + z)^2}{x^2 - (y + z)^2} = \frac{(x + y + z)^2}{(x + y + z)(x - y - z)}$$
$$= \frac{x + y + z}{x - y - z}.$$

441.
$$\frac{a^4 - b^4}{2a^4 - 2a^3b + 2a^2b^2 - 2ab^3} = \frac{a^4 - b^4}{2a(a^3 - a^2b + ab^2 - b^3)} = \frac{a + b}{2a}.$$

442.
$$\frac{x^2 + a^2 - b^2 - 2bc + 2ax - c^2}{x^2 + b^2 - c^2 + 2bx - 2ac - a^2} = \frac{(x + a)^2 - (b + c)^2}{(x + b)^2 - (a + c)^2}$$
$$= \frac{(x + a + b + c)(x + a - b - c)}{(x + a + b + c)(x + b - a - c)} = \frac{x + a - b - c}{x - a + b - c}.$$

443.
$$\frac{5x^2 - 3x - 2}{8x^2 + 2x - 10} = \frac{(x - 1)(5x + 2)}{(x - 1)(8x + 10)} = \frac{5x + 2}{8x + 10}.$$

444. $\dfrac{3x^2 - 9x + 6}{5x^3 - 15x^2 + 10x} = \dfrac{(x-1)(3x-6)}{(x-1)(5x^2-10x)} = \dfrac{(x-1)(x-2)\times 3}{(x-1)(x-2)\times 5x} = \dfrac{3}{5x}.$

445. $\dfrac{1-a^2}{(1+ax)^2-(a+x)^2} = \dfrac{(1+a)(1-a)}{(1+ax+a+x)(4+ax-a-x)}$

$= \dfrac{(1+a)(1-a)}{[1+a+x(1+a)][(1-a)-x(1-a)]} = \dfrac{(1+a)(1-a)}{(1+a)(1+x)(1-a)(1-x)}$

$= \dfrac{1}{(1+x)(1-x)} = \dfrac{1}{1-x^2}.$

ADDITIONS ET SOUSTRACTIONS DE FRACTIONS.

446. $\dfrac{2x}{9} + \dfrac{5y}{12} - \dfrac{x}{15} - \dfrac{2y}{21} = \dfrac{280x + 525y - 84x - 60y}{1260} = \dfrac{196x + 465y}{1260}.$

447. $\dfrac{a+b}{3a} - \dfrac{a-b}{4a} = \dfrac{4a + 4b - 3a + 3b}{12a} = \dfrac{a + 7b}{12a}.$

448. $\dfrac{x}{3a^2b} - \dfrac{y}{6a^3b^3} - \dfrac{z}{12a^2b^2} = \dfrac{4ab^2x - 2y - abz}{12a^3b^3}.$

449. $\dfrac{2}{3a} - \dfrac{1}{2b} - \dfrac{2a+3}{6a^2} + \dfrac{1}{2x^2} + \dfrac{3a-2b}{6ab}$

$\dfrac{4abx^2 - 3a^2x^2 - 2abx^2 - 3bx^2 + 3a^2b + 3a^2x^2 - 2abx^2}{6a^2bx^2} = \dfrac{3a^2 - 3x^2}{6a^2x^2} = \dfrac{a^2 - x^2}{2a^2x^2}.$

450. $\dfrac{3-5x}{2-3x} - \dfrac{2x+3}{2+3x} + \dfrac{9x^2}{4-9x^2} = \dfrac{(3-5x)(2+3x) - (2x+3)(2-3x) + 9x^2}{4-9x^2}$

$= \dfrac{4x}{4-9x^2}.$

451. $\dfrac{1}{x+y} + \dfrac{2y}{x^2-y^2} = \dfrac{x-y+2y}{x^2-y^2} = \dfrac{x+y}{x^2-y^2} = \dfrac{1}{x-y}.$

452. $\dfrac{a+b}{a-b} - \dfrac{a-b}{a+b} + \dfrac{4b^2}{a^2-b^2} = \dfrac{(a+b)^2 - (a-b)^2 + 4b^2}{a^2-b^2} = \dfrac{4ab + 4b^2}{a^2-b^2}$

$= \dfrac{4b(a+b)}{a^2-b^2} = \dfrac{4b}{a-b}.$

453. $\dfrac{a-b}{2(a+b)} - \dfrac{a^2+b^2}{a^2-b^2} = \dfrac{(a-b)^2 - 2a^2 - 2b^2}{2(a^2-b^2)} = \dfrac{-(a+b)^2}{2(a+b)(a-b)}$

$= \dfrac{-(a+b)}{2(a-b)} = \dfrac{a+b}{2(b-a)}.$

454. $\dfrac{1}{a^2-b^2} + \dfrac{1}{2(a+b)^2} + \dfrac{1}{2(a-b)^2} = \dfrac{2(a^2-b^2) + (a-b)^2 + (a+b)^2}{2(a^2-b^2)^2}$

$= \dfrac{2a^2 - 2b^2 + 2a^2 + 2b^2}{2(a^2-b^2)^2} = \dfrac{2a^2}{(a^2-b^2)^2}.$

455. $\dfrac{7}{x} - \dfrac{5}{3x-1} - \dfrac{48x-5}{9x^2-1} = \dfrac{63x^2 - 7 - 15x^2 - 5x - 48x + 5}{x(9x^2-1)} = \dfrac{-7}{x(9x^2-1)}.$

456.
$$\frac{1}{x-a} - \frac{3}{x+a} + \frac{2x}{(x+a)^2} = \frac{x^2+2ax+a^2-3x^2+3a^2+2x^2-2ax}{(x-a)(x+a)^2}$$
$$= \frac{4a^2}{(x-a)(x+a)^2}.$$

457.
$$\frac{x-y}{x^2-xy+y^2} + \frac{1}{x+y} + \frac{xy}{x^3+y^3} = \frac{(x-y)(x+y)+x^2-xy+y^2+xy}{x^3+y^3} = \frac{2x^2}{x^3+y^3}.$$

458.
$$\frac{3a+b+x}{5a} - \frac{2a+b}{3b} - \frac{7a-2b}{9a} = \frac{27ab+9b^2+9bx-30a^2-15ab+35ab-10b^2}{45ab}$$
$$= \frac{47ab-b^2+9bx-30a^2}{45ab}.$$

459.
$$\frac{a}{b+x} - \frac{c}{x} + \frac{3c}{4x} + 2b = \frac{4ax-4bc-4cx+3bc+3cx+8b^2x+8bx^2}{4x(b+x)}$$
$$= \frac{8bx^2+(4a+8b^2-c)x-bc}{4x(b+x)}.$$

460.
$$\frac{a+b}{ab}(a^2+b^2-c^2) + \frac{b+c}{bc}(b^2+c^2-a^2) + \frac{a+c}{ac}(a^2+c^2-b^2)$$
$$= \frac{c(a+b)(a^2+b^2-c^2)+a(b+c)(b^3+c^2-a^2)+b(a+c)(a^2+c^2-b^2)}{abc}$$
$$= \frac{ab\left[(b^2+c^2-a^2)+(a^2+c^2-b^2)\right]+ac\left[(a^2+b^2-c^2)+(b^2+c^2-a^2)\right]+bc\left[(a^2+b^2-c^2)+(a^2+b^2-c^2)\right]}{abc}$$
$$= \frac{2abc^2+2ab^2c+2a^2bc}{abc}$$
$$= \frac{2abc(a+b+c)}{abc} = 2(a+b+c).$$

461.
$$\frac{3a+2x}{a+x} - \frac{5a-x}{a+x} + \frac{a}{2x} = \frac{6ax+4x^2-10ax+2x^2+a^2+ax}{2x(a+x)}$$
$$= \frac{6x^2-3ax+a^2}{2x(a+x)}.$$

462.
$$\frac{a^3}{(a+b)^3} - \frac{ab}{(a+b)^2} + \frac{b}{a+b} = \frac{a^3-ab(a+b)+b(a+b)^2}{(a+b)^3}$$
$$= \frac{a^3-a^2b-ab^2+a^2b+2ab^2+b^3}{(a+b)^3} = \frac{a^3+ab^2+b^3}{(a+b)^3}.$$

463.
$$\frac{2ax+x^2}{(a-x)^2} - \frac{a^2+5ax}{(a+x)^2} - \frac{x}{a-x}$$
$$= \frac{(2ax+x^2)(a+x)^2-(a^2+5ax)(a-x)^2-x(a-x)(a+x)^2}{(a^2-x^2)^2}$$
$$= \frac{(a+x)^2(2ax+x^2-ax+x^2)-(a^2+5ax)(a-x)^2}{(a^2-x^2)^2}$$
$$= \frac{2x^4+13a^2x^2-2a^3x-a^4}{(a^2-x^2)^2}.$$

464.

$$\frac{3a}{(a-2x)^2} + \frac{2a+x}{(a+x)(a-2x)} - \frac{5}{a+x} = \frac{3a(a+x)+(2a+x)(a-2x)-5(a-2x)^2}{(a+x)(a-2x)^2}$$

$$= \frac{3a(a+x)+(a-2x)(2a+x-5a+10x)}{(a+x)(a-2x)^2}$$

$$= \frac{3a^2+3ax+(a-2x)(11x-3a)}{(a+x)(a-2x)^2} = \frac{20ax-22x^2}{(a+x)(a-2x)^2}.$$

465.

$$\frac{1}{x^2-(a+b)x+ab} + \frac{1}{x^2-(a+c)x+ac} + \frac{1}{x^2-(b+c)x+bc}$$

$$= \frac{1}{(x-a)(x-b)} + \frac{1}{(x-a)(x-c)} + \frac{1}{(x-b)(x-c)}$$

$$= \frac{x-c+x-b+x-a}{(x-a)(x-b)(x-c)} = \frac{3x-(a+b+c)}{(x-a)(x-b)(x-c)}.$$

466.

$$\frac{x+c}{x^2-(a+b)x+ab} + \frac{x+b}{x^2-(a+c)x+ac} + \frac{x+a}{x^2-(b+c)x+bc}$$

$$= \frac{x+c}{(x-a)(x-b)} + \frac{x+b}{(x-a)(x-c)} + \frac{x+a}{(x-b)(x-c)}$$

$$= \frac{(x+c)^2+(x+b)^2+(x+a)^2}{(x-a)(x-b)(x-c)} = \frac{3x^2+2(a+b+c)x+a^2+b^2+c^2}{(x-a)(x-b)(x-c)}.$$

467.

$$\frac{a-5x}{4a^2-20ax+25x^2} - \frac{3a^2-4ax+x^2}{24a^3-180a^2x+450ax^2-375x^3}$$

$$= \frac{a-5x}{(2a-5x)^2} - \frac{3a^2-4ax+x^2}{3(2a-5x)^3}$$

$$= \frac{3(a-5x)(2a-5x)-3a^2+4ax-x^2}{3(2a-5x)^3} = \frac{3a^2-41ax+74x^2}{3(2a-5x)^3}$$

468.

$$\frac{a^2}{a-b} + \frac{b^2}{b-a} = \frac{a^2}{a-b} - \frac{b^2}{a-b} = \frac{a^2-b^2}{a-b} = a+b.$$

469.

$$\frac{a^3}{(a-b)(a-c)} + \frac{b^3}{(b-a)(b-c)} + \frac{c^3}{(c-a)(c-b)} = \frac{a^3(b-c)+b^3(c-a)+c^3(a-b)}{(a-b)(a-c)(b-c)}$$

Or, le numérateur de cette expression s'annule par les hypothèses :

$$b=c \quad , \quad c=a \quad , \quad a=b.$$

donc il est de la forme (voir th. 112 et 113) :

$$X(a-b)(a-c)(b-c),$$

où X est un polynôme du premier degré.

Il contient parmi ses termes,

$$Xa^2(b-c)$$

Donc, comparant au numérateur de l'expression, X doit contenir le terme a, et, pour les mêmes raisons, le terme b et le terme c. Ce numérateur étant homogène, il n'y a pas d'autres termes dans X. Donc :

$$X = a+b+c.$$

De sorte que :

$$\frac{a^3}{(a-b)(a-c)} + \frac{b^3}{(b-a)(b-c)} + \frac{c^3}{(c-a)(c-b)} = a+b+c.$$

470. En réduisant cette expression au même dénominateur

$$(a-b)(a-c)(a-d)(b-c)(b-d)(c-d),$$

on trouve pour numérateur l'expression :

$$a^4(b-c)(b-d)(c-d) + b^4(c-d)(c-a)(d-a) + c^4(d-a)(d-b)(a-b)$$
$$+ d^4(a-b)(a-c)(b-c) \qquad (1)$$

Cette expression s'annule par les hypothèses :

$$a=b \ , \ a=c \ , \ a=d \ , \ b=c \ , \ b=d \ , \ c=d.$$

donc elle est de la forme,

$$X(a-b)(a-c)(a-d)(b-c)(b-d)(c-d).$$

On trouve parmi ses termes,

$$Xa^3(b-c)(b-d)(c-d).$$

Comparant à (1), X doit contenir le terme a, et pareillement, b, c, d et pas d'autre.

Donc

$$X = a + b + c + d.$$

MULTIPLICATIONS DE FRACTIONS

471. $a \times \dfrac{1}{a} = \dfrac{a}{a} = 1.$
 472. $4a^2 \times \dfrac{3b^4}{a^2} = \dfrac{4a^2 \times 3b^4}{a^2} = 12b^4.$

473. $5a^3 \times \dfrac{y}{a^3} = \dfrac{5a^3 y}{a^3} = 5y.$
 474. $2a^2b \times \dfrac{3xy}{2a^3} = \dfrac{2a^2b \times 3xy}{2a^3} = \dfrac{3bxy}{a}.$

475. $\quad 45m^2np \times \dfrac{7c^2y}{15m^4np^3} = \dfrac{45m^2np \times 7c^2y}{15m^4np^3} = \dfrac{21c^2y}{m^2p^2}.$

476. $\quad 5(a-b) \times \dfrac{7x}{10(a-b)} = \dfrac{5(a-b) \times 7x}{10(a-b)} = \dfrac{7x}{2}.$

477. $\quad (a^2-b^2) \times \dfrac{7a}{9(a-b)} = \dfrac{(a^2-b^2) \times 7a}{9(a-b)} = \dfrac{(a+b) \times 7a}{9}.$

478. $\quad (x+y)^3 \times \dfrac{3x}{(x+y)^2} = \dfrac{(x+y)^3 \times 3x}{(x+y)^2} = 3x(x+y).$

479. $\quad \dfrac{2a}{3b} \times \left(-\dfrac{5b}{4a^2}\right) = -\dfrac{2a \times 5b}{3b \times 4a^2} = -\dfrac{5}{6a}.$

480. $\quad \left(-\dfrac{3a^2x}{7m^2b}\right) \times \dfrac{14mb^2}{6ax^2} = -\dfrac{3a^2x \times 14mb^2}{7m^2b \times 6ax^3} = -\dfrac{ab}{mx^2}.$

481. $\quad \dfrac{2a^8x^7}{3b^8} \times \dfrac{5a^4b^8}{4c^4x^6} \times \dfrac{18ab^2c^3}{25a^4x} = \dfrac{2 \times 5 \times 18a^{13}b^7c^3x^7}{3 \times 4 \times 25a^4b^8c^4x^7} = \dfrac{3a^9}{5bc}.$

482. $\left(\dfrac{3a^2b^3}{4x^2y}\right)^2 = \dfrac{9a^4b^6}{16x^4y^2}.$
 483. $\left(-\dfrac{2a^2b^5c}{3m^2px^4}\right)^2 = \dfrac{4a^4b^{10}c^2}{9m^4p^2x^8}.$

484. $\quad \left(\dfrac{7a^mb^{n-1}c}{8m^4p^{r+1}q^h}\right)^3 = \dfrac{343a^{3m}b^{3n-3}c^3}{512m^{3n}p^{3r+3}q^{3h}}.$

485. $\dfrac{3(m^2 - n^2)}{5bc} \times \dfrac{10c}{9(m + n)} = \dfrac{3 \times 10(m^2 - n^2)c}{5 \times 9(m + n)bc} = \dfrac{2(m - n)}{3b}$.

486. $\dfrac{x^2 - y^2}{x^2 + y^2} \times \dfrac{4x}{x + y} = \dfrac{(x^2 - y^2) \times 4x}{(x^2 + y^2)(x + y)} = \dfrac{4x(x - y)}{x^2 + y^2}$.

487. $\dfrac{x + 1}{y} \times \dfrac{4y^2}{x^2 - 1} = \dfrac{(x + 1) \times 4y^2}{y(x^2 - 1)} = \dfrac{4y}{x - 1}$.

488. $\dfrac{(a - b)^2}{a + b} \times \dfrac{b}{a(a - b)} = \dfrac{(a - b)^2 b}{a(a + b)(a - b)} = \dfrac{b(a - b)}{a(a + b)}$.

489. $\dfrac{x(a - x)}{a^2 + 2ax + x^2} \times \dfrac{a(a + x)}{a^2 - 2ax + x^2} = \dfrac{ax(a - x)(a + x)}{(a + x)^2 (a - x)^2} = \dfrac{ax}{a^2 - x^2}$.

490. $\dfrac{a^3 - b^3}{a^3 + b^3} \times \dfrac{a + b}{a - b} \times \left(\dfrac{a^2 - ab + b^2}{a^2 + ab + b^2}\right)^2 = \dfrac{(a^3 - b^3)(a + b)(a^2 - ab + b^2)^2}{(a^3 + b^3)(a - b)(a^2 + ab + b^2)^2}$

$= \dfrac{(a - b)(a^2 + ab + b^2)(a + b)(a^2 - ab + b^2)^2}{(a + b)(a^2 - ab + b^2)(a - b)(a^2 + ab + b^2)^2} = \dfrac{a^2 - ab + b^2}{a^2 + ab + b^2}$.

491.
$\dfrac{1 - x^2}{1 + 2y + y^2} \times \dfrac{1 - y^2}{y^2 - 2xy + x^2} \times \left(\dfrac{x}{1 - x} - \dfrac{y}{1 - y}\right) = \dfrac{1 - x^2}{(1 + y)^2} \times \dfrac{1 - y^2}{(y - x)^2}$

$\times \dfrac{x - y}{(1 - x)(1 - y)} = \dfrac{(1 + x)(1 - x)(1 + y)(1 - y)(x - y)}{(1 + y)^2 (x - y)^2 (1 - x)(1 - y)} = \dfrac{(1 - x)}{(1 + y)(x - y)}$.

492. $\left(\dfrac{a + b}{a - b} - \dfrac{a - b}{a + b} - \dfrac{4a^2}{b^2 - a^2}\right) \times \dfrac{a^2 + 2ab + b^2}{4a}$

$= \dfrac{(a + b)^2 - (a - b)^2 + 4a^2}{a^2 - b^2} \times \dfrac{(a + b)^2}{4a} = \dfrac{(4ab + 4a^2)(a + b)^2}{(a^2 - b^2)4a}$

$= \dfrac{4a(a + b)(a + b)^2}{(a^2 - b^2)4a} = \dfrac{(a + b)^2}{a - b}$.

493. $(a + b)\left(\dfrac{1}{a} + \dfrac{1}{b}\right) = (a + b) \times \dfrac{a + b}{ab} = \dfrac{(a + b)^2}{ab}$.

494. $\left(\dfrac{3a}{4b} - \dfrac{2c}{3d}\right) \times \left(\dfrac{4d}{3c} - \dfrac{3b}{2a}\right) = \dfrac{9ad - 8bc}{12bd} \times \dfrac{8ad - 9bc}{6ac}$

$= \dfrac{(9ad - 8bc)(8ad - 9bc)}{72abcd}$

495.
$\left(\dfrac{m^2}{a^2} + \dfrac{a^2}{m^2} - \dfrac{m}{a} - \dfrac{a}{m} + 1\right) \times \left(\dfrac{m}{a} - \dfrac{a}{m}\right) = \dfrac{m^4 + a^4 - am^3 - a^3m + a^2m^2}{a^2m^2} + \dfrac{m^2 - a^2}{am}$

$= \dfrac{[m^3(m - a) - a^3(m - a) + a^2m^2](m^2 - a^2)}{a^3m^3}$

$= \dfrac{(m^3 - a^3)(m^2 - a^2)(m - a) + a^2m^2(m^2 - a^2)}{a^3m^3}$

$= \dfrac{m^5 - a^5 - m^2a^2(m^2 - a^2) + a^2m^2(m^2 - a^2)}{a^3m^3} = \dfrac{m^5 - a^5}{a^3m^3}$.

496.
$\dfrac{a^2 - x^2}{a + b} \times \dfrac{a^2 - b^2}{ax + x^2} \times \left(a + \dfrac{ax}{a - x}\right) = \dfrac{(a + x)(a - x)(a + b)(a - b)a^2}{(a + b)x(a + x)(a - x)} = \dfrac{a^2(a - b)}{x}$.

DIVISIONS DE FRACTIONS :

497. $a : \dfrac{a}{b} = \dfrac{a \times b}{a} = b.$ **498.** $15a : \dfrac{3a}{b} = \dfrac{15ab}{3a} = 5b.$ **499.** $18x^2 : \dfrac{6x}{b} = 3bx.$

500.
$$\frac{3a^4b}{2c^2d^3} : \frac{6a^5b^2}{3c^4d^2} = \frac{3 \times 3a^4bc^4d^2}{2 \times 6a^5b^2c^2d^3} = \frac{3c^2}{4abd}.$$

501.
$$\frac{14x^2y^3z^4}{5a^4b^2c} : \frac{7x^3y^2z^2}{15a^3c} = \frac{14 \times 15a^3cx^2y^3z^4}{5 \times 7a^4b^2cx^3y^2z^2} = \frac{6yz^2}{ab^2x}.$$

502. $\dfrac{18m^2n^3p^4}{7a^2b^5c^3} : \dfrac{9m^ah^bp^c}{28a^3bc^2} = \dfrac{18 \times 28a^3bc^2m^2n^3p^4}{7 \times 9a^2b^5c^3m^ah^bp^c} = \dfrac{8am^{2-a}n^3p^{4-c}}{b^4ch^b}.$

503. $\dfrac{ab + b^2}{a^2 - 2ab + b^2} : \dfrac{b^2}{a^2 - b^2} = \dfrac{b(a + b)(a^2 - b^2)}{(a - b)^2b^2} = \dfrac{(a + b)^2}{(a - b)b}.$

504. $\dfrac{2a - 2b}{3c + 3d} : \dfrac{4a - 4b}{9c - 9d} = \dfrac{2 \times 9(a - b)(c - d)}{3 \times 4(c + d)(a - b)} = \dfrac{3(c - d)}{2(c + d)}.$

505. $\dfrac{m + n}{m - n} : \dfrac{n + m}{n - m} = \dfrac{(m + n)(n - m)}{(m - n)(n + m)} = -\dfrac{m - n}{m - n} = -1.$

506. $\dfrac{18(x^2 - y^2)}{35(a + y)} : \dfrac{12(x - y)^2}{7(a^2 - y^2)} = \dfrac{18 \times 7(x^2 - y^2)(a^2 - y^2)}{35 \times 12(a + y)(x - y)^2} = \dfrac{3(x + y)(a - y)}{10(x - y)}.$

507.
$$\frac{9a^2 - 4x^2}{7(a - b)} : \frac{3a + 2x}{14a^2 - 14b^2} = \frac{(3a + 2x)(3a - 2x) \times 14(a^2 - b^2)}{7(a - b)(2a + 2x)} = 2(a + b)(3a - 2x).$$

508.
$$\frac{a^3 + 3a^2b + 3ab^2 + b^3}{a^4 - b^4} : \frac{2(a + b)^2}{a - b} = \frac{(a + b)^3(a - b)}{(a^4 - b^4)2(a + b)^2}$$
$$= \frac{(a + b)(a - b)}{2(a^4 - b^4)} = \frac{1}{2(a^2 + b^2)}.$$

509.
$$\frac{a^3 - x^3}{a^2x^2 - a^4} : \frac{a^2 + ax + x^2}{ax^2 + x^3} = \frac{(a - x)(a^2 + ax + x^2)x^2(a + x)}{a^2(x^2 - a^2)(a^2 + ax + x^2)}$$
$$= \frac{x^2(a^2 - x^2)}{a^2(x^2 - a^2)} = -\frac{x^2}{a^2}.$$

510.
$$\frac{3ax - 3a}{2bc + 2b} : \frac{2a^2x - 2a^2}{3b^2c + 3b^2} = \frac{3a(x - 1)3b^2(c + 1)}{2b(c + 1)2a^2(x - 1)} = \frac{9b}{4a}.$$

511. $\dfrac{a^2 + 3a + 9}{a^4 - 3a^2 + 9} : \dfrac{a^3 - 27}{a^6 + 27} = \dfrac{(a^2 + 3a + 3^2)(a^{2 \times 3} + 3^3)}{(a^{2 \times 2} - 3a^2 + 3^2)(a^3 - 3^3)} = \dfrac{a^2 + 3}{a - 3}.$

512.
$$\frac{a^4 + b^4}{a^3 - b^3} : \frac{a^3 + b^3}{a^2 - b^2} = \frac{(a^4 + b^4)(a^2 - b^2)}{(a^3 - b^3)(a^3 + b^3)} = \frac{(a^4 + b^4)(a^2 - b^2)}{a^6 - b^6} = \frac{a^4 + b^4}{a^4 + a^2b^2 + b^4}$$

513. $\left(\dfrac{a^2x^3}{bd} + \dfrac{abx^2}{c^2d} - \dfrac{acx^2}{d^2} = \dfrac{b^2x}{cd^2} + \dfrac{a^2x}{bc} - \dfrac{a}{d}\right) : \left(\dfrac{ax}{c} - \dfrac{b}{d}\right)$
$$= \frac{ac^2dx^3 + (ab^2d - abc^3)x^2 + (a^2cd^2 - b^3c)x - abc^2d}{bc^2d^2} : \frac{adx - bc}{cd}$$
$$= \frac{ac^2x^2 + b^2x + acd}{bcd} = \frac{acx^2}{b} + \frac{bx}{c} + \frac{ad}{b}$$

$$514. \quad \left. \begin{array}{l} \dfrac{x^5y^3}{6z^{13}} - \dfrac{139x^4y^5}{240z^{10}} + \dfrac{46x^3y^7}{21z^7} - \dfrac{193x^2y^9}{70z^4} + \dfrac{12xy^{11}}{7z} \end{array} \right| \begin{array}{l} \dfrac{3xy^2}{8z^4} - \dfrac{3y^4}{5z} + \dfrac{3y^6z^2}{7x} \\[2ex] \hline \dfrac{4x^4y}{9z^0} - \dfrac{5x^3y^3}{6z^6} + \dfrac{4x^2y^5}{z^3} \end{array}$$

$$+ \dfrac{4x^4y^5}{15z^{10}} - \dfrac{4x^3y^7}{21z^7}$$
$$\overline{- \dfrac{5x^4y^5}{16z^{10}} + \dfrac{2x^3y^7}{z^7} \ldots \ldots}$$
$$- \dfrac{x^3y^7}{2z^7} + \dfrac{5x^2y^9}{14y^4}$$
$$\overline{+ \dfrac{3x^3y^7}{2z^7} - \dfrac{12x^2y^9}{5z^4} \ldots \ldots}$$
$$+ \dfrac{12x^2y^9}{5z^4} - \dfrac{12xy^{11}}{7z}$$
$$\overline{\hspace{3cm} 0 \hspace{3cm}}.$$

$$515. \quad \left(\dfrac{x^2}{y^2} + \dfrac{y}{x}\right) : \left(\dfrac{x}{y^2} - \dfrac{1}{y} + \dfrac{1}{x}\right) = \dfrac{x^3 + y^3}{xy^2} : \dfrac{x^2 - xy + y^2}{xy^2} = x + y.$$

$$516. \quad \dfrac{\dfrac{x^2 + y^2}{y} - x}{\dfrac{1}{y} - \dfrac{1}{x}} : \dfrac{x^3 + y^3}{x^2 - y^2} = \dfrac{x(x^2 + y^2 - xy)(x^2 - y^2)}{(x - y)(x^3 + y^3)} = x.$$

METTRE SOUS LA FORME FRACTIONNAIRE
LES EXPRESSIONS SUIVANTES :

$$517. \quad \dfrac{\dfrac{a}{b} + \dfrac{c}{d}}{\dfrac{e}{f} + \dfrac{g}{h}} = \dfrac{ad + bc}{bd} : \dfrac{eh + fg}{fh} = \dfrac{(ad + bc)fh}{bd(eh + fg)}.$$

$$518. \quad \dfrac{\dfrac{x}{x - a} + \dfrac{a}{x + a}}{\dfrac{x}{x - a} - \dfrac{a}{x + a}} = \dfrac{x(x + a) + a(x - a)}{x^2 - a^2} : \dfrac{x(x + a) - a(x - a)}{x^2 - a^2}$$
$$= \dfrac{x(x + a) + a(x - a)}{x(x + a) - a(x - a)} = \dfrac{x^2 + 2ax - a^2}{x^2 + a^2}.$$

$$519. \quad \dfrac{\dfrac{y^2}{d^2} - \dfrac{y^3}{a + b}}{\dfrac{y^2}{a + b} - \dfrac{y^4}{dh^2}} = \dfrac{h^2(a + b)y^2 - d^2h^2y^3}{d^2h^2(a + b)} : \dfrac{d^2h^2y^2 - d(a + b)y^4}{d^2h^2(a + b)}$$
$$= \dfrac{h^2(a + b) - d^2h^2y}{d^2h^2 - d(a + b)y^2}.$$

$$520. \quad \dfrac{\dfrac{b}{c} + \dfrac{d}{a}}{1 - \dfrac{bd}{ac}} = \dfrac{ab + cd}{ac - bd}.$$

521.
$$a + \cfrac{1}{\cfrac{1}{a} + \cfrac{1}{b}} = a + \frac{ab}{a + b} = \frac{a^2 + ab + ab}{a + b} + \frac{a(a + 2b)}{a + b}$$

522.
$$\cfrac{\cfrac{a + b}{a - b} - \cfrac{a - b}{a + b}}{1 - \cfrac{a - b}{a + b}} = \frac{(a + b)^2 - (a - b)^2}{a^2 - b^2 - (a - b)^2} = \frac{4ab}{2b(a - b)} = \frac{2a}{a - b} \cdot$$

523.
$$a + \cfrac{1}{b + \cfrac{1}{b + \cfrac{1}{a}}} = a + \cfrac{1}{b + \cfrac{a}{ab + 1}} = a + \frac{ab + 1}{ab^2 + b + a}$$

$$= \frac{a^2b^2 + ab + a^2 + ab + 1}{ab^2 + b + a} = \frac{a^2b^2 + a^2 + 2ab + 1}{ab^2 + a + b} \cdot$$

524.
$$\cfrac{1}{a + \cfrac{1}{1 + \cfrac{a + 1}{3 - a}}} = \cfrac{1}{a + \cfrac{3 - a}{3 - a + a + 1}} = \frac{4}{3a + 3} \cdot$$

525.
$$\cfrac{y - a}{y - \cfrac{(y - b)(y - c)}{y + a}} = \frac{y^2 - a^2}{y(y + a) - (y - b)(y - c)} = \frac{y^2 - a^2}{y^2 + ay - y^2 + (b + c)y - bc}$$

$$= \frac{y^2 - a^2}{(a + b + c)y - bc} \cdot$$

526.   Calculer $\dfrac{a - x}{b - x}$ pour $x = \dfrac{mn}{m + n}$

on a

$$\frac{a - x}{b - x} = \cfrac{a - \cfrac{mn}{m + n}}{b - \cfrac{mn}{m + n}} = \frac{a(m + x) - mn}{b(m + n) - mn} \cdot$$

527. $\dfrac{x + 2a}{2b - x} + \dfrac{x - 2a}{2b + x} - \dfrac{4ab}{4b^2 - x^2} = \dfrac{(x + 2a)(2b + x) + (x - 2a)(2b - x) - 4ab}{4b^2 - x^2}$

$$= \frac{4(a + b)x - 4ab}{4b^2 - x^2}$$

Si l'on remplace dans cette expression x par $\dfrac{ab}{a + b}$ elle devient :

$$\cfrac{4ab - 4ab}{4b^2 - \cfrac{a^2b^2}{(a + b)^2}} = 0.$$

LIVRE II

ÉQUATIONS DU PREMIER DEGRÉ

528.
$$3x - 5 = 7 \; ; \; x = \frac{7 + 5}{3} = 4.$$

529.
$$3x - 2 = 2x + 8 \; ; \; x = \frac{10}{2} = 5.$$

530.
$$7x - 13 + 2x = 8x \; ; \; x = 13.$$

531.
$$27 + 3x = 9x - 27 \; ; \; x = \frac{27 + 27}{6} = 9.$$

532.
$$9x + 15 - 2x = 100 - 12x - 31 + x$$
$$(9 - 2 + 12 - 1)x = 100 - 31 - 15$$
$$18x = 54$$
$$x = \frac{54}{18} = 3.$$

533.
$$13x - 54 + 12x - 36 + 7x = 18x + 50$$
$$(13 + 12 + 7 - 18)x = 50 + 54 + 56$$
$$14x = 140$$
$$x = 10.$$

534.
$$15x + 18 - 8x - 9 + 7x - 23 = 0$$
$$(15 - 8 + 7)x = 23 + 9 - 18$$
$$14x = 14$$
$$x = 1.$$

535.
$$3x + 45 - 17x + 8 = 7x - 13 - 54x$$
$$(3 - 17 - 7 + 54)x = -13 - 8 - 45$$
$$33x = -66$$
$$x = -2.$$

536.
$$21x - 42 + 5x - 15 = 11 - 68 + 4x$$
$$(21 + 5 - 4)x = 11 - 68 + 42 + 15$$
$$22x = 0$$
$$x = 0.$$

537.
$$28x - 21 + 42 - 28x = 22 - 4x$$
$$4x = 22 + 21 - 42$$
$$x = \frac{1}{4}.$$

538.
$$3(x-7)=2(x+1)-16$$
$$3x-21=2x+2-16$$
$$x=7.$$

539.
$$8(x-13)-19=2(x+3)-93$$
$$8x-104-19=2x+6-93$$
$$6x=104+19-93$$
$$x=\frac{30}{6}=5.$$

540.
$$18(x-7)-14=5(3x+8)+12x+5$$
$$18x-126-14=15x+40+12x+5$$
$$(18-15-12)x=40+5+126+14$$
$$-9x=185$$
$$x=-\frac{185}{9}=-20\frac{5}{9}.$$

541.
$$13x-8(2x-1)+7=17x+5(2-x)-14x-4$$
$$13x-16x+8+7=17x+10-5x-14x-4$$
$$(13-16-17+5+14)x=10-4-8-7$$
$$-x=-9$$
$$x=9.$$

542.
$$12x+5(3x-2)+13=8x-6(3-2x)+11x+1$$
$$12x+15x-10+13=8x-18+12x+11x+1$$
$$(12+15-8-12-11)x=-18+1+10-13$$
$$-4x=-20$$
$$x=5.$$

543.
$$3m-5(m+1)=2(7-m)+5m-4(m+6)-17$$
$$3m-5m-5=14-2m+5m-4m-24-17$$
$$(3-5+2-5+4)m=14-24-17+5$$
$$-m=-22$$
$$m=22.$$

544.
$$2p+5-4(1-p)=8(p+10)-64$$
$$2p+5-4+4p=8p+80-64$$
$$(2+4-8)p=80-64-5+4$$
$$-2p=15$$
$$p=-7,5.$$

545.
$$3(8-2z)+7-8z=5(3z-6)+25,04$$
$$24-6z+7-8z=15z-30+25,04$$
$$(15+6+8)z=24+7+30-25,04$$
$$29z=35,96$$
$$z=\frac{35,96}{29}=1,24.$$

546.
$$0,48x-3,4(x-5)=1,341x+11,183735$$
$$0,48x-3,4x+17=1,341x+11,183735$$
$$(1,341+3,4-0,48)x=17-11,183735$$
$$4,261x=5,816265$$
$$x=\frac{5,816265}{4,261}=1,365.$$

547.
$$\frac{3x}{4} = 12 \; ; \; x = \frac{12 \times 4}{3} = 16.$$

548.
$$\frac{5x}{2} - 8 = 6x - 22$$
$$\frac{5x}{2} = 6x - 14$$
$$5x = 12x - 28$$
$$x = \frac{28}{7} = 4.$$

549.
$$137 - 8\left(18 - \frac{7x}{9}\right) = 5(x + 3)$$
$$137 - 144 + \frac{56x}{9} = 5x + 15$$
$$\frac{56x}{9} = 5x + 22$$
$$56x = 45x + 198$$
$$11x = 198$$
$$x = \frac{198}{11} = 18.$$

550.
$$3x - \frac{2}{3}x = 6x - 22$$
$$9x - 2x = 18x - 66$$
$$11x = 66$$
$$x = \frac{66}{11} = 6.$$

551.
$$\frac{7x}{3} - \frac{x}{4} = \frac{5x}{12} + 20$$

Multiplions les deux nombres par 12 :
$$28x - 3x = 5x + 240$$
$$x = \frac{240}{20} = 12.$$

552.
$$7\frac{1}{8}a - 4a + 17 = 4a + 14,9875$$
$$57a - 32a + 136 = 32a + 119,9$$
$$(32 + 32 - 57)a = 136 - 119,9$$
$$a = \frac{16,1}{7} = 2,3.$$

553.
$$\frac{5x}{3} - \frac{2x}{5} = \frac{7x}{4} - 29$$

Multiplions les deux membres par $3 \times 5 \times 4$ ou 60
$$100x - 24x = 105x - 29 \times 60$$
$$(105 - 100 + 24)x = 29 \times 60$$
$$x = \frac{29 \times 60}{29} = 60.$$

354.
$$2y - 3\frac{1}{4}y + 7 = 5\frac{2}{3}y + 41\frac{7}{12}$$

Retranchons d'abord 7 aux deux membres et écrivons :

$$2y - \frac{13}{4}y = \frac{17}{3}y + \frac{415}{12}$$

Multipliant par 12, on a :

$$24y - 39y = 68y + 415$$
$$(24 - 39 - 68)y = 415$$
$$y = \frac{415}{-83} = -5.$$

355.
$$\frac{x}{2} - \frac{x}{7} + \frac{x}{5} = 78$$
$$35x - 10x + 14x = 78 \times 70$$
$$x = \frac{78 \times 70}{39} = 140.$$

356.
$$\frac{3x}{4} - \frac{8x}{13} = \frac{2x}{13} - 14$$
$$39x - 32x = 8x - 14 \times 4 \times 13$$
$$x = 14 \times 4 \times 13 = 728.$$

357.
$$13x - \frac{8x}{9} + \frac{7x}{2} = 15x + 22$$
$$234x - 16x + 63x = 270x + 22 \times 18$$
$$(234 - 16 + 63 - 270)x = 22 \times 18$$
$$x = \frac{22 \times 18}{11} = 36.$$

358.
$$\frac{5x}{8} - \frac{7x}{12} + \frac{5}{6} = \frac{15x}{24} + 1 - \frac{13x}{18}$$

Retranchons $\frac{5}{6}$ aux deux membres et multiplions par 72, on a :

$$45x - 42x = 45x + 12 - 52x$$
$$10x = 12$$
$$x = 1,2.$$

359.
$$19x + \frac{7x - 2}{2} = 4x + \frac{35}{2}$$

Retranchons d'abord $4x$ aux deux membres, puis multiplions par 2, on a :

$$30x + 7x - 2 = 35$$
$$37x = 37$$
$$x = 1$$

360.
$$6x - \frac{4 - 3x}{3} + 7 = \frac{5(x + 8)}{6} + 42\frac{1}{6}$$

Retranchons 7 des deux membres et multiplions par 6.

$$36x - 8 + 6x = 5x + 40 + 211$$
$$(36 + 6 - 5)x = 40 + 211 + 8$$
$$x = \frac{259}{37} = 7.$$

561.
$$\frac{5x - 6}{5} - \frac{3x}{13} = \frac{x - 4}{9}$$

Multiplions les deux membres par $5 \times 13 \times 9$

$$585x - 702 - 135x = 65x - 260$$
$$(585 - 135 - 65)x = 702 - 260$$
$$x = \frac{442}{385} = 1\frac{57}{385}$$

562.
$$\frac{x - 2}{3x - 5} = \frac{10}{31}$$

Si l'on multiplie en croix, on a :

$$31x - 62 = 30x - 50$$
$$x = 12.$$

563.
$$\frac{7(x - 3)}{8(2x + 1)} = \frac{7}{44}$$

Divisons d'abord par $\frac{7}{4}$ et multiplions en croix, on a :

$$11x - 33 = 4x + 2$$
$$7x = 35$$
$$x = 5.$$

564.
$$\frac{5(2x - 3)}{7(4 - x)} = \frac{5}{14}$$

Divisons par $\frac{5}{7}$ et multiplions en croix :

$$4x - 6 = 4 - x$$
$$5x = 10$$
$$x = 2.$$

565.
$$\frac{2(7x - 10)}{3} - 20 = \frac{50 - x}{2}$$
$$28x - 40 - 120 = 150 - 3x$$
$$31x = 150 + 120 + 40$$
$$x = \frac{310}{31} = 10.$$

566.
$$\frac{8 - x}{6} + \frac{3x - 5}{3} = \frac{x + 6}{2} - \frac{x}{3}$$
$$8 - x + 6x - 10 = 3x + 18 - 2x$$
$$4x = 20$$
$$x = 5.$$

567.
$$\frac{10-x}{6}+\frac{5x-3}{12}=\frac{x+6}{4}-\frac{x}{3}$$
$$20-2x+5x-3=3x+18-4x$$
$$4x=1$$
$$x=\frac{1}{4}\cdot$$

568.
$$\frac{2x-3}{10}-\frac{3(2x+1)}{20}=\frac{5x-1}{5}-\frac{4x}{15}\cdot$$

Multiplions les deux membres par 60.

$$12x-18-18x-9=60x-12-16x$$
$$(12-18-60+16)x=18+9-12$$
$$-50x=15$$
$$x=-0{,}3.$$

569.
$$12-\left[\frac{3x+2}{2}-\frac{4(x+3)}{9}\right]=\frac{6x-3}{5}-27\frac{2}{3}$$
$$12-\frac{3x+2}{2}+\frac{4(x+3)}{9}=\frac{6x-3}{5}-\frac{83}{3}\cdot$$

Multiplions les deux membres par 90 ; on obtient :

$$1080-135x-90+40x+120=108x-54-2490$$
$$(108+135-40)x=1080-90+120+54+2490$$
$$203x=3554$$
$$x=\frac{3654}{203}=18.$$

570.
$$\frac{6x-1}{5}-\frac{5(3-2x)}{6}=2\left[x-\frac{3x+7}{5}+4\right]$$
$$\frac{6x-1}{5}-\frac{15-10x}{6}=2x-\frac{6x+14}{5}+8$$

En multipliant les deux membres par 30, on a :

$$36x-6-75+50x=60x-36x-84+240$$
$$(36+50-60+36)x=240-84+6+75$$
$$62x=237$$
$$x=\frac{237}{62}\cdot$$

571.
$$\frac{x-\dfrac{2(x+1)}{3}}{8}-\frac{x-5}{6}=x+5-\frac{2x-\dfrac{3(2x-1)}{4}}{4}$$
$$\frac{x}{8}-\frac{x+1}{12}-\frac{x-5}{6}=x+5-\frac{x}{2}+\frac{3(2x-1)}{16}$$

Multiplions les deux membres par 48, on a :

$$6x-4x-4-8x+40=48x+240-24x+18x-9$$
$$(48-24+18-6+4+8)x=40-4-240+9$$
$$48x=-195$$
$$x=-\frac{65}{16}\cdot$$

572.
$$\frac{\dfrac{2x}{3}-2}{4}-\frac{5x-\dfrac{1}{2}}{3}=\frac{\dfrac{x}{4}-2}{5}-\frac{10}{3}$$

$$\frac{2x-6}{12}-\frac{10x-1}{6}=\frac{x-8}{20}-\frac{10}{3}.$$

Si l'on multiplie par 60, on a :

$$10x-30-100x+10=3x-24-200$$
$$(3+100-10)x=10-30+24+200$$
$$93x=204$$
$$x=\frac{204}{93}=\frac{68}{31}.$$

573.
$$\frac{\dfrac{3x-5}{2}-1}{4}=\frac{4(2x-7)}{9}+\frac{3-\dfrac{5(x-2)}{3}}{3}+\frac{13}{24}$$

$$\frac{3x-5-2}{8}=\frac{8x-28}{9}+\frac{9-5x+10}{9}+\frac{13}{24}.$$

Multiplions les deux membres par 72.

$$27x-63=64x-224+152-40x+39$$
$$(27-64+40)x=63-224+152+39$$
$$3x=30$$
$$x=10.$$

574.
$$\frac{3x-5}{x}-\frac{5}{x}=\frac{7x-15}{4x}$$

En multipliant les deux membres par $4x$, on obtient :

$$12x-20-20=7x-15$$
$$5x=25$$
$$x=5.$$

575.
$$(x+5)(x+3)=(x-1)(x+12)$$
$$x^2+8x+15=x^2+11x-12$$
$$3x=27$$
$$x=9.$$

576.
$$\frac{5x-1}{2x+3}=\frac{5x-3}{2x-3}$$
$$(5x-1)(2x-3)=(5x-3)(2x+3)$$
$$10x^2-17x+3=10x^2+9x-9$$
$$26x=12$$
$$x=\frac{12}{26}=\frac{6}{13}.$$

577.
$$\frac{x-1}{x-2}-\frac{x-2}{x-3}=\frac{x-4}{x-5}-\frac{x-5}{x-6}.$$

Le premier membre de cette équation vaut

$$\frac{x^2-4x+3-x^2+4x-4}{x^2-5x+6}\quad\text{ou}\quad\frac{-1}{x^2-5x+6}$$

et le second membre

$$\frac{x^2 - 10x + 24 - x^2 + 10x - 25}{x^2 - 11x + 30} \quad \text{ou} \quad \frac{-1}{x^2 - 11x + 30}.$$

L'équation donnée équivaut donc à :

$$\frac{-1}{x^2 - 5x + 6} = \frac{-1}{x^2 - 11x + 30}$$

d'où

$$11x - 5x = 30 - 6$$

ou

$$6x = 24$$

$$x = 4.$$

578.
$$\sqrt{x} + \sqrt{x - \sqrt{1-x}} = 1$$

on en tire :

$$\sqrt{x - \sqrt{1-x}} = 1 - \sqrt{x}$$

et, en élevant au carré,

$$x - \sqrt{1-x} = 1 - 2\sqrt{x} + x$$

ou

$$-\sqrt{1-x} = 1 - 2\sqrt{x}$$

Élevant encore au carré, on a :

$$1 - x = 1 - 4\sqrt{x} + 4x$$

ou

$$4\sqrt{x} = 5x$$

d'où l'on tire :

$$16x = 25x^2$$
$$25x^2 - 16x = 0$$
$$x(25x - 16) = 0.$$

Pour que ce produit de deux facteurs soit nul, il suffit que l'un quelconque des facteurs soit égal à zéro.

Si l'on pose $x = 0$, on a une première racine de cette dernière équation.

En écrivant

$$25x - 16 = 0 \quad \text{ou} \quad x = \frac{16}{25}$$

on a une deuxième racine de la même équation.

On doit maintenant vérifier si ces deux racines conviennent à l'équation donnée.

Pour $x = 0$, cette équation devient $\sqrt{-1} = 1$, ce qui est faux ; donc, la première racine doit être rejetée.

Pour $x = \frac{16}{25}$, on a :

$$\sqrt{\frac{16}{25}} + \sqrt{\frac{16}{25} - \sqrt{1 - \frac{16}{25}}} = \frac{4}{5} + \sqrt{\frac{16}{25} - \sqrt{\frac{9}{25}}} = \frac{4}{5} + \sqrt{\frac{16}{25} - \frac{3}{5}} =$$

$$= \frac{4}{5} + \sqrt{\frac{1}{25}} = \frac{4}{5} + \frac{1}{5} = 1.$$

579.
$$\frac{3x}{5} + 3 - \frac{17}{45}x = 9 + \frac{2}{9}x$$

Multiplions les deux nombres par 45; on a :

$$27x + 135 - 17x = 405 + 10x$$
$$(27 - 17 - 10)x = 405 - 135$$
$$0 \times x = 270$$
$$x = \frac{270}{0}$$

Cette équation est donc impossible.

580.
$$x - \frac{2x}{3} - 8 + \frac{4x}{5} = 3 + \frac{17x}{15}$$

On tire de là :

$$15x - 10x - 120 + 12x = 45 + 17x$$
$$(15 - 10 + 12 - 17)x = 45 + 120$$
$$0 \times x = 165$$
$$x = \frac{165}{0} .$$

Comme la précédente, cette équation est impossible.

581.
$$\frac{4x}{5} - 3 - \frac{x}{2} = -2 + \frac{73x}{60} - \frac{11x}{12} + 5$$
$$48x - 180 - 30x = -120 + 73x - 55x + 300$$
$$(48 - 30 - 73 + 55)x = 300 - 120 + 180$$
$$0 \times x = 0$$
$$x = \frac{0}{0} .$$

Cette équation est indéterminée.

ÉQUATIONS LITTÉRALES A UNE INCONNUE

582.
$$mx - nx = p$$
$$(m - n)x = p$$
$$x = \frac{p}{m - n} .$$

583.
$$ab - cx = bx - ac$$
$$bx + cx = ab + ac$$
$$(b + c)x = a(b + c)$$
$$x = a.$$

584.
$$(1 - m)x = a + x$$
$$(1 - m)x - x = a$$
$$(1 - m - 1)x = a$$
$$x = -\frac{a}{m} .$$

585.
$$(a - x)(b + x) = a^2 - x^2$$
$$ab + (a - b)x - x^2 = a^2 - x^2$$
$$x = \frac{a^2 - ab}{a - b} = \frac{a(a - b)}{a - b} = a .$$

586.
$$(m - p)x - q = n - (p - q)x$$
$$(m - p)x + (p - q)x = n + q$$
$$(m - q)x = n + q$$
$$x = \frac{n + q}{m - q} \, .$$

587.
$$(x - a)^2 - (x + b)^2 = 2ab - 2b^2$$
$$x^2 - 2ax + a^2 - x^2 - 2bx - b^2 = 2ab - 2b^2$$
$$2(a + b)x = a^2 - 2ab + b^2$$
$$x = \frac{(a - b)^2}{2(a + b)} \, .$$

588.
$$(x - 2a)^2 + (x - 2b)^2 = 2(x - 2c)^2$$
$$x^2 - 4ax + 4a^2 + x^2 - 4bx + 4b^2 = 2x^2 - 8cx + 8c^2$$
$$4(a + b - 2c)x = 4(a^2 + b^2 - 2c^2)$$
$$x = \frac{a^2 + b^2 - 2c^2}{a + b - 2c} \, .$$

589.
$$(a^2 + x)(b^2 + x) - (a^2 - x)(b^2 - x) = 2a^2 + 4abx$$
$$a^2b^2 + (a^2 + b^2)x + x^2 - a^2b^2 + (a^2 + b^2)x - x^2 = 2a^2 + 4abx$$
$$2(a^2 + b^2 - 2ab)x = 2a^2$$
$$x = \frac{a^2}{(a - b)^2} \, .$$

590.
$$\frac{mx - nx}{m + n} = m - n$$
$$(m - n)x = (m - n)(m + n)$$
$$x = m + n.$$

591.
$$\frac{ax}{b} - \frac{bx}{a} = \frac{1}{b} - \frac{1}{a}$$

Multiplions les deux membres par ab ; on a :
$$a^2x - b^2x = a - b$$
$$(a^2 - b^2)x = a - b$$
$$x = \frac{a - b}{a^2 - b^2} = \frac{1}{a + b} \, .$$

592.
$$\frac{x + a}{b} - \frac{x - b}{a} = \frac{2b}{a}$$

En multipliant par ab, on obtient
$$ax + a^2 - bx + b^2 = 2b^2$$
$$(a - b)x = b^2 - a^2$$
$$x = \frac{b^2 - a^2}{a - b} = -(a + b).$$

593.
$$\frac{ax + b}{b} - \frac{bx - a}{a} = \frac{a}{b} + \frac{b}{a}$$
$$a^2x + ab - b^2x + ab = a^2 + b^2$$
$$(a^2 - b^2)x = a^2 + b^2 - 2ab$$
$$x = \frac{(a - b)^2}{a^2 - b^2} = \frac{a - b}{a + b} \, .$$

594.
$$a + b = \frac{ax}{x - a} + \frac{bx}{x - b}$$
$$(a + b)\left[x^2 - (a + b)x + ab\right] = ax^2 - abx + bx^2 - abx$$
$$(a + b)x^2 - (a + b)^2x + (a + b)ab = (a + b)x^2 - 2abx$$
$$(a^2 + b^2)x = (a + b)ab$$
$$x = \frac{(a + b)ab}{a^2 + b^2}.$$

595.
$$\frac{\dfrac{x + b}{x - b}}{1 - \dfrac{x - 2b}{x - b}} = \frac{3x - 5b}{b}$$

Si l'on multiplie par $x - b$ les deux termes de la fraction du premier membre, on a :

$$\frac{x + b}{b} = \frac{3x - 5b}{b}$$
$$2x = 6b$$
$$x = 3b.$$

596.
$$(a + x)(a - x) - \frac{b(a - x)}{a + b} = \frac{2x}{a} - x^2$$
$$a^2 - x^2 - \frac{b(a - x)}{a + b} = \frac{2x}{a} - x^2$$
d'où
$$a^3(a + b) - a^2b + abx = 2(a + b)x$$
$$(2a + 2b - ab)x = a^2(a^2 + ab - b)$$
$$x = \frac{a^2(a^2 + ab - b)}{2a + 2b - ab}.$$

597.
$$(x - a)(x - b) - b(a - b) = x^2 + \frac{ab^2}{a + b}$$
$$x^2 - (a + b)x + ab - ab + b^2 = x^2 + \frac{ab^2}{a + b}$$
$$- (a + b)^2x + b^2(a + b) = ab^2$$
$$x = \frac{ab^2 + b^3 - ab^2}{(a + b)^2} = \frac{b^3}{(a + b)^2}.$$

598.
$$\frac{a}{b}\left(1 - \frac{a}{x}\right) + \frac{b}{a}\left(1 - \frac{b}{x}\right) = 1$$

En multipliant par abx, on a :

$$a^2(x - a) + b^2(x - b) = abx$$
d'où
$$a^2x - a^3 + b^2x - b^3 = abx$$
$$(a^2 + b^2 - ab)x = a^3 + b^3$$
$$x = \frac{a^3 + b^3}{a^2 + b^2 - ab} = a + b.$$

599.
$$\frac{x}{b} = \frac{h - x}{h}$$

$$hx = bh - bx$$
$$(h - b)x = bh$$
$$x = \frac{bh}{h - b}.$$

600.
$$\frac{hx}{a} + \frac{h'(a - x)}{a} = l$$
$$hx + h'a - h'x = al$$
$$(h - h')x = a(l - h')$$
$$x = \frac{a(l - h')}{h - h'}.$$

601.
$$\frac{ab + x + a}{b} = 2a + \frac{x + 2a}{b} - \frac{ab + x}{b^2}$$
$$ab^2 + bx + ab = 2ab^2 + bx + 2ab - ab - x$$
$$x = 2ab^2 + 2ab - ab - ab - ab^2$$
$$x = ab^2.$$

602.
$$a^2 - \frac{a^3 - b^3}{a - b} = - \frac{ab(a + b)}{x}$$

$a^3 - b^3$ est divisible par $a - b$; de sorte que l'on a :

$$a^2 - (a^2 + ab + b^2) = - \frac{ab(a + b)}{x}$$

ou
$$- (ab + b^2)x = - ab(a + b)$$
$$x = \frac{ab(a + b)}{b(a + b)} = a.$$

603.
$$\frac{a(d^2 + x^2)}{dx} = \frac{ax}{d} + ac$$
$$ad^2 + ax^2 = ax^2 + acdx$$
$$x = \frac{ad^2}{acd} = \frac{d}{c}.$$

604. $a(x - b)(x - c) - b(x - a)(x - c) = (a - b)(x - a)(x - b)$

Le premier membre peut s'écrire :

$$(x - c)\,[ax - ab - bx + ab] \quad \text{ou} \quad (x - c)(a - b)x$$

L'équation devient donc

$$(x - c)\,x = (x - a)(x - b)$$

d'où
$$x^2 - cx = x^2 - (a + b)x + ab$$
$$x = \frac{ab}{a + b - c}.$$

605.
$$\frac{cx^m}{a + bx} = \frac{fx^m}{d + ex}$$

Cette équation peut s'écrire :

$$x^m\left(\frac{c}{a + bx} - \frac{f}{d + ex}\right) = 0.$$

Elle est satisfaite : 1° pour $\qquad x^m = 0 \quad$ ou $\quad x = 0$.

2° pour

$$\frac{c}{a + bx} - \frac{f}{d + ex} = 0$$

d'où l'on tire

$$cd + ecx - af - bfx = 0$$
$$(ec - bf)x = af - cd$$
$$x = \frac{af - cd}{ec - bf}.$$

606.
$$\frac{7x^n}{x - 1} + \frac{3x^n + 6x^{n+2}}{x^2 - 1} = \frac{6x^{n+1} + x^n}{x + 1}$$

Cette équation peut s'écrire :

$$x^n \left(\frac{7}{x - 1} + \frac{3 + 6x^2}{x^2 - 1} - \frac{6x + 1}{x + 1} \right) = 0$$

On a : 1°
$$x^n = 0, \quad \text{ou} \quad x = 0$$

2°
$$\frac{7}{x - 1} + \frac{3 + 6x^2}{x^2 - 1} - \frac{6x + 1}{x + 1} = 0$$

d'où
$$7x + 7 + 3 + 6x^2 - 6x^2 + 5x + 1 = 0$$
$$12x = -11$$
$$x = -\frac{11}{12}.$$

607.
$$\frac{a}{bx} + \frac{c}{dx} + \frac{e}{fx} + \frac{g}{hx} - k = 0$$

On tire de là :

$$\frac{1}{x} \left(\frac{a}{b} + \frac{c}{d} + \frac{e}{f} + \frac{g}{h} \right) = k$$
$$x = \frac{adfh + cbfh + ebdh + gbdf}{bdfhk}.$$

608.
$$(a + x)(b + x) - a(b + c) - x^2 = \frac{a^2c}{b}$$

$$ab + (a + b)x - ab - ac = \frac{a^2c}{b}$$

$$(a + b)x = \frac{a^2c + abc}{b}$$

$$x = \frac{ac(a + b)}{b(a + b)} = \frac{ac}{b}$$

DES INÉGALITÉS

609.
$$\frac{3x}{4} - 8 > \frac{7x}{3} - 27.$$

Si l'on multiplie les deux membres par 12, on a

$$9x - 96 > 28x - 324$$
$$324 - 96 > 28x - 9x$$
$$228 > 19x$$
$$x < \frac{228}{19}$$
$$x < 12.$$

610.
$$x + \frac{3x}{4} - 5 < 2x - 7 + \frac{3x}{8} \cdot$$

Multiplions par 8, on obtient :

$$8x + 6x - 40 < 16x - 56 + 3x$$
$$56 - 40 < 16x + 3x - 8x - 6x$$
$$16 < 5x$$
$$\frac{16}{5} < x.$$

611. *Quel est le nombre dont le tiers diminué de 3 est plus grand que son cinquième augmenté de 5 ?*

Soit x, le nombre cherché, on a l'inégalité

$$\frac{x}{3} - 3 > \frac{x}{5} + 5$$

d'où

$$5x - 45 > 3x + 75$$
$$2x > 30$$
$$x > 30.$$

612. *Quel est le nombre entier dont le quadruple diminué de 7 est plus petit que le double augmenté de 3, tel, en outre, que le triple ajouté à l'unité soit plus grand que 13, diminué du nombre cherché ?*

Soit x le nombre cherché. Les deux conditions qu'il doit remplir sont exprimées par les inégalités

$$4x - 7 < 2x + 3 \qquad (1)$$
$$3x + 1 > 13 - x \qquad (2)$$

De la première on tire :

$$x < 5$$

et de la seconde

$$x > 3.$$

Tous les nombres compris entre 3 et 5 répondent donc à la question.

613. *Quel est le nombre entier dont le double diminué de 5 est plus grand que 25 et dont le triple diminué de 7 est plus petit que le double augmenté de 13 ?*

Le nombre cherché x doit satisfaire aux deux inégalités :

$$2x - 5 > 25 \qquad (1)$$
$$3x - 7 < 2x + 13 \qquad (2)$$

La première donne :

$$x > 15$$

et la seconde

$$x < 20.$$

Tous les nombres compris entre 15 et 20 répondent donc à la question.

614. *La moyenne arithmétique de deux nombres positifs inégaux est plus grande que leur moyenne géométrique.*

Soient les nombres positifs a et b, tels que l'on ait $a > b$.

On peut écrire la proportion

$$\frac{a}{\sqrt{ab}} = \frac{\sqrt{ab}}{b} = \frac{a - \sqrt{ab}}{\sqrt{ab} - b} \cdot$$

Or, le nombre a est plus grand que $\sqrt{ab}$ car on a $a > b$ ou $a^2 > ab$ et $a > \sqrt{ab}$.

Donc on a également :

$$a - \sqrt{ab} > \sqrt{ab} - b$$

d'où

$$a + b > 2\sqrt{ab}$$

et

$$\frac{a + b}{2} > \sqrt{ab}.$$

615. *Prouver que* $3(1 + a^2 + a^4) > (1 + a + a^2)^2$ *quelles que soient les valeurs positives ou négatives de* a.

D'abord, on voit aisément que les deux membres de cette inégalité sont toujours séparément positifs quel que soit le signe de a.

On peut écrire

$$3(1 + a^2 + a^4) - (1 + a + a^2)^2 = 2(1 - a - a^3 + a^4)$$
$$= 2\left[(1 - a) - a^3(1 - a)\right] = 2(1 - a)(1 - a^3)$$

Les deux facteurs $1 - a$ et $1 - a^3$ sont *en même temps* positifs ou négatifs ; donc le produit est toujours positif.   c. q. f. d.

616. *Démontrer que*

$$abc > (a + b - c)(a + c - b)(b + c - a)$$

quelles que soient les valeurs positives de a, b, c.

On a évidemment

$$a^2 > a^2 - (b - c)^2$$

puisque $(b - c)^2$ est toujours nécessairement positif.

D'où

$$a^2 > (a + b - c)(a - b + c).$$

De même :

$$b^2 > b^2 - (a - c)^2 \quad \text{ou} \quad b^2 > (b - c + a)(b + c - a)$$
$$c^2 > c^2 - (a - b)^2 \quad \text{ou} \quad c^2 > (c + a - b)(c - a + b)$$

D'où

$$a^2b^2c^2 > (a + b - c)^2(a + c - b)^2(b + c - a)^2$$

et

$$abc > (a + b - c)(a + c - b)(b + c - a).$$ c. q. f. d.

617. *Soient* a, b, h, *des nombres positifs,* h *moindre que* b, *démontrer que si* a *est moindre que* b, *on a :*

$$\frac{a - h}{b - h} < \frac{a}{b} < \frac{a + h}{b + h}$$

tandis que si a *est plus grand que* b, *on a*

$$\frac{a - h}{b - h} > \frac{a}{b} > \frac{a + h}{b + h}$$

De l'inégalité

$$a < b$$

on tire

$$ah < bh$$

et

$$ab + ah < ab + bh$$

D'où : 1°
$$ab - bh < ab - ah$$

ou
$$b(a - h) < a(b - h)$$
$$\frac{a - h}{b - h} < \frac{a}{b}$$

2°
$$a(b + h) < b(a + h)$$
$$\frac{a}{b} < \frac{a + h}{b + h}$$

De même l'inégalité
$$a > b$$

donne
$$ab + ah > ab + bh$$

D'où l'on tire :

1°
$$ab - bh > ab - ah$$
$$b(a - h) > a(b - h)$$
$$\frac{a - h}{b - h} > \frac{a}{b}$$

2°
$$a(b + h) > b(a + h)$$
$$\frac{a}{b} > \frac{a + h}{b + h} \cdot$$

618. *Prouver que* $x^5 + y^5 - x^4y - xy^4$ *est toujours positif quelles que soient les valeurs positives de* x *et de* y.

En effet :
$$x^5 + y^5 - x^4y - xy^4 = x^4(x - y) - y^4(x - y)$$
$$= (x^4 - y^4)(x - y)$$
$$= (x^2 + y^2)(x^2 - y^2)(x - y)$$
$$= (x^2 + y^2)(x - y)^2(x + y).$$

Le facteur $(x^2 + y^2)$ est toujours positif; $(x - y)^2$ est également toujours positif, enfin $(x + y)$ qui est la somme de deux nombres positifs est également positif. Donc le produit de ces trois facteurs est toujours positif.

619. *Étant donnés deux nombres positifs* a *et* b, *et* a $>$ b, *déduire de l'inégalité :*
$$\frac{(x + a)^2}{a^2 + x^2} > \frac{(x + b)^2}{b^2 + x^2}$$

les limites entre lesquelles la valeur de x *doit être comprise.*

On a
$$\frac{a^2 + x^2 + 2ax}{a^2 + x^2} > \frac{b^2 + x^2 + 2bx}{b^2 + x^2}$$

ou
$$1 + \frac{2ax}{a^2 + x^2} > 1 + \frac{2bx}{b^2 + x^2}$$
$$\frac{ax}{a^2 + x^2} > \frac{bx}{b^2 + x^2}$$
$$(ax(b^2 + x^2) - bx(a^2 + x^2) > 0$$
$$x[ab^2 + ax^2 - a^2b - bx^2] > 0$$
$$x[ab(b - a) + x^2(a - b)] > 0$$
$$x(a - b)(x^2 - ab) > 0.$$

Si x est positif, il faut que l'on ait :
$$x^2 > ab \quad \text{ou} \quad x > \sqrt{ab}$$

et si x est négatif, on doit avoir :

$$x^2 < ab \quad \text{ou} \quad x < \sqrt{ab}.$$

620. *Soient deux nombres* a *et* b *de même signe, démontrer que l'on a toujours :*

$$(1 + a)(1 + b) > 1 + a + b$$

En effet,

$$(1 + a)(1 + b) = 1 + a + b + ab.$$

Les deux nombres a et b étant de même signe, le produit ab est positif. Le premier nombre surpasse donc le second de la quantité positive ab.

621. *En supposant positifs les nombres* a, b, c. . . l, *prouver que l'on a :*

$$(1 + a)(1 + b)(1 + c). \ldots (1 + l) > 1 + a + b + c. \ldots + l.$$

Si l'on effectue le second membre, on obtient d'abord la somme $1 + a + b + c \ldots + l$, puis les produits des nombres a, b, $c \ldots l$, deux à deux, trois à trois . . . n à n; ces produits étant tous positifs, l'inégalité se trouve vérifiée.

622. *Soit* α *un nombre positif et* m *un nombre entier positif, on a :*

$$(1 + \alpha)^m > 1 + m\alpha.$$

La différence entre deux puissances consécutives de $1 + \alpha$ est plus grande que α.

En effet,

$$(1 + \alpha)^m - (1 + \alpha)^{m-1} = (1 + \alpha)^{m-1}(1 + \alpha - 1)$$
$$= (1 + \alpha)^{m-1}\alpha$$

et comme $(1 + \alpha)^{m-1}$ est une quantité positive, on a :

$$(1 + \alpha)^m - (1 + \alpha)^{m-1} > \alpha.$$

Cela posé, écrivons :

$$(1 + \alpha)^2 - (1 + \alpha) > \alpha$$
$$(1 + \alpha)^3 - (1 + \alpha)^2 > \alpha$$
$$(1 + \alpha)^3 - (1 + \alpha)^2 > \alpha$$
$$\cdot \quad \cdot \quad \cdot \quad \cdot \quad \cdot \quad \cdot$$
$$(1 + \alpha)^m - (1 + \alpha)^{m-1} > \alpha.$$

Si l'on additionne ces inégalités membre à membre, on a :

$$(1 + \alpha)^m - (1 + \alpha) > (m - 1)\alpha,$$

d'où

$$(1 + \alpha)^m > 1 + \alpha + (m - 1)\alpha,$$

ou

$$(1 + \alpha)^m > 1 + m\alpha.$$

ÉQUATIONS NUMÉRIQUES A DEUX INCONNUES :

623.
$$x + y = 237 \qquad (1)$$
$$x - y = 39 \qquad (2)$$

Si l'on ajoute ces équations membre à membre, on a :

$$2x = 276$$
$$x = 138$$

En retranchant la seconde de la première, on obtient :

$$2y = 198$$
$$y = 99.$$

624.
$$x + 5y = 32 \qquad (1)$$
$$x + y = 16 \qquad (2)$$

Retranchons la seconde équation de la première, on a :

$$4y = 16 \quad \text{ou} \quad y = 4$$

Portant cette valeur dans (2), on obtient :

$$x = 16 - 4 = 12.$$

625.
$$2x + y = 16 \qquad (1)$$
$$5x - y = 33 \qquad (2)$$

Par addition, on a :
$$7x = 49 \quad \text{ou} \quad x = 7.$$

La valeur de x portée dans (1), donne :

$$y = 16 - 14 = 2.$$

626.
$$6x + 5y = 70 \qquad (1)$$
$$8x + 5y = 90 \qquad (2)$$

Par soustraction, on a :

$$2x = 20 \quad \text{ou} \quad x = 10.$$

Par suite,
$$60 + 5y = 70$$

d'où,
$$y = 2.$$

627.
$$2x + 3y = 47 \qquad (1)$$
$$7x - y = 84 \qquad (2)$$

Multiplions la seconde équation par 3 et additionnons ; il vient :

$$23x = 299$$
$$x = \frac{299}{23} = 13.$$

Au moyen de l'équation (2), on a :

$$y = 7 \times 13 - 84 = 7.$$

628.
$$5x + 8y = 55 \qquad (1)$$
$$3x - 4y = -11 \qquad (2)$$

Multiplions la seconde équation par 2 et additionnons ; on a :

$$11x = 33 \quad \text{ou} \quad x = 3.$$

L'équation (2) donne, par suite :

$$9 - 4y = -11$$
$$y = \frac{20}{4} = 5.$$

629.
$$32x - 19y = 161 \qquad (1)$$
$$17x + 21y = 241 \qquad (2)$$

De l'équation (1), on tire :
$$x = \frac{161 + 19y}{32} .$$

Portant cette valeur dans l'équation (2), on a :
$$17 \times \frac{161 + 19y}{32} + 21y = 241$$

d'où
$$17 \times 161 + 19 \times 17y + 32 \times 21y = 241 \times 32$$

ou·
$$995y = 4975$$
$$y = \frac{4975}{995} = 5.$$

Par suite,
$$x = \frac{161 + 19 \times 5}{32} = 8.$$

630.
$$8x + 3y = 3 \qquad (1)$$
$$12x + 9y = 3 \qquad (2)$$

Retranchons l'équation (2) de l'équation (1) après avoir multiplié celle-ci par 3, on a :
$$12x = 6 \quad \text{ou} \quad x = \frac{1}{2} .$$

Portant cette valeur dans (1), on trouve :
$$y = \frac{3 - 8 \times \frac{1}{2}}{3} = -\frac{1}{3} .$$

631.
$$15x - 7y = 153 \qquad (1)$$
$$20x + 9y = 589 \qquad (2)$$

Si l'on multiplie la première équation par 4 et la seconde par 3, ces équations deviennent :
$$60x - 28y = 612 \qquad (3)$$
$$60x + 27y = 1767 \qquad (4)$$

Retranchant (3) de (4) on trouve :
$$55y = 1155$$
$$y = \frac{1155}{55} = 21.$$

En portant cette valeur dans (1), on a :
$$x = \frac{153 + 7 \times 21}{15} = 20.$$

632.
$$51x - 13y - 608 = 0 \qquad (1)$$
$$12x + 21y - 151 = 0 \qquad (2)$$

De (2) on tire

$$x = \frac{151 - 21y}{12} .$$

Cette valeur portée dans (1) donne :

$$51 \times \frac{151 - 21y}{12} - 13y = 608$$

d'où

$$51 \times 151 - 51 \times 21y - 12 \times 13y = 608 \times 12$$

$$1227y = 405$$

$$y = \frac{405}{1227} = \frac{135}{409} = 0{,}33007 \quad \text{à 1 cent-millième près.}$$

On a, par suite,

$$x = \frac{151 - 21 \times \dfrac{135}{409}}{12}$$

ou

$$x = \frac{151 \times 409 - 21 \times 135}{12 \times 409} = 12{,}00570 \quad \text{à 1 cent-millième près.}$$

633.

$$\frac{x}{2} + \frac{y}{3} = 8 \qquad\qquad (1)$$

$$5x - \frac{3y}{4} = 31 \qquad\qquad (2)$$

Si l'on chasse les dénominateurs, ces équations deviennent

$$3x + 2y = 48 \qquad\qquad (3)$$
$$20x - 3y = 124 \qquad\qquad (4)$$

De (3) on tire

$$x = \frac{48 - 2y}{3} .$$

Portant cette valeur dans (4), on a :

$$20 \times \frac{48 - 2y}{3} - 3y = 124,$$

d'où

$$960 - 40y - 9y = 372$$

$$y = \frac{588}{49} = 12.$$

Par suite,

$$x = \frac{48 - 2 \times 12}{3} = 8.$$

634.

$$\frac{7x}{6} + \frac{5y}{3} = 34 \qquad\qquad (1)$$

$$\frac{7x}{8} + \frac{y}{8} = 12 \qquad\qquad (2)$$

Chassons les dénominateurs, il vient :

$$7x + 10y = 204 \qquad\qquad (3)$$
$$7x + y = 96 \qquad\qquad (4)$$

Par soustraction,

$$9y = 108$$
$$y = \frac{108}{9} = 12.$$

Portant cette valeur dans (4), on a :

$$7x = 96 - 12$$
$$x = \frac{84}{7} = 12.$$

635.
$$\frac{x + y}{2} - \frac{x - y}{6} = 16 \qquad (1)$$

$$\frac{x}{3} + \frac{x + y}{3} = 14 \qquad (2)$$

Si l'on chasse les dénominateurs et qu'on réduise les termes semblables, ces équations deviennent :

$$2x + 4y = 96 \qquad (3)$$
$$2x + y = 42 \qquad (4)$$

Retranchant (4) de (3), on a :

$$3y = 54, \quad y = 18.$$

L'équation (4) donne, par suite,

$$2x = 42 - 18$$
$$x = \frac{24}{2} = 12.$$

636.
$$\frac{x}{9} + \frac{y}{7} = \frac{73}{63} \qquad (1)$$
$$\frac{x}{12} - \frac{y}{8} = -\frac{7}{24} \qquad (2)$$

En multipliant l'équation (1) par 63 et l'équation (2) par 72, on a :

$$7x + 9y = 73 \qquad (3)$$
$$6x - 9y = -21 \qquad (4)$$

Par addition,

$$13x = 52$$
$$x = \frac{52}{13} = 4.$$

Par suite,

$$9y = 73 - 7 \times 4$$
$$y = \frac{45}{9} = 5.$$

637.
$$\frac{3x - 5y}{2} + 3 = \frac{2x + y}{5} \qquad (1)$$
$$8 - \frac{x - 2y}{4} = \frac{x}{2} + \frac{y}{3} \qquad (2)$$

Mettons ces équations sous une forme plus simple en chassant les dénominateurs et réduisant les termes semblables..

$$11x - 27y = -30 \qquad (3)$$
$$9x - 2y = 96 \qquad (4)$$

L'équation (4) donne :

$$y = \frac{9x - 96}{2}.$$

Si l'on porte cette valeur dans (3), on obtient :

$$11x - 27 \times \frac{9x - 96}{2} = -30$$

d'où
$$22x - 243x + 2592 = -60$$
$$221x = 2652$$
$$x = \frac{2652}{221} = 12.$$

Par conséquent,

$$y = \frac{9 \times 12 - 96}{2} = 6.$$

638.
$$2 + \frac{5x - 6y}{13} = 4y - 3x \qquad (1)$$
$$12 + \frac{5x - 6y}{6} = 2y + \frac{3x - 2y}{4} \qquad (2)$$

Ces équations peuvent s'écrire :

$$22x - 29y = -13 \qquad (3)$$
$$x - 30y = -144. \qquad (4)$$

De (4) on tire
$$x = 30y - 144.$$

Par suite,
$$22(30y - 144) - 29y = -13$$
$$y = \frac{3155}{631} = 5$$

d'où
$$x = 30 \times 5 - 144 = 6.$$

639.
$$\frac{5x - 3}{4} - \frac{3x - 19}{4} = 2 - \frac{3y - x}{6} \qquad (1)$$
$$\frac{2x + y}{2} - \frac{9x - 7}{8} = \frac{3y + 9}{4} - \frac{4x + 5y}{16} \qquad (2)$$

Ce système équivaut au suivant :

$$2x + 3y = -12 \qquad (4)$$
$$2x + y = 22 \qquad (5)$$

En retranchant (5) de (4), on a :

$$2y = -34 \quad , \quad y = -17$$

d'où
$$x = \frac{22 + 17}{2} = 19,5.$$

640.
$$3x + 2y + 6 \times \frac{3x + y - 11}{2} = 30 \qquad (1)$$

$$4x - 5y - 4 \times \frac{3x + y - 11}{2} = 7 \qquad (2)$$

En simplifiant, on obtient :

$$3x + 2y + 9x + 3y - 33 = 30$$
$$4x - 5y - 6x - 2y + 22 = 7$$

ou

$$12x + 5y = 63 \qquad (3)$$
$$2x + 7y = 15 \qquad (4)$$

Si l'on retranche (3) de l'équation (4) multipliée par 6, on a :

$$37y = 27 \quad , \quad y = \frac{27}{37}.$$

Par suite

$$x = \frac{15 - 7 \times \dfrac{27}{37}}{2} = \frac{15 \times 37 - 7 \times 27}{2 \times 37} = \frac{183}{37}.$$

641.
$$113\frac{1}{2}x - 27\frac{5}{7}y = 10y + 5488\frac{4}{7} \qquad (1)$$
$$9y - 347 = 5x - 420. \qquad (2)$$

L'équation (1) peut s'écrire

$$\frac{227x}{2} - \frac{194y}{7} = 10y + \frac{38420}{7}$$

ou
$$1589x - 528y = 76840. \qquad (3)$$

De (2) on tire

$$x = \frac{9y + 73}{5}. \qquad (4)$$

En portant cette valeur dans (3), on a :

$$1589 \times \frac{9y + 73}{5} - 528y = 76840,$$

d'où
$$y = \frac{268203}{11661} = 23.$$

Par suite
$$x = \frac{23 \times 9 + 73}{5} = 56.$$

642.
$$(x + 5)(y + 7) = (x + 1)(y - 9) + 112 \qquad (1)$$
$$2x + 10 = 3y + 1 \qquad (2)$$

De (1), on tire

$$xy + 5y + 7x + 35 = xy + y - 9x - 9 + 112$$

ou
$$y + 4x = 17 \qquad (3)$$

et de la seconde

$$6y - 4x = 18. \qquad (4)$$

Les équations (3) et (4) donnent par addition

$$7y = 35 \quad \text{ou} \quad y = 5.$$

Par suite

$$x = \frac{17 - 5}{4} = 3.$$

643.
$$\frac{7 + 8x}{10} - \frac{3(x - 2y)}{2(x - 4)} = \frac{11 + 4x}{5} \qquad (1)$$

$$\frac{3(2y + 3)}{4} = \frac{13}{4} + \frac{3y + 4}{2} - \frac{3y + 5x}{2(2y - 3)}. \qquad (2)$$

L'équation (1) multipliée par $10(x - 4)$, se réduit à

$$x - y = 2. \qquad (3)$$

L'équation (2) multipliée par $4(2y - 3)$ devient

$$-5x + 9y = 18. \qquad (4)$$

Si l'on multiplie par 5 l'équation (3) et qu'on l'ajoute à l'équation (4) on a :

$$4y = 30 \quad \text{ou} \quad y = \frac{30}{4} = 7,5.$$

Par suite :

$$x = 2 + 7,5 = 9,5.$$

644.
$$\frac{6 + x}{6 - y} = \frac{9}{4} \qquad (1)$$

$$\frac{4(x - 2y) + 5}{2} - 2 = \frac{2(5x^2 - 6y^2 - 7xy + x)}{5x + 3y + 3}. \qquad (2)$$

L'équation (1) peut s'écrire :

$$4x + 9y = 30. \qquad (3)$$

Si l'on chasse les dénominateurs de l'équation (2) et qu'on effectue les réductions, cette équation prend successivement les formes suivantes :

$$(4x - 8y + 5)(5x + 3y + 3) - 4(5x + 3y + 3) = 4(5x^2 - 6y^2 - 7xy + x)$$
$$(4x - 8y + 1)(5x + 3y + 3) = 4(5x^2 - 6y^2 - 7xy + x)$$
$$13x - 21y = -3. \qquad (4)$$

Réduisant à 63 les coefficients de y et ajoutant membre à membre, on a :

$$67x = 201 \quad \text{ou} \quad x = \frac{201}{67} = 3.$$

Par suite :

$$y = \frac{30 - 3 \times 4}{9} = 2.$$

645.
$$\frac{39}{3x + 4y + 12} + \frac{40}{9x - 2y + 53} = 1 \qquad (1)$$

$$\frac{3x + 4y + 12}{13} = \frac{9x - 2y + 13}{20} + 2. \qquad (2)$$

L'équation (1) peut s'écrire :

$$\frac{39}{3x + 4y + 12} = 1 - \frac{40}{9x - 2y + 53} = \frac{9x - 2y + 13}{9x - 2y + 53} \qquad (3)$$

et l'équation (2)

$$\frac{3x + 4y + 12}{13} = \frac{9x - 2y + 53}{20}. \qquad (4)$$

En multipliant (3) par (4), on a :

$$3 = \frac{9x - 2y + 13}{20}$$

$$y = \frac{9x - 47}{2}. \qquad (5)$$

Portant cette valeur dans (4), on obtient :

$$\frac{3x + 18x - 94 + 12}{13} = \frac{9x - 9x + 47 + 53}{20} = 5$$

d'où

$$x = \frac{147}{21} = 7.$$

Par suite,

$$y = \frac{63 - 47}{2} = 8.$$

ÉQUATIONS LITTÉRALES A DEUX INCONNUES

646.
$$x + y = a \qquad (1)$$
$$x - y = b. \qquad (2)$$

Par addition on tire :

$$x = \frac{a + b}{2}$$

et par soustraction :

$$y = \frac{a - b}{2}.$$

647.
$$x + y = 3a + 2b \qquad (1)$$
$$x - y = 2a - 3b. \qquad (2)$$

En additionnant ces équations, on a évidemment :

$$x = \frac{5a - b}{2}$$

et, en retranchant la seconde de la première :

$$y = \frac{a + 5b}{2}.$$

648.
$$2x - 3y = 5b - a \qquad (1)$$
$$3x - 2y = a + 5b. \qquad (2)$$

Multiplions la première équation par 2 et retranchons-la de la seconde aussi multipliée par 3; on a :

$$5x = 5a + 5b$$
$$x = a + b.$$

Portant cette valeur dans (2), il vient :

$$y = \frac{3(a+b) - a - 5b}{2} = a - b.$$

649.
$$a^2x - b^2y = a^2 + ab + b^2 \qquad (1)$$
$$b^2x - a^3y = -ab. \qquad (2)$$

Si nous multiplions la première équation par a^2 et la seconde par b^2, nous obtenons :

$$a^4x - a^2b^2y = a^4 + a^3b + a^2b^2 \qquad (3)$$
$$b^4x - a^2b^2y = -ab^3 \qquad (4)$$

et en retranchant (4) de (3), il vient :

$$(a^4 - b^4)x = a^4 + a^3b + a^2b^2 + ab^3$$

d'où
$$x = \frac{a(a^3 + a^2b + ab^2 + b^3)}{a^4 - b^4}$$
$$= \frac{a}{a^4 - b^4} \times \frac{a^4 - b^4}{a - b} = \frac{a}{a - b}.$$

Portant cette valeur dans l'équation (2) nous avons :

$$y = \frac{b^2x + ab}{a^2} = \frac{\dfrac{ab^2}{a-b} + ab}{a^2} = \frac{b}{a - b}.$$

650.
$$\frac{y - b}{x - a} = \frac{b' - b}{a' - a} \qquad (1)$$
$$\frac{y - b}{x - a'} = \frac{b' - b}{a - a'}. \qquad (2)$$

En divisant (1) par (2), nous obtenons :

$$\frac{x - a'}{x - a} = \frac{a - a'}{a' - a} = -1$$

d'où
$$x = \frac{a + a'}{2}.$$

Portons la valeur de x dans l'équation (1), on a :

$$\frac{y - b}{\dfrac{a' - a}{2}} = \frac{b' - b}{a' - a}$$

$$y - b = \frac{b' - b}{2}$$

$$y = \frac{b' - b}{2} + b = \frac{b + b'}{2}.$$

651.

$$(a + b)x - ay = \frac{a^2 + ab + b^2}{a - b} \qquad (1)$$

$$ax + (a + b)y = \frac{(a + b)^2}{a - b} \qquad (2)$$

Éliminons y par addition :

$$(a + b)^2x - a(a + b)y = \frac{(a^2 + ab + b^2)(a + b)}{a - b} \qquad (3)$$

$$a^2x + a(a + b)y = \frac{a(a + b)^2}{a - b} \qquad (4)$$

d'où

$$(2a^2 + 2ab + b^2)x = \frac{(a + b)(2a^2 + 2ab + b^2)}{a - b}$$

$$x = \frac{a + b}{a - b} \cdot \qquad (5)$$

Portant cette valeur dans l'équation (1), nous avons :

$$ay = \frac{(a + b)^2}{a - b} - \frac{a^2 + ab + b^2}{a - b} = \frac{ab}{a - b}$$

$$y = \frac{b}{a - b} \cdot \qquad (6)$$

652.

$$b(a + b)x - ab^2y = a^2 \qquad (1)$$

$$(a - b)x + aby = \frac{a^2}{b} \cdot \qquad (2)$$

Multiplions par b l'équation (2) et ajoutons-la à la première, nous avons :

$$b(a + b + a - b)x = 2a^2$$

$$x = \frac{a}{b} \cdot$$

Si l'on porte cette valeur dans (2), il vient :

$$aby = \frac{a^2}{b} - \frac{(a - b)a}{b} = a$$

$$y = \frac{1}{b} \cdot$$

653.

$$(a - b)x - (a + b)y = a^3 - ab(a + b) - b^3 \qquad (1)$$

$$\frac{x}{a} + \frac{y}{b} = a + b. \qquad (2)$$

Chassons les dénominateurs de l'équation (2), cette équation devient :

$$bx + ay = ab(a + b). \qquad (3)$$

Éliminons y entre (1) et (3) par addition :

$$a(a - b)x - a(a + b)y = a^4 - a^3b - a^2b^2 - ab^3 \qquad (4)$$

$$b(a + b)x + a(a + b)y = a^3b + 2a^2b^2 + ab^3$$

d'où

$$(a^2 + b^2)x = a^4 + a^2b^2$$

$$x = \frac{a^2(a^2 + b^2)}{a^2 + b^2} = a^2.$$

On tire alors de l'équation (3) :

$$y = \frac{ab(a + b) - a^2 b}{a} = b^2.$$

634.
$$\frac{a - b}{b} x + \frac{a + b}{a} y = \frac{a^2}{b^2} - \frac{a}{b} + \frac{b}{a} + \frac{b^2}{a^2} \tag{1}$$
$$bx - ay = a - b. \tag{2}$$

L'équation (1) peut s'écrire :
$$a^2 b(a - b)x + ab^2(a + b)y = a^4 - a^3 b + ab^3 + b^4. \tag{3}$$

De (2) on tire :
$$y = \frac{bx - (a - b)}{a}.$$

Portons cette valeur dans (1), il vient :

d'où
$$\frac{a - b}{b} x + \frac{(a + b)bx - (a^2 - b^2)}{a^2} = \frac{a^2}{b^2} - \frac{a}{b} + \frac{b}{a} + \frac{b^2}{a^2}$$

$$a^2 b(a - b)x + b^3(a + b)x - b^2(a^2 - b^2) = a^4 - a^3 b + ab^3 + b^4$$
$$b(a^3 - a^2 b + ab^2 + b^3)x = a^4 - a^3 b + ab^3 + b^4 + a^2 b^2 - b^4$$
$$= a(a^3 - a^2 b + ab^2 + b^3)$$

Par suite :
$$x = \frac{a}{b}.$$
$$y = \frac{a - (a - b)}{a} = \frac{b}{a}.$$

635.
$$(m + n)x - (m - n)y = 4mn \tag{1}$$
$$\frac{x}{m + n} + \frac{y}{m - n} = 2. \tag{2}$$

Multiplions l'équation (2) par $(m - n)^2$ et ajoutons-la à l'équation (1),
nous aurons :
$$(m + n)x + \frac{(m - n)^2 x}{m + n} = 2(m^2 + n^2)$$
$$2(m^2 + n^2)x = 2(m^2 + n^2)(m + n)$$

De (1), on tire :
$$x = m + n.$$
$$y = \frac{(m + n)^2 - 4mn}{m - n} = m - n.$$

636.
$$\frac{x}{m + n} - \frac{y}{m - n} = \frac{1}{m + n} \tag{1}$$
$$\frac{x}{m + n} + \frac{y}{m - n} = \frac{1}{m - n}. \tag{2}$$

Si l'on additionne ces équations membre à membre, on a :
$$\frac{2x}{m + n} = \frac{1}{m + n} + \frac{1}{m - n} = \frac{2m}{m^2 - n^2}$$
$$x = \frac{m}{m - n}.$$

Portant cette valeur dans (1), il vient :

$$\frac{y}{m-n} = \frac{x-1}{m+n} = \frac{\dfrac{m}{m-n}-1}{m+n} = \frac{n}{(m+n)(m-n)}$$

$$y = \frac{n}{m+n}.$$

657.
$$\frac{a}{b+y} = \frac{b}{a-x} \qquad (1)$$

$$\frac{c}{d-x} = \frac{d}{c-y}. \qquad (2)$$

Ces équations peuvent s'écrire :

$$ax + by = a^2 - b^2 \qquad (3)$$
$$dx - cy = d^2 - c^2. \qquad (4)$$

En les résolvant par réduction, on a :

$$x = \frac{c(a^2-b^2) + b(d^2-c^2)}{ac+bd}$$

$$y = \frac{d(a^2-b^2) + a(d^2-c^2)}{ac+bd}$$

658.
$$\frac{x}{2a} + \frac{y}{2b} = 1$$

$$\frac{x}{2a'} + \frac{y}{2b'} = 1.$$

On peut écrire :

$$bx + ay = 2\,ab$$
$$b'x + a'y = 2\,a'b'$$

d'où
$$x = \frac{2\,aba' - 2\,aa'b'}{ba' - ab'}$$

$$y = \frac{2\,ba'b' - 2\,abb'}{ba' - ab'}$$

659.
$$\frac{x+y}{x-y} = \frac{a}{b-c} \qquad (1)$$

$$\frac{y-c}{y+b} = \frac{a+b}{a-c}. \qquad (2)$$

De la première équation on tire :

$$y = \frac{(a-b+c)x}{a+b-c}.$$

Portant cette valeur dans (2) après l'avoir mise sous la forme :

$$(a-c)x + ae - e^2 = (a+b)y - ab - b^2$$

on a :

$$(a - c)x + ac - c^2 = \frac{(a - b + c)(a + b)x}{a + b - c} - ab - b^2$$

$$[(a - b + c)(a + b) - (a - c)(a + b - c)]x = (ac - c^2 + ab + b^2)(a + b - c)$$

$$[3ac - ab - (b - c)^2]x = [a(b + c) + b^2 - c^2](a + b - c)$$

$$x = \frac{(a + b + c)(b + c)(a + b - c)}{3ac - ab - (b - c)^2}$$

Par suite :

$$y = \frac{(a + b + c)(a - b + c)(b + c)}{3ac - ab - (b - c)^2}.$$

660.
$$\frac{1 + x}{2} = \frac{y - 1}{2} + \frac{(a - b)^2 - 2b^2}{a^2 - b^2} \qquad (1)$$

$$by - ax = \frac{(3a + b)ab}{a^2 - b^2} + \frac{ab}{a + b} - (a + b). \qquad (2)$$

Après avoir chassé les dénominateurs, on tire de l'équation (1) :

$$x = \frac{(a^2 - b^2)y - 4ab}{a^2 - b^2}.$$

L'équation (2) peut s'écrire :

$$b(a^2 - b^2)y - a(a^2 - b^2)x = (3a + b)ab + ab(a - b) - (a + b)(a^2 - b^2)$$
$$= 4a^2b - (a + b)(a^2 - b^2)$$

ou, en remplaçant x par sa valeur,

$$b(a^2 - b^2)y - a(a^2 - b^2)y + 4a^2b = 4a^2b - (a + b)(a^2 - b^2)$$
$$(a^2 - b^2)(a - b)y = (a + b)(a^2 - b^2)$$
$$y = \frac{a + b}{a - b}.$$

Il s'ensuit que :

$$x = \frac{(a + b)^2 - 4ab}{a^2 - b^2} = \frac{a - b}{a + b}.$$

661.
$$(b + c)(x + c - b) + a(y + a) = a^2 + b^2 - c^2 \qquad (1)$$

$$\frac{ay}{(b - c)x} = \frac{(b + c)^2}{a^2}. \qquad (2)$$

L'équation (1) peut s'écrire :

$$(b + c)x + ay = 2(b^2 - c^2). \qquad (3)$$

L'équation (2) donne :

$$ay = \frac{(b + c)^2(b - c)x}{a^2}. \qquad (4)$$

En portant cette valeur dans (3), on a :

$$(b + c)x + \frac{(b + c)^2(b - c)x}{a^2} = 2(b^2 - c^2)$$

d'où
$$x = \frac{2a^2(b - c)}{a^2 + b^2 - c^2}$$

et enfin
$$y = \frac{2\,(b^2 - c^2)^2}{a\,(a^2 + b^2 - c^2)}.$$

662.
$$bcx + 2\,b - cy = 0 \qquad\qquad (1)$$
$$b^2y + \frac{a\,(c^3 - b^3)}{bc} = \frac{2\,b^3}{c} + c^3x. \qquad\qquad (2)$$

L'équation (1) donne
$$y = \frac{bcx + 2\,b}{c}.$$

En portant cette valeur dans (2), on a :
$$\frac{b^3cx + 2\,b^3}{c} + \frac{a\,(c^3 - b^3)}{bc} = \frac{2\,b^3}{c} + c^3x,$$

d'où
$$b^4cx + 2\,b^4 + a\,(c^3 - b^3) = 2\,b^4 + bc^4x$$
$$bc\,(b^3 - c^3)x = a\,(b^3 - c^2)$$
$$x = \frac{a}{bc}$$

et enfin
$$y = \frac{a + 2\,b}{c}.$$

663.
$$3x + 5y = \frac{(8\,b - 2f)\,bf}{b^2 - f^2} \qquad\qquad (1)$$
$$b^2x - \frac{bcf^2}{b + f} + (b + c + f)fy = f^2x + (b + 2f)\,bf \qquad\qquad (2)$$

L'équation (1) donne :
$$x = \frac{(8\,b - 2f)\,bf}{3\,(b^2 - f^2)} - \frac{5y}{3}.$$

Après avoir mis l'équation (2) sous la forme :
$$(b^2 - f^2)x + (b + c + f)fy = (b + 2f)\,bf + \frac{bcf^2}{b + f}.$$

Remplaçons x par sa valeur, nous obtenons :
$$\frac{(8\,b - 2f)\,bf}{3} - \frac{5\,(b^2 - f^2)y}{3} + (b + c + f)fy = (b + 2f)\,bf + \frac{bcf^2}{b + f}$$

ou
$$y = \frac{(b + 2f)\,bf + \dfrac{bcf^2}{b + f} - \dfrac{(8\,b - 2f)\,bf}{3}}{\dfrac{5\,(b^2 - f^2)}{3} + (b + c + f)f}$$

$$y = \frac{bf\left[(b + 2f)(b + f) + cf - \dfrac{(8\,b - 2f)(b + f)}{3}\right]}{(b + f)\left[\dfrac{5\,(b^2 - f^2)}{3} + (b + c + f)f\right]}$$

$$y = \frac{bf\,(-5\,b^2 + 3bf + 8f^2 + 3cf)}{(b + f)\,(-5\,b^3 + 3bf + 8f^2 + 3cf)}$$

$$y = \frac{bf}{b + f}.$$

On en déduit :

$$x = \frac{(8b - 2f)bf}{3(b^2 - f^2)} - \frac{5bf}{3(b + f)}$$

$$x = \frac{bf(8b - 2f - 5b + 5f)}{3(b^2 - f^2)} = \frac{bf(3b + 3f)}{3(b^2 - f^2)}$$

$$x = \frac{bf}{b - f}.$$

ÉQUATIONS NUMÉRIQUES A PLUS DE DEUX INCONNUES

664.

$$\begin{aligned} x - 3y + 2z &= 3 \qquad &(1) \\ 2x + y - 3z &= -8 \qquad &(2) \\ 5x + 2y + 7z &= 51. \qquad &(3) \end{aligned}$$

Réponse : x = 2 , y = 3 , z = 5.

De la première équation, on tire :

$$x = 3 + 3y - 2z.$$

Si l'on porte cette valeur dans les deux autres, on a :

$$\begin{aligned} y - z &= -2 \\ 17y - 3z &= 36 \end{aligned}$$

d'où l'on tire :

$$y = 3 \quad , \quad z = 5$$

et, par suite :

$$x = 3 + 9 - 10 = 2.$$

665.

$$\begin{aligned} 5x - 2y + z &= 10 \qquad &(1) \\ 3x + 8y - 5z &= 120 \qquad &(2) \\ 7x - 3y - 2z &= 8. \qquad &(3) \end{aligned}$$

Réponse : x = 7 , y = 13 , z = 1.

L'équation (1) donne :

$$z = 10 - 5x + 2y \qquad (4)$$

et, par substitution, les autres deviennent :

$$\begin{aligned} 28x - 2y &= 170 \qquad &(5) \\ 17x - 7y &= 28. \qquad &(6) \end{aligned}$$

De (5), on tire :

$$y = \frac{28x - 170}{2} \qquad (7)$$

Portant cette valeur dans (6), on a :

$$17x - 7 \times \frac{28x - 170}{2} = 28$$

d'où

$$x = 7.$$

Par suite :
$$y = \frac{28 \times 7 - 170}{2} = 13$$
$$z = 10 - 5 \times 7 + 2 \times 13 = 1.$$

666.
$$13x - 4y + 15z = 317 \qquad (1)$$
$$7x + 2y - 3z = 89 \qquad (2)$$
$$21x - 17y + 9z = -104. \qquad (3)$$

Réponse : x = 12 , y = 31 , z = 19.

L'équation (2) multipliée par 5 et ajoutée à la première donne :
$$48x + 6y = 762. \qquad (4)$$

La même équation, multipliée par 3 et ajoutée à la troisième, donne :
$$42x - 11y = 163 \qquad (5)$$

De (4), on tire :
$$y = \frac{762 - 48x}{6}. \qquad (6)$$

L'équation (5) devient :
$$42x - 11 \times \frac{762 - 48x}{6} = 163$$

d'où
$$x = 12.$$

Par conséquent :
$$y = \frac{762 - 48 \times 12}{6} = 31$$
$$z = \frac{7 \times 12 + 2 \times 31 - 89}{3} = 19.$$

667.
$$-8x + y - 12z = -259 \qquad (1)$$
$$7x - 4y + 25z = 418 \qquad (2)$$
$$13x + 2y - 41z = -500. \qquad (3)$$

Réponse : x = 10 , y = 13 , z = 16.

L'équation (1) donne :
$$y = 8x + 12z - 259. \qquad (4)$$

En portant cette valeur dans les deux autres équations, on a :
$$25x + 23z = 618 \qquad (5)$$
$$29x - 17z = 18. \qquad (6)$$

De (5), on tire :
$$x = \frac{618 - 23z}{25}$$

et en substituant dans (6), on a :
$$29 \times \frac{618 - 23z}{25} - 17z = 18$$

d'où
$$z = 16.$$

Par suite :
$$x = \frac{618 - 23 \times 16}{25} = 10$$
$$y = 8 \times 10 + 12 \times 16 - 259 = 13.$$

668.

$$3x - 7y + 5z = 6 \qquad (1)$$
$$7x - 3y + 4z = 52 \qquad (2)$$
$$8x + 5y - 7z = 70. \qquad (3)$$

Réponse : x = 8 , y = 4 , z = 2.

De l'équation (1), on tire :

$$x = \frac{6 + 7y - 5z}{3}. \qquad (4)$$

Par substitution, les deux autres équations deviennent :

$$40y - 23z = 114 \qquad (5)$$
$$71y - 61z = 162. \qquad (6)$$

L'équation (5) donne :

$$y = \frac{114 + 23z}{40} \qquad (7)$$

(6) devient :

$$807z = 1614$$

d'où

$$z = \frac{1614}{807} = 2.$$

On a, par suite :

$$y = \frac{114 + 23 \times 2}{40} = 4$$
$$x = \frac{6 + 7 \times 4 - 5 \times 2}{3} = 8.$$

669.

$$-15x - 7y + 18z = 586 \qquad (1)$$
$$6x - 3y - 4z = -343 \qquad (2)$$
$$5x + 2y - 7z = -288. \qquad (3)$$

De l'équation (3),

$$y = \frac{7z - 5x - 288}{2} \qquad (4)$$

Par substitution, (1) et (2) deviennent :

$$5x - 13z = -844 \qquad (5)$$
$$27x - 29z = -1550 \qquad (6)$$

(5) donne :

$$x = \frac{13z - 844}{5}$$

(6) devient :

$$206z = 15038$$

d'où

$$z = \frac{15038}{206} = 73.$$

Par conséquent :

$$x = \frac{13 \times 73 - 844}{5} = 21$$
$$y = \frac{7 \times 73 - 5 \times 21 - 288}{2} = 59.$$

670.

$$3x - 4y + 5z - t = 6 \qquad (1)$$
$$2x + 7y - z + 2t = 21 \qquad (2)$$
$$7x + 3y + 5z - 6t = 4 \qquad (3)$$
$$2x + 6y - 3z + 3t = 17. \qquad (4)$$

Réponse : x = 1 , y = 2 , z = 3 , t = 4.

De (1), on tire :
$$t = 3x - 4y + 5z - 6. \tag{5}$$

Par substitution, les autres équations deviennent :
$$8x - y + 9z = 33 \tag{6}$$
$$-11x + 27y - 25z = -32 \tag{7}$$
$$11x - 6y + 12z = 35. \tag{8}$$

L'équation (6) donne :
$$y = 8x + 9z - 33. \tag{9}$$

En substituant dans (7) et (8), on a :
$$205x + 218z = 859 \tag{10}$$
$$37x + 42z = 163. \tag{11}$$

La valeur de x tirée de (11) est :
$$x = \frac{163 - 42z}{37}.$$

En portant cette valeur dans (10), on a :
$$205 \times \frac{163 - 42z}{37} + 218z = 859$$

d'où
$$z = \frac{1632}{544} = 3.$$

Par suite :
$$x = \frac{163 - 42 \times 3}{37} = 1$$
$$y = 8 + 9 \times 3 - 33 = 2$$
$$t = 3 - 4 \times 2 + 5 \times 3 - 6 = 4.$$

671.
$$x - y + 2z + 3t = 44 \tag{1}$$
$$2x + y + z - t = 12 \tag{2}$$
$$5x + 4y - 7z - 4t = -52 \tag{3}$$
$$8x - y - 2z + 3t = 40. \tag{4}$$

Réponse : $x = 4$, $y = 6$, $z = 8$, $t = 10$.

De (1),
$$x = 44 + y - 2z - 3t. \tag{5}$$

En substituant, on a :
$$3y - 3z - 7t = -76 \tag{6}$$
$$9y - 17z - 19t = -272 \tag{7}$$
$$7y - 18z - 21t = -312 \tag{8}$$

L'équation (6) donne :
$$y = \frac{3z + 7t - 76}{3} \tag{9}$$

(7) et (8) deviennent :
$$4z - t = 22 \tag{10}$$
$$33z + 14t = 404. \tag{11}$$

De (10), on a :
$$t = 4z - 22$$

et, en substituant dans (11) :

$$33z + 56z - 308 = 404$$

d'où

$$z = \frac{712}{89} = 8.$$

Par suite :

$$t = 4 \times 8 - 22 = 10$$
$$y = \frac{3 \times 8 + 7 \times 10 - 76}{3} = 6$$
$$x = 44 + 6 - 16 - 30 = 4.$$

672.

$$x + y - 2z + t = -4 \qquad (1)$$
$$x + 2y + 4z - 5t = 39 \qquad (2)$$
$$y - 4z + 2t = -21 \qquad (3)$$
$$5z - 3t = 34. \qquad (4)$$

Réponse : x = 3 , y = 7 , z = 8 , t = 2.

Retranchons (1) de (2) pour éliminer x ; on a :

$$y + 6z - 6t = 43. \qquad (5)$$

Éliminons de même y en retranchant (3) de (5) ; il vient :

$$10z - 8t = 64$$

ou

$$5z - 4t = 32. \qquad (6)$$

Enfin si l'on retranche (6) de (4), on a :

$$t = 2.$$

On en déduit :

$$z = \frac{34 + 3 \times 2}{5} = 8$$
$$y = 4 \times 8 - 2 \times 2 - 21 = 7$$
$$x = -7 + 2 \times 8 - 2 - 4 = 3.$$

673.

$$x - y + z = 34 \qquad (1)$$
$$2y = 5x + 8 \qquad (2)$$
$$3z - 12 = 13x. \qquad (3)$$

Réponse : x = 12 , y = 34 , z = 56.

De (1), on tire : $\qquad y = x + z - 34. \qquad (4)$

Portant cette valeur dans (2), on a :

$$-3x + 2z = 76. \qquad (5)$$

L'équation (3) donne :

$$z = \frac{13x + 12}{3} .$$

Cette valeur étant portée dans (5) donne :

$$-3x + \frac{26x + 24}{3} = 76$$

d'où

$$x = \frac{204}{17} = 12.$$

Par suite :

$$z = \frac{13 \times 12 + 12}{3} = 56$$
$$y = 12 + 56 - 34 = 34.$$

674.
$$2x + 3y = 21 \qquad (1)$$
$$3x - 2z = -5 \qquad (2)$$
$$4y + 7z = 69. \qquad (3)$$

Réponse : x = 3 , y = 5 , z = 7.

De (1), on tire :

$$x = \frac{21 - 3y}{2} \qquad (4)$$

Par substitution, l'équation (2) devient :

$$9y + 4z = 73 \qquad (5)$$

(3) donne :

$$y = \frac{69 - 7z}{4}.$$

En portant cette valeur dans (5), on a :

$$9 \times \frac{69 - 7z}{4} + 4z = 73$$

d'où

$$z = \frac{329}{47} = 7.$$

Par suite :

$$y = \frac{69 - 49}{4} = 5$$
$$x = \frac{21 - 15}{2} = 3.$$

675.
$$2x - 3y + z = 5 \qquad (1)$$
$$2u - 3x + y = 5 \qquad (2)$$
$$5y - 2z + 3t = 6 \qquad (3)$$
$$4z - 5t + u = 6 \qquad (4)$$
$$2t - 3u - 4x = -17. \qquad (5)$$

Réponse : x = 2 , y = 1 , z = 4 , t = 3 , u = 5.

Éliminons z entre les équations (1), (3) et (4).
De (1), on tire :

$$z = 5 - 2x + 3y. \qquad (6)$$

En substituant dans (3) et (4), on a :

$$4x - y + 3t = 16 \qquad (7)$$
$$-8x + 12y - 5t + u = -14. \qquad (8)$$

Les équations (2), (5), (6), (7) et (8), forment un système équivalent au premier.
Éliminons y entre (2), (7) et (8).
De (2), on a :

$$y = 5 - 2u + 3x. \qquad (9)$$

Par suite (7) et (8) deviennent :

$$x + 2u + 3t = 21 \qquad (10)$$
$$28x - 23u - 5t = -74. \qquad (11)$$

Les équations (6), (9), (10), (11) et (5) forment un système équivalent au premier.

Éliminons x entre (10), (11) et (5).

L'équation (10) donne :

$$x = 21 - 2u - 3t \qquad (12)$$

(11) et (5) deviennent donc :

$$79u + 89t = 662 \qquad (13)$$
$$5u + 14t = 67 \qquad (14)$$

Les équations (6), (9), (12), (13) et (14) forment un système équivalent au premier.

De (14), on tire :

$$u = \frac{67 - 14t}{5} . \qquad (15)$$

Portant cette valeur dans (13), on a :

$$79 \times \frac{67 - 14t}{5} + 89t = 662$$

d'où
$$t = \frac{1983}{661} = 3.$$

On déduit de là :

$$u = \frac{67 - 42}{5} = 5$$
$$x = 21 - 10 - 9 = 2$$
$$y = 5 - 10 + 6 = 1$$
$$z = 5 - 4 + 3 = 4.$$

676.
$$5x + 4y - 7z = 4 \qquad (1)$$
$$3x - y + 2z = 5 \qquad (2)$$
$$11x + 2y - 3z = 12. \qquad (3)$$

Réponse : Système impossible.

De (2), on a :

$$y = 3x + 2z - 5. \qquad (4)$$

En substituant dans les autres équations, on trouve :

$$17x + z = 24 \qquad (5)$$
$$17x + z = 22. \qquad (6)$$

Les équations (5) et (6) sont contradictoires et forment un système impossible ; donc le système donné est lui-même impossible.

677.
$$4x - 3y + 5z = 2 \qquad (1)$$
$$3x + 8y - 7z = 5 \qquad (2)$$
$$7x + 5y - 2z = 7. \qquad (3)$$

Réponse : Système indéterminé.

L'équation (1) donne :

$$x = \frac{2 + 3y - 5z}{4}.$$

Par substitution, les équations (2) et (3) deviennent :

$$41y - 43z = 14 \qquad (4)$$
$$41y - 43z = 14. \qquad (5)$$

Les équations (4) et (5) étant identiques ne forment en réalité qu'une seule équation à deux inconnues; si l'on résout cette équation par rapport à z, par exemple, on pourra attribuer à y toutes les valeurs possibles; il en résultera pour z, et par suite pour x, autant de valeurs correspondantes; donc le système proposé a une infinité de solutions; c'est un système indéterminé.

678.
$$\frac{x}{2} + \frac{y}{3} + \frac{z}{4} = 62 \qquad (1)$$

$$\frac{x}{3} + \frac{y}{4} + \frac{z}{5} = 47 \qquad (2)$$

$$\frac{x}{4} + \frac{y}{5} + \frac{z}{6} = 38. \qquad (3)$$

Réponse : x = 24 , y = 60 , z = 120.

Si on chasse les dénominateurs, les équations données deviennent :

$$6x + 4y + 3z = 744 \qquad (4)$$
$$20x + 15y + 12z = 2820 \qquad (5)$$
$$15x + 12y + 10z = 2280 \qquad (6)$$

De (4),

$$z = \frac{744 - 6x - 4y}{3}. \qquad (7)$$

Par substitution dans (5) et (6), on a :

$$4x + y = 156 \qquad (8)$$
$$15x + 4y = 600. \qquad (9)$$

De ces équations on tire :

$$x = 24 \quad , \quad y = 60.$$

On a ensuite :

$$x = \frac{744 - 6 \times 24 - 4 \times 60}{3} = 120.$$

679.
$$\frac{12}{2x + 3y} - \frac{7,5}{3x + 4z} = 1 \qquad (1)$$

$$\frac{30}{3x + 4z} + \frac{37}{5y + 9z} = 3 \qquad (2)$$

$$\frac{222}{5y + 9z} - \frac{8}{2x + 3y} = 5. \qquad (3)$$

Réponse : x = 1 , y = 2 , z = 3.

Éliminons $\dfrac{1}{3x + 4z}$ entre (1) et (2) en additionnant ces équations après avoir multiplié la première par 20 et la seconde par 5.

$$\frac{240}{2x + 3y} - \frac{150}{3x + 4z} = 20$$

$$\frac{150}{3x + 4z} + \frac{185}{5y + 9z} = 15$$

d'où
$$\frac{240}{2x + 3y} + \frac{185}{5y + 9z} = 35. \qquad (4)$$

En éliminant de la même manière $\dfrac{1}{2x + 3y}$ entre (3) et (4), on trouve :

$$\frac{6845}{5y + 9z} = 185$$

d'où
$$5y + 9z = \frac{6845}{185} = 37. \qquad (\alpha)$$

Si on élimine $\dfrac{1}{5y + 9z}$ entre les mêmes équations (3) et (4) on obtient :

$$\frac{1480}{2x + 3y} = 185$$

d'où
$$2x + 3y = \frac{1480}{185} = 8. \qquad (\beta)$$

Éliminons maintenant $\dfrac{1}{2x + 3y}$ entre (1) et (3), on a :

$$\frac{666}{5y + 9z} - \frac{15}{3x + 4z} = 17. \qquad (5)$$

En multipliant l'équation (2) par 18 et la retranchant de (5), on obtient :

$$\frac{555}{3x + 4z} = 37$$

d'où
$$3x + 4z = \frac{555}{37} = 15. \qquad (\gamma)$$

Des équations (α), (β), (γ), on tiré ensuite aisément :

$$x = 1 \quad , \quad y = 2 \quad , \quad z = 3,$$

680.

$$\frac{6x - 7y + 8z - 7}{25} - \frac{8x - 3z + 44}{35} = \frac{13y - 7z + 1}{15} + \frac{4x - 5y + 23}{21} \quad (1)$$

$$\frac{4x + 5z - 1}{33} - \frac{3y - 5x + 60}{22} = \frac{9z - 7y + 2}{4} + \frac{7x - 6y - 5z - 8}{6} \quad (2)$$

$$2x + y - z = 2. \quad (3)$$

Réponse :   x = 3 ,   y = 7 ,   z = 11.

Si l'on chasse les dénominateurs des équations (1) et (2) et qu'on réduise les termes semblables, ces équations deviennent :

$$-94x - 477y + 458z = 1417 \quad (4)$$
$$-108x + 345y - 167z = 254. \quad (5)$$

De (3), on tire :

$$z = 2x + y - 2.$$

Et, par substitution dans (4) et (5), on obtient :

$$822x - 19y = 2333 \quad (6)$$
$$221x - 89y = 40. \quad (7)$$

L'équation (6) donne :

$$y = \frac{822x - 2333}{19}$$

et (7) devient :

$$x = \frac{206877}{68959} = 3.$$

On a, par suite :

$$y = \frac{822 \times 3 - 2333}{19} = 7 \quad , \quad z = 2 \times 3 + 7 - 2 = 11.$$

ÉQUATIONS LITTÉRALES A PLUS DE DEUX INCONNUES

681.

$$x + y + z = a \quad (1)$$
$$my = nx \quad (2)$$
$$pz = qx. \quad (3)$$

Les équations (2) et (3) donnent :

$$y = \frac{nx}{m} \quad , \quad z = \frac{qx}{p} .$$

L'équation (1) peut donc s'écrire :

$$x + \frac{nx}{m} + \frac{qx}{p} = a$$

d'où

$$x = \frac{amp}{mp + np + mq} .$$

Par suite,
$$y = \frac{anp}{mp + np + mq}$$
$$z = \frac{amq}{mp + np + mq} \cdot$$

682.
$$x + y = a \qquad (1)$$
$$x + z = b \qquad (2)$$
$$y + z = c. \qquad (3)$$

On a évidemment :
$$x + y + z = \frac{a + b + c}{2} \cdot \qquad (4)$$

En retranchant de (4) successivement les équations données, on obtient :
$$z = \frac{b + c - a}{2}$$
$$y = \frac{a - b + c}{2}$$
$$x = \frac{a + b - c}{2} \cdot$$

683.
$$mx + y = n \qquad (1)$$
$$z - y = p \qquad (2)$$
$$qx + z = r. \qquad (3)$$

Additionnons les équations (1) et (2) et du résultat retranchons l'équation (3), on a :
$$(m - q)x = n + p - r$$
$$x = \frac{n + p - r}{m - q}$$

d'où
$$y = n - \frac{m(n + p - r)}{m - q} = \frac{mr - mp - nq}{m - q} \cdot$$
$$z = r - \frac{q(n + p - r)}{m - q} = \frac{mr - pq - nq}{m - q} \cdot$$

684.
$$ax + by = c \qquad (1)$$
$$dx + fz = k \qquad (2)$$
$$gy + pz = q. \qquad (3)$$

Éliminons x par soustraction entre les équations (1) et (2), on trouve :
$$bdy - afz = cd - ak. \qquad (4)$$

En éliminant de la même manière y entre (3) et (4), on a :
$$(bdp + afg)z = bdq - cdg + agk$$
$$z = \frac{bdq - cdg + agk}{bdp + afg} \cdot$$

Ce qui donne ensuite :
$$y = \frac{q - pz}{g} = \frac{afq + cdp - apk}{bdp + afg}$$
$$x = \frac{k - fz}{d} = \frac{bpk - bfq + cfg}{bdp + afg} \cdot$$

685.
$$x + y + z = a \qquad (1)$$
$$\frac{x}{y} = \frac{m}{n} \qquad (2)$$
$$\frac{y}{z} = \frac{p}{q} \qquad (3)$$

Les équations (2) et (3) donnent :

$$x = \frac{my}{n} \quad , \quad z = \frac{qy}{p} .$$

Par substitution dans l'équation (1), on a :

$$\frac{my}{n} + y + \frac{qy}{p} = a$$

ou
$$(mp + np + nq)y = anp$$

$$y = \frac{anp}{mp + np + nq} .$$

Par suite :

$$x = \frac{amp}{mp + np + nq}$$
$$z = \frac{anq}{mp + np + nq} .$$

686.
$$ax = by = cz \qquad (1) \quad (2)$$
$$\frac{1}{x} + \frac{1}{y} + \frac{1}{z} = \frac{1}{d} \qquad (3)$$

Des équations (1) et (2), on tire :

$$\frac{1}{y} = \frac{b}{ax} \quad , \quad \frac{1}{z} = \frac{c}{ax} .$$

L'équation (3) peut donc s'écrire :

$$\frac{1}{x} + \frac{b}{ax} + \frac{c}{ax} = \frac{1}{d}$$

ou
$$\frac{1}{x}(a + b + c) = \frac{a}{d}$$

d'où
$$x = \frac{(a + b + c)d}{a} .$$

Et, par conséquent,

$$y = \frac{(a + b + c)d}{b}$$
$$z = \frac{(a + b + c)d}{c} .$$

687.
$$\frac{1}{x + y} = m \quad , \quad \frac{1}{x + z} = n \quad , \quad \frac{1}{y + z} = p.$$

Les équations données peuvent s'écrire :

$$x + y = \frac{1}{m}$$
$$x + z = \frac{1}{n}$$
$$y + z = \frac{1}{p} \cdot$$

D'où l'on tire :

$$x + y + z = \frac{mn + mp + np}{2\,mnp}$$

et, par soustraction :

$$z = \frac{mn + mp - np}{2\,mnp}$$
$$y = \frac{mn - mp + np}{2\,mnp}$$
$$x = \frac{-\,mn + mp + np}{2\,mnp} \cdot$$

688.
$$\frac{a}{x} + \frac{b}{y} - \frac{c}{z} = m \tag{1}$$
$$\frac{a}{x} + \frac{b}{y} + \frac{c}{z} = n \tag{2}$$
$$-\frac{a}{x} + \frac{b}{y} + \frac{c}{z} = p. \tag{3}$$

Par addition, on a :

$$\frac{a}{x} + 3\frac{b}{y} + \frac{c}{z} = m + n + p. \tag{4}$$

Si l'on retranche (2) de (4), il vient :

$$2\frac{b}{y} = m + p \quad ; \quad \text{d'où } \frac{b}{y} = \frac{m + p}{2} \cdot \tag{5}$$

Les équations (1) et (2) deviennent alors :

$$\frac{a}{x} - \frac{c}{z} = m - \frac{m + p}{2} = \frac{m - p}{2} \tag{6}$$
$$\frac{a}{x} + \frac{c}{z} = n - \frac{m + p}{2} = \frac{2n - m - p}{2} \tag{7}$$

Et l'on en tire aisément :

$$\frac{a}{x} = \frac{1}{2}\,\frac{m - p + 2n - m - p}{2} = \frac{n - p}{2} \tag{8}$$
$$\frac{c}{z} = \frac{1}{2}\,\frac{2n - m - p - m + p}{2} = \frac{n - m}{2} \cdot \tag{9}$$

Par suite :

$$x = \frac{2\,a}{n - p} \quad ; \quad y = \frac{2\,b}{m + p} \quad ; \quad z = \frac{2\,c}{n - m} \cdot$$

689.
$$ax + by + cz = d \qquad (1)$$
$$\frac{x}{m} = \frac{y}{n} = \frac{z}{p}. \qquad (2) \text{ et } (3)$$

Des équations (2) et (3), on tire :
$$y = \frac{nx}{m} \quad, \quad z = \frac{px}{m}.$$

Par substitution dans (1), on a :
$$ax + \frac{bnx}{m} + \frac{cpx}{m} = d$$

d'où
$$x = \frac{md}{am + bn + cp}$$

Par suite :
$$y = \frac{nd}{am + bn + cp}$$
$$z = \frac{pd}{am + bn + cp}.$$

690.
$$x + y + z = 1 \qquad (1)$$
$$ax + by + cz = d \qquad (2)$$
$$a^2x + b^2y + c^2z = d^2. \qquad (3)$$

Si l'on élimine z entre (1) et (2) puis entre (1) et (3), on a :
$$(a - c)x + (b - c)y = d - c \qquad (4)$$
$$(a^2 - c^2)x + (b^2 - c^2)y = d^2 - c^2. \qquad (5)$$

Multiplions (4) par $b + c$ et retranchons-en l'équation (5),
$$[(a - c)(b + c) - (a^2 - c^2)]\, x = (d - c)(b + c) - (d^2 - c^2)$$
$$(a - c)(b + c - a - c)x = (d - c)(b + c - d - c)$$
$$x = \frac{(d - c)(b - d)}{(a - c)(b - a)}.$$

En opérant de même pour y et pour z, on trouve :
$$y = \frac{(d - c)(a - d)}{(a - c)(a - b)} \qquad z = \frac{(d - b)(a - d)}{(c - b)(a - c)}.$$

691.
$$\frac{x}{m} + \frac{y}{n} = 1 \qquad (1)$$
$$\frac{y}{n} + \frac{z}{p} = 1 \qquad (2)$$
$$\frac{x}{m} + \frac{z}{p} = 1. \qquad (3)$$

On a évidemment :
$$\frac{x}{m} = \frac{y}{n} = \frac{z}{p} = \frac{1}{2}$$

d'où
$$x = \frac{m}{2} \quad ; \quad y = \frac{n}{2} \quad ; \quad z = \frac{p}{2}.$$

692.
$$ax + by + cz = d \qquad (1)$$
$$a^2x + b^2y + c^2z = d^2 \qquad (2)$$
$$a^3x + b^3y + c^3z = d^3. \qquad (3)$$

Des équations (1) et (2), on tire :

$$a(a - c)x + b(b - c)y = d(d - c) \qquad (4)$$

et des équations (1) et (3) :

$$a(a^2 - c^2)x + b(b^2 - c^2)y = d(d^2 - c^2). \qquad (5)$$

Multiplions l'équation (4) par $b + c$ et retranchons-en l'équation (5), il vient :

$$[a(a - c)(b + c) - a(a^2 - c^2)]x = d(d - c)(b + c) - d(d^2 - c^2)$$
$$a(a - c)(b - a)x = d(d - c)(b - d)$$
$$x = \frac{d(d - c)(b - d)}{a(a - c)(b - a)}$$

En éliminant x entre (4) et (5), on trouve :

$$y = \frac{d(d - c)(a - d)}{c(c - c)(a - b)}.$$

On trouve de même :

$$z = \frac{d(d - b)(a - d)}{c(c - b)(a - c)}.$$

693.
$$\frac{x}{m + n} = \frac{y}{n - p} + \frac{z}{m + p} = 2p \qquad (1)$$

$$\frac{x}{m - n} - \frac{y}{n - p} + \frac{z}{p - m} = 2m \qquad (2)$$

$$\frac{x}{m - n} - \frac{y}{n - p} - \frac{z}{m + p} = 2m - 2p. \qquad (3)$$

Si l'on additionne (1) et (3), on trouve :

$$\frac{x}{m + n} + \frac{x}{m - n} = 2m$$

ou
$$x = m^2 - n^2. \qquad (4)$$

En retranchant (3) de (2), on a :

$$\frac{z}{p - m} + \frac{z}{m + p} = 2p$$

d'où
$$z = p^2 - m^2.$$

Enfin, si l'on porte dans (1) les valeurs de x et de z, on a :

$$m - n + \frac{y}{n - p} + p - m = 2p$$

d'où
$$y = n^2 - p^2. \qquad (6)$$

694.

$$x + y - u = m \qquad (1)$$
$$y + z - v = n \qquad (2)$$
$$z + n - x = o \qquad (3)$$
$$u + v - y = p \qquad (4)$$
$$v + x - z = q. \qquad (5)$$

En additionnant (1) et (3) et retranchant (2) du résultat, on a :

$$v = m - n + o.$$

En additionnant (2) et (4) et retranchant (3), on aura :

$$x = m - o + p.$$

Ainsi de suite :

$$y = o - p + q$$
$$z = p - q + m$$
$$u = q - m + n.$$

695.

$$\frac{xyz}{x + z} = a \qquad (1)$$

$$\frac{xyz}{y + z} = b \qquad (2)$$

$$\frac{xyz}{x + y} = c. \qquad (3)$$

En additionnant les inverses de ces fractions, on a :

$$\frac{x + y + z}{xyz} = \frac{ab + ac + bc}{2abc}. \qquad (4)$$

Par soustraction, on obtient :

$$\frac{y}{xyz} = \frac{1}{xz} = \frac{ab + ac - bc}{2abc}; \quad \text{d'où} \quad xz = \frac{2abc}{ab + ac - bc} \qquad (5)$$

$$\frac{x}{xyz} = \frac{1}{yz} = \frac{ab - ac + bc}{2abc}; \quad \text{d'où} \quad yz = \frac{2abc}{ab - ac + bc} \qquad (6)$$

$$\frac{z}{xyz} = \frac{1}{xy} = \frac{-ab + ac + bc}{2abc}; \quad \text{d'où} \quad xy = \frac{2abc}{-ab + ac + bc}. \qquad (7)$$

La division de (5) par (6) donne :

$$\frac{x}{y} = \frac{ab - ac + bc}{ab + ac - bc}. \qquad (8)$$

En multipliant (8) par (7) et extrayant la racine carrée, on trouve :

$$x = \sqrt{\frac{2abc(ab - ac + bc)}{(ab + ac - bc)(-ab + ac + bc)}}$$

On aura de même :

$$y = \sqrt{\frac{2abc(ab + ac - bc)}{(ab - ac + bc)(-ab + ac + bc)}}$$

$$z = \sqrt{\frac{2abc(-ab + ac + bc)}{(ab + ac - bc)(ab - ac + bc)}}$$

PROBLÈMES DU PREMIER DEGRÉ A UNE INCONNUE

696. *Partager le nombre 48 en deux parties, dont l'une soit les* $\frac{3}{5}$ *de l'autre.*

Réponse : 18 et 30.

Si la première part est x, la seconde est $48 - x$, on a alors :

$$\frac{x}{48 - x} = \frac{3}{5}$$

d'où $\qquad x = 18 \quad ; \quad 48 - x = 30.$

697. *Partager le nombre a en deux parties, dont le rapport soit égal à* $\frac{m}{n}$.

Réponse : $\dfrac{am}{m + n}$, $\dfrac{an}{m + n}$.

L'équation du problème est visiblement :

$$\frac{x}{a - x} = \frac{m}{n}$$

d'où $\qquad x = \dfrac{am}{n + m} \quad ; \quad a - x = \dfrac{an}{n + m}.$

698. *Trouver un nombre tel que, si après l'avoir divisé successivement par* m *et par* n *on ajoute les quotients, la somme soit égale à* a.

Réponse : $\dfrac{amn}{m + n}$.

Soit x le nombre cherché, on a :

$$\frac{x}{m} + \frac{x}{n} = a$$

d'où $\qquad x = \dfrac{amn}{m + n}.$

699. *Partager le nombre 51 en deux parties telles que la somme des quotients que l'on obtiendra en divisant la première par 7 et la seconde par 3 soit égale à 10.*

Réponse : $36\frac{3}{4}$ et $14\frac{1}{4}$.

On a évidemment :

$$\frac{x}{7} + \frac{51 - x}{3} = 10$$

d'où $\qquad x = 36\frac{3}{4} \quad ; \quad 51 - x = 14\frac{1}{4}.$

700. *Partager le nombre* a *en deux parties telles que la somme des quotients obtenus en divisant l'une par* m *et l'autre par* n *soit égale à* b.

Réponse : $\dfrac{m(bn - a)}{n - m}$ et $\dfrac{n(a - bm)}{n - m}$.

Soit x la première partie, la seconde sera $a - x$ et l'on aura :

$$\frac{x}{m} + \frac{a - x}{n} = b$$

d'où
$$nx + am - mx = bmn$$
$$x = \frac{m(bn - a)}{n - m}$$

et
$$a - x = \frac{n(a - bm)}{n - m} .$$

Si l'on suppose que l'on ait $n > m$, il faut, pour que x et $a - x$ soient positifs, que l'on ait :

$$bn - a > 0 \quad \text{et} \quad a - bm > 0$$

d'où
$$bn > a > bm$$

ou
$$n > \frac{a}{b} > m.$$

Et si $n < m$, on doit avoir :

$$bn - a < 0 \quad \text{et} \quad a - bm < 0$$

d'où
$$bn < a < bm$$

ou
$$n < \frac{a}{b} < m.$$

701. *On a partagé* 1170 *fr. entre trois personnes* A, B, C, *proportionnellement à leurs âges; l'âge de* B *est d'un tiers plus grand que celui de* A, *qui n'est que la moitié de celui de* C. *Combien chacune d'elles a-t-elle reçu?*

Réponse : 360 , 270 et 540.

Soit x la part de C; la part de B sera $\dfrac{x}{2}$ et celle de A, $\dfrac{x}{2} \times \dfrac{4}{3} = \dfrac{2x}{3}$. On aura donc l'égalité :

$$x + \frac{x}{2} + \frac{2x}{3} = 1170$$

d'où
$$6x + 3x + 4x = 7020$$
$$x = \frac{7020}{13} = 540.$$

La troisième part étant de 540; les deux autres seront de $\dfrac{540}{2} = 270$, $270 \times \dfrac{4}{3} = 360$.

702. *Trouver deux nombres tels, qu'en ajoutant le double du premier au triple du second, on ait 124 pour somme, et qu'en retranchant le septième du second de la moitié du premier on trouve 6 pour résultat.*

Réponse : x = 20 , y = 28.

Soient x et y les deux nombres cherchés; on a :

$$2x + 3y = 124$$
$$\frac{x}{2} - \frac{y}{7} = 7$$

d'où l'on tire : $$x = 20 \quad y = 28.$$

703. *Partager un nombre a en trois parties telles, que la première soit à la deuxième comme m est à n, et que la deuxième soit à la troisième comme p est à q.*

Réponse : $$\frac{amp}{mp + np + nq} \;,\; \frac{anp}{mp + np + nq} \;,\; \frac{anq}{mp + np + nq}.$$

Si la première part est x, la seconde est $\frac{nx}{m}$ et la troisième $\frac{nqx}{mp}$, ce qui donne l'équation :

$$x + \frac{nx}{m} + \frac{nqx}{mp} = a$$

d'où $$mpx + npx + nqx = amp$$

$$x = \frac{amp}{mp + np + nq}.$$

704. *J'ai dépensé les $\frac{3}{5}$ de ce que j'avais moins 4 fr., puis le quart du reste plus 3 fr., puis les $\frac{2}{5}$ du nouveau reste plus 1',20 ; je rentre avec 24 fr. Avec quelle somme suis-je sorti ?*

Réponse : 140 fr.

Soit x la somme que je possédais.

Après avoir dépensé les $\frac{3}{5}$ de cette somme moins 4 fr. il m'en est resté les $\frac{2}{5}$ plus 4 fr., ou

$$\frac{2x}{5} + 4.$$

La seconde fois il m'est resté les $\frac{3}{4}$ de cette quantité moins 3 fr., ou

$$\left(\frac{2x}{5} + 4\right) \times \frac{3}{4} - 3 = \frac{3x}{10}.$$

Enfin, la troisième fois, il m'est resté les $\frac{3}{5}$ de cette nouvelle quantité moins 1',20, ou

$$\frac{3x}{10} \times \frac{3}{5} - 1{,}20 = \frac{9x}{50} - 1{,}20.$$

L'équation du problème est donc

$$\frac{9x}{50} - 1,20 = 24$$

d'où
$$x = 140.$$

705. *Les contenances de deux fûts pleins de bière sont entre elles comme 10 est à 7. Quand on a tiré 40 litres du premier et 60 litres du deuxième, il reste dans le premier 6 fois plus de bière que dans le deuxième. Trouver les contenances des deux fûts.*

Réponse : 100 litres et 70 litres.

Soit x litres la contenance du premier fût, celle du second est $\dfrac{7x}{10}$.

On a donc l'équation

$$x - 40 = 6\left(\frac{7x}{10} - 60\right)$$

d'où
$$x = 100 \quad , \quad \frac{7x}{10} = 70.$$

706. *Partager 364 fr. entre deux personnes, de manière que l'une ait autant de pièces de 5 fr. que l'autre de pièces de 2 fr.*

Réponse : 260 fr. et 104 fr.

L'équation de ce problème est visiblement

$$5x + 2x = 364$$

d'où
$$x = \frac{364}{7} = 52.$$

La première personne aura donc $5 \times 52 = 260$ fr. et la deuxième 2 fr. $\times 52 = 104$ fr.

707. *Diophante passa dans la jeunesse le sixième de sa vie, un douzième dans l'adolescence; ensuite il se maria et passa dans cette union le septième de sa vie plus 5 ans, avant d'avoir un fils auquel il survécut de 4 ans, et qui n'atteignit que la moitié de l'âge auquel son père est parvenu; à quel âge Diophante est-il mort ?*

Réponse : 84 ans.

Représentons par x l'âge inconnu.

Jeunesse : $\dfrac{x}{6}$.   Adolescence : $\dfrac{x}{12}$.   Mariage : $\dfrac{x}{7} + 5$.

Durée de la vie du fils : $\dfrac{x}{2}$.

Equation du problème :

$$\frac{x}{6} + \frac{x}{12} + \frac{x}{7} + 5 + \frac{x}{2} = x - 4.$$

d'où
$$x = 84.$$

708. *Un maître promet à son domestique 400 fr. et un habit par an. Il* *le renvoie au bout de 10 mois et lui donne pour le payer 325 fr. et l'habit. On demande la valeur de l'habit.*

Réponse : 50 fr.

Soit x la valeur de l'habit. Le salaire annuel du domestique est de $400 + x$.

Pour 10 mois, il doit recevoir les $\dfrac{10}{12}$ ou les $\dfrac{5}{6}$ de cette somme ; on a donc :

$$\frac{5}{6}(400 + x) = 325 + x$$

D'où l'on tire :

$$2000 + 5x = 1950 + 6x$$
$$x = 50.$$

709. *Un joueur perd $\dfrac{1}{4}$ de son argent, puis gagne 3 fr.; il perd ensuite le $\dfrac{1}{3}$ de ce que contient sa bourse, puis gagne de nouveau 2 fr. Enfin il perd le $\dfrac{1}{7}$ de ce qu'il possède encore, après quoi son avoir se réduit à 12 fr. Combien avait-il à l'origine ?*

Réponse : 20 fr.

Représentons par x la somme cherchée.

Après la première partie, le joueur possède $\dfrac{3x}{4} + 3$.

  — la deuxième —   — $\dfrac{2}{3}\left(\dfrac{3x}{4} + 3\right) + 2 = \dfrac{x}{2} + 4.$

  — la troisième —   — $\dfrac{6}{7}\left(\dfrac{x}{2} + 4\right).$

L'équation du problème est donc

$$\frac{6}{7}\left(\frac{x}{2} + 4\right) = 12.$$

d'où $\qquad\qquad\qquad\qquad x = 20.$

710. *Un père a trois fois l'âge de son fils, et ensemble ils comptent 28 ans de moins que le double de l'âge du père. Quel est l'âge de chacun ?*

Réponse : 42 ans et 14 ans.

Age du fils : x. Age du père : $3x$.

Équation :
$$3x + x = 6x - 28$$

d'où $\qquad\qquad\qquad\qquad x = 14 \;\; ; \;\; 3x = 42.$

711. *J'ai acheté chez un libraire 3 volumes à un certain prix, 5 volumes à un prix double et 4 volumes à un prix triple. En tout j'ai payé 75 fr. Combien ai-je payé le volume de chaque catégorie ?*

Réponse : 3 fr. , 6 fr. , 9 fr.

Soit x le prix du volume de la première catégorie.

On a la relation :

$$3x + 5 \times 2x + 4 \times 3x = 75.$$

d'où
$$x = 3.$$

712. *J'achète 12 kg. de café, je donne pour les payer 2 pièces de 20 francs, et je remarque que, si j'avais payé le kg. 35 cent. de moins, on aurait eu à me rendre juste le prix que je paye pour un kg. Combien coûte le kg. de café ?*

Réponse : 3',40.

Soit x le prix du kilogramme de café.
On a, d'après l'énoncé :

$$12(x - 0,35) = 40 - x$$

d'où
$$x = 3,40.$$

713. *La roue de devant d'un vélocipède a 1 mètre de diamètre ; la roue de derrière a $0^m,8$; quel est le chemin parcouru sur une route lorsque la plus petite roue a fait 55 tours de plus que l'autre ?*

Réponse : 691ᵐ,152.

Soit x le chemin parcouru. La première roue ayant une circonférence de $1 \times \pi$ ou π, a fait

$$\frac{x}{\pi} \text{ tours.}$$

La deuxième ayant une circonférence de $0,8 \times \pi$ a fait

$$\frac{x}{0,8\pi} \text{ tours.}$$

On a donc l'équation :

$$\frac{x}{0,8\pi} - \frac{x}{\pi} = 55$$

$$x = 220\pi = 691^m,152.$$

714. *Quel âge avez-vous ? demandait quelqu'un à son père. — Il y a 6 ans, répondit celui-ci, je dépassais du tiers le triple de ton âge. — Dans 3 ans, au contraire, il faudra multiplier ton âge par $2\frac{1}{6}$ pour faire le mien. Quel est l'âge de chacun ?*

Réponse : 15 ans et 39 ans.

Représentons par x l'âge actuel du fils.
Il y a 6 ans, le fils avait $x - 6$, et le père

$$3(x - 6) + \frac{x - 6}{3}$$

Dans 3 ans, le fils aura $x + 3$ et le père

$$3(x - 6) + \frac{x - 6}{3} = 9.$$

On aura donc la relation :

$$(x + 3) \times 2\frac{1}{6} = 3(x - 6) + \frac{x - 6}{3} + 9$$

d'où
$$x = 15.$$

L'âge du père est par suite

$$18 \times 2\frac{1}{6} = 39 \text{ ans.}$$

715. *Trouver un nombre tel que son produit par 5 surpasse d'autant le nombre 20, qu'il est lui-même au-dessous de 20.*

Réponse : $6\dfrac{2}{3}$.

L'équation de ce problème est évidemment :

$$5x - 20 = 20 - x,$$

d'où
$$x = \frac{40}{6} = 6\frac{2}{3} .$$

716. *Un fermier a deux journaliers qu'il paie au même prix ; il donne à l'un, pour 56 jours de travail, 4 doubles décalitres de blé et 56 fr., et à l'autre, pour 84 jours, 7 doubles décalitres $\frac{1}{2}$ et 69 fr. Combien fait-il payer le double décalitre de blé ?*

Réponse : 10 fr.

Soit x le prix du double décalitre de blé.
La journée du premier ouvrier a été payée

$$\frac{4x + 56}{56} \quad \text{et celle du second} \quad \frac{7,5x + 69}{84} .$$

On a donc

$$\frac{4x + 56}{56} = \frac{7,5x + 69}{84}$$

d'où l'on tire
$$x = 10.$$

717. *On a un mélange de salpêtre et de soufre pesant 80 kg. Sur 7 parties de salpêtre il y en a 3 de soufre. Combien faut-il ajouter de salpêtre au mélange pour que sur 11 parties de salpêtre il y en ait 4 de soufre ?*

Réponse : 10 kg.

La quantité de soufre, qui reste constante, est les $\dfrac{3}{10}$ de 80 kg., ou

$$\frac{80 \times 3}{10} = 24 \text{ kg.}$$

Si l'on ajoute x kg. de salpêtre, le poids total devient $80 + x$.

Mais alors, le poids du soufre est les $\dfrac{4}{15}$ de ce poids.

On a donc l'égalité

$$\frac{4(80 + x)}{15} = 24.$$

d'où

$$x = 10.$$

718. *On a 32 kg. d'eau de mer, qui contiennent 16 hectog. de sel. Combien faut-il y ajouter d'eau douce pour que 32 kg. du nouveau mélange ne contiennent plus que 2 hectog. de sel?*

Réponse : 244 kg.

Soit x kg. le poids de l'eau à ajouter. Le poids total sera $32 + x$. Or le poids du sel doit être les $\frac{2}{320}$ ou le $\frac{1}{160}$ de ce poids. On aura donc la relation

$$\frac{32 + x}{160} = 1^k,6$$

d'où l'on tire

$$x = 244.$$

719. *Un commerçant augmente tous les ans sa fortune du tiers, et prélève à la fin de chaque année 1000 fr. pour ses dépenses particulières. A la fin de la troisième année, après avoir prélevé les 1000 francs, il s'aperçoit que sa fortune a doublé. Combien possédait-il primitivement?*

Réponse : 11100 fr.

Soit x la fortune primitive.

A la fin de la première année, elle est $\frac{4x}{3} - 1000$.

  —   la deuxième   —   — $\frac{4}{3}\left(\frac{4x}{3} - 1000\right) - 1000.$

ou $\frac{16x}{9} - \frac{4000}{3} - 1000 = \frac{16x}{9} - \frac{7000}{3}$.

A la fin de la troisième année elle devient

$$\frac{4}{3}\left(\frac{16x}{9} - \frac{7000}{3}\right) - 1000 = \frac{64x}{27} - \frac{37000}{9}\ .$$

Comme la fortune primitive a doublé, on a :

$$\frac{64x}{27} - \frac{37000}{9} = 2x$$

d'où l'on tire

$$x = 11100 \text{ fr.}$$

720. *Un berger vend le $\frac{1}{3}$ de son troupeau, puis tue 2 moutons. Si l'on multipliait ensuite le reste par $\frac{3}{4}$, qu'on ajoutât 13 au produit, puis qu'on prît la moitié de la somme ainsi obtenue, on trouverait le $\frac{1}{3}$ du nombre primitif des moutons. Quel était ce nombre?*

Réponse : 69.

x étant le nombre primitif des moutons, on a la relation :

$$\left[\left(\frac{2x}{3}-2\right)\times\frac{3}{4}+13\right]\times\frac{1}{2}=\frac{x}{3}.$$

Ce qui donne :

$$\frac{x}{2}-\frac{3}{2}+13=\frac{2x}{3}$$

$$3x-9+78=4x$$

$$x=69.$$

721. *Un négociant perd par un naufrage une cargaison qui était assurée. La compagnie d'assurance offre une somme que le négociant refuse, parce qu'elle est de* 10 % *au-dessous de la valeur des marchandises perdues. Si l'assureur offrait* 620 *fr. de plus, cette seconde offre serait de* $5\frac{1}{2}$ % *supérieure à la perte. Combien valaient les marchandises perdues, et quelle somme la compagnie offrait-elle ?*

Réponse : 4000 fr.

Soit x la valeur des marchandises perdues.

L'assureur a offert la première fois $\dfrac{9x}{10}$.

S'il offrait $\dfrac{9x}{10}+620$, cette somme vaudrait $\dfrac{105,5x}{100}$. On a donc l'égalité :

$$\frac{9x}{10}+620=\frac{105,5x}{100}.$$

Ce qui donne

$$90x+62000=105,5x.$$

$$x=\frac{62000}{15,5}=4000.$$

722. *La population d'une ville augmente chaque année du* $\dfrac{1}{20}$ *de l'année précédente ; la ville compte aujourd'hui* 194481 *habitants. Quelle était sa population il y a 4 ans ?*

Réponse : 160000 hab.

Soit x la population d'il y a quatre ans.

Au bout d'un an elle est devenue $\dfrac{21x}{20}$.

—   de deux ans   — $\dfrac{21^2x}{20^2}$.

—   de trois ans   — $\dfrac{21^3x}{20^3}$.

—   de quatre ans   — $\dfrac{21^4x}{20^4}$.

On a donc
$$\frac{21^4 x}{20^4} = 194481,$$

d'où
$$x = \frac{194481 \times 20^4}{21^4}$$

ou
$$x = \frac{194481 \times 160000}{194481} = 160000.$$

723. *Un marchand de grains a acheté une certaine quantité de froment ; il en a revendu $\frac{1}{4}$ à 5 %, de bénéfice, un 2e quart à 15 %, de bénéfice, puis le reste à $4\frac{2}{3}$ %, de perte. Il a gagné finalement 500 fr. Combien lui avait coûté ce froment ?*

Réponse : 18750 fr.

Soit x le prix total d'achat :

Le bénéfice sur la première vente est de $\dfrac{5x}{400}$ ou $\dfrac{x}{80}$.

Le bénéfice sur la deuxième vente est de $\dfrac{15x}{400}$ ou $\dfrac{3x}{80}$.

La perte sur le reste est de $\dfrac{x}{2} \times \dfrac{4\frac{2}{3}}{100} = \dfrac{7x}{300}$.

On a, par conséquent :
$$\frac{x}{80} + \frac{3x}{80} - \frac{7x}{300} = 500$$

ce qui donne
$$x = 18750 \text{ fr.}$$

724. *Deux personnes, A et B, jouent au billard à 1 fr. la partie ; avant de commencer, A avait 42 fr. et B 24 fr. ; au bout d'un certain nombre de parties A se trouve avoir 5 fois ce qui reste à B. Combien a-t-il gagné de parties de plus que B ?*

Réponse : 13 parties.

Si A gagne x parties de plus que B, son avoir devient $42 + x$, tandis que celui de B se réduit à $24 - x$. On a alors la relation :
$$42 + x = 5(24 - x)$$

d'où
$$x = 13.$$

725. *Trouver une proportion dont les quatre termes surpassent également les quatre nombres* a, b, c, d.

Si l'on écrit la proportion
$$\frac{a + x}{b + x} = \frac{c + x}{d + x}$$

on en tire :

$$x = \frac{bc - ad}{(a + d) - (b + c)}$$

et, par suite,

$$a + x = a + \frac{bc - ad}{(a + d) - (b + c)} = \frac{a^2 - ab - ac + bc}{(a + d) - (b + c)}$$

$$b + x = b + \frac{bc - ad}{(a + d) - (b + c)} = \frac{ab + bd - b^2 - ad}{(a + d) - (b + c)}$$

$$c + x = c + \frac{bc - ad}{(a + d) - (b + c)} = \frac{ac + cd - c^2 - ad}{(a + d) - (b + c)}$$

$$d + x = d + \frac{bc - ad}{(a + d) - (b + c)} = \frac{d^2 - bd - cd + bc}{(a + d) - (b + c)} \cdot$$

Pour que x soit positif, il faut que l'on ait

$$a + d > b + c \quad \text{et} \quad bc > ad$$

ou

$$a + d < b + c \quad \text{et} \quad bc < ad.$$

Cette dernière condition ne diffère d'ailleurs pas de la première, puisqu'elle s'en déduit en mettant b et c à la place de a et d, ce qui reviendra à mettre les moyens à la place des extrêmes dans la proportion obtenue.

Si l'on pose par exemple

$$a = 8 \ , \ b = 5 \ , \ c = 4 \ , \ d = 2,$$

on a :

$$x = \frac{5 \times 4 - 8 \times 2}{(8 + 2) - (5 + 4)} = 4.$$

La proportion cherchée est alors

$$\frac{8 + 4}{5 + 4} = \frac{4 + 4}{2 + 4} \quad \text{ou} \quad \frac{12}{9} = \frac{8}{6} \cdot$$

726. *Un ouvrier fait* a *mètres d'ouvrage par jour, un second fait* b *mètres. Le premier ouvrier a une avance de* m *mètres. Après combien de temps les ouvriers auront-ils fait le même nombre de mètres?* (DISCUSSION.)

Soit x le nombre de jours cherché; au bout de ce temps le premier ouvrier aura fait en tout $ax + m$ mètres et le second bx. On aura donc l'égalité

$$ax + m = bx \tag{1}$$

d'où

$$x = \frac{m}{b - a} \cdot$$

DISCUSSION. — 1° Si l'on a $b > a$, la valeur de x est positive, de sorte qu'il arrivera un jour où le second ouvrier aura fait autant de mètres d'ouvrage que le premier.

2° Si $b < a$, la valeur de x est négative; ce qui prouve que l'événement cherché n'aura pas lieu dans l'avenir. Mais il a pu se produire dans le passé.

En supposant qu'il en soit ainsi, le problème s'énoncerait :

Un ouvrier fait a *mètres d'ouvrage par jour, un second fait* b *mètres; le premier a une avance de* m *mètres. Combien y a-t-il de jours que les ouvriers avaient fait le même nombre de mètres?*

et il aurait pour équation

$$ax - m = bx.$$

Or cette équation n'est autre que l'équation (1) dans laquelle on aurait changé les signes des termes en x; elle admet donc pour racine positive la valeur absolue de la racine négative. Le temps indiqué par cette solution doit par conséquent être compté dans le passé.

3° Si $b = a$, et que l'on ait en même temps $m \gtrless o$, la valeur de x se présente sous la forme $\dfrac{m}{o}$, symbole de l'impossibilité. Les deux ouvriers travaillant avec la même vitesse, le second ne pourra jamais avoir fait autant de mètres que le premier ; le problème est réellement impossible.

Enfin, si l'on a en même temps $b = a$ et $m = o$, on trouve $x = \dfrac{o}{o}$, symbole de l'indétermination. Le problème est lui-même indéterminé, car à une époque quelconque, les deux ouvriers ont fait le même nombre de mètres d'ouvrage.

727. *On a dans un vase 280 litres de vin à 60 cent., et dans un autre du vin à 50 cent. le litre. On ôte du premier vase un certain nombre de litres qu'on remplace par la même quantité de vin de la seconde qualité, puis on ajoute une quantité triple d'eau, ce qui fait que le mélange revient à 41 centimes le litre. Combien a-t-on mis de vin de seconde qualité et combien d'eau ?*

Réponse : 40 litres de vin et 120 litres d'eau.

Soit x le nombre de litres de la deuxième qualité.

Le prix du mélange est de

$$(280 - x) \times 60 + 50x.$$

Une autre expression du même prix est

$$(280 + 3x) \times 41.$$

On a donc

$$(280 - x) \times 60 + 50x = (280 + 3x) \times 41$$

d'où

$$x = 40.$$

728. *Deux ouvriers travaillent ensemble : le premier gagne 2 fr. par jour de plus que le second. Après avoir travaillé chacun le même nombre de jours, le premier touche 175 fr. et le second 125 fr. On demande ce que chaque ouvrier gagnait par jour.*

Réponse : 7 fr. et 5 fr.

Si le premier ouvrier gagne x francs par jour, le gain journalier du second est $x - 2$.

Le premier a travaillé $\dfrac{175}{x}$ jours et le second $\dfrac{125}{x - 2}$.

On a donc

$$\frac{175}{x} = \frac{125}{x - 2}$$

d'où

$$x = 7.$$

Les salaires sont donc 7 fr. et 5 fr.

729. *Deux ouvriers travaillent ensemble : le premier, qui gagne 2 fr.. par jour de plus que le second, travaille pendant 34 jours et touche 13 fr. de plus que le second, qui a travaillé pendant 45 jours. Quels sont les salaires journaliers de ces deux ouvriers ?*

Réponse :   7 fr.   et   5 fr.

Le salaire du premier étant x, celui du second est $x - 2$. En 34 jours, le premier gagne $34x$; en 45 jours, le second gagne $45(x - 2)$.

Donc
$$34x - 45(x - 2) = 13.$$
d'où
$$x = 7.$$

Les salaires sont donc 7 fr. et 5 fr.

730. *La différence entre deux nombres est 18 ; on les augmente chacun de 4 ; le plus grand devient alors le quadruple du plus petit ; quels sont ces nombres ?*

Réponse :   20   et   2.

Plus grand nombre, x ; plus petit $x - 18$.
Équation du problème
$$x + 4 = 4(x - 14)$$
d'où
$$x = 20.$$

Les nombres sont 20 et 2.

731. *Un régiment devait mettre 12 jours pour arriver à sa destination ; mais au moment du départ, il reçoit un ordre qui lui enjoint d'arriver 3 jours plus tôt. En vertu de cet ordre, le régiment doit faire 9 km. de plus par jour. Quelle distance a-t-il à parcourir ?*

Réponse :   324 km.

Soit x la distance cherchée. Lorsque le régiment met 12 jours pour la parcourir, il fait $\frac{x}{12}$ km. par jour ; en mettant 3 jours de moins ou 9 jours, il fait $\frac{x}{9}$ km. par jour. Or ce dernier nombre surpasse de 9 le premier ; on a donc l'équation
$$\frac{x}{9} - \frac{x}{12} = 9.$$
D'où l'on tire
$$x = 324.$$

732. *Un excursionniste monte dans une voiture qui fait 15 km. à l'heure. Au bout d'un certain temps il quitte la voiture et revient sur ses pas en faisant à pied 5 km. à l'heure. Sa promenade a duré 4 heures. A quelle distance a-t-il quitté la voiture ?*

Réponse :   15 km.

Représentons par x la distance inconnue. Pour la parcourir en voiture, l'excursionniste met $\frac{x}{15}$ heures, et pour la parcourir à pied, il met $\frac{x}{5}$ heures. On a par conséquent

$$\frac{x}{15} + \frac{x}{5} = 4$$

d'où $\qquad x = 15.$

733. A *dit à* B : « *J'ai deux fois l'âge que vous aviez quand j'avais l'âge que vous avez, et quand vous aurez l'âge que j'ai, nous aurons ensemble 63 ans.* » *On demande l'âge de* A *et celui de* B.

Réponse : 28 ans et 21 ans.

Soient x l'âge de A et y l'âge de B. Leur différence est $x - y$. Lorsque A avait y, B avait $y - (x - y)$ ou $2y - x$, et comme A a aujourd'hui le double de cet âge, on a une première relation

$$x = 2(2y - x) \quad \text{ou} \quad 3x = 4y. \qquad (1)$$

Lorsque B aura x, A aura $x + (x - y)$ ou $2x - y$, et ils auront ensemble 63 ans. On a donc la deuxième relation

$$x + 2x - y = 63 \quad \text{ou} \quad 3x - y = 63. \qquad (2)$$

De ces équations on tire aisément

$$4y - y = 63 \quad \text{ou} \quad y = 21$$

et, par suite, $\qquad 3x = 84 \quad \text{ou} \quad x = 28.$

734. *Le diamètre d'une pièce de 5 fr. en argent est de 37 millimètres, et celui d'une pièce de 2 fr. de 27 millimètres; on veut former la longueur du mètre avec 30 pièces, les unes de 2 fr. et les autres de 5 fr. Combien faut-il prendre de pièces de chaque espèce?*

Réponse : 19 pièces de 5 fr. et 11 pièces de 2 fr.

Soit x le nombre des pièces de 5 fr.; celui des pièces de 2 fr. sera $30 - x$. On aura par conséquent

$$37x + 27(30 - x) = 1000$$

d'où $\qquad 10x = 1000 - 810$
$$x = 19.$$

735. *Une personne a payé 103 fr. avec 32 pièces de 5 fr. et de 2 fr. Combien a-t-elle donné de pièces de chaque espèce ?*

Réponse : 13 pièces de 5 fr. et 19 pièces de 2 fr.

Nombre des pièces de 5 fr., x; nombre des pièces de 2 fr., $32 - x$. Équation du problème

$$5x + 2(32 - x) = 103$$

d'où $\qquad x = 13.$

736. *Une personne a vendu 55 hectolitres de blé pour 1388 fr. Une* *partie a été vendue à 28 fr. l'hectolitre et le reste à 24 fr. On demande combien cette personne a vendu d'hectolitres à 28 fr., et combien à 24 fr. ?*

Réponse :   17 hl. à 28 fr.   et   38 hl. à 24 fr.

Nombre d'hectolitres à 28 fr., x ; nombre d'hectolitres à 24 fr., $55 - x$. Équation du problème

$$28x + 24(55 - x) = 1388$$

d'où

$$4x = 1388 - 24 \times 55$$
$$x = 17.$$

737. *On coule dans une usine 587 pièces de fonte ; les unes pèsent 10 kg. et les autres 15 kg. Le poids total de toutes ces pièces est de 7055 kg. On demande le nombre de pièces de chaque espèce.*

Réponse :   350 pièces de 10 kg.   et   237 pièces de 15 kg.

Soient x pièces de 10 kg., et, par conséquent $587 - x$ pièces de 15 kg. On a évidemment

$$10x + 15(587 - x) = 7055$$

d'où

$$5x = 587 \times 15 - 7055$$
$$x = 350.$$

738. *Un train qui part de Paris à 8 heures du matin doit arriver à Strasbourg à 10 heures du soir. Un deuxième train parti de Strasbourg à midi doit arriver à Paris à minuit. On demande à quelle distance de Paris les deux trains se croiseront sachant que la distance de Paris à Strasbourg est de 500 kilomètres.*

Réponse : $307^{km}\ \dfrac{9}{13}$.

Soit x km. la distance de Paris au point de rencontre.

Le train de Paris ayant une vitesse de $\dfrac{500}{14}$ met $x : \dfrac{500}{14}$ ou $\dfrac{14x}{500}$ heures

pour parcourir x km. Le train de Strasbourg ayant une vitesse de $\dfrac{500}{12}$

met, pour parcourir $500 - x$ km., $\dfrac{(500 - x)12}{500}$ heures. Le train de Paris met évidemment 4 heures de plus que celui de Strasbourg pour arriver au point de rencontre. On a donc l'équation

$$\frac{14x}{500} - \frac{(500 - x) \times 12}{500} = 4$$

d'où

$$x = 307\frac{9}{13}.$$

739. *Deux trains partant au même instant de Paris et de Lyon vont à la rencontre l'un de l'autre et se croisent au bout de 8 heures. La vitesse du train de Paris est à celle du train de Lyon comme 3 est à 2. Quelles sont ces vitesses, sachant que la distance de Paris à Lyon est de 512 km ?*

Réponse : $38^{km},4$ et $25^{km},6$.

Soit x la vitesse du train de Paris ; la vitesse du train de Lyon est $\dfrac{2x}{3}$. On a évidemment la relation

$$8x + \frac{16x}{3} = 512$$

d'où

$$40x = 1536$$

$$x = 38,4.$$

Les vitesses sont donc $38^{km},4$ et $\dfrac{38^{km},4 \times 2}{3} = 25^{km},6$.

740. *Deux mobiles parcourent une route circulaire de 360 mètres de longueur ; ils partent ensemble du même point, l'un avec une vitesse de 12 mètres, et l'autre avec une vitesse de 18 mètres ; on demande : 1° au bout de combien de temps les deux mobiles se rencontreront ; 2° à quelle distance du point de départ ; 3° au bout de combien de temps ils seront séparés par une distance de 24 mètres avant et après leur rencontre ?*

Réponse :   60 unités de temps   ;   au point de départ ;
4 unités, 56 unités, 64 unités.

Soit x le nombre d'unités de temps au bout duquel les deux mobiles se rencontreront. A ce moment le second mobile aura parcouru 360 mètres de plus que le premier.

On a donc la relation

$$18x - 12x = 360$$

d'où

$$x = 60.$$

Au bout de 60 unités de temps, le premier mobile aura parcouru $12 \times 60 = 720$ mètres ou 2 tours entiers, et le second $18 \times 60 = 1080$ ou 3 tours entiers. Le point de rencontre a donc lieu au point de départ.

Soit y le temps au bout duquel les mobiles seront séparés par une distance de 24 mètres. On aura

$$18x - 12x = 24$$

d'où

$$x = 4$$

ou bien

$$18x - 12x = 360 - 24$$

d'où

$$x = 56.$$

741. *Calculer l'heure des rencontres successives des deux aiguilles d'une montre.*

Réponse : $1^h\dfrac{1}{11}$, $2^h\dfrac{2}{11}$, $3^h\dfrac{3}{11}$,   etc.

La grande aiguille parcourt 60 divisions et la petite aiguille 5 divisions à l'heure.

Soit x le nombre d'heures au bout duquel aura lieu la rencontre ; à ce moment la grande aiguille aura parcouru un tour entier ou 60 divisions de plus que la petite. On a donc la relation

$$60x - 5x = 60$$

.d'où
$$11x = 12$$

$$x = \frac{12}{11} = 1^{\text{h}}\,\frac{1}{11}\,.$$

La deuxième rencontre aura donc lieu à $2^{\text{h}}\,\frac{2}{11}$, la 3ᵉ à $3^{\text{h}}\,\frac{3}{11}$, et ainsi de suite.

742. *On a expédié un courrier qui fait 7 myriamètres en 5 heures; 8 heures après son départ, on fait partir, pour le rejoindre, un autre courrier qui fait 5 myriamètres en 3 heures. Dans combien de temps le dernier courrier atteindra-t-il le premier?*

Réponse : 42 heures.

Supposons que la rencontre ait lieu dans x heures. Pendant ce temps, le second courrier parcourt

$$\frac{5x}{3}\ \text{myriamètres.}$$

Le premier courrier, qui a marché pendant $(8 + x)$ heures a parcouru

$$\frac{7(8 + x)}{5}\ \text{myriamètres.}$$

Ces deux distances devant être nécessairement égales, on a l'équation

$$\frac{5x}{3} = \frac{7(8 + x)}{5}$$

d'où
$$25x = 168 + 21x$$

$$x = \frac{168}{4} = 42.$$

743. *Un courrier qui fait a km. en b heures est parti c heures avant un deuxième courrier qui fait a′ km. en b′ heures. Trouver l'expression générale du temps qu'il faut au deuxième courrier pour atteindre le premier.*

Réponse : $\mathbf{x = \dfrac{acb'}{ba' - ab'}}$.

Les vitesses des deux courriers sont $\frac{a}{b}$ et $\frac{a'}{b'}$.

Soit x le nombre d'heures au bout duquel le second atteindra le premier. Il fait le même chemin en x heures que le premier en $c + x$ heures. On a donc l'égalité

$$\frac{a'x}{b'} = \frac{a(c + x)}{b} \tag{1}$$

d'où
$$ba'x = acb' + ab'x$$

$$(ba' - ab')x = acb'$$

$$x = \frac{acb'}{ba' - ab'}\,.$$

DISCUSSION. — La quantité acb' étant positive, x sera positif si l'on a

$$ba' - ab' > o \quad \text{ou} \quad \frac{a'}{b'} > \frac{a}{b} \; .$$

C'est-à-dire si la vitesse du second courrier est supérieure à celle du premier.

Lorsqu'on a $ba' - ab' < o$ ou $\frac{a'}{b'} < \frac{a}{b}$, le problème tel qu'il est posé n'est plus possible ; mais si l'on suppose les deux courriers en mouvement sur la même route depuis un temps indéfini, la rencontre a pu avoir lieu dans le passé, et la solution négative est susceptible d'une interprétation. Si l'on change le signe de x dans l'équation (1) cette équation devient

$$ -\frac{a'x}{b'} = \frac{a(c-x)}{b} \quad \text{ou} \quad \frac{a'x}{b'} = \frac{ax}{b} - \frac{ac}{b} \; .$$

On sait que cette équation admet pour solution positive la valeur absolue de la racine négative de l'équation (1). De plus cette équation n'est autre que celle qu'on poserait si l'on supposait que la rencontre ait eu lieu x heures avant que le deuxième courrier soit au point primitif de départ. Donc la valeur négative de x indiquera un temps déjà écoulé.

Si l'on a $ba' - ab' = o$ au $\frac{a'}{b'} = \frac{a}{b}$; la valeur de x devient $x = \frac{acb'}{o}$, symbole de l'impossibilité. Il est visible en effet que le problème est lui-même impossible, car les vitesses des deux courriers étant égales, ils seront toujours séparés par la distance $\frac{ac}{b}$ parcourue en c heures par le premier courrier.

Enfin, si l'on avait en même temps $c = o$ et $\frac{a'}{b'} = \frac{a}{b}$, la valeur de x deviendrait $\frac{o}{o}$, symbole de l'indétermination. Le problème est réellement indéterminé ; en effet les deux courriers étant ensemble au point de départ et marchant avec la même vitesse se rencontrent en tous les points de leur trajet.

744. *On place un certain capital à 4 %, pendant 130 jours ; puis le capital et les intérêts réunis à 6 % pendant 120 jours. L'intérêt annuel de ce dernier placement ayant été de 365',20, on demande quel était le capital primitif.*

Réponse : 6000 fr.

Soit x le capital cherché. Sa valeur acquise à 4 % au bout de 130 jours est de

$$ \frac{x(36000 + 4 \times 130)}{36000} \quad \text{ou} \quad \frac{913x}{900} $$

L'intérêt de ce capital à 6 % pendant 120 jours est de

$$ \frac{913x \times 6}{900 \times 300} \; . $$

Mais il est aussi de
$$\frac{365^f,20}{3}$$

On a donc l'équation
$$\frac{913x \times 6}{900 \times 300} = \frac{365,20}{3}$$

d'où
$$x = \frac{355,20 \times 900 \times 300}{913 \times 6}$$

ou
$$x = \frac{5478000}{913} = 6000.$$

745. *Une personne place les* $\frac{3}{4}$ *de ses fonds à 6 %, et le reste à 5 % ; elle retire en tout 920 fr. d'intérêt annuel. Quelle est sa fortune et quelle somme a-t-elle placée à chaque taux?*

Réponse : Fortune totale 16000 fr.

Soit x la fortune de cette personne. Elle place $\frac{3x}{4}$ à 6 %, ce qui donne
$$\frac{3x \times 6}{400}$$

et $\frac{x}{4}$ à 5 %, ce qui produit
$$\frac{x \times 5}{400}.$$

Donc
$$\frac{18x}{400} + \frac{5x}{400} = 920$$

d'où
$$x = \frac{368000}{23} = 16000.$$

Cette personne a donc placé 12000 fr. à 6 % et 4000 fr. à 5 %.

746. *Une personne a divisé un capital de 12000 fr. en deux parties, puis elle a placé la première à 6 % et la seconde à 4,5 %. Elle a obtenu le même revenu que si elle eût placé la somme entière à 5 %. On demande combien elle avait placé à chaque taux.*

Réponse : 4000 fr. à 6 % et 8000 fr. à 4,5 %.

Soit x la première partie; la seconde est $12000 - x$.

En appliquant la formule des intérêts, on a l'équation :
$$\frac{6x}{100} + \frac{4,5(12000 - x)}{100} = \frac{5 \times 12000}{100}.$$

On en tire
$$1,5x = 60000 - 4,5 \times 12000$$
$$x = \frac{6000}{1,5} = 4000.$$

La seconde partie est, par suite, $12000 - 4000 = 8000$.

747. *Deux capitaux rapportent ensemble 2640 fr. d'intérêt annuel. L'un est placé à 6 %, et l'autre à 4 %; celui-ci rapporte 290 fr. de plus que le premier. Quels sont ces capitaux?*

Réponse : 19583',33' et 36625 fr.

Soient x et y ces deux capitaux. On a d'abord

$$\frac{6x}{100} + \frac{4y}{100} = 2640 \qquad (1)$$

puis

$$\frac{4y}{100} - \frac{6x}{100} = 290. \qquad (2)$$

Par addition, il vient

$$\frac{8y}{100} = 2930, \quad \text{ou} \quad y = \frac{293000}{8} = 36625.$$

Par soustraction

$$\frac{12x}{100} = 2350, \quad \text{ou} \quad x = \frac{235000}{12} = 19583',33.$$

748. *Une personne place un capital de 9000 fr. à 4 %; 3 ans après elle place un nouveau capital de 12000 fr. à 5 %. Au bout de combien de temps les deux capitaux auront-ils rapporté le même intérêt?*

Réponse : 4 ans $\frac{1}{2}$.

Soit x, le temps cherché.

Le premier capital, placé pendant $x + 3$ ans à 4 %, rapporte

$$\frac{9000 \times 4 \times (x + 3)}{100}.$$

Le second capital, placé pendant x années à 5 %, rapporte

$$\frac{12000 \times 5 \times x}{100}.$$

On a, par conséquent, l'égalité

$$\frac{9000 \times 4 \times (x + 3)}{100} = \frac{12000 \times 5 \times x}{100}$$

d'où l'on tire

$$360(x + 3) = 600x$$

$$x = \frac{1080}{240} = 4\frac{1}{2}.$$

749. *On a deux points A et B distants de 225 km. Les 100 kg. de charbon de terre coûtent 2',40 en A et 2',80 en B. On demande le point de la ligne AB où le charbon coûte le même prix, soit qu'il vienne de A ou de B. On sait d'ailleurs qu'on paye pour le transport 0',0073 par km. et par 100 kg. pour le charbon venant de A, et 0',0064 pour le charbon venant de B.*

Réponse : 134^{km},3 du point A.

Soient x kilomètres la distance du point cherché au point A, et, par suite, $225 - x$, sa distance au point B; 100 kg. de charbon venant du point A coûteront

$$2^f,40 + 0^f,0073\,x$$

100 kg. de charbon venant du point B coûteront

$$2^f 80 + 0,0064\,(225 - x).$$

D'où, l'égalité

$$2,40 + 0,0073\,x = 2,80 + 0,0064(225 - x)$$

qui donne

$$0,0137\,x = 0,40 + 0,0064 \times 225$$

ou

$$x = \frac{1,84}{0,0137} = 134,3.$$

750. *Un nombre est composé de deux chiffres, dont la différence est 5; si l'on renverse les chiffres, le nombre ainsi obtenu ne sera que les $\dfrac{3}{8}$ du précédent. Quel est ce nombre?*

Réponse : 72.

Il est visible que le chiffre des dizaines est plus grand que celui des unités, puisqu'en renversant l'ordre des chiffres le nombre devient plus petit.

Soit x le chiffre des dizaines, celui des unités sera $x - 5$.

La valeur du nombre est

$$10x + x - 5 \quad \text{ou} \quad 11x - 5.$$

Si l'on renverse l'ordre des chiffres, le nombre devient

$$10(x - 5) + x.$$

On a donc l'égalité

$$10(x - 5) + x = \frac{3(11x - 5)}{8}.$$

D'où l'on tire

$$88x - 400 = 33x - 15$$
$$x = \frac{385}{55} = 7.$$

Le chiffre des unités est $7 - 5 = 2$ et le nombre 72.

751. *M et N ont le même revenu. M économise $\dfrac{1}{20}$ du sien, tandis que N, qui dépense par an 175 fr. de plus que M, se trouve avoir fait, au bout de 4 ans, 200 fr. de dettes. Quel est le revenu?*

Réponse : 2500 fr.

Soit x le revenu. Si M économise $\dfrac{1}{20}$ du sien, il dépense $\dfrac{19x}{20}.$ La dépense annnuelle de N est donc de $\dfrac{19x}{20} + 175$. Or, en 4 ans, N fait

200 fr. de dettes, ou 50 fr. par an. En un an N dépense donc son revenu plus 50 fr. ou $x + 50$. On a par conséquent

$$\frac{19x}{20} + 175 = x + 50$$

d'où
$$x = 2500.$$

752. *Un marchand a deux espèces de vin, à 60 cent. et à 90 cent.; il veut en faire un mélange de 300 litres qu'il puisse vendre, sans profit ni perte, au prix de 70 cent. Combien devra-t-il prendre de litres de chaque espèce ?*

Réponse :   200 litres à 60 cent. et 100 litres à 90 cent.

Si ce marchand prend x litres à 60 cent. il en prendra $300 - x$ à 90 cent. D'où l'égalité

$$60x + 90(300 - x) = 300 \times 70$$

qui donne
$$x = 200.$$

753. *Soient* a *le prix du vin de la première qualité,* b *le prix du vin de la seconde,* n *le nombre de litres, et* c *le prix du litre du mélange; quelle est l'expression de l'une et de l'autre des quantités à prendre pour faire ce mélange?*

$$\textbf{Réponse :   } \mathbf{x = \frac{n(c - b)}{a - b}}$$

En raisonnant comme dans le problème précédent, on a immédiatement l'égalité

$$ax + b(n - x) = nc$$

d'où
$$(a - b)x = n(c - b)$$
$$x = \frac{n(c - b)}{a - b} \, .$$

Pour que le problème soit possible, il faut que x soit positif et plus petit que n.

Si $a > b$, on doit avoir $c > b$,

et de plus $c - b < a - b$ ou $c < a$.

La condition de possibilité est donc

$$a > c > b.$$

Si $a < b$, on doit avoir $c < b$. La valeur de x pourra alors s'écrire $x = \frac{n(b - c)}{b - a}$; pour que cette valeur soit moindre que n, il faut que

$$b - c < b - a \quad \text{ou} \quad a < c.$$

D'où $b > c > a.$

Dans tous les cas c doit être compris entre a et b.

754. *On a deux lingots d'or dont les titres sont 0,900 et 0,750; on veut* *faire un alliage de 500 gr. au titre de 0,812. Combien faudra-t-il prendre de chacun des deux lingots ?*

Réponse : 206gr,666 et 293gr,334.

Si l'on prend x gr. du premier lingot, on prendra $(500 - x)$ gr. du second.

Le premier lingot contient $0,900x$ gr. d'or pur.
Le deuxième — $0,750(500 - x)$ gr. d'or pur.
L'alliage — $0,812 \times 500$ gr. d'or pur.
D'où l'égalité

$$0,900x + 0,750(500 - x) = 0,812 \times 500$$

qui donne

$$150x = 500 \times 62$$
$$x = \frac{500 \times 62}{150} = 206,666.$$

On prendra donc 206gr,666 à 0,900 et $500 - 206,666 = 293$gr,334 à 0,750.

755. *On ajoute à un nombre son tiers plus 176; on multiplie le résultat par $2\frac{1}{2}$, on obtient un nombre qui surpasse d'autant le nombre 1000 que le nombre donné est lui-même au-dessous de 1000. Quel est ce nombre ?*

Réponse : 360.

L'équation du problème est visiblement

$$\left(x + \frac{x}{3} + 176\right) \times 2,5 - 1000 = 1000 - x.$$

D'où l'on tire

$$(4x + 528)2,5 = 6000 - 3x$$
$$13x = 6000 - 1320$$
$$x = \frac{4680}{13} = 360.$$

756. *En faisant n de mes pas, je parviendrais à peu près au bout d'une distance l; mais en les augmentant chacun d'une quantité égale à $\frac{1}{m}$, je la dépasserais d'autant que je serais resté en deçà dans le premier cas. Quelle est la longueur de mes pas ?*

Réponse : $\dfrac{2lm}{2mn + n}$.

Soit x la longueur des pas. On a évidemment

$$l - nx = \frac{n(m + 1)x}{m} - l$$

d'où

$$lm - mnx = (mn + n)x - lm$$
$$x = \frac{2lm}{2mn + n} .$$

757. *A, B, C ont mis en commun une somme pour une affaire commerciale ; B a mis la moitié de plus que A, et C 300 fr. de plus que A et B ensemble ; C retire du gain total, qui se monte à 5020 fr., la somme de 2570 fr. Quelle est la mise de chacun des sociétaires ?*

Réponse : 2450 fr. , 3675 fr. , 6425 fr.

Soient x la mise de A, et, par suite, $\dfrac{3x}{2}$ la mise de B.

Le 3ᵉ associé C a mis

$$x + \frac{3x}{2} + 300 \quad \text{ou} \quad \frac{5x}{2} + 300.$$

La somme totale des mises est donc

$$x + \frac{3x}{2} + \frac{5x}{2} + 300 \quad \text{ou} \quad 5x + 300.$$

D'où l'égalité

$$\frac{5x + 300}{5020} = \frac{\dfrac{5x}{2} + 300}{2570}$$

qui donne

$$x = 2450.$$

La mise de B est donc de

$$2450 \times \frac{3}{2} = 3675$$

et celle de C de

$$2450 + 3675 + 300 = 6425.$$

758. *Un général veut ranger son régiment en carré. Il essaye de deux manières : la première fois il lui reste 39 hommes ; en mettant un homme de plus sur le côté il lui manque 50 hommes pour former le carré. De combien d'hommes se compose le régiment ?*

Réponse : 1975 soldats.

Représentons par x le nombre des soldats sur le côté du premier carré ; ce carré contient x^2 soldats. En mettant un homme de plus sur le côté, le carré en contient $(x + 1)^2$. Or dans le premier cas, il reste 39 hommes à placer, et dans le second il en manque 50 pour que le carré soit complet. Le second carré doit donc contenir $39 + 50 = 89$ hommes de plus que le premier. D'où l'égalité

$$(x + 1)^2 - x^2 = 89$$
$$2x + 1 = 89$$
$$x = 44.$$

Le régiment comprend par conséquent

$$44^2 + 39 = 1975 \text{ hommes.}$$

749. *Trouver un nombre tel, que si on lui ajoute successivement les nombres a et b, la différence des carrés des deux nombres résultants soit d.*

Réponse : $\mathbf{x = \dfrac{d - a^2 + b^2}{2\,(a - b)}}$

L'équation du problème est évidemment

$$(x + a)^2 - (x + b)^2 = d.$$

D'où l'on tire :

$$2(a - b)x + a^2 - b^2 = d$$

$$x = \frac{d - a^2 + b^2}{2(a - b)}.$$

760. *Trouver trois nombres formant une proportion continue* $\dfrac{x}{y} = \dfrac{y}{z}$, *qui surpassent également les nombres donnés* a, b, c. *Cas où* a $= 2$, b $= 7$, c $= 17$.

Réponse : 5 , 10 , 20.

Représentons par m la quantité constante dont les différents termes de la proportion surpassent les nombres a, b et c. On a :

$$x = a + m \quad , \quad y = b + m \quad , \quad z = c + m$$

et, par suite,

$$\frac{a + m}{b + m} = \frac{b + m}{c + m}$$

d'où l'on tire :

$$ac + (a + c)m + m^2 = b^2 + 2bm + m^2$$

$$m = \frac{b^2 - ac}{a + c - 2b}. \tag{1}$$

Dès lors,

$$x = a + \frac{b^2 - ac}{a + c - 2b} = \frac{(a - b)^2}{a + c - 2b}$$

$$y = b + \frac{b^2 - ac}{a + c - 2b} = \frac{ab + bc - ac - b^2}{a + c - 2b}$$

$$z = c + \frac{b^2 - ac}{a + c - 2b} = \frac{(b - c)^2}{a + c - 2b}.$$

Pour

$$a = 2 \quad , \quad b = 7 \quad , \quad c = 17.$$

on a

$$m = 3 \quad , \quad x = 5 \quad , \quad y = 10 \quad , \quad z = 20.$$

761. *Une personne a placé deux capitaux à intérêts simples : le premier à 6 %/0 et le second à 4 %/0. Elle a retiré au bout de 175 jours une somme de 21525 fr. pour les capitaux et les intérêts. Trouver ces capitaux, sachant que le premier est les* $\dfrac{3}{4}$ *du second.*

Réponse : 9000 fr. et 12000 fr.

Si le second capital est x, le premier est $\dfrac{3x}{4}$.

La valeur acquise du capital x à 6 %/0 au bout de 175 jours est de

$$\frac{x(36000 + 6 \times 175)}{36000},$$

La valeur acquise du capital $\dfrac{3x}{4}$ au bout du même temps à 4 %/$_0$ est

$$\frac{3x\,(36000 + 4 \times 175)}{4 \times 36000}.$$

On a donc l'égalité

$$\frac{x\,(36000 + 6 \times 175)}{36000} + \frac{3x\,(36000 + 4 \times 175)}{4 \times 36000} = 21525$$

d'où l'on tire, après simplification,

$$x = \frac{287 \times 12000}{287} = 12000.$$

Le second capital étant 12000 fr., le premier est 9000 fr.

762. *Un particulier place les* $\dfrac{14}{19}$ *de son avoir en* 3 %/$_0$ *au cours de* 84 *fr.,
et le reste en* 5 %/$_0$ *au cours de* 114 *fr. ; le deuxième placement lui rapporte* 200 *fr.
de moins que le premier. Trouver son avoir et son revenu annuel.*

Réponse : Avoir 13537',50; Revenu 512',50.

Soit x la fortune totale du particulier.

$\dfrac{14x}{19}$ en 3 %/$_0$ au cours de 84 fr. rapportent

$$\frac{3 \times 14x}{84 \times 19}$$

$\dfrac{5x}{19}$ en 5 %/$_0$ au cours de 114 fr. rapportent :

$$\frac{5 \times 5x}{114 \times 19}$$

On a donc l'équation :

$$\frac{3 \times 14x}{84 \times 19} - \frac{25x}{114 \times 19} = 200$$

d'où $\qquad\qquad x = 13537',50.$

Les $\dfrac{14}{19}$ de cette somme en 3 %/$_0$ rapportent

$$\frac{3 \times 14 \times 13537,50}{84 \times 19} = 356',25.$$

Les $\dfrac{5}{19}$ de cette somme en 5 %/$_0$ rapportent

$$\frac{5 \times 5 \times 13537,50}{114 \times 19} = 156',25.$$

Le revenu total est donc de

$$356',25 + 156,25 = 512',50.$$

763. *On a reçu le* 19 *mars* 1600 *fr. pour un billet de* 1612 *fr. escompté
en dedans à* 6 %/$_0$. *Quelle était l'échéance?*

Réponse : 3 mai.

L'escompte $1612 - 1600 = 12$ fr. représente l'intérêt de 1600 fr. à 6 %, depuis le 19 mars jusqu'au jour de l'échéance. Soit x le nombre de jours ; on a l'équation

$$\frac{1600 \times 6 \times x}{36000} = 12$$

d'où
$$x = 45.$$

764. *Deux bateaux, conduits avec la même vigueur, vont l'un de* A *vers* B, *en suivant le courant et en* h *heures ; l'autre de* B *vers* A *contre le courant. La distance de* A *à* B *étant* d *et le second bateau mettant* m *heures de plus que l'autre à franchir la distance* d, *on demande quelle est la vitesse du courant qui va vers* B ?

$$\textbf{Réponse} : \quad \frac{\mathbf{dm}}{\mathbf{2\,h\,(h + m)}} \cdot$$

Le premier bateau, qui a parcouru la distance d en h heures a fait $\dfrac{d}{h}$ à l'heure. Cette quantité est la somme de la vitesse propre du bateau et de la vitesse du courant. La vitesse propre de ce bateau est donc $\dfrac{d}{h} - x$.

Le deuxième bateau, qui a parcouru la distance d en $h + m$ heures a fait $\dfrac{d}{h + m}$ à l'heure. Cette quantité est égale à la vitesse propre du navire diminuée de la vitesse du courant. La vitesse propre de ce bateau est donc de

$$\frac{d}{h + m} + x.$$

Comme les deux bateaux sont conduits avec la même vigueur, on a

$$\frac{d}{h} - x = \frac{d}{h + m} + x$$

d'où
$$x = \frac{dm}{2\,h\,(h + m)} \cdot$$

765. *Un batelier ramant avec la marée franchit* n *km. en* t *heures. Au retour, il emploie* t' *heures pour franchir la même distance en ramant contre une marée* m *fois plus forte que la première. Quelle est la vitesse de celle-ci ?*

$$\textbf{Réponse} : \quad \frac{\mathbf{n\,(t' - t)}}{\mathbf{tt'\,(m + 1)}}$$

Soit x la vitessse due à la première marée ; la vitesse due à la seconde sera mx.

Quand le batelier rame avec la première ramée, il parcourt $\dfrac{n}{t}$ km. à l'heure. Sa vitesse propre est donc $\dfrac{n}{t} - x$.

Quand il rame contre la deuxième marée, il parcourt $\dfrac{n}{t'}$ km. à l'heure. Sa vitesse propre est donc de $\dfrac{n}{t'} + mx$.

La nature de la question conduit à l'égalité

$$\frac{n}{t} - x = \frac{n}{t'} + mx$$

d'où
$$x = \frac{n(t' - t)}{tt'(m + 1)} \,.$$

PROBLÈMES DU PREMIER DEGRÉ A PLUSIEURS INCONNUES

766. *Quelle est la fraction qui devient égale à* $\frac{2}{3}$ *quand on augmente ses deux termes de 5, et à* $\frac{5}{8}$ *quand on les augmente de 3?*

$$\text{Réponse} : \quad \mathbf{\frac{7}{13}} \cdot$$

Si la fraction inconnue est représentée par $\frac{x}{y}$, on a évidemment les deux équations :

$$\frac{x + 5}{y + 5} = \frac{2}{3} \tag{1}$$

$$\frac{x + 3}{y + 3} = \frac{5}{8} \tag{2}$$

que l'on peut écrire

$$3x - 2y = -5. \tag{3}$$
$$8x - 5y = -9. \tag{4}$$

On tire aisément de ces équations $x = 7$, $y = 13$.

767. *Trouver deux nombres tels, que leur différence soit le cinquième de leur somme et le vingt-quatrième de leur produit.*

$$\text{Réponse} : \quad \mathbf{12} \quad \text{et} \quad \mathbf{8.}$$

Les deux équations de ce problème sont :

$$x - y = \frac{x + y}{5} \tag{1}$$

$$x - y = \frac{xy}{24} \,. \tag{2}$$

De l'équation (1) on tire

$$5x - 5y = x + y \quad , \quad \text{ou } y = \frac{2x}{3} \cdot$$

Portant cette valeur dans l'équation (2), on a

$$x - \frac{2x}{3} = \frac{x}{24} \times \frac{2x}{3}$$

d'où
$$x = \frac{x^2}{12} \quad \text{ou} \quad 1 = \frac{x}{12} \quad , \quad x = 12.$$

Par suite
$$y = \frac{2 \times 12}{3} = 8.$$

768. *Trouver trois nombres tels, que la somme du premier et du deuxième soit 55, celle du premier et du troisième, 62, et celle du deuxième et du troisième, 83.*

Réponse : 17 , 38 , 45.

Équations de ce problème :

$$x + y = 55 \qquad (1)$$
$$x + z = 62 \qquad (2)$$
$$y + z = 83. \qquad (3)$$

Par addition, on en tire :

$$x + y + z = \frac{55 + 62 + 83}{2} = 100. \qquad (4)$$

En retranchant de (4) successivement les équations (1), (2) et (3), on a

$$z = 100 - 55 = 45$$
$$y = 100 - 62 = 38$$
$$x = 100 - 83 = 17.$$

769. *Trouver trois nombres tels, que le premier augmenté de la moitié de la somme des deux autres soit 54, le deuxième augmenté de la moitié de la somme des deux autres 41, et le troisième augmenté de la moitié de la somme des deux autres, 83.*

Réponse : 19 , —7 , 77.

Équations

$$x + \frac{y + z}{2} = 54 \qquad (1)$$

$$y + \frac{z + x}{2} = 41 \qquad (2)$$

$$z + \frac{x + y}{2} = 83. \qquad (3)$$

Par addition, on a

$$x + y + z = \frac{54 + 41 + 83}{2} = 89 \qquad (4)$$

Si on retranche (1) de (4), on trouve

$$\frac{y + z}{2} = 35 \quad \text{et, par suite,} \quad x = 54 - 35 = 19.$$

On aura de même

$$\frac{z + x}{2} = 48 \qquad - \qquad y = 41 - 48 = -7$$

$$\frac{x + y}{2} = 6 \qquad - \qquad z = 83 - 6 = 77.$$

770. *Là somme de deux nombres est* 19. *Si de* 10 *fois le premier plus le second on retranche* 10 *fois le second plus le premier, on a* 45 *pour reste. Quels sont ces nombres ?*

Réponse : 12 et 7.

Soient x et y les deux nombres cherchés. L'énoncé du problème conduit immédiatement aux équations

$$x + y = 19 \qquad (1)$$
$$10x + y - 10y - x = 45. \qquad (2)$$

La seconde équation donne

$$x - y = 5. \qquad (3)$$

On tire aisément des équations (1) et (3)

$$x = \frac{19 + 5}{2} = 12 \quad , \quad y = \frac{19 - 5}{2} = 7.$$

771. *La somme des deux chiffres d'un nombre est* 11. *Si l'on met le chiffre des unités à la place de celui des dizaines et réciproquement, le nombre diminue de* 45. *Quel est ce nombre ?*

Réponse : 83.

Soient x le chiffre des dizaines et y le chiffre des unités.
La valeur du nombre est $10x + y$.
La valeur du nombre renversé est $10y + x$.
On a donc les deux équations :

$$x + y = 11 \qquad (1)$$
$$10x + y - 10y - x = 45. \qquad (2)$$

L'équation (2) peut s'écrire
$$x - y = 5 \qquad (3)$$
On a, par suite,
$$x = \frac{11 + 5}{2} = 8 \quad , \quad y = \frac{11 - 5}{2} = 3.$$

772. *Un nombre de deux chiffres vaut* 7 *fois la somme de ses chiffres, et le carré de cette somme est égal aux* $\frac{12}{7}$ *du nombre. Quel est ce nombre ?*

. **Réponse 84.**

Soient x le chiffre des dizaines et y le chiffre des unités.

La valeur du nombre est $\quad 10x + y$.
On a donc les équations :

$$10x + y = 7(x + y) \qquad (1)$$
$$(x + y)^2 = \frac{12}{7}(10x + y). \qquad (2)$$

De l'équation (1) on tire
$$x = 2y. \qquad (3)$$

En multipliant les équations (1) et (2) et faisant disparaître les facteurs communs aux deux membres, on a,

$$x + y = 12. \tag{4}$$

Des relations (3) et (4), on a immédiatement

$$y = 4 \quad \text{et} \quad x = 8.$$

773. *Un capitaliste emprunte 32000 fr. à un certain taux, parce qu'il a l'occasion de placer 92000 fr. à un taux plus élevé; il gagne à cette opération 3620 fr.; une autre fois et aux mêmes conditions, il emprunte 37600 fr. pour prêter 70000 fr., ce qui lui rapporte un bénéfice de 2157 fr. A quel taux a-t-il emprunté? et à quel taux a-t-il prêté?*

Réponse : 4',50 , 5',50.

Soient x le taux le plus élevé et y le taux le plus faible.
On a évidemment les deux équations

$$\frac{92000\,x}{100} - \frac{32000\,y}{100} = 3620 \tag{1}$$

$$\frac{70000\,x}{100} - \frac{37600\,y}{100} = 2158 \tag{2}$$

ou
$$46\,x - 16\,y = 181 \tag{3}$$
$$700\,x - 376\,y = 2158. \tag{4}$$

De (3), on a
$$x = \frac{181 + 16y}{46}\,.$$

Si l'on porte cette valeur dans (4), il vient

$$\frac{700(181 + 16y)}{46} - 376y = 2158$$

d'où $\quad y = \dfrac{27478}{6096} = 4,50;\quad$ par suite $\quad x = \dfrac{181 + 16 \times 4,5}{46} = 5,50.$

774. *Un homme a deux chevaux et deux selles, dont l'une vaut 200 fr. et l'autre 8 fr.; en mettant la meilleure selle sur le premier cheval et la moins bonne sur le deuxième, celui-ci vaut 32 fr. de moins que l'autre; en changeant les selles de place, le deuxième cheval vaut $3\frac{3}{4}$ autant que le premier. Quel est le prix de chacun des deux chevaux ?*

Réponse : 120 fr. et 160 fr.

Soient x et y les valeurs des deux chevaux.
Dans le premier cas on a la relation :

$$(x + 200) - (y + 8) = 32 \tag{1}$$

et dans le second
$$3,75\,(x + 8) = y + 200. \tag{2}$$

De (1) on tire
$$y = x + 160.$$

(2) devient donc

$$3,75\,(x + 8) = x + 160 + 200$$

d'où

$$x = 120$$

par suite

$$y = 120 + 160 = 280.$$

775. B *a prêté* 12600 *fr. de plus que* A *et à* 1 % *de plus par an, aussi retire-t-il* 730 *fr. de plus d'intérêt annuel.* C *a placé* 3000 *fr, de plus que* A *à* 2 % *de plus par an, son revenu dépasse celui de* A *de* 380 *fr. Combien chacun d'eux a-t-il placé, et à quel taux?*

Réponse : A a placé 10000 fr. à 4 % ; B, 22600 fr. à 5 % ; et C, 13000 fr. à 6 %.

Supposons que A ait prêté x fr. à y %; B a prêté $x + 12600$ à $(y + 1)$ % et C, $x + 3000$ à $(y + 2)$ %.

On a donc les deux relations :

$$\frac{xy}{100} + 730 = \frac{(x + 12600)\,(y + 1)}{100} \qquad (1)$$

$$\frac{xy}{100} + 380 = \frac{(x + 3000)\,(y + 2)}{100} \qquad (2)$$

qui se réduisent à

$$x = 60400 - 12600\,y \qquad (3)$$
$$x + 1500\,y = 16000. \qquad (4)$$

Portant la valeur de x dans (4), on a

$$60400 - 12600\,y + 1500\,y = 1600$$

d'où

$$y = \frac{444}{111} = 4$$

puis

$$x = 60400 - 12600 \times 4 = 10000.$$

On tire de là que B a placé 22600 fr. à 5 % et C, 13000 fr. à 6 %.

776. *Des officiers d'un même régiment ont fait un repas de corps; s'ils avaient été* 5 *de plus et qu'ils eussent payé chacun* 1 *fr. de plus, la dépense se serait augmentée de* 61',50; *mais s'ils avaient été* 3 *de moins, en payant* 1',50 *de moins la dépense eût été réduite de* 42 *fr. Combien étaient-ils? Combien chacun d'eux a-t-il payé?*

Réponse : 14 officiers ; écot 8',50.

Soient x le nombre des officiers et y l'écot de chacun.

L'énoncé du problème conduit immédiatement aux deux équations :

$$(x + 5)\,(y + 1) = xy + 61,50 \qquad (1)$$
$$(x - 3)\,(y - 1,50) = xy - 42. \qquad (2)$$

L'équation (1) équivaut à

$$xy + 5y + x + 5 = xy + 61,50$$

ou

$$x = 56,50 - 5y. \qquad (3)$$

L'équation (2) se réduit à

$$xy - 3y - 1,5x + 4,5 = xy - 42$$

ou
$$3y + 1,5x = 46,50. \qquad (4)$$

En y substituant la valeur de x tirée de (3), on a

$$3y + 1,5(56,50 - 5y) = 46,50$$

d'où
$$4,5y = 56,5 \times 1,5 - 46,5$$
$$y = \frac{56,5 \times 1,5 - 46,5}{4,5} = 8,50.$$

Enfin
$$x = 56,5 - 8,5 \times 5 = 14.$$

777. *Un fondeur d'étain a deux vases, et pour les deux un seul couvercle valant 90 centimes. S'il met le couvercle sur le premier, celui-ci vaudra $1\frac{1}{2}$ fois autant que le second; s'il le met sur le second, celui-ci vaudra $1\frac{1}{12}$ fois autant que le premier. Quelle est la valeur de chaque vase?*

Réponse : 3',60 et 3 fr.

La valeur des vases étant représentée par x et y, on a les deux relations

$$x + 0,9 = 1,5y \qquad (1)$$
$$\frac{13}{12}x = y + 0,9 \qquad (2)$$

De (1) on tire
$$x = 1,5y - 0,9$$

(2) devient
$$\frac{13(1,5y - 0,9)}{12} = y + 0,9$$

d'où
$$19,5y - 11,7 = 12y + 10,8$$
$$7,5y = 22,5$$
$$y = \frac{22,5}{7,5} = 3$$

par suite
$$x = 1,5 \times 3 - 0,9 = 3,6.$$

778. *Pour payer une journée de travail de 6 ouvriers et 2 manœuvres, on a dépensé 28 fr. Un autre jour, pour payer la journée de 5 ouvriers et 4 manœuvres, on a donné la même somme. Quelle est la journée d'un ouvrier et celle d'un manœuvre?*

Réponse : 4 fr. et 2 fr.

Salaire d'un ouvrier, x ; salaire d'un manœuvre, y.
Équations du problème :

$$6x + 2y = 28 \qquad (1)$$
$$5x + 4y = 28. \qquad (2)$$

Retranchons (2) de (1) après avoir multiplié celle-ci par 2, on a :

$$7x = 28 \quad \text{ou} \quad x = 4$$

puis

$$y = \frac{28 - 6 \times 4}{2} = 2.$$

779. *Trois frères,* M, N, P, *ont acheté une maison qui coûte* 32000 *fr.* M *dit qu'il pourrait payer la somme entière si* N *lui donnait* $\frac{5}{8}$ *de ce qu'il a ;* N *dit qu'il la paierait aussi si* P *lui donnait les* $\frac{8}{9}$ *de ce qu'il a. Enfin* P *dit que, pour acquitter la somme entière, il lui manque la moitié de ce qu'a* M *plus les* $\frac{3}{16}$ *de ce que possède* N. *Combien possède chacun ?*

Réponse : M, 22000 ; N, 16000 ; P, 18000.

Représentons par x, y, z l'avoir des trois frères.
On a les équations :

$$x + \frac{5y}{8} = 32000 \qquad\qquad (1)$$

$$y + \frac{8z}{9} = 32000 \qquad\qquad (2)$$

$$z + \frac{x}{2} + \frac{3y}{16} = 32000 \qquad\qquad (3)$$

Éliminons z entre (2) et (3).
De (3) on tire

$$z = 32000 - \frac{3y}{16} - \frac{x}{2} = \frac{512000 - 3y - 8x}{16} \qquad\qquad (4)$$

portant cette valeur dans (2), on a

$$y + \frac{512000 - 3y - 8x}{18} = 32000$$

ou

$$y = \frac{64000 + 8x}{15} . \qquad\qquad (5)$$

Si on substitue cette valeur dans (1), on obtient

$$x + \frac{64000 + 8x}{24} = 32000$$

d'où

$$x = \frac{704000}{32} = 22000.$$

Et enfin

$$y = \frac{64000 + 22000 \times 8}{15} = 16000$$

$$= \frac{512000 - 48000 - 176000}{16} = 18000.$$

780. *8 hectolitres d'un premier vin et 2 hectolitres d'un deuxième produisent un mélange qui vaut 36 fr. l'hectolitre; 2 hectolitres du premier vin et 3 hectolitres du second donnent un mélange valant 38 fr. l'hectolitre. Combien coûte l'hectolitre de chacun de ces deux vins?*

Réponse : 35 fr. et 40 fr.

Soient x le prix de l'hectolitre du premier vin et y le prix de l'hectolitre du deuxième. On a les équations

$$8x + 2y = 36 \times 10 \qquad\qquad (1)$$
$$2x + 3y = 38 \times 5. \qquad\qquad (2)$$

Multiplions l'équation (2) par 4 et retranchons-en l'équation (1); il vient

$$10y = 420 \quad , \quad y = 40.$$

On en déduit

$$x = \frac{38 \times 5 - 40 \times 3}{3} = 35.$$

781. *8 kg. de thé et 15 kg. de sucre coûtent ensemble 144 fr. Le thé ayant diminué de $6\frac{2}{3}$ %, et le sucre de 12,5 %, on achète encore 5 kg. de thé et 14 kg. de sucre pour 89',60. Combien a-t-on payé chaque fois le kg. de thé et le kg. de sucre?*

Réponse : Prix primitifs, 15 fr. et 1',60.

Représentons par x le prix primitif du kg. de thé et par y le prix primitif du kg. de sucre.

On a d'abord la relation

$$8x + 15y = 144. \qquad\qquad (1)$$

Le thé ayant baissé de $6\frac{2}{3}$ ou $\frac{20}{3}$ %, le kilogramme ne coûte plus que $\frac{280x}{300}$ ou $\frac{14x}{15}$. De même le sucre ayant baissé de 12,5 %, le kilogramme ne coûte plus que $\frac{87,5y}{100}$. On a alors la deuxième relation

$$5 \times \frac{14x}{15} + 14 \times \frac{87,5y}{100} = 89,60$$

ou

$$14x + 36,75y = 268,80. \qquad\qquad (2)$$

L'équation (1) donne

$$x = \frac{144 - 15y}{8}$$

et (2) devient, par substitution,

$$7\frac{(144 - 15y)}{4} + 36,75y = 268,80$$

d'où

$$y = \frac{67,20}{42} = 1,60$$

enfin,

$$x = \frac{144 - 15 \times 1,6}{8} = 15.$$

782. *Une personne, qui avait placé son argent à un certain taux, le retire, y ajoute 1000 fr. et le place à 1 % de plus : ce qui augmente son revenu de 80 fr. Un an après, elle le retire encore, y joint 500 fr., le replace à 1 % de plus et augmente ainsi son revenu de 70 fr. Trouver son avoir primitif et le premier taux.*

Réponse : Capital 3000 fr. ; taux 4 %.

Soient x et y le capital et le taux primitifs. On a, d'après les données du problème, les relations suivantes :

$$\frac{(x + 1000)(y + 1)}{100} - \frac{xy}{100} = 80 \tag{1}$$

$$\frac{(x + 1500)(y + 2)}{100} - \frac{(x + 1000)(y + 1)}{100} = 70. \tag{2}$$

De (1), on tire

$$xy + 1000y + x + 1000 - xy = 8000$$

ou
$$1000y + x = 7000. \tag{3}$$

De (2), on obtient :

$$xy + 1500y + 2x + 3000 - xy - 1000y - x - 1000 = 7000$$

ou
$$500y + x = 5000. \tag{4}$$

En retranchant (4) de (3), on a

$$500y = 2000$$
$$y = 4$$

et, par suite

$$x = 5000 - 500 \times 4 = 3000.$$

783. *Un marchand de grains a acheté du blé à 25 fr. l'hectolitre, du seigle à 16 fr. et de l'avoine à 10 fr. Il a dépensé en tout 2000 fr. Le prix du seigle surpasse celui du blé de 40 fr. et le prix de l'avoine surpasse celui du seigle de 120 fr. Combien a-t-il acheté d'hectolitres de blé, de seigle et d'avoine ?*

Réponse : blé, 24 hl. ; seigle, 40 hl. ; avoine, 76 hl.

Représentons par x, y, z, les quantités des diverses denrées. Nous avons les trois relations :

$$25x + 16y + 10z = 2000 \tag{1}$$
$$16y - 25x = 40 \tag{2}$$
$$10z - 16y = 120. \tag{3}$$

Si l'on multiplie par 2 les deux nombres de l'équation (3) et qu'on l'additionne avec les équations (1) et (2) on a

$$30z = 2280$$

d'où
$$z = \frac{228}{3} = 76.$$

De (3) on tire

$$y = \frac{10z - 120}{16} = \frac{760 - 120}{16} = 40$$

et de (2)

$$x = \frac{16y - 40}{25} = \frac{16 \times 40 - 40}{25} = 24.$$

784. *Un orfèvre a trois lingots d'argent dont les titres sont* 0,900, 0,800 *et* 0,720; *en faisant un alliage des deux premiers lingots, le titre est de* 0,840; *du premier et du troisième, de* 0,780; *le poids total des trois lingots est de* 45 *kg. Combien pèse chacun?*

Réponse : 10 kg. , 15 kg. , 20 kg.

Soient x, y, z, les poids des trois lingots. Les équations du problème sont

$$x + y + z = 45 \tag{1}$$
$$0,900x + 0,800y = 0,840(x + y) \tag{2}$$
$$0,900x + 0,720z = 0,780(x + z) \tag{3}$$

qui se réduisent à

$$x + y + z = 45 \tag{4}$$
$$y = \frac{3x}{2} \tag{5}$$
$$z = 2x \tag{6}$$

En remplaçant dans (4) y et z par leur valeur en x, on a

$$x + \frac{3x}{2} + 2x = 45$$

d'où

$$9x = 90 \quad , \quad x = 10$$
$$y = 15 \quad , \quad z = 20.$$

785. *Un nombre est composé de 4 chiffres dont la somme est* 21; *le chiffre des mille est la moitié de la somme des trois autres; le chiffre des unités est la moitié du chiffre des dizaines; enfin si du nombre on retranche* 3906, *on obtient ce nombre renversé. Quel est ce nombre?*

Réponse : 7563.

Soient x, y, z, t les 4 chiffres du nombre à partir de celui des mille. On a les relations

$$x + y + z + t = 21 \tag{1}$$
$$x = \frac{y + z + t}{2} \tag{2}$$
$$t = \frac{z}{2} \tag{3}$$
$$1000x + 100y + 10z + t - 3906 = 1000t + 100z + 10y + x \tag{4}$$

La dernière équation se réduit à :

$$111x + 10y - 10z - 111t = 434. \tag{5}$$

La valeur de t portée dans (2) donne

$$x = \frac{y + z + \frac{z}{2}}{2} = \frac{2y + 3z}{4} \tag{6}$$

Si l'on porte les valeurs de x et de t dans (1), on a

$$\frac{2y + 3z}{4} + y + z + \frac{z}{2} = 21$$

ou $\qquad\qquad 2y + 3z = 28. \tag{7}$

En portant les mêmes valeurs dans (5) on a

$$\frac{111(2y + 3z)}{4} + 10y - 10z - \frac{111z}{2} = 434$$

ou $\qquad\qquad 262y + 71z = 1736.$

De (7) on tire

$$y = \frac{28 - 3z}{2} \; .$$

Si l'on porte cette valeur dans (8) il vient :

$$131(28 - 3z) + 71z = 1736$$

d'où $\qquad\qquad z = \frac{1932}{322} = 6.$

On en déduit

$$y = \frac{28 - 3 \times 6}{2} = 5$$

$$t = \frac{6}{2} = 3$$

$$x = \frac{2 \times 5 + 3 \times 6}{4} = 7.$$

Le nombre cherché est donc 7563.

786. *Un nombre est composé de trois chiffres dont la somme est 15, le chiffre des centaines est double de celui des unités, et quand on retranche 396 du nombre donné, on obtient ce nombre renversé. Quel est-il?*

Réponse : 834.

Soient x le chiffre des centaines, y celui des dizaines et z celui des unités. D'après l'énoncé on a :

$$x + y + z = 15 \tag{1}$$
$$x = 2z \tag{2}$$
$$100x + 10y + z - 396 = 100z + 10y + x. \tag{3}$$

L'équation (3) peut s'écrire

$$99x - 99z = 396$$

ou $\qquad\qquad x - z = 4. \tag{4}$

Des équations (2) et (4) on tire

$$2z - z = 4 \quad \text{ou} \quad z = 4$$

et, par suite,

$$x = 4 \times 2 = 8.$$

Portant ces valeurs dans (1) on obtient

$$8 + y + 4 = 15$$

et

$$y = 3.$$

Le nombre cherché est donc 834.

387. *Trois femmes portent ensemble au marché 360 œufs. Si la première en donnait $\frac{1}{7}$ des siens et la troisième $\frac{1}{13}$ des siens à la seconde, elles en auraient des nombres égaux. Combien en a chacune ?*

Réponse : 140 , 90 et 130.

Représentons par x, y, z, le nombre des œufs de la première, de la seconde et de la troisième personne.

On a d'abord la relation

$$x + y + z = 360. \qquad (1)$$

Si la première cède le $\frac{1}{7}$ de ses œufs ou $\frac{x}{7}$, il lui en reste $\frac{6x}{7}$.

Si la troisième cède le $\frac{1}{13}$ de ses œufs ou $\frac{z}{13}$, il lui en reste $\frac{12z}{13}$.

La deuxième personne en possède alors

$$y + \frac{x}{7} + \frac{z}{13}.$$

Et comme elles en ont toutes les trois le même nombre, on a les deux nouvelles relations

$$\frac{6x}{7} = y + \frac{x}{7} + \frac{z}{13}. \qquad (2)$$

$$\frac{6x}{7} = \frac{12z}{13}. \qquad (3)$$

De (3) on tire

$$\frac{z}{13} = \frac{x}{14} \quad \text{et} \quad z = \frac{13x}{14}.$$

Remplaçant $\frac{z}{13}$ par sa valeur dans (2), on a

$$\frac{6x}{7} = y + \frac{x}{7} + \frac{x}{14}$$

d'où

$$9x = 14y. \qquad (4)$$

Remplaçant de même z par sa valeur dans (1) on obtient

$$x + y + \frac{13x}{14} = 360$$

d'où
$$27x + 14y = 5040. \tag{5}$$

Des équations (4) et (5) on tire

$$36x = 5040 \quad , \quad x = \frac{5040}{36} = 140$$

et
$$y = \frac{9 \times 140}{14} = 90 \cdot$$

Par suite,
$$z = \frac{13 \times 140}{14} = 130.$$

788. *Un piéton a une certaine distance à franchir. Après avoir parcouru 20 km., il accélère son pas de 1 km. par heure. S'il avait toujours marché avec cette vitesse, il aurait mis 40 minutes de moins à faire son voyage; mais en gardant son allure primitive, il serait arrivé 20 minutes plus tard. Quelle distance avait-il à franchir?*

Réponse : 30 km.

Représentons par x la distance à parcourir après les 20 premiers km., par y la vitesse primitive et, par suite, par $y + 1$ la seconde vitesse.

Si le piéton, pendant les 20 premiers km., avait comme dans les x derniers km. marché avec la vitesse $y + 1$, il aurait gagné 40 minutes ou $\frac{2}{3}$ d'heure. On a donc

$$\frac{20}{y} - \frac{20}{y+1} = \frac{2}{3} \cdot \tag{1}$$

Si pendant les x derniers km. il avait marché avec la vitesse y au lieu de $y + 1$, il aurait perdu 20 minutes ou $\frac{1}{3}$ d'heure. Donc

$$\frac{x}{y} - \frac{x}{y+1} = \frac{1}{3} \cdot \tag{2}$$

De la première équation on tire
$$10y + 10 - 10y = \frac{y(y+1)}{3}$$

ou
$$10 = \frac{y(y+1)}{3}$$

et de la deuxième
$$xy + x - xy = \frac{y(y+1)}{3}$$

ou
$$x = \frac{y(y+1)}{3} \cdot$$

Donc
$$x = 10.$$

La distance totale est donc de $20 + 10 = 30$ km.

789. *Un marchand achète un certain nombre de vases pour 252 fr.; il en casse 6, et, en vendant au prix coûtant le cinquième des vases qui lui restent, il reçoit 42 fr. On demande le nombre de vases achetés et le prix de chaque vase.*

Réponse : 36 vases à 7 fr. pièce.

Soient x le nombre des vases et y le prix d'un vase ; on a les relations suivantes :

$$xy = 252 \qquad\qquad (1)$$

$$\frac{x-6}{5} \times y = 42. \qquad\qquad (2)$$

De (2) on tire $\qquad\qquad xy - 6y = 210$

ou $\qquad\qquad 252 - 6y = 210$

$$y = \frac{42}{6} = 7 ;$$

par suite $\qquad\qquad x = \frac{252}{7} = 36.$

790. *Trois joueurs A, B, C conviennent en se mettant au jeu que le perdant doublera l'avoir des deux autres. A perd la première partie, B perd la seconde et C perd la troisième ; après quoi chaque joueur possède la même somme a. Quelle était la mise de chaque joueur en commençant le jeu ?*

Réponse : $\mathbf{A, \dfrac{13a}{8}}$; $\mathbf{B, \dfrac{7a}{8}}$; $\mathbf{C, \dfrac{a}{2}}$.

Représentons par x, y, z l'avoir des trois joueurs.

Après la 1re partie, A possède $\quad x - y - z$
B, $\qquad$ — $\qquad 2y$
C, $\qquad$ — $\qquad 2z$.

Après la 2e partie, A possède $\quad 2x - 2y - 2z$
B, $\qquad$ — $\qquad 2y - x + y + z - 2z \quad$ ou $\quad 3y - x - z$
C, $\qquad$ — $\qquad 4z$.

Après la 3e partie, A possède $\quad 4x - 4y - 4z$
B, $\qquad$ — $\qquad 6y - 2x - 2z$
C, $\qquad$ — $\qquad 4z - 2x + 2y + 2z - 3y + x + z$.

ou $\qquad\qquad 7z - x - y.$

On a donc les trois équations

$$4x - 4y - 4z = a \quad \text{ou} \quad x - y - z = \frac{a}{4} \qquad (1)$$

$$6y - 2x - 2z = a \quad \text{ou} \quad -x + 3y - z = \frac{a}{2} \qquad (2)$$

$$-x - y + 7z = a. \qquad (3)$$

En additionnant (1) et (2) on a :

$$2y - 2z = \frac{3a}{3}$$

ou $\qquad\qquad -y + 3z = \frac{5a}{8}. \qquad\qquad (4)$

Additionnant de même (1) et (3), il vient

$$- 2y - 6z = \frac{5a}{4}$$

ou
$$- y + 3z = \frac{5a}{8} .$$
(5)

Additionnons maintenant (4) et (5), on a

$$2z = a \quad \text{ou} \quad z = \frac{a}{2} .$$

De (5) on tire

$$y = \frac{3a}{2} - \frac{5a}{8} = \frac{7a}{8}$$

et de (1),

$$x = \frac{a}{4} + \frac{7a}{8} + \frac{a}{2} = \frac{13a}{8} .$$

791. *En mélangeant* a *hectolitres d'un premier vin avec* b *hectolitres d'un second on obtient un mélange qui vaut* c *fr. l'hectolitre. De même* d *hectolitres du premier vin avec* f *hectolitres du second forment un mélange qui vaut* g *fr. l'hectolitre. Quel est le prix de l'hectolitre de chaque espèce?*

x et y étant les prix des deux espèces de vin, les équations du problème sont :

$$ax + by = (a + b)c \qquad (1)$$
$$dx + fy = (d + f)g \qquad (2)$$

Résolvons par réduction ; on a :

$$afx + bfy = (a + b)cf$$
$$bdx + bfy = (d + f)bg$$

d'où
$$x = \frac{(a + b)cf - (d + f)bg}{af - bd} .$$

On a de même
$$y = \frac{(d + f)ag - (a + b)cd}{af - bd} .$$

PROBLÈMES DE PHYSIQUE

792. *37 kg. d'étain ne pèsent que 32 kg. dans l'eau ; 23 kg. de plomb ne pèsent dans l'eau que 21 kg. Une composition d'étain et de plomb de 120 kg. perd 14 kg. dans l'eau. Déterminer les quantités de plomb et d'étain qui composent l'alliage.*

Réponse : 74 kg. d'étain et 46 kg. de plomb.

Soient x le poids de l'étain et y le poids du plomb. On a d'abord la relation

$$x + y = 120.$$

Pour en trouver une deuxième, nous allons écrire que le volume de l'alliage est égal à la somme des volumes des deux métaux qui le composent.

Un corps plongé dans l'eau éprouve de bas en haut une poussée représentée par le poids de l'eau qu'il déplace.

Si 37 kg. d'étain ne pèsent que 32 kg. dans l'eau, ils éprouvent une poussée de 5 kg.; or, 5 kg. d'eau ont un volume de 5 décimètres cubes; 37 kg. d'étain ont donc un volume de 5 décimètres cubes; par suite, le volume de x kg. d'étain est de $\dfrac{5x}{37}$ dmc.

Pour la même raison 23 kg. de plomb ont un volume de $23 - 21 = 2$ dmc; le volume de y kg. est donc de $\dfrac{2y}{23}$.

Le volume de l'alliage est d'ailleurs de 14 dmc. On a donc

$$\frac{5x}{37} + \frac{2y}{23} = 14. \tag{2}$$

De l'équation (1) on tire

$$x = 120 - y.$$

Par substitution dans (2), on a

$$\frac{5(120 - y)}{37} + \frac{2y}{23} = 14$$

d'où

$$y = 46$$

et

$$x = 120 - 46 = 74.$$

793. *a kg. d'un métal* A *perdent dans l'eau* a′ *kg.;* b *kg. d'un métal* B *perdent dans l'eau* b′ *kg.;* p *kg. d'un alliage composé des métaux* A *et* B *perdent* p′ *kg. Quelle quantité de chacun des métaux* A *et* B *entre dans l'alliage ?*

Soient x le poids du métal A et y le poids du métal B.
On a d'abord l'équation

$$x + y = p. \tag{1}$$

En faisant le même raisonnement que dans le problème précédent, on trouve que le volume de x kg. de métal A est $\dfrac{a'x}{a}$, le volume de y kg. du métal B est $\dfrac{b'y}{b}$ et le volume de p kg. de l'alliage p'. D'où l'équation

$$\frac{a'x}{a} + \frac{b'y}{b} = p'. \tag{2}$$

De (1) on tire

$$x = p - y.$$

Par substitution dans (2), on a :

$$\frac{a'(p - y)}{a} + \frac{b'y}{b} = p'$$

d'où
$$bpa' - ba'y + ab'y = abp'$$

$$y = \frac{b(ap' - pa')}{ab' - ba'} \cdot$$

Par suite
$$x = \frac{a(pb' - bp')}{ab' - ba'} \cdot$$

794. *D'après Vitruve, la couronne de Hiéron, roi de Syracuse, pesait* 20 *livres. Archimède trouva qu'elle perdait* 1 *livre* $\frac{1}{4}$ *dans l'eau; en supposant qu'il n'y entrât que de l'or et de l'argent, dont les poids spécifiques sont* 19,64 *et* 10,50. *Combien entrait-il de l'un et de l'autre dans la couronne?*

Réponse : 14,77 . . . d'or et 5,22 . . . d'argent.

Soient x livres le poids de l'or, y livres le poids de l'argent.
On a les équations :
$$x + y = 20. \tag{1}$$

$$\frac{x}{19,64} + \frac{y}{10,50} = \frac{5}{4} \cdot \tag{2}$$

De (1)
$$y = 20 - x.$$

En substituant dans (2), on trouve
$$\frac{x}{19,64} + \frac{20 - x}{10,50} = \frac{5}{4}$$
$$x = 14,77 \ldots$$

par suite
$$y = 5,22.$$

795. *Soient* p *et* p′ *les poids spécifiques de deux substances; il s'agit de former avec elles un corps de poids* q *et de poids spécifique* p″. *Quel poids de chaque substance doit-on prendre?*

Réponse :

Soient x et y les poids inconnus. On a
$$x + y = q \tag{1}$$
$$\frac{x}{p} + \frac{y}{p'} = \frac{q}{p''} \cdot \tag{2}$$

L'équation (2) peut s'écrire :
$$p'p''x + pp''y = pp'q. \tag{3}$$

Multiplions (1) par pp''.
$$pp''x + pp''y = pp''q. \tag{4}$$

Retranchons (3) de (4), on a
$$(pp'' - p'p'')x = q(pp'' - pp')$$
$$x = \frac{q(pp'' - pp')}{pp'' - p'p''}$$

par suite,
$$y = q - \frac{q(pp'' - pp')}{pp'' - p'p''}$$

ou
$$y = \frac{q(pp' - p'p'')}{pp'' - p'p''} .$$

796. *Quelle est la composition d'un alliage d'or et d'argent qui pèse 7465 gr. dans l'air et 6998 gr. dans l'eau? Les densités de l'or et de l'argent sont 19,6 et 10,5.*

Réponse : 5517ᵍ,076 d'or ; 1957ᵍ,924 d'argent.

Poids de l'or x ; poids de l'argent y.

On a
$$x + y = 7465. \qquad (1)$$

Le volume de l'alliage étant de $7465 - 6998 = 467$ cmc., on peut écrire l'égalité
$$\frac{x}{19,6} + \frac{y}{10,5} = 467. \qquad (2)$$

L'équation (1) donne
$$y = 7465 - x$$

(2) devient.
$$\frac{x}{19,6} + \frac{7465 - x}{10,5 .} = 467 ;$$

d'où
$$10,5x + 7465 \times 19,6 - 19,6x = 467 \times 19,6 \times 10,5$$
$$9,1x = 19,6(7465 - 467 \times 10,5)$$
$$x = \frac{19,6 \times 2561,5}{9,1} = 5517,076.$$

Par conséquent
$$y = 7465 - 5517,076 = 1947,924.$$

797. *Un cylindre de 12 cent. de hauteur est suspendu à une balance hydrostatique ; lorsque 3 cent. de ce cylindre plongent dans l'eau, il pèse 25 gr., et lorsque 8 cent. plongent dans l'eau, il pèse 5 gr. On demande le poids et la densité du cylindre.*

Réponse : poids 37 gr. ; densité $\dfrac{37}{48}$ ·

Soit x le poids du cylindre.

Quand il plonge de 3 cent. il perd $(x - 25)$ gr. ; ce qui veut dire que ces 3 cm. ont un volume de $(x - 25)$ cmc. Le volume total est donc de
$$4(x - 25).$$

De même, quand il plonge de 8 cent., il perd $(x - 5)$ gr. ; donc ces 8 cent. ont un volume de $(x - 5)$ cmc ; le volume total est donc de
$$\frac{(x - 5) \times 12}{8} = \frac{(x - 5)3}{2} .$$

D'où l'égalité
$$4(x - 25) = \frac{(x - 5)3}{2}$$

qui donne

$$8x - 200 = 3x - 15$$

$$x = \frac{200 - 15}{5} = 37.$$

Le volume du cylindre est, par suite

$$4(37 - 25) = 48 \text{ cmc.}$$

et sa densité

$$\frac{37}{48}.$$

798. *Deux tubes cylindriques communiquants ont pour diamètre, l'un 7 mm., l'autre 4 mm. ; ils contiennent du mercure ; on verse de l'eau dans le plus petit jusqu'à ce qu'elle s'élève de 1 mètre au-dessus du niveau du mercure dans l'autre branche. On demande de combien s'est abaissé le mercure dans la branche où l'on a versé de l'eau.*

Réponse : 59^{mm},87.

Représentons par x la quantité dont le mercure s'abaissera dans la petite branche et par y la quantité dont il s'élèvera dans l'autre. En remarquant que le mercure qui monte dans l'une est le même que celui qui sort de l'autre, on a

$$\frac{1}{4}\pi \times 49y = \frac{1}{4}\pi \times 16x. \tag{1}$$

D'autre part la colonne d'eau de $1000 + x + y$ doit faire équilibre à la colonne de mercure de $x + y$. Les hauteurs de ces colonnes sont en raison inverse des densités des liquides. Donc

$$\frac{1000 + x + y}{x + y} = \frac{13,59}{1}. \tag{2}$$

L'équation (2) peut s'écrire

$$12,59x + 12,59y = 1000. \tag{4}$$

De (1) on tire

$$y = \frac{16x}{49}.$$

En portant cette valeur dans (4), on trouve

$$12,59x + \frac{12,59 \times 16x}{49} = 1000$$

d'où

$$12,59(49 + 16)x = 49\,000$$

$$x = \frac{49000}{12,59 \times 65} = 59,87.$$

799. *Un ballon de 12 litres contient de l'air à 0° sous la pression normale de 76 cent. ; on le met en communication avec un ballon de 5 litres contenant de l'air à 0°, et sous une pression de 1 cent. Quel est le poids de l'air qui restera dans le premier ballon, la température étant restée la même ? On sait que le litre d'air à 0°, sous une pression de 76 cent., pèse 1^r,293.*

Réponse : 11^{gr},012.

Soit x le poids de l'air que contiendra le premier ballon ; soit y le poids de l'air qui se trouvera dans le second ballon.

La pression étant uniforme, les poids x et y seront proportionnels aux capacités des ballons ; on a donc l'équation

$$\frac{x}{y} = \frac{12}{5} \qquad (1)$$

D'un autre côté le poids final sera la somme des poids contenus dans les deux ballons.

Le poids des 12 litres du premier ballon est de

$$1^{gr},293 \times 12.$$

Le poids des 5 litres du 2ᵉ ballon dans lequel la pression n'est que de 1 cent. est

$$1^{gr},293 \times 5 \times \frac{1}{76} \cdot$$

On a donc la deuxième équation

$$x + y = 1,293 \times 12 + 1,293 \times \frac{5}{76} \cdot \qquad (2)$$

(1) donne

$$y = \frac{5x}{12}$$

(3) devient

$$x + \frac{5x}{12} = 1,293 \left(12 + \frac{5}{76} \right)$$

$$17x = 1,293 \times 12 \left(12 + \frac{5}{76} \right)$$

$$x = \frac{1,293 \times 12(12 \times 76 + 5)}{17 \times 76} = 11,012.$$

Par suite

$$y = \frac{11,012 \times 5}{12} = 4,588.$$

800. *Une barre métallique d'une longueur de 3 mètres à 0° est formée de deux autres, l'une en cuivre, l'autre en platine, mises bout à bout ; à 100° la longueur de la barre totale est 3ᵐ,0035. Quelles sont à 0° les longueurs de la barre de cuivre et de la barre de platine, sachant que le coefficient de dilatation linéaire du cuivre est $\dfrac{1}{58400}$ et celui du platine $\dfrac{1}{116700}$?*

Réponse : cuivre 1ᵐ,086 ; platine 1ᵐ,914.

Soient x la longueur de la barre de cuivre à 0° et y la longueur de la barre de platine à la même température. On a d'abord

$$x + y = 3. \qquad (1)$$

A 100°, la longueur de la barre de cuivre sera

$$x \left(1 + \frac{100}{58400} \right)$$

et celle de la barre de platine

$$y\left(1+\frac{100}{116700}\right).$$

D'où la deuxième équation

$$x\left(1+\frac{100}{58400}\right)+y\left(1+\frac{100}{116700}\right)=3,0035. \qquad (2)$$

En résolvant les équations (1) et (2) on trouve

$$x=1^{\mathrm{m}},086 \quad , \quad y=1^{\mathrm{m}},914.$$

801. *Le coefficient de dilatation linéaire du fer est* $\dfrac{1}{79700}$ *; celui du zinc est* $\dfrac{1}{34000}$ *. Quelle sera la longueur d'une barre de zinc qui, entre* 10° *et* 50°, *se dilatera autant qu'une barre de fer de 2 mètres de long à* 10°*?*

Réponse : 0^m,8533.

Représentons par x et par y les longueurs à 0° de la barre de zinc et de la barre de fer.

A 10°, ces longueurs seront

$$x\left(1+\frac{10}{34000}\right) \quad , \quad y\left(1+\frac{10}{79700}\right)$$

à 50° elles seront

$$x\left(1+\frac{50}{34000}\right) \quad , \quad y\left(1+\frac{50}{79700}\right).$$

On a donc

$$y\left(1+\frac{10}{79000}\right)=2 \qquad (1)$$

et

$$x\left(1+\frac{50}{34000}\right)-x\left(1+\frac{10}{34000}\right)=y\left(1+\frac{50}{79700}\right)-y\left(\frac{10}{79700}\right)$$

ou

$$x\times\frac{4}{3400}=y\times\frac{4}{7970}. \qquad (2)$$

De ces équations, on tire

$$x=\frac{2\times 7901}{7900}\times\frac{3400}{7970}=0,8533.$$

802. *Une lampe et une bougie sont distantes l'une de l'autre de* 1^m,15 *; leurs intensités sont dans le rapport de 6 à 1. A quelle distance de la lampe sur la droite qui joint les deux lumières, doit-on placer un écran pour qu'il soit éclairé également par les deux lumières ?*

Réponse : 2^m,947 de la lampe et 1^m,203 de la bougie.

Soient x la distance du point cherché à la lampe et y sa distance à la bougie. On a d'abord

$$x+y=4,15. \qquad (1)$$

Les quantités de lumière reçues par l'écran varient en raison inverse des carrés de ses distances aux sources de lumière. D'après cela, si l'intensité de la lampe à 1 mètre de distance est 6, à x mètres cette intensité sera $\dfrac{6}{x^2}$. De même, l'intensité de la bougie, étant 1 à 1 mètre de distance, sera $\dfrac{6}{y^2}$ à y mètres. On aura donc l'égalité

$$\frac{6}{x^2} = \frac{1}{y^2} \quad \text{ou} \quad \frac{x^2}{y^2} = \frac{6}{1} \cdot \tag{2}$$

L'équation (2) donne

$$x = y\sqrt{6}.$$

En substituant cette valeur dans (1), on obtient

$$y\left(1 + \sqrt{6}\right) = 4,15$$

$$y = \frac{4,15}{1 + \sqrt{6}} = 1,203$$

et enfin
$$x = y\sqrt{6} = 2,947.$$

803. *On forme un alliage de deux métaux dont les densités sont d et d' en prenant p kg. du premier et p' du second ; le volume subit une contraction de $\dfrac{1}{\alpha}$ par unité. On demande la densité de cet alliage.*

Les volumes des deux métaux sont $\dfrac{p}{d}$ et $\dfrac{p'}{d'}$.

S'il n'y avait pas de contraction, le volume de l'alliage serait

$$\frac{p}{d} + \frac{p'}{d'} \quad \text{ou} \quad \frac{pd' + dp'}{dd'} \cdot$$

Avec une contraction de $\dfrac{1}{\alpha}$, ce volume devient

$$\frac{(pd' + dp')(\alpha - 1)}{dd'\alpha} \cdot$$

Or le poids de l'alliage est $p + p'$; sa densité est donc

$$\frac{(p + p')\,dd'\alpha}{(pd' + dp')(\alpha - 1)} \cdot$$

804. *A un cylindre de bois de $1^m,20$ on fixe un cylindre de platine de même diamètre et d'une longueur telle que la base supérieure du cylindre de bois se trouve à 20 cent. du niveau de l'eau. Trouver la longueur du cylindre de platine sachant d'ailleurs que la densité du bois en question est 0,5 et celle du platine 21,5.*

Réponse : $1^{c^m},95$.

Désignons par x la longueur du cylindre de platine et par y le rayon de la base de chacun des cylindres.

Le poids du cylindre de platine est

$$\pi y^2 x \times 21,5.$$

Le poids du cylindre de bois est

$$\pi y^2 \times 120 \times 0,5.$$

Le poids total du corps flottant est donc

$$\pi y^2 x \times 21,5 + \pi y^2 \times 120 \times 0,5.$$

Le poids de l'eau déplacée est

$$\pi y^2 (100 + x).$$

En appliquant le principe des corps flottants on a l'égalité

$$\pi y^2 x \times 21,5 + \pi y^2 \times 120 \times 0,5 = \pi y^2 (100 + x)$$

ou

$$21,5x + 60 = 100 + x$$
$$20,5x = 40$$
$$x = \frac{40}{20,5} = 1,95.$$

QUESTIONS DE GÉOMÉTRIE A UNE INCONNUE

803. *Connaissant les trois côtés d'un triangle, calculer les segments additifs et les segments soustractifs déterminés sur les côtés par les bissectrices des angles intérieurs et par les bissectrices des angles extérieurs.*

Nous représenterons par a, b, c, les côtés du triangle opposés aux angles A, B, C.

Soient AA', BB', CC' les bissectrices intérieures, AA", BB", CC" les bissectrices des angles extérieurs.

D'après un théorème connu de géométrie, on a

$$\frac{AB'}{c} = \frac{CB'}{a} = \frac{AB' + CB'}{a + c} = \frac{ab}{a + c}$$

d'où

$$AB' = \frac{bc}{a + c} \,, \quad CB' = \frac{ab}{a + c}.$$

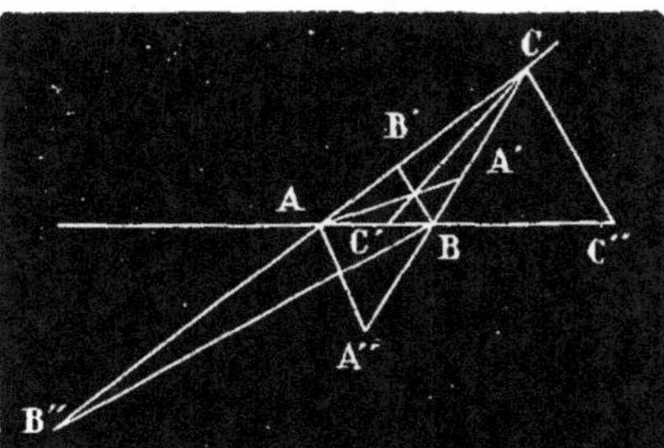

Fig. 1.

Par analogie, on aura

$$AC' = \frac{bc}{a + b} \,, \quad BC' = \frac{ac}{a + b}$$

$$BA' = \frac{ca}{b + c} \,, \quad CA' = \frac{ab}{b + c} \,.$$

Quant aux bissectrices extérieures, on a également

$$\frac{AB''}{c} = \frac{CB''}{a} = \frac{CB'' - AB''}{a - c} = \frac{b}{a - c}$$

d'où
$$AB'' = \frac{bc}{a - c} \quad , \quad CB'' = \frac{ab}{a - c} \cdot$$

Par analogie :

$$AC'' = \frac{bc}{b - a} \qquad BC'' = \frac{ac}{b - a}$$

$$BA'' = \frac{ac}{b - c} \qquad CA'' = \frac{ab}{b - c} \cdot$$

806. *Calculer les longueurs des bissectrices.*

Le carré de la bissectrice d'un angle intérieur est égal au produit des côtés de cet angle moins le produit des segments additifs que cette bissectrice détermine sur le troisième côté.

Le carré de la bissectrice d'un angle extérieur d'un triangle est égal au produit des segments soustractifs qu'elle détermine sur l'un des côtés, moins le produit des deux autres côtés du triangle.

Désignons par α', β', γ' les longueurs des bissectrices des angles intérieurs A, B, C et par α'', β'', γ'' les bissectrices des suppléments des mêmes angles.

En vertu du premier théorème, nous aurons :

$$\alpha'^2 = bc - BA' \times CA'$$

or
$$BA' = \frac{ac}{b + c} \quad , \quad CA' = \frac{ab}{b + c}$$

d'où
$$\alpha'^2 = bc - \frac{a^2 bc}{(b + c)^2} = bc \left(1 - \frac{a^2}{(b + c)^2} \right)$$

$$= bc \frac{(b + c)^2 - a^2}{(b + c)^2}$$

$$= bc \frac{(a + b + c)(b + c - a)}{(b + c)^2}$$

$$= \frac{bc \times 2p \times 2(p - a)}{(b + c)^2} \cdot$$

Par suite
$$\alpha' = \frac{2}{b + c} \sqrt{bcp(p - a)} \cdot$$

On aura de même
$$\beta' = \frac{2}{a + c} \sqrt{acp(p - b)}$$

$$\gamma' = \frac{2}{a + b} \sqrt{abp(p - c)} \cdot$$

En vertu du second théorème, on peut écrire

$$\alpha''^2 = CA'' \times BA'' - bc$$

or
$$CA'' = \frac{ab}{b-c} \quad , \quad BA'' = \frac{ac}{b-c}$$

d'où
$$\alpha''^2 = \frac{a^2 bc}{(b-c)^2} - bc$$
$$= bc\left(\frac{a^2}{(b-c)^2} - 1\right)$$
$$= bc\,\frac{a^2 - (b-c)^2}{(b-c)^2}$$
$$= \frac{bc\,(a+b-c)\,(a-b+c)}{(b-c)^2}$$
$$= \frac{bc \times 2\,(p-c) \times 2\,(p-b)}{(b-c)^2}$$

enfin
$$\alpha'' = \frac{2}{b-c}\sqrt{bc\,(p-b)\,(p-c)} \cdot$$

De même :
$$\beta'' = \frac{2}{a-c}\sqrt{ac\,(p-a)\,(p-c)}$$
$$\gamma'' = \frac{2}{b-a}\sqrt{ab\,(p-a)\,(p-b)} \cdot$$

807. *Calculer les segments déterminés par les hauteurs sur les trois côtés.*

Soient AA′, BB′, CC′ les trois hauteurs, d'un triangle ABC (fig. 2).

Calculons les segments A′B, A′C déterminés sur BC par la hauteur AA′.

D'après un théorème connu, on a
$$b^2 = a^2 + c^2 - 2a \times A'B$$

d'où
$$A'B = \frac{a^2 + c^2 - b^2}{2a} \cdot$$

On aura de même
$$A'C = \frac{a^2 + b^2 - c^2}{2a}$$
$$C'B = \frac{a^2 + c^2 - b^2}{2c}$$
$$C'A = \frac{b^2 + c^2 - a^2}{2c}$$
$$B'A = \frac{b^2 + c^2 - a^2}{2b}$$
$$B'C = \frac{a^2 + b^2 - c^2}{2b} \cdot$$

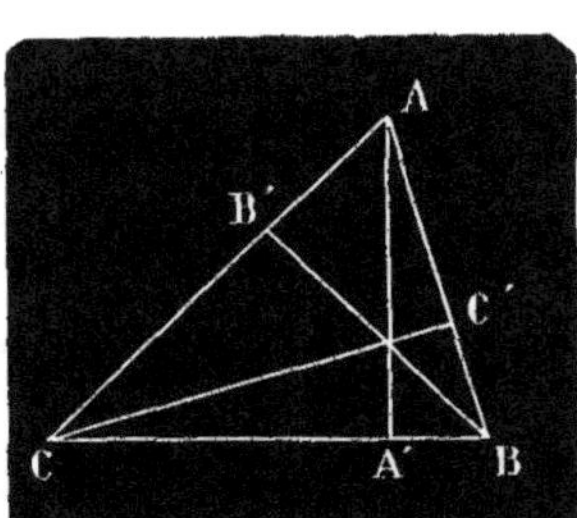

Fig. 2.

808. *Calculer les trois hauteurs.*

Appelons h, h', h'' les hauteurs AA′, BB′, CC′ (fig. 2).

Le triangle rectangle AA′B donne :

$$h^2 = c^2 - A'B^2$$

ou

$$h^2 = c^2 - \frac{(a^2 + c^2 - b^2)^2}{4a^2}$$

$$= \frac{4a^2c^2 - (a^2 + c^2 - b^2)^2}{4a^2}$$

$$= \frac{(2ac + a^2 + c^2 - b^2)(2ac - a^2 - c^2 + b^2)}{4a^2}$$

$$= \frac{[(a + c)^2 - b^2][b^2 - (a - c)^2]}{4a^2}$$

$$= \frac{(a + b + c)(a + c - b)(b + a - c)(b - a + c)}{4a^2} .$$

Si l'on pose $\qquad a + b + c = 2p$

on a

$$a + c - b = 2p - 2b = 2(p - b)$$
$$b + a - c = 2p - 2c = 2(p - c)$$
$$b - a + c = 2p - 2a = 2(p - a).$$

En remplaçant, il vient,

$$h^2 = \frac{2p \times 2(p - a) \times 2(p - b) \times 2(p - c)}{4a^2}$$

d'où

$$h = \frac{2}{a} \sqrt{p(p - a)(p - b)(p - c)}$$

On aura de même

$$h' = \frac{2}{b} \sqrt{p(p - a)(p - b)(p - c)}$$

$$h'' = \frac{2}{c} \sqrt{p(p - a)(p - b)(p - c)} .$$

809. *Calculer les trois médianes.*

Représentons par a', b', c' les médianes AA′, BB′, CC′, du triangle ABC (fig. 3).

D'après un théorème connu on a :

$$b^2 + c^2 = 2ma'^2 + 2\left(\frac{a}{2}\right)^2$$

d'où

$$a'^2 = \frac{b^2 + c^2 - \dfrac{a^2}{2}}{2} = \frac{2(b^2 + c^2) - a^2}{4}$$

$$a' = \frac{1}{2} \sqrt{2(b^2 + c^2) - a^2}$$

On aura de même

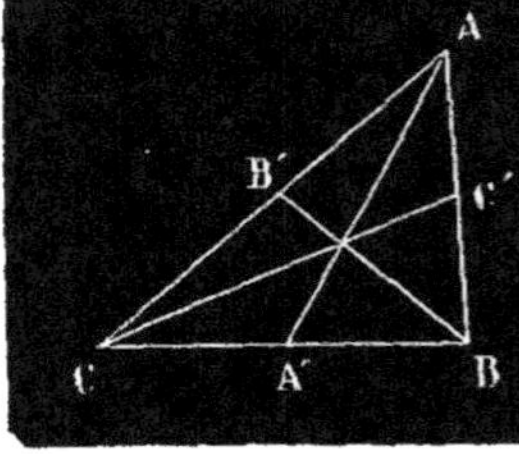

Fig. 3.

$$b' = \frac{1}{2} \sqrt{2(a^2 + c^2) - b^2}$$

$$c' = \frac{1}{2} \sqrt{2(a^2 + b^2) - c^2} .$$

810. *Calculer le rayon du centre circonscrit.*

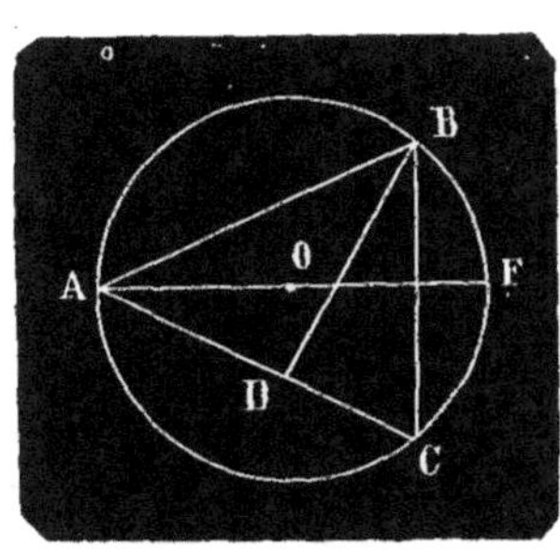

Fig. 4.

Soit $OA = R$ le rayon du cercle circonscrit au triangle ABC (fig. 4). On a l'égalité

$$AB \times BC = AF \times BD$$

ou

$$ac = 2R \times BD.$$

Or

$$BD = \frac{2}{b} \sqrt{p(p-a)(p-b)(p-c)},$$

d'où

$$ac = \frac{4R}{b} \sqrt{p(p-a)(p-b)(p-c)}$$

et

$$R = \frac{abc}{4\sqrt{p(p-a)(p-b)(p-c)}}.$$

811. *Calculer la surface en fonction des trois côtés.*

Si l'on prend pour base le côté a et qu'on appelle h la hauteur correspondante, la surface est donnée par la formule

$$S = \frac{ah}{2}.$$

Or

$$h = \frac{2}{a} \sqrt{p(p-a)(p-b)(p-c)}$$

d'où

$$S = \frac{a}{2} \times \frac{2}{a} \sqrt{p(p-a)(p-b)(p-c)}$$

ou

$$S = \sqrt{p(p-p)(p-b)(p-c)}.$$

812. *Calculer la surface en fonction des trois médianes.*

Soient AA′, BB′, CC′ les trois médianes d'un triangle ABC (fig. 5); a', b', c' leurs longueurs respectives.

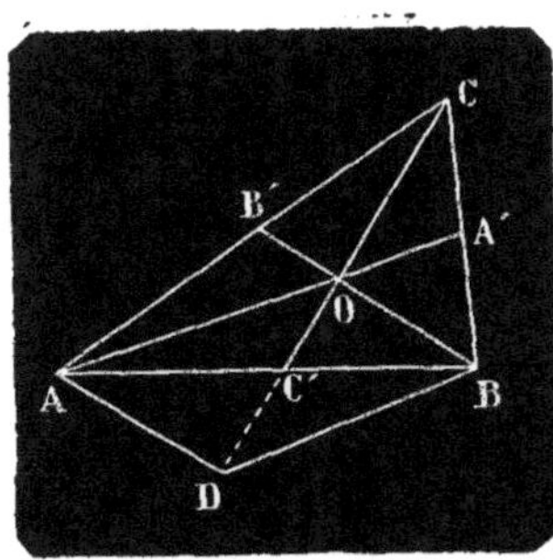

Fig. 5.

Si on prolonge OC′ d'une longueur C′D égale à OC′ et qu'on joigne le point D aux points AB, le quadrilatère AOBD est un parallélogramme; les deux triangles AOB et AOD sont donc équivalents et chacun d'eux est le tiers du triangle ABC.

Or, dans le triangle AOD, on a

$$AO = \frac{2a'}{3} \quad , \quad AD = \frac{2b'}{3} \quad , \quad OD = \frac{2c'}{3}.$$

En désignant le périmètre du triangle AOD par $2p$, on a

$$p = \frac{AO + AD + OD}{2} = \frac{1}{3}(a' + b' + c')$$

$$p - OA = \frac{1}{3}(b' + c' - a')$$

$$p - AD = \frac{1}{3}(a' + c' - b')$$

$$p - OD = \frac{1}{3}(a' + b' - c')$$

d'où

$$\text{triangle AOD} = \frac{1}{9}\sqrt{(a' + b' + c')(b' + c' - a')(a' + c' - b')(a' + b' - c')}$$

et, par suite,

$$\text{triangle ABC} = \frac{1}{3}\sqrt{(a' + b' + c')(b' + c' - a')(a' + c' - b')(a' + b' - c')}.$$

En posant $a' + b' + c' = 2p'$, on a

$$\text{ABC} = \frac{4}{3}\sqrt{p'(p' - a')(p' - b')(p' - c')}.$$

813. *Calculer la surface d'un triangle en fonction des trois hauteurs.*

Soient S la surface, a, b, c les trois côtés et h, h', h'' les hauteurs d'un triangle. On peut écrire

$$a = \frac{2S}{h} \quad , \quad b = \frac{2S}{h'} \quad ; \quad c = \frac{2S}{h''}$$

$$p = \frac{S}{h} + \frac{S}{h'} + \frac{S}{h''} = \frac{S(h'h'' + hh'' + hh')}{hh'h''}$$

$$p - a = \frac{S(h'h'' + hh'' + hh')}{hh'h''} - \frac{2S}{h} = \frac{S(hh'' + hh' - h'h'')}{hh'h''}$$

$$p - b = \frac{S(h'h'' + hh'' + hh')}{hh'h''} - \frac{2S}{h'} = \frac{S(h'h'' + hh' - hh'')}{hh'h''}$$

$$p - c = \frac{S(h'h'' + hh'' + hh')}{hh'h''} - \frac{2S}{h''} = \frac{S(h'h'' + hh'' - hh')}{hh'h''}.$$

Si l'on pose

$$S(h'h'' + hh'' + hh') \times S(hh'' + hh' - h'h'') \times S(h'h + hh' - hh'')$$
$$\times S(h'h'' + hh'' - hh') = S^4 H$$

on obtient

$$S = \sqrt{\frac{S^4 H}{(hh'h'')^4}}$$

ou

$$S = \frac{S^2\sqrt{H}}{(hh'h'')^2}$$

d'où

$$S = \frac{(hh'h'')^2}{\sqrt{H}}.$$

814. *Calculer la surface d'un triangle en fonction du rayon du cercle circonscrit.*

Les côtés d'un triangle étant a, b, c, le rayon du cercle circonscrit R et la hauteur perpendiculaire au côté c étant h, on a, d'après un théorème connu

$$ab = 2\,\mathrm{R}\,h.$$

Multiplions les deux membres de cette égalité par c, il vient

$$abc = 2\,\mathrm{R}\,h\,c.$$

Or $\qquad\qquad 2hc = 4\mathrm{S} \qquad\qquad$ S étant la surface

donc $\qquad\qquad abc = 4\mathrm{R}\mathrm{S}$

d'où $\qquad\qquad S = \dfrac{abc}{4\mathrm{R}}\,.$

815. *Calculer les rayons du cercle inscrit et des cercles ex-inscrits.*

Soit un triangle ABC (fig. 6).

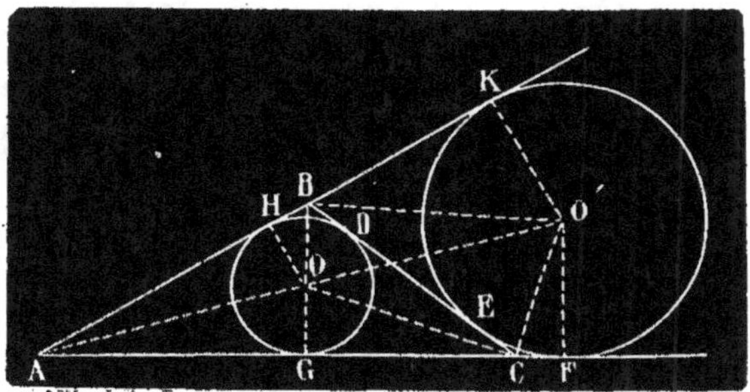

Fig. 6.

Traçons le cercle inscrit O et le cercle ex-inscrit O′ situé dans l'angle A du triangle. Représentons par r le rayon du premier de ces cercles et par r' le rayon du second. On a d'abord

$$S = \frac{ar}{2} + \frac{br}{2} + \frac{cr}{2} = \frac{a+b+c}{2}\,r$$

ou $\qquad\qquad S = pr$

ce qui donne $\qquad\qquad r = \dfrac{S}{p}$

ou $\qquad\qquad r = \sqrt{\dfrac{(p-a)(p-b)(p-c)}{p}}\,.$

De même

$$S = \frac{br'}{2} + \frac{cr'}{2} - \frac{ar'}{2} = \frac{b+c-a}{2}\,r'$$

ou $\qquad\qquad S = \dfrac{2p-2a}{2} = (p-a)r'$

ce qui donne

$$r' = \frac{S}{p-a} = \sqrt{\frac{p\,(p-b)\,(p-c)}{p-a}}\,.$$

En désignant les rayons des deux autres cercles ex-inserits par r'' et r''' on trouverait

$$r'' = \frac{S}{p-b} = \sqrt{\frac{p\,(p-a)\,(p-c)}{p-b}}$$

$$r''' = \frac{S}{p-c} = \sqrt{\frac{p\,(p-a)\,(p-b)}{p-c}}\,.$$

816. *Calculer le rapport du triangle qui a pour sommet les pieds des bissectrices au triangle donné.*

Soit MNP (fig. 7), le triangle qui a pour sommets les pieds des bissectrices d'un triangle ABC.

Les triangles ANP et ABC ayant un angle commun sont entre eux comme les produits des côtés qui comprennent cet angle.

Donc

$$\frac{ANP}{ABC} = \frac{AP.AN}{AB.AC}$$

De même

$$\frac{BMP}{ABC} = \frac{BM.BP}{AB.BC}$$

$$\frac{CMN}{ABC} = \frac{CN.CM}{AC.BC}$$

d'où

$$\frac{ANP + BMP + CMN}{ABC} = \frac{AP.AN.BC + BM.BP.AC + CN.CM.AB}{AB.AC.BC}$$

et

$$\frac{ABC-(ANP+BMP+CMN)}{ABC} = \frac{AB.AC.BC-(AP.AN.BC+BM.BP.AC+CN.CM.AB)}{AB.AC.BC}\,. \quad (1)$$

Représentons par a, b, c les trois côtés du triangle et calculons les segments déterminés par les bissectrices sur ces côtés.

$$\frac{AP}{b} = \frac{BP}{a} = \frac{AP+BP}{a+b} = \frac{c}{a+b}\,;$$

d'où

$$AP = \frac{bc}{a+b}\quad,\quad BP = \frac{ac}{a+b}\,.$$

On aura de même

$$BM = \frac{ac}{b+c}\quad,\quad CM = \frac{ab}{b+c}\,.$$

$$AN = \frac{bc}{a+c}\quad,\quad CN = \frac{ab}{a+c}\,.$$

L'égalité (1) peut donc s'écrire :

$$\frac{MNP}{ABC} = \frac{abc - \left(\dfrac{bc}{a+b} \cdot \dfrac{bc}{a+c} \cdot a + \dfrac{ac}{b+c} \cdot \dfrac{ac}{a+b} \cdot b + \dfrac{ab}{a+c} \cdot \dfrac{ab}{b+c} \cdot c\right)}{abc}$$

$$= \frac{abc(a+b)(a+c)(b+c) - b^2c^2a(b+c) - a^2c^2b(a+c) - a^2b^2c(a+b)}{abc(a+b)(a+c)(b+c)}$$

$$= \frac{(a+b)(a+c)(b+c) - bc(b+c) - ac(a+c) - ab(a+b)}{(a+b)(a+c)(b+c)}$$

$$= \frac{2abc}{(a+b)(a+c)(b+c)} .$$

Si le triangle est équilatéral, on a

$$a = b = c.$$

Le rapport devient

$$\frac{MNP}{ABC} = \frac{2a^3}{(2a)^3} = \frac{2a^3}{8a^3} = \frac{1}{4} .$$

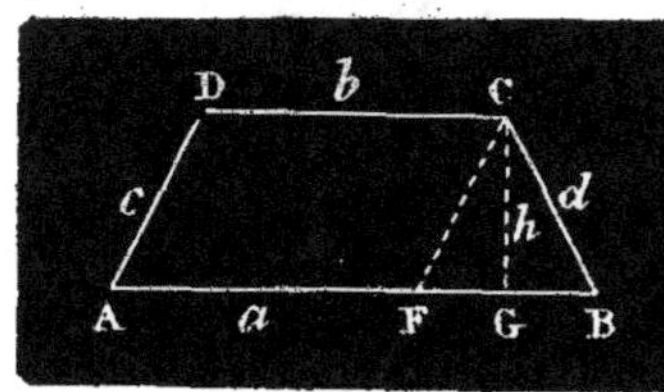

Fig. 8.

817. *Calculer l'aire d'un trapèze en fonction de ses côtés.*

Soit le trapèze ABCD (fig. 8) dont les bases sont a et b et les côtés non parallèles c et d.

Si on mène par le point c une parallèle CF à AD, on obtient un triangle FCD dont les trois côtés sont connus.

La hauteur h de ce triangle est :

$$h = \frac{2}{a-b} \sqrt{\frac{a-b+c+d}{2} \times \frac{c+d-a+b}{2} \times \frac{a-b-c+d}{2} \times \frac{a-b+c-d}{2}}$$

ou

$$h = \frac{1}{2(a-b)} \sqrt{(a-b+c+d)(c+d-a+b)(a-b-c+d)(a-b+c-d)}.$$

Par suite

$$S = \frac{a+b}{2} \times h$$

ou

$$S = \frac{1}{4} \frac{a+b}{a-b} \sqrt{(a-b+c+d)(c+d-a+b)(a-b-c+d)(a-b+c-d)}.$$

818. *En un point* A *d'une circonférence* O, *(fig. 9), on mène une tangente* AB, *et par un point* B *de cette tangente une sécante* BCD *passant par le centre du cercle. Quelle doit être la longueur de* AB *pour qu'elle soit le double de la partie extérieure* BC *de la sécante ?*

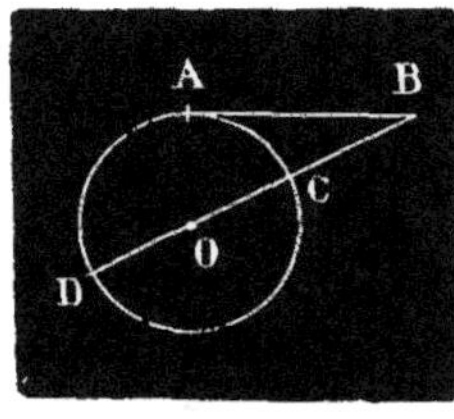

Fig. 9.

Réponse : AB $= \dfrac{4R}{3}$.

Si l'on représente AB par x, on aura BC $= \dfrac{x}{2}$

et, par suite, BD $= 2R + \dfrac{x}{2}$.

La tangente AB étant moyenne proportionnelle entre BD et BC, on peut écrire

$$x^2 = \frac{x}{2}\left(2R + \frac{x}{2}\right)$$

d'où

$$x = \frac{4R}{3} \cdot$$

819. *Les bases d'un trapèze étant B et b, et sa hauteur h, calculer la hauteur de chacun des triangles que l'on obtient en prolongeant les côtés non parallèles jusqu'à leur rencontre. Déterminer la surface du trapèze en le considérant comme la différence de ces deux triangles.*

Soit un trapèze ABCD (fig. 10) dont les côtés non parallèles se rencontrent en O. Appelons x la hauteur du triangle DOC qui a pour base la petite base CD du trapèze.

Les triangles semblables OFD et OGA, OCD et OAB donnent

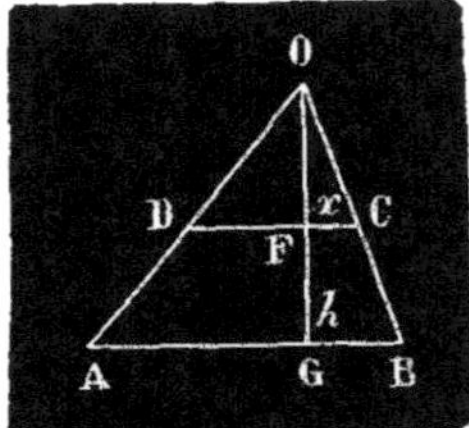

$$\frac{OF}{OG} = \frac{OD}{OA} = \frac{DC}{AB}$$

ou

$$\frac{x}{h + x} = \frac{b}{B}$$

d'où

$$Bx = bh + bx$$
$$x = \frac{bh}{B - b} \cdot$$

Fig. 10.

Par conséquent

$$OG = h + x = h + \frac{bh}{B - b} = \frac{Bh}{B - b} \cdot$$

Pour déterminer la surface du trapèze, on a

$$\text{Triangle } AOB = \frac{B}{2} \times \frac{Bh}{B - b}$$

$$\text{Triangle } COD = \frac{b}{2} \times \frac{bh}{B - b}$$

et, par conséquent,

$$\text{Trapèze } ABCD = \frac{B^2 h - b^2 h}{2(B - b)}$$
$$= \frac{(B^2 - b^2)h}{2(B - b)}$$
$$= \frac{(B + b)h}{2} \cdot$$

820. *On connaît les bases B et b d'un trapèze et la hauteur du grand triangle que l'on obtient en prolongeant les côtés non parallèles. On demande la hauteur du trapèze, ainsi que sa surface.*

On connaît $\quad$ B $\quad$, $\quad$ b $\quad$ et $\quad$ $\dfrac{B h}{B - b} = m.$

De cette égalité, on tire

$$h = \frac{m(B - b)}{B}.$$

La surface du trapèze est donc

$$S = \frac{B + b}{2} \times \frac{m(B - b)}{B} = \frac{(B^2 - b^2)m}{2B}.$$

821. *Les bases d'un trapèze étant* B *et* b, *calculer la longueur de la parallèle aux bases qui divise ce trapèze en deux parties telles que l'une d'elles soit une fraction* $\dfrac{m}{n}$ *du trapèze donné.*

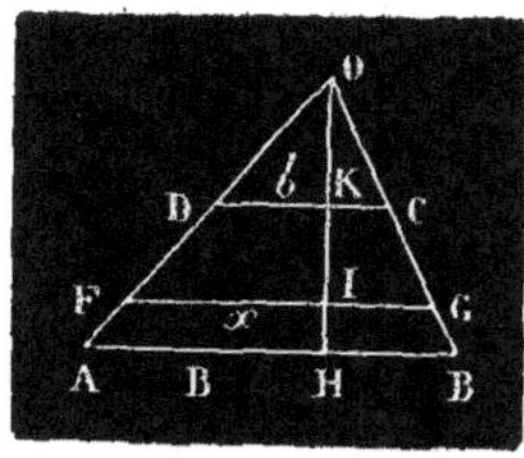

Fig. 11.

Soit ABCD (fig. 11), le trapèze donné, et FG la parallèle aux bases qui divise ce quadrilatère en deux parties telles que l'on ait :

$$\frac{ABGF}{ABCD} = \frac{m}{n}.$$

Si l'on prolonge les côtés non parallèles jusqu'à leur rencontre O, les triangles semblables AOB, OFG, ODC, qui sont proportionnels aux carrés de leurs côtés homologues, donnent

$$\frac{OAB}{B^2} = \frac{OFG}{x^2} = \frac{ODC}{b^2}$$

d'où l'on tire

$$\frac{OAB - OFG}{B^2 - x^2} = \frac{OAB - ODC}{B^2 - b^2}$$

ou

$$\frac{ABGE}{B^2 - x^2} = \frac{ABCD}{B^2 - b^2}$$

ou encore

$$\frac{ABGF}{ABCD} = \frac{B^2 - x^2}{B^2 - b^2}.$$

Par suite

$$\frac{B^2 - x^2}{B^2 - b^2} = \frac{m}{n}.$$

Ce qui donne

$$n B^2 - n x^2 = m(B^2 - b^2)$$

$$x = \sqrt{B^2 - \frac{m}{n}(B^2 - b^2)}.$$

Si le trapèze devient un parallélogramme, on a $B = b$, et, par suite, $x = B$, ce qui doit être.

822. *Si l'on connaît la hauteur* h *du trapèze précédent, déterminer le point où elle est coupée par la parallèle aux bases.*

Désignons par y la hauteur HI (fig. 11). On a

$$y = \frac{ABGF}{\dfrac{AB + FG}{2}} = \frac{2\,ABGF}{AB + FG}$$

$$= \frac{\dfrac{m}{n}(B + b)\,h}{B + \sqrt{B^2 - \dfrac{m}{n}(B^2 - b^2)}}$$

$$= \frac{\dfrac{m}{n}(B + b)\,h\left(B - \sqrt{B^2 - \dfrac{m}{n}(B^2 - b^2)}\right)}{B^2 - B^2 + \dfrac{m}{n}(B^2 - b^2)}$$

$$= \frac{h\left(B - \sqrt{B^2 - \dfrac{m}{n}(B^2 - b^2)}\right)}{B - b}.$$

Si l'on pose $B = b$, la valeur de y se présente sous la forme $\dfrac{0}{0}$; cette indétermination doit être apparente; car si la figure devient un parallélogramme, le problème posé est parfaitement déterminé. Cette indétermination tient à ce que, pour rendre lé dénominateur rationnel, on a multiplié les deux termes de la fraction par le facteur $B - \sqrt{B^2 - \dfrac{m}{n}B^2 - b^2)}$ qui s'annule pour $B = b$.

Or, si l'on prend la formule

$$y = \frac{\dfrac{m}{n}(B + b)\,h}{B + \sqrt{B^2 - \dfrac{m}{n}(B^2 - b^2)}}$$

et qu'on y fassé $B = b$, elle devient

$$y = \frac{\dfrac{m}{n} \times 2\,B h}{2\,B} = \frac{mh}{n}.$$

Il était évident *a priori* qu'on devait trouver ce résultat, car on sait que deux parallélogrammes de même base sont entre eux comme leurs hauteurs.

823. *Les rayons des bases d'un tronc de cône sont* R *et* r. *Quel est le rayon de la circonférence qui divise sa surface convexe dans le rapport* $\dfrac{m}{n}$?

Soit un tronc de cône ABCD (fig 12); appelons x le rayon de la circonférence qui divise sa surface latérale en deux parties dont le rapport soit $\dfrac{m}{n}$.

Considérons le cône total SAB; en observant que les surfaces latérales des cônes semblables sont proportionnelles aux carrés de leurs rayons, on a

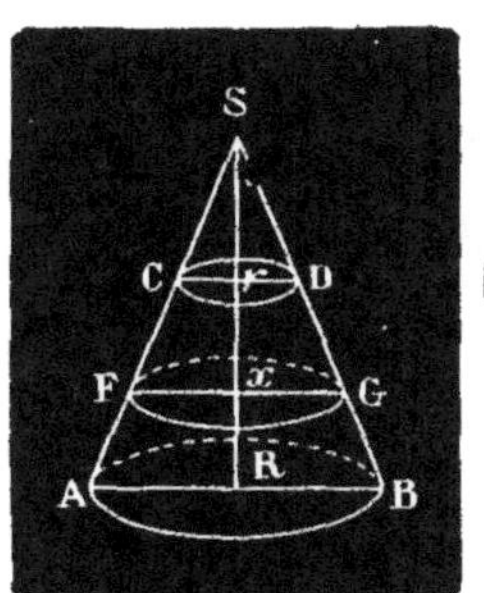

Fig. 12.

$$\frac{\text{Surf. SAB}}{R^2} = \frac{\text{Surf. SFG}}{x^2} = \frac{\text{Surf. SCD}}{r^2}$$

d'où l'on tire

$$\frac{\text{Surf.SAB} - \text{Surf.SFG}}{R^2 - x^2} = \frac{\text{Surf.SFG} - \text{Surf.SCD}}{x^2 - r^2}.$$

Les numérateurs étant dans le rapport $\dfrac{m}{n}$, les dénominateurs sont dans le même rapport. On a donc

$$R^2 - x^2 = \frac{m}{n}(x^2 - r^2)$$

d'où

$$nR^2 - nx^2 = mx^2 - mr^2$$
$$(m + n)x^2 = nR^2 + mr^2$$
$$x = \sqrt{\frac{nR^2 + mr^2}{m + n}}.$$

824. *Étant donné un tronc de pyramide à bases parallèles dont l'arête a 5 mètres, on demande de le diviser en deux parties équivalentes par un plan parallèle aux bases, en sachant que deux côtés homologues de ces bases ont 3 et 2 mètres.*

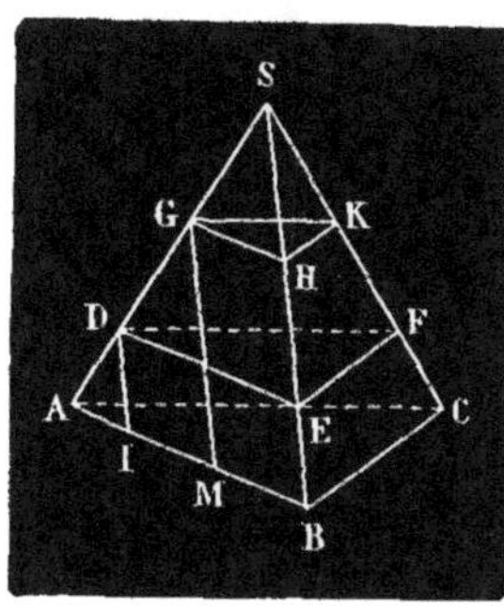

Fig. 13.

Soient ABCKGH (fig. 13), le tronc de pyramide donné, et DEF, la section cherchée.

Représentons par p la pyramide totale SABC, par p' la pyramide SDEF et par p'' la pyramide SGHK; enfin désignons les côtés homologues AB, DE, GH par B, x et b. Les pyramides semblables étant proportionnelles aux cubes des arêtes homologues, nous aurons

$$\frac{p}{B^3} = \frac{p'}{x^3} = \frac{p''}{b^3}$$

d'où

$$\frac{p - p'}{B^3 - x^3} = \frac{p' - p''}{x^3 - b^3}.$$

Les numérateurs étant égaux par hypothèse, les dénominateurs le sont aussi et l'on a

$$B^3 - x^3 = x^3 - b^3$$

d'où l'on tire

$$x = \sqrt[3]{\frac{B^3 + b^3}{2}} = \sqrt[3]{\frac{3^3 + 2^2}{2}} = 2,59.$$

Menons maintenant par les points D et G des parallèles DI et GM à l'arête BH. Des triangles semblables AID et AMG, on tire

$$\frac{GD}{GA} = \frac{IM}{AM} = \frac{x - b}{B - b} = \frac{\sqrt[3]{\dfrac{B^3 + b^3}{2}} - b}{B - b}.$$

d'où

$$GD = GA \times \frac{\sqrt[3]{\dfrac{B^3 + b^3}{2}} - b}{B - b} = 5 \times \frac{2,59 - 2}{3 - 2} = 2,95.$$

823. *Les rayons des bases et le côté d'un tronc de cône ont respectivement 5 mètres, 2 mètres et 5 mètres. On demande de partager ce solide en deux parties équivalentes par un plan parallèle aux bases.*

Soit le cône ABC (fig. 14), le tronc de cône donné, dont les rayons R et r sont respectivement égaux à 5 mètres et 2 mètres et le côté AD égal à 5 mètres. Soit x le rayon de la section KL.
Les cônes semblables étant proportionnels aux cubes de leurs rayons, on a :

$$\frac{SAB}{R^3} = \frac{SKL}{x^3} = \frac{SDC}{r^3}$$

d'où

$$\frac{SAB - SKL}{R^3 - x^3} = \frac{SKL - SDC}{x^3 - r^3}$$

or

$$SAB - SKL = SKL - SDC$$

donc

$$R^3 - x^3 = x^3 - r^3$$

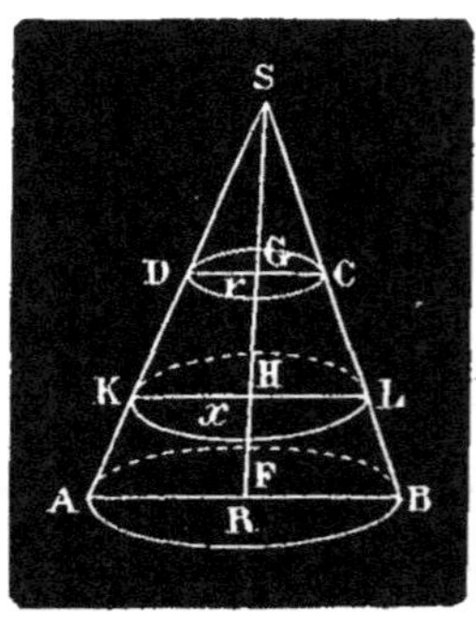

Fig. 14.

d'où l'on tire

$$x = \sqrt[3]{\frac{R^3 + r^3}{2}} = \sqrt[3]{\frac{5^3 + 2^3}{2}} = 4^m,051.$$

D'ailleurs

$$\frac{DK}{DA} = \frac{x - r}{R - r}$$

d'où

$$DK = DA \times \frac{x - r}{R - r} = 5 \times \frac{4,051 - 2}{5 - 2} = 3^m,418.$$

826. *Déterminer sur une droite AB un point C tel, que le rapport de ses distances aux points A et B soit égal au rapport de deux droites m et n.*

Représentons AB par a; soit C le point cherché que nous supposerons

d'abord situé entre A et B ; si l'on représente AC par x, CB le sera pa
$a - x$ et on aura l'équation

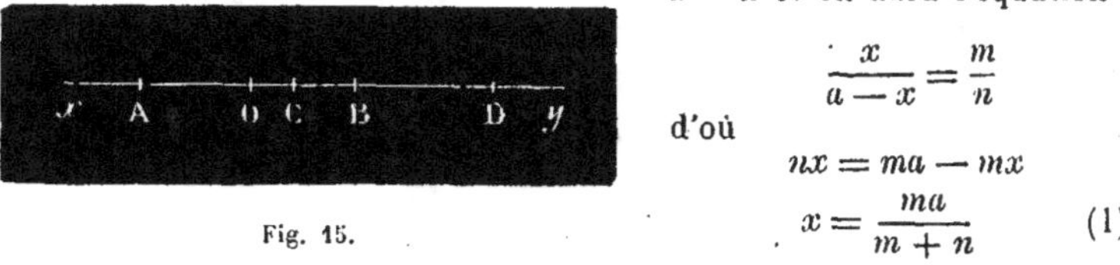

Fig. 15.

d'où

$$\frac{x}{a - x} = \frac{m}{n}$$

$$nx = ma - mx$$

$$x = \frac{ma}{m + n} \qquad (1)$$

La valeur de x est donc positive et moindre que a pour toutes les valeurs que l'on peut attribuer à m et à n. Il existe donc toujours entre A et B un point divisant la droite AB dans un rapport donné.

Soit maintenant un autre point D situé sur le prolongement de AB et tel que l'on ait $\frac{DA}{DB} = \frac{m}{n}$; en posant DA $= x'$ et; par suite, DB $= x - a$, on a

$$\frac{x'}{x' - a} = \frac{m}{n}$$

d'où

$$nx' = mx' - ma$$

$$x' = \frac{ma}{m - n} .$$

Pour que le point D existe, il suffit que m soit plus grand que n. Alors les deux points C et D sont tous deux à droite du point O, milieu de AB.

Si m restant fixe, n augmente jusqu'à devenir égal à m, le point C marche vers le point O puisque la valeur de x devient

$$x = \frac{ma}{2m} = \frac{a}{2},$$

tandis que le point D s'éloigne indéfiniment du point A car la formule $x' = \frac{ma}{m - n}$ devient $x' = \frac{ma}{0} = \infty$.

Si n devient plus grand que m, les deux points C et D passent à gauche du point O ; le point C reste entre O et A, mais le point D va à gauche de A puisque la valeur de x' devient néga-tive.

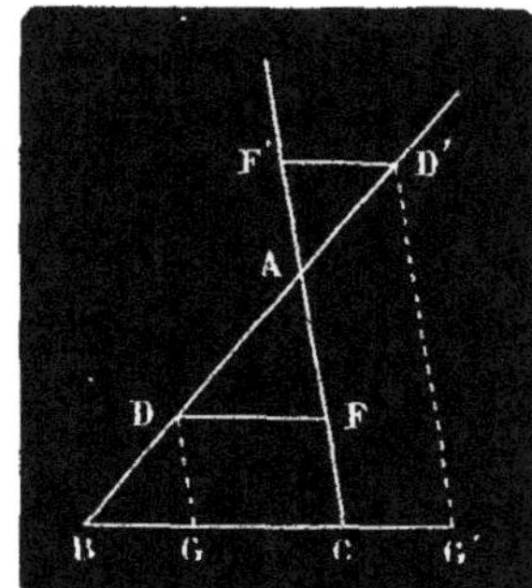

Fig. 16.

827. *Mener une parallèle à la base d'un triangle donné de manière à former un trapèze de périmètre donné* 2 p.

Soient ABC (fig. 16) le triangle donné et DF la parallèle cherchée.

Représentons par a, b, c les trois côtés, BC, AC, AB, et par $2p'$ le périmètre du triangle ABC. Posons ensuite DF $= x$.

On a

$$2p = a + b + c + x - AD - AF$$
$$= 2p' + 2x - (AD + AF + x)$$

ou

$$2p = 2p' + 2x - \text{périmètre ADF} ;$$

or
$$\frac{\text{périmètre ADF}}{2\,p'} = \frac{x}{a}$$

d'où
$$\text{périmètre ADF} = \frac{2\,p'x}{a}$$

par suite
$$2\,p = 2\,p' + 2\,x - \frac{2\,p'x}{a}$$

d'où
$$a p = a p' + a x - p'x$$
$$x = \frac{a\,(p' - p)}{(p' - a)}.$$

Le dénominateur $p' - a$ est nécessairement positif; donc la valeur de x sera positive pour toute valeur de p inférieure à p' et, par suite, comprise entre p' et a, car p ne saurait être inférieur à l'une de ses parties a. Alors on obtient la position du point D en portant à partir du point C une longueur $CG = x$ et menant par G une parallèle GD à AC.

Si p devient plus grand que p', la valeur de x est négative. Pour obtenir le point où la parallèle coupera le côté AB, on portera la valeur de x sur BC, à droite du point C, au lieu de la porter à gauche, et par l'extrémité G' on mènera une parallèle CD' à AC, le point D' sera le point cherché. En réalité, il n'y aura plus de trapèze de périmètre $2p$, c'est la somme des droites BC, BD', CF' et D'F' qui sera égale à $2p$.

828. *Inscrire un carré dans un triangle et dire sur quel côté s'appuie le plus grand carré.*

Soit x le côté du carré DFGH (fig. 17) inscrit dans un triangle ABC dont les côtés sont a, b, c; désignons par h la hauteur AK perpendiculaire au côté a sur lequel s'appuie le carré. On a évidemment :

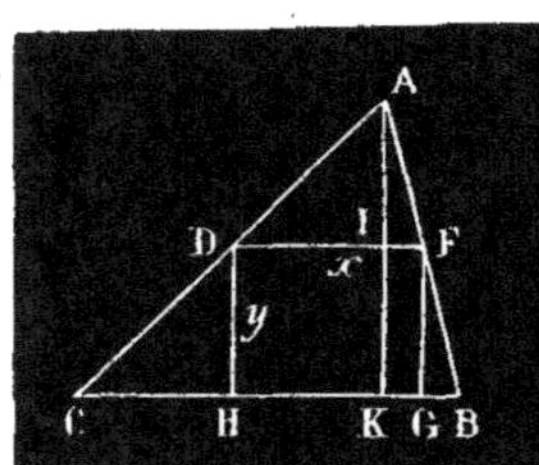

Fig. 17.

$$\frac{DF}{BC} = \frac{AI}{AK} \quad \text{ou} \quad \frac{x}{a} = \frac{h - x}{h}$$

d'où
$$h x = a h - a x$$
$$x = \frac{a h}{a + h}$$

En appelant h et h' les perpendiculaires aux côtés b et c; x' et x'' les côtés des carrés correspondants, on trouverait

$$x' = \frac{b h'}{b + h'} \quad , \quad x'' = \frac{c h''}{c + h''}.$$

Pour déterminer quel est le plus grand de ces carrés, remarquons que

$$a h = b h' = c h'' = 2 \text{ fois la surface du triangle.}$$

Il suffit donc de comparer les dénominateurs des trois valeurs de x, or la première de ces égalités donne

$$\frac{a}{b} = \frac{h'}{h} = \frac{a - h'}{b - h}.$$

Si l'on suppose que $a < b$, on a aussi

$$a - h' < b - h \quad \text{ou} \quad a + h < b + h'.$$

Ce qui donne

$$\frac{ah}{a+h} > \frac{bh'}{b+h'}.$$

Donc le plus grand carré s'appuie sur le plus petit côté.

829. *Trouver sur l'un des côtés d'un angle* A *un point* M *tel, que sa distance à l'autre côté soit égale à sa distance à un point* N *pris sur le premier côté.*

Le point N étant donné, on connaît la distance $AN = b$, et la perpendiculaire $NB = a$ abaissée du point N sur AC. Abaissons du point M situé entre A et N la perpendiculaire MC sur AB; nous aurons, par hypothèse,

$$MN = MC = x.$$

Les triangles semblables AMC et ANB donnent

$$\frac{x}{a} = \frac{b - x}{b}$$

d'où

$$x = \frac{ab}{a+b}.$$

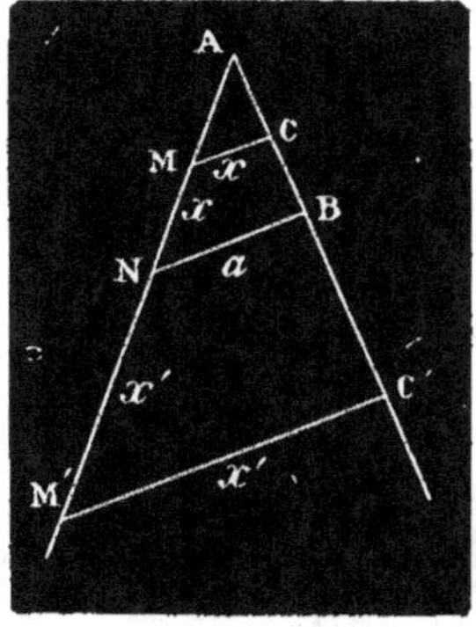

Fig. 18.

On voit donc que x est une 4ᵉ proportionnelle aux trois droites a, b et $a + b$.

Il existe un autre point M' tel que l'on ait

$$M'C' = M'N = x'.$$

Des triangles semblables ANB et A'M'C' on tire

$$\frac{x'}{a} = \frac{b + x'}{b}$$

d'où

$$bx' = ab + ax'$$

$$x' = \frac{ab}{b-a}.$$

L'oblique b étant toujours plus grande que la perpendiculaire a, la valeur de x' est toujours positive et déterminée; on l'obtient en construisant une 4ᵉ proportionnelle aux trois droites a, b et $b - a$.

830. *La différence entre deux côtés d'un triangle est* d; *la bissectrice de l'angle qu'ils forment détermine sur le troisième côté deux segments* m *et* n. *On demande le périmètre du triangle.*

Soit ABC (fig. 19) le triangle cherché; il s'agit de calculer les côtés a et b en fonction de d, m et n. On a d'abord la relation

$$a - b = d. \qquad (1)$$

Pour en établir une deuxième, appliquons le théorème connu concernant la bissectrice; il vient :

$$\frac{a}{m} = \frac{b}{n}. \qquad (2)$$

En résolvant ces équations on trouve

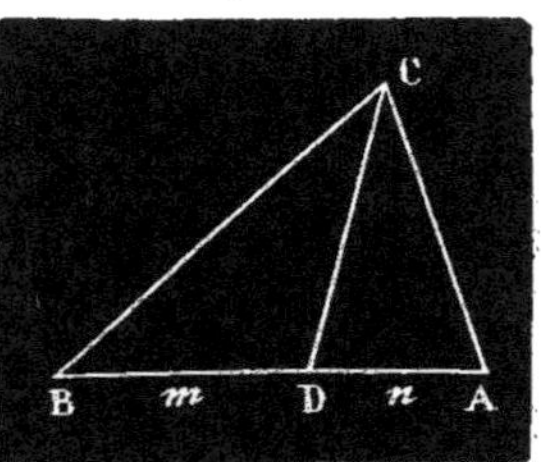

$$a = \frac{md}{m - n}$$

$$b = \frac{nd}{m - n}.$$

Fig. 19.

Le périmètre cherché est donc

$$m + n + \frac{md}{m - n} + \frac{nd}{m - n} = \frac{m^2 - n^2 + d(m + n)}{m - n} = \frac{(m + n)(m - n + d)}{m - n}.$$

831. *Un étang carré a 10 pieds de côté ; un roseau qui croît au milieu dépasse de 1 pied le niveau de l'eau. Si l'on tire le sommet du roseau vers le bord dans une direction perpendiculaire à l'un des côtés, le sommet du roseau atteint exactement le bord du liquide. On demande quelle est la profondeur de l'eau.*

Soit ABCD (fig. 20), la section de l'étang par un plan perpendiculaire à l'un des côtés. Si l'on désigne par x la profondeur de l'eau, on a

$$FG = FC = x + 1 \quad , \quad BC = x \quad , \quad FB = 5$$

et, par suite, dans le triangle rectangle FBC,

$$(x + 1)^2 = x^2 + 5^2$$

ou

$$x^2 + 2x + 1 = x^2 + 25$$
$$2x = 24$$
$$x = 12.$$

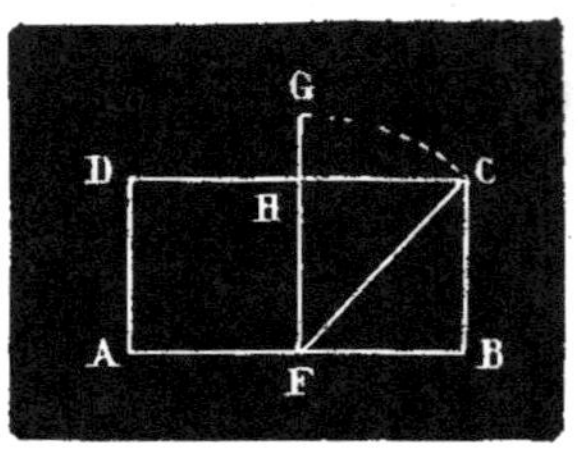

Fig. 20.

832. *Un parallélipipède rectangle dont les côtés sont* a, b *et* c *étant donné, déterminer le côté d'un cube tel que les surfaces des deux solides soient dans le même rapport que les volumes.*

Soit x le côté du cube. Sa surface totale est $6x^2$ et son volume x^3. La surface totale du parallélipipède rectangle est $2ab + 2ac + 2bc$ et son volume abc. On a donc

$$\frac{6x^2}{2ab + 2ac + 2bc} = \frac{x^3}{abc}$$

d'où

$$x = \frac{3abc}{ab + ac + bc}.$$

833. On donne une droite indéfinie et deux points A *et* B *situés d'un même côté de cette droite, et on demande de trouver sur la droite* xy *un point* C *tel que le triangle* ABC *ait une surface donnée.*

Abaissons des points A et B les perpendiculaires AA' et BB' sur xy ;
ces perpendiculaires étant connues nous poserons $AA' = a$, $BB' = b$, et $A'B' = h$.

Soient x la distance A'C du point inconnu C au point A' et m^2 la surface du triangle ABC. On a

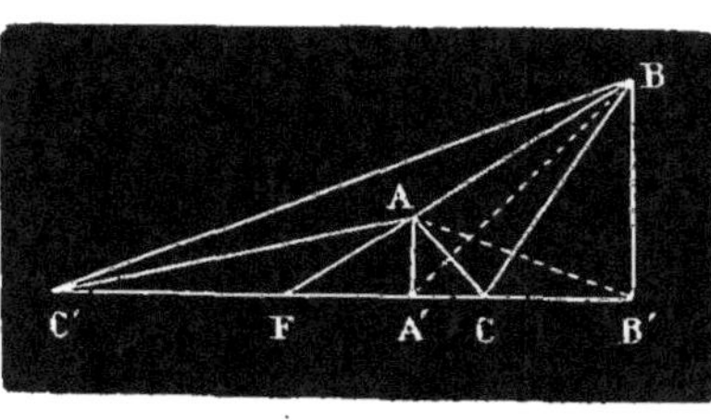

Fig. 21.

$$ABC = AA'B'B - AA'C - BB'C$$

ou

$$m^2 = \frac{(a+b)h}{2} - \frac{ax}{2} - \frac{b(h-x)}{2}$$

Cette équation donne

$$x = \frac{2m^2 - ah}{b - a} . \tag{1}$$

Discussion. Supposons que l'on ait $b > a$. On peut avoir, successivement,

$$2m^2 > ah \quad \text{ou} \quad m^2 > \frac{ah}{2} \text{ ou surf. } AA'B'$$

$$2m^2 = ah \quad \text{ou} \quad m^2 = \frac{ah}{2}$$

$$2m^2 < ah \quad \text{ou} \quad m^2 < \frac{ah}{2} .$$

Lorsque $2m^2$ est plus grand que ah, la valeur de x est positive et croît en même temps que m^2, qui peut prendre des valeurs aussi grandes que l'on veut.

Si $2m^2 = ah$, $x = o$; le point C se trouve en A' et il est visible que les deux triangles AA'B et AA'B' mesurés par m^2 et $\frac{ah}{2}$ sont équivalents.

Enfin si $2m^2 < ah$, la valeur de x devient négative et le point C passe à gauche de A' ; si $2m^2$ diminue jusqu'à zéro, la valeur de x devient

$$x = \frac{-ah}{b-a} .$$

La valeur absolue $\frac{ah}{b-a}$ n'est autre que la distance A'F du point A' au point F où la droite BA rencontre xy. Car les triangles semblables AA'F et BB'F donnent

$$\frac{A'F}{A'B'} = \frac{AA'}{BB' - AA'}$$

ou

$$\frac{h}{A'F} = \frac{a}{b-a} \quad \text{d'où} \quad A'F = \frac{ah}{b-a} .$$

Nous avons établi l'équation du problème en supposant le sommet C à droite du point F et, par conséquent, le triangle en dessous de la droite AB.

Si on suppose le sommet C à gauche de F, en C' par exemple, et qu'on prenne pour inconnue la distance A'C', l'équation du problème devient

$$ABC' = BB'C' - AA'C' - AA'B'B$$

ou

$$m^2 = \frac{b(h + x)}{2} - \frac{ax}{2} - \frac{(a + b)h}{2}$$

d'où

$$x = \frac{ah + 2m^2}{b - a} \cdot \qquad (2)$$

x est toujours positif pour toutes les valeurs de m^2 depuis zéro jusqu'à $+\infty$.

Il faut remarquer que la formule (2) est comprise dans la formule (1), si l'on convient que les triangles situés au-dessous de AB auront des surfaces positives, ceux situés en dessus des surfaces négatives, et si l'on convient en outre de porter à gauche de A' les valeurs négatives de x.

En résumé, lorsque $b > a$, il existe toujours sur xy deux points, l'un à gauche et l'autre à droite du point F, dont chacun peut être pris pour le sommet d'un triangle ayant pour base AB, et dont la surface est une quantité donnée pouvant varier de 0 à $+\infty$.

Supposons que l'on ait $b = a$. On peut avoir en outre

$$2m^2 \gtrless ah \quad \text{ou} \quad 2m^2 = ah.$$

Dans le premier cas, la valeur de x se présente sous la forme $\dfrac{m}{0}$, symbole de l'impossibilité ; on voit aisément que le problème est lui-même impossible, car tout triangle ayant son sommet sur xy et pour base AB est équivalent à $\dfrac{ah}{2}$.

Dans le second cas, lorsque $2m^2 = ah$ ou $m^2 = \dfrac{ah}{2}$, on a $x = \dfrac{0}{0}$, symbole de l'indétermination ; le problème est réellement indéterminé.

Donc, lorsque $b = a$, le problème est impossible ou indéterminé.

834. *On donne sur une droite trois points* O, A, B; *trouver sur cette droite un point* M *tel que sa distance au point* A *soit moyenne proportionnelle entre ses distances aux points* O *et* B.

Prenons le point O pour origine et convenons de considérer comme positives les longueurs portées de gauche à droite et comme négatives les longueurs portées en sens contraire. Représentons, en grandeur et en signe, par a et par b, les longueurs OA et OB, et par x la distance OM. On doit avoir

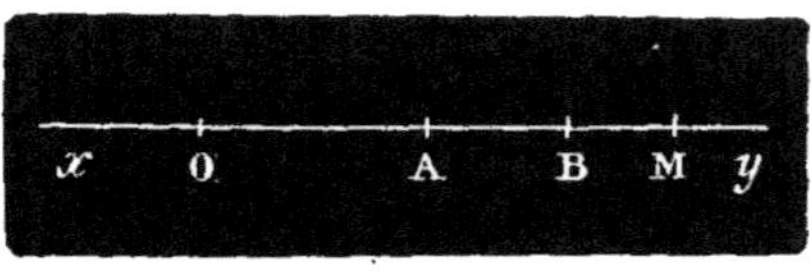

Fig. 22.

$$AM^2 = OM \times BM.$$

La quantité AM^2 étant toujours positive, les deux facteurs OM et BM doivent être de même signe, c'est pourquoi le point M ne peut être situé entre O et B. On a donc

$$AM = x - a, \quad BM = x - b,$$

et, par conséquent,

$$(x - a)^2 = x (x - b)$$

d'où

$$x = \frac{a^2}{2a - b} \cdot \qquad (1)$$

Discussion. — Imaginons que, a restant fixe, on fasse croître b de $- \infty$ à $+ \infty$ en passant par toutes les valeurs intermédiaires.

Si b est négatif, c'est-à-dire si le point B est à gauche du point O, la formule qui donne x devient

$$x = \frac{a^2}{2a + b}$$

et si b est infiniment grand, x est infiniment petit, ou, en d'autres termes, égal à zéro; le point M se trouve donc en O.

Si le point B se rapproche du point O, la valeur absolue de b diminue, et x, qui est positif, croît; le point M marche donc vers la droite; lorsque $b = 2a$, on a $x = \frac{a}{4}$; si $b = a$, $x = \frac{a}{3}$, et enfin pour $b = o$, $x = \frac{a}{2}$: le point M est situé au milieu de la distance OA.

Donnons maintenant à b des valeurs positives et reprenons la formule (1).

Lorsque b croît de o à a, c'est-à-dire si le point B marche de O en A, la valeur de x augmente et devient $x = a$ pour $b = a$; le point M se trouve donc en A en même temps que le point B.

Si b croît de a à $2a$, x croît de a à $+ \infty$, car pour $b = 2a$, on a

$$x = \frac{a^2}{o} = \infty:$$

b continuant à croître, x devient négatif et saute brusquement de $+ \infty$ à $- \infty$. Le point M qui était situé à l'infini à droite du point O passe à l'infini à gauche de ce point. A mesure que b augmente au delà de $2a$, la valeur absolue de x diminue et le point M marche de gauche à droite vers le point O et lorsque $b = + \infty$, $x = o$ et M se trouve en O.

En résumé le point M marche constamment de gauche à droite; il part du point O et parcourt la demi-droite oy; puis il passe brusquement à l'infini vers la gauche et revient au point O.

835. *Sur une droite indéfinie, on donne deux points fixes A et B, situés à une distance l l'un de l'autre; par ces points on mène des droites parallèles, et sur ces droites on porte des longueurs AA', BB' respectivement égales à a et à b, on mène la droite A'B', et on demande de déterminer la position du point R où la droite AB est rencontrée par la droite A'B'.*

Supposons d'abord les longueurs $AA' = a$ et $BB' = b$ toutes deux au-dessus de AB et admettons que a soit plus grand que b.

Dans ce cas, la rencontre R des droites AB et A'B' est évidemment située sur le prolongement de AB. Appelons x la distance AR. De la similitude des triangles AA'R et BB'R, on déduit :

$$\frac{AR}{BR} = \frac{AA'}{BB'}$$

ou

$$\frac{x}{x-l} = \frac{a}{b} \qquad (1)$$

d'où

$$x = \frac{al}{a-b} \cdot \qquad (\alpha)$$

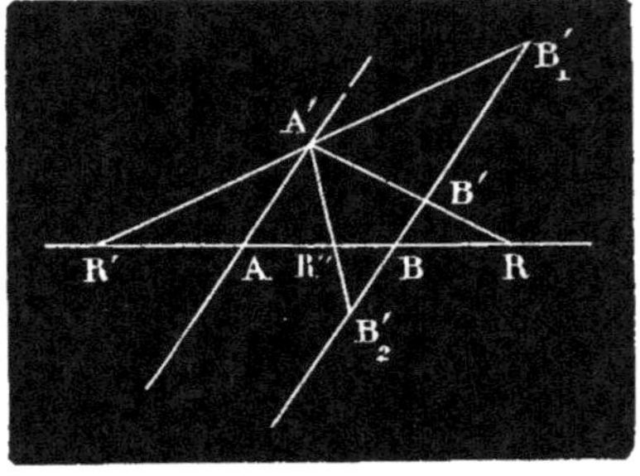

Fig. 23.

Si l'on suppose que $b = BB'_1$ soit plus grand que a, la rencontre R' des droites AB et A'B', sera située à gauche de A et les triangles semblables AA'R' et BB'₁R' donneront

$$\frac{AR'}{BR'} = \frac{AA'}{BB'_1} \cdot$$

En désignant AR' par x, nous aurons l'équation

$$\frac{x}{l+x} = \frac{a}{b} \cdot \qquad (2)$$

Enfin si l'on suppose que la longueur b soit située en dessous de AB, suivant BB'₂, le point de rencontre R'' des droites AB et A'B'₂ est situé entre A et B. Désignons encore AR'' par x. Les triangles semblables AA'R'' et BB'₂R'' donnent

$$\frac{AR''}{BR''} = \frac{AA'}{BB'_2}$$

ou

$$\frac{x}{l-x} = \frac{a}{b} \cdot \qquad (3)$$

Si l'on change x en $-x$ dans l'équation (2) cette équation devient identique à la première. On a en effet

$$\frac{-x}{l-x} = \frac{a}{b} \qquad \text{ou} \qquad \frac{x}{x-l} = \frac{a}{b} \cdot$$

De même en remplaçant dans l'équation (3) b par $-b$ on obtient l'équation

$$\frac{x}{l-x} = \frac{a}{-b} \qquad \text{ou} \qquad \frac{x}{x-l} = \frac{a}{b}$$

qui est identique à la première.

Donc l'équation (1) et la formule (α) qui la résout conviennent à tous les cas pourvu que l'on considère les valeurs de x comme positives ou comme négatives, suivant qu'elles seront portées à droite ou à gauche du point A, et les valeurs de a et de b comme positives ou comme négatives, suivant qu'elles seront situées au-dessus ou au-dessous de AB.

On aura donc toutes les phases du problème en étudiant les variations de x à mesure que l'on fera varier les données dans la formule (α).

Supposons que, a restant fixe, on fasse varier b de $-\infty$ à $+\infty$.

a étant positif par hypothèse, si l'on donne à b des valeurs négatives le dénominateur de x devient $a - (-b)$ ou $a + b$ c'est-à-dire positif, et si b est infiniment grand, x est infiniment petit ou égal à zéro.

Le point de rencontre est alors en A.

Si la valeur absolue de b diminue, le dénominateur de x devient plus petit et la valeur de x augmente; lorsque $b = a$, $x = \dfrac{al}{2a} = \dfrac{l}{2'}$, le point de rencontre est au milieu de AB.

Lorsque $b = o$, on a $x = \dfrac{al}{a} = l$, le point de rencontre est en B.

Si l'on donne à b des valeurs positives inférieures à a, x reste positif et augmente indéfiniment. Pour $b = a$, $x = \dfrac{al}{o} = \infty$. Cette expression signifie que le point de rencontre des droites est à l'infini, ou n'existe plus; les deux droites AB et A'B' sont parallèles.

La quantité b prenant des valeurs supérieures à a, x devient négatif et le point de rencontre passe brusquement de l'infini à droite du point A à l'infini à gauche de ce point.

Ensuite la valeur absolue de x diminue jusqu'à zéro et le point de rencontre se rapproche indéfiniment du point A pour venir finalement se confondre avec ce point, lorsque b devient infini.

QUESTIONS DE GÉOMÉTRIE A PLUSIEURS INCONNUES

836. *Calculer les segments déterminés sur les côtés d'un triangle par les points de contact du cercle inscrit et des cercles ex-inscrits.*

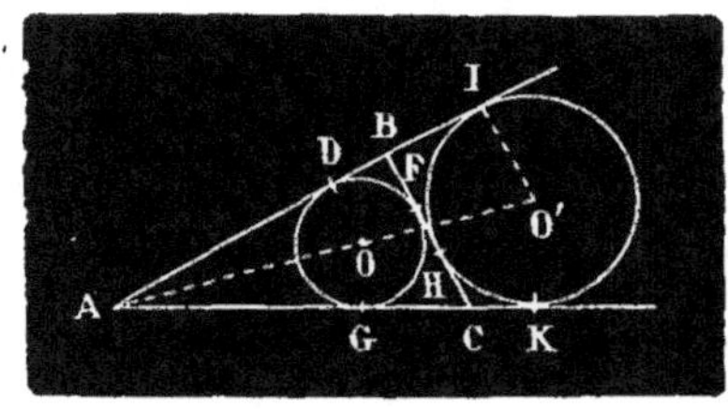

Fig. 24.

Soient O le centre du cercle inscrit à un triangle ABC (fig. 24) et D, F, G, les points de contact. Soient de même O' le centre du cercle ex-inscrit, situé dans l'angle A et I, H, K ses points de contact.

Représentons par x les tangentes égales AD, AG; par y les tangentes égales BD, BF; par z les tangentes égales CF, CG.

On a

$$AD + BD = AB \quad \text{ou} \quad x + y = c \qquad (1)$$
$$AG + GC = AC \quad \text{ou} \quad x + z = b \qquad (2)$$
$$BF + CF = BC \quad \text{ou} \quad y + z = a \qquad (3)$$

En additionnant ces équations, on tire

$$2x + 2y + 2z = a + b + c = 2p$$

ou
$$x + y + z = p. \tag{4}$$

Retranchant de (4) chacune des équations (1), (2) et (3) on trouve

$$z = p - c \quad , \quad y = p - b \quad , \quad x = p - a.$$

Si l'on remarque que

$$BI = BH \quad \text{et} \quad CK = CH$$

on a
$$AI + AK = 2p.$$

Or
$$AI = AK.$$

Par conséquent
$$AI = p \quad \text{et} \quad AK = p.$$

On en tire
$$BH = BI = AI - AB = p - c$$
$$CH = CK = AK - AC = p - b.$$

On trouverait de la même manière, pour le cercle ex-inscrit situé dans l'angle B, les segments $p - a$ et $p - c$, et pour le cercle ex-inscrit situé dans l'angle C les segments $p - a$, $p - b$.

837. *Décrire, des sommets d'un triangle comme centres, trois circonférences tangentes entre elles.*

Soient x, y, z les rayons des trois circonférences tangentes entre elles décrites des sommets A, B, C d'un triangle.

Si l'on suppose les circonférences tangentes extérieurement on a :

$$x + y = c \tag{1}$$
$$x + z = b \tag{2}$$
$$y + z = a. \tag{3}$$

En résolvant ces équations, on trouve, comme dans le problème précédent

$$x = p - a \quad , \quad y = p - b \quad , \quad z = p - c.$$

D'où l'on voit que les points de contact des trois circonférences ne sont autres que les points de contact du cercle inscrit.

Supposons que la circonférence de centre A enveloppe les deux autres ; nous aurons :

$$x - y = c \tag{1}$$
$$x - z = b \tag{2}$$
$$y + z = a. \tag{3}$$

D'où, par addition

$$x = \frac{a + b + c}{2} = p$$

et par suite

$$y = p - c \quad , \quad z = p - b.$$

La circonférence de centre A coupera le côté AB ou c a une distance de B égale à $p - c$ et le côté AC ou b à une distance de C égale à $p - b$. Les trois points de contact seront donc les points de contact déterminés par le cercle ex-inscrit situé dans l'angle A.

On peut supposer de la même manière que chacune des circonférences de centre B ou C enveloppe les deux autres.

Y a-t-il une autre hypothèse possible?

Supposons pour un instant que la circonférence A enveloppe la circonférence B et soit extérieure à la circonférence C; nous aurions les équations

$$x - y = c$$
$$x + z = b$$
$$y + z = a.$$

En ajoutant la première à la troisième, on trouverait

$$x + z = a + c.$$

Or cette équation et la deuxième ont même premier membre; les seconds membres n'étant pas identiques puisque $b < a + c$, le système est impossible. Donc le problème a toujours quatre solutions données par les quatre cercles tangents aux côtés du triangle et n'en a pas d'autre.

838. *L'aire d'un rectangle ne change pas : 1° quand on augmente l'un de ses côtés de a mètres en diminuant l'autre de b mètres; 2° quand on augmente le premier côté de a' mètres et qu'on diminue l'autre de b' mètres. Trouver les côtés de ce rectangle.*

Représentons par x et y les deux côtés du rectangle. D'après les données on a les équations

$$(x + a)(y - b) = xy \qquad (1)$$
$$(x + a'((y - b') = xy \qquad (2)$$

qui peuvent s'écrire :

$$ay - bx = ab \qquad (3)$$
$$a'y - b'x = a'b'. \qquad (4)$$

On en tire

$$x = \frac{aa'(b - b')}{ab' - ba'}$$

$$y = \frac{bb'(a - a')}{ab' - ba'}.$$

DISCUSSION. — Supposons que l'on ait

$$ab' - ba' > 0 \qquad \text{ou} \qquad \frac{a}{b} > \frac{a'}{b'}.$$

Les formules donnent pour x et pour y des valeurs déterminées qui sont positives, nulles ou négatives.

Or x et y étant les côtés d'un rectangle doivent être nécessairement positifs. Il faut donc qu'avec la condition précédente on ait en même temps $a > a'$ et $b > b'$. Il est aisé de concevoir que la première condition soit satisfaite sans que les deux autres le soient. Ainsi pour $a = 7$, $b = 2$, $a' = 3$, $b' = 8$, on a $\frac{7}{2} > \frac{3}{8}$; 7 est plus grand que 3, mais 2 est inférieur à 8.

De même si l'on avait

$$ab' - ba' < 0 \quad \text{ou} \quad \frac{a}{a} < \frac{a'}{b'}$$

on devrait avoir en même temps

$$a < a' \quad \text{et} \quad b < b'.$$

Supposons maintenant que

$$ab' - ba' = 0 \quad \text{ou} \quad \frac{a}{b} = \frac{a'}{b'}.$$

Si a est plus grand que a', b est nécessairement plus grand que b' ; dans ce cas les valeurs de x et de y se présentent sous la forme $\dfrac{m}{0}$, qui montre l'impossibilité du problème.

Si dans la même hypothèse, on a $a = a'$, $b = b'$, les inconnues x et y se présentent toutes deux sous la forme indéterminée $\dfrac{0}{0}$. Le problème est lui-même indéterminé, car les deux équations auxquelles il conduit se réduisent à une seule.

839. *L'aire d'un rectangle augmente de* c *mètres carrés lorsqu'on augmente sa base de* a *mètres et sa hauteur de* b *mètres ; il augmente de* c' *mètres carrés lorsque sa base augmente de* a' *mètres et sa hauteur de* b' *mètres. Quelles sont les dimensions de ce rectangle ?*

Soient x et y les côtés du rectangle. L'énoncé conduit aux deux équations

$$(x + a)(y + b) = xy + c \qquad (1)$$
$$(x + a')(y + b') = xy + c' \qquad (2)$$

ou

$$bx + ay = c - ab \qquad (3)$$
$$b'x + a'y = c' - a'b'. \qquad (4)$$

Si, pour simplifier, on pose

$$c - ab = m, \quad c' - a'b' = m',$$

ces équations deviennent

$$bx + ay = m \qquad (5)$$
$$b'x + a'y = m'. \qquad (6)$$

Et elles donnent

$$x = \frac{am' - ma'}{ab' - ba'} \quad , \quad y = \frac{mb' - bm'}{ab' - ba'}.$$

Discussion. — Supposons que l'on ait

$$ab' - ba' > 0 \quad \text{ou} \quad \frac{a}{a'} > \frac{b}{b'}.$$

Les formules donnent pour x et y des valeurs déterminées qui sont positives, nulles ou négatives. Or x et y doivent être nécessairement positifs. Il faut donc qu'avec la condition précédente, on ait

$$am' - ma' > 0 \quad \text{et} \quad mb' - bm' > 0$$

ou
$$\frac{a}{a'} > \frac{m}{m'} \quad \text{et} \quad \frac{m}{m'} > \frac{b}{b'} \cdot$$

De même si l'on avait

$$ab' - ba' < o \quad \text{ou} \quad \frac{a}{a'} < \frac{b}{b'}$$

il faudrait qu'en même temps les numérateurs fussent négatifs, c'est-à-dire que l'on eût

$$\frac{a}{a'} < \frac{m}{m'} \quad \text{et} \quad \frac{m}{m'} < \frac{b}{b'} \cdot$$

Dans l'hypothèse de $ab' - ba' = o$, on démontre aisément que les valeurs de x et de y se présentent toutes deux sous la forme de l'impossibilité ou toutes deux sous la forme de l'indétermination (cours d'algèbre).

Le problème est alors impossible ou indéterminé.

840. *Inscrire dans un rectangle un autre rectangle semblable à un rectangle donné.*

Soient ABCD (fig. 25) le rectangle donné, FGHK le rectangle inscrit et qui est semblable à un rectangle dont les côtés sont m et n. On a donc d'abord la relation

$$\frac{KH}{KF} = \frac{n}{m} \cdot$$

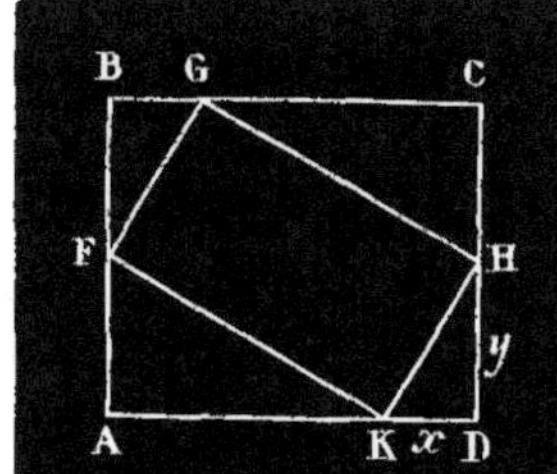

Fig. 25.

Posons

$$AD = a \;\; , \;\; DC = b \;\; , \;\; DK = x \;\; , \;\; DH = y.$$

Les triangles KHD et FBG, qui ont l'hypoténuse égale et un angle égal, donnent

$$BF = DH = y.$$

D'où

$$AF = b - y \quad \text{et} \quad AK = a - x.$$

Les triangles KHD et AFK sont semblables, car l'angle HKD, étant le complément de FKA, est égal à AFK qui est aussi le complément de FKA. On peut donc écrire :

$$\frac{DK}{AF} = \frac{DH}{AK} = \frac{KH}{KF}$$

ou

$$\frac{x}{b - y} = \frac{y}{a - x} = \frac{n}{m} \cdot$$

Ces deux équations donnent

$$mx + ny = nb$$
$$nx + my = na$$

et, par suite,

$$x = \frac{n(mb - na)}{m^2 - n^2} \quad , \quad y = \frac{n(ma - nb)}{m^2 - n^2} \cdot$$

Pour simplifier ces formules, posons

$$\frac{m}{n} = p.$$

On a

$$m = np \quad , \quad m^2 = n^2 p^2,$$

et, par conséquent,

$$x = \frac{pb - a}{p^2 - 1} \quad , \quad y = \frac{pa - b}{p^2 - 1} \cdot$$

Si le rapport $\frac{m}{n}$ ou p est plus grand que 1, on a aussi $p^2 > 1$ et pour que le problème soit possible, il faut que l'on ait $pb > a$ et $pa > b$.

Si $p < 1$, on doit avoir $pb < a$ et $pa < b$.

841. *Inscrire dans un triangle donné un rectangle semblable à un rectangle donné.*

Soient ABC (fig. 26) le triangle donné et FGHK le rectangle inscrit semblable à un rectangle donné dont les côtés sont m et n.

Représentons par a la base BC du triangle, par h sa hauteur, par x la base FG du rectangle inscrit et par y sa hauteur FK.

On a une première relation entre x et y, en exprimant que le rectangle FGHK est semblable au rectangle donné. Cette relation est

$$\frac{x}{y} = \frac{m}{n} \cdot \qquad (1)$$

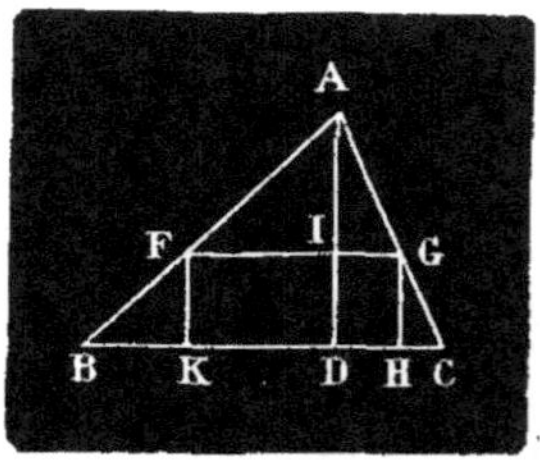

Fig. 26.

On aura une deuxième relation en écrivant que le rectangle est inscrit dans le triangle. Des triangles semblables ABC et AFG, ADB et AFI, on tire

$$\frac{FG}{BC} = \frac{AF}{AB} = \frac{AI}{AD}$$

ou

$$\frac{x}{a} = \frac{h - y}{h} \cdot \qquad (2)$$

La résolution des équations (1) et (2) donne

$$x = \frac{ahm}{hm + an} \quad , \quad y = \frac{ahm}{hm + an} \cdot$$

Ces formules montrent que le problème est toujours possible.

842. *Inscrire dans un triangle un rectangle dont la différence des côtés adjacents soit égale à une quantité donnée d.*

Reportons-nous à la construction précédente, nous trouverons sans peine que les deux équations du problème sont :

$$x - y = d \qquad (1)$$
$$\frac{x}{a} = \frac{h - y}{h} \cdot \qquad (2)$$

Ces équations donnent :

$$x = \frac{a(h+d)}{a+h} \quad , \quad y = \frac{h(a-d)}{a+h} .$$

Pour que le problème soit possible, on doit avoir $a > d$.

843. *Inscrire dans un triangle donné un rectangle dont le périmètre soit égal à une quantité donnée 2 p.*

Si nous nous reportons à la figure 26 nous trouvons, pour résoudre la question, les deux équations

$$x + y = p \tag{1}$$
$$\frac{x}{a} = \frac{h-y}{h} \tag{2}$$

qui donnent :

$$x = \frac{a(p-h)}{a-h} \quad , \quad y = \frac{p(a-p)}{a-h} .$$

Discussion. — Nous examinerons uccessivement les trois cas suivants :

$$a > h \quad , \quad a < h \quad \text{et} \quad a = h.$$

1° $a > h$. Pour que le problème soit possible il faut et il suffit que x et y soient positifs; on doit donc avoir en même temps

$$p > h \quad \text{et} \quad a > p$$

ou

$$a > p > h.$$

Le demi-périmètre p doit donc être compris entre la base et la hauteur du triangle. On construira aisément x et y, qui sont des troisièmes proportionnelles entre des quantités données.

Si, en même temps que $a > h$, on a $p < h$, la valeur de x devient négative, mais y reste positif, car p étant moindre que h est à *fortiori* plus petit que a. Le problème, dans ce cas, n'est pas possible. Mais la solution négative est susceptible d'une interprétation.

Dans les deux équations du problème changeons x en $-x$; ces équations deviennent

$$y - x = p \tag{3}$$
$$\frac{-x}{a} = \frac{h-y}{h} \quad \text{ou} \quad \frac{x}{a} = \frac{y-h}{h} . \tag{4}$$

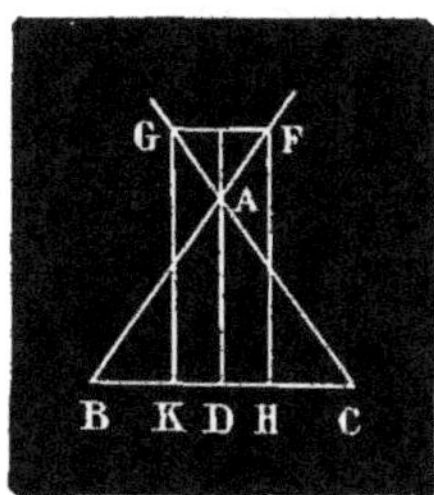

Fig. 27.

Elles répondent évidemment à l'énoncé suivant :

Construire un rectangle dont la différence des côtés soit égale à p, dont deux sommets soient sur la base du triangle et les deux autres sommets sur le prolongement des deux autres côtés BA et CA (fig. 27).

Supposons encore que, a étant plus grand que h, on ait $p > a$ et par suite $p > h$; x est positif et y négatif; le problème n'est plus possible; pour interpréter la solution négative, changeons y en $-y$.

Dans les équations du problème, on trouve

$$x - y = p \qquad (5)$$

$$\frac{x}{a} = \frac{h + y}{y}. \qquad (6)$$

Ces équations, qui donnent a x et à y des valeurs positives, sont la traduction algébrique du problème :

Construire un rectangle dont la différence des dimensions soit égale à p, dont deux sommets soient sur la base du triangle et les deux autres sommets sur les prolongements des deux autres côtés AB et AC (fig. 28).

2° $a < h$. Pour que x et y soient positifs, on doit avoir en même temps

$$p < h \quad \text{et} \quad a < p,$$

c'est-à-dire

$$h > p > a.$$

Le demi-périmètre doit encore être compris entre h et a.

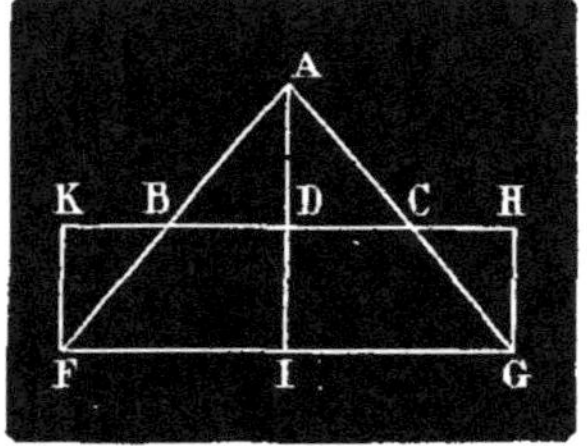

Fig. 28.

3° $a = h$. Si p n'est pas égal à a ou h, ce qui est la même chose, x et y se présentent sous la forme $\frac{m}{0}$, qui est le symbole de l'impossibilité, et si $p = a = h$, x et y prennent la forme $\frac{0}{0}$, symbole de l'indétermination.

Dans le premier cas le problème est impossible et dans le second il est indéterminé, car il est facile de voir que tous les rectangles inscrits dans un triangle dont la base est égale à la hauteur ont un demi-périmètre égal à la base de ce triangle. En effet, dans ce cas l'équation (2) devient

$$\frac{x}{a} = \frac{a - y}{a}$$

d'où l'on tire

$$x + y = a.$$

344. *Un bambou qui a 10 mètres de hauteur a été brisé en un certain point; lorsqu'on ramène la partie supérieure vers la terre, l'extrémité touche le sol à 1^m,60 du pied. A quelle hauteur le bambou est-il brisé?*

Soit x la hauteur à laquelle le bambou a été brisé. La partie supérieure qui se rabat vers le sol a une longueur de $10 - x$ et devient l'hypoténuse d'un triangle rectangle dont les côtés de l'angle droit ont x et 1,60 de longueur. On a donc l'équation

$$(10 - x)^2 = x^2 - 1{,}6^2$$

ou

$$100 - 20x + x^2 = x^2 - 2{,}56,$$

d'où

$$x = \frac{100 - 2{,}56}{20} = 4^m{,}872.$$

845. *Calculer les côtés d'un triangle en fonction de ses médianes.*

Soit un triangle ABC dont les côtés opposés aux angles A, B, C sont x, y, z et les médianes correspondantes m, m', m''.

D'après un théorème connu de géométrie, on a

$$x^2 + y^2 = 2\,m''^2 + \frac{z^2}{2} \tag{1}$$

$$x^2 + z^2 = 2\,m'^2 + \frac{y^2}{2} \tag{2}$$

$$y^2 + z^2 = 2\,m^2 + \frac{x^2}{2}. \tag{3}$$

En additionnant ces équations membre à membre, on trouve

$$\frac{3}{2}(x^2 + y^2 + z^2) = 2(m^2 + m'^2 + m''^2)$$

ou

$$x^2 + y^2 + z^2 = \frac{4}{3}(m^2 + m'^2 + m''^2). \tag{4}$$

Si l'on retranche (1) de (4), il vient

$$\frac{3z^2}{2} = \frac{4}{3}\left(m^2 + m'^2 - \frac{2}{3}m''^2\right)$$

$$z^2 = \frac{4}{9}(2m^2 + 2m'^2 - m''^2)$$

$$z = \frac{2}{3}\sqrt{2m^2 + 2m'^2 - m''^2}.$$

On trouverait de la même manière

$$y = \frac{2}{3}\sqrt{2m^2 + 2m''^2 - m'^2}$$

$$x = \frac{2}{3}\sqrt{2m'^2 + 2m''^2 - m^2}.$$

846. *Deux triangles rectangles ont les côtés de l'angle droit dirigés suivant les mêmes droites et représentés par* a, b *pour le premier et par* a′, b′ *pour le second. On propose d'abaisser du point de rencontre des hypoténuses des perpendiculaires sur les côtés et de calculer leur longueur.*

Soient AOB et A′OB′ (fig. 29) les deux triangles rectangles donnés, G le point d'intersection des hypoténuses, GH et GI les perpendiculaires abaissées du point G sur les côtés de l'angle droit. Posons $OA = a$, $OA' = a'$, $OB = b$, $OB' = b'$, $GI = x$ et $GH = y$.

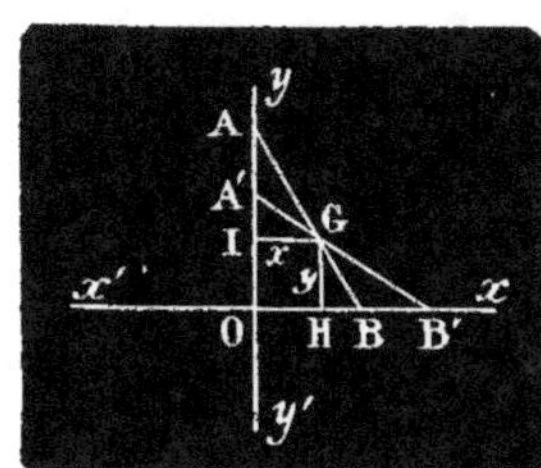

Fig. 29.

Les triangles semblables AIG et AOB donnent

$$\frac{IG}{OB} = \frac{AI}{OA} \quad \text{ou} \quad \frac{x}{b} = \frac{a - y}{a}. \tag{1}$$

On tire de même des triangles semblables A′IG et A′OB′

$$\frac{IG}{OB'} = \frac{A'I}{A'O} \quad \text{ou} \quad \frac{x}{b'} = \frac{a' - y}{a'} \, . \tag{2}$$

En résolvant ces deux équations, on trouve

$$x = \frac{bb'(a - a')}{ab' - ba'} \quad , \quad y = \frac{aa'(b' - b)}{ab' - ba'} \, .$$

DISCUSSION. — On peut distinguer trois cas, suivant que l'on a

$$ab' - ba' > o \quad , \quad ab' - ba' < o \quad \text{et} \quad ab' - ba' = o.$$

1° $ab' - ba' > o$. Si l'on a en même temps $a > a'$ et $b < b'$ les formules donnent pour x et pour y deux valeurs positives. Le point de rencontre G est situé dans l'angle AOB'..

On peut avoir $a > a'$ et $b > b'$. Alors x est positif et y négatif. La rencontre des hypoténuses n'a plus lieu dans l'angle AOB, comme on l'avait supposé. Si l'on remplace dans les équations du problème y par $- y$, ces équations deviennent

$$\frac{x}{b} = \frac{a + y}{a} \quad \text{et} \quad \frac{x}{b'} = \frac{a' + y}{a'} \, .$$

Ce sont précisément les équations que l'on aurait posées si l'on avait supposé le point de rencontre G en dessous de la droite OB' (fig. 30). Les premières formules conviendront donc à ce cas si l'on admet que les valeurs négatives de y seront comptées en dessous de OB.

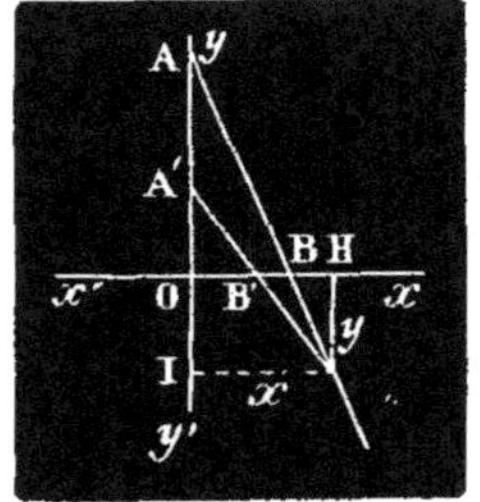

Fig. 30.

Enfin, on peut avoir $a < a'$ et $b < b'$; alors x est négatif et y positif. En remplaçant x par $- x$ dans les équations du problème, on trouve

$$\frac{- x}{b} = \frac{a - y}{a} \quad \text{ou} \quad \frac{x}{b} = \frac{y - a}{a}$$

et

$$\frac{- x}{b'} = \frac{a' - y}{a'} \quad \text{ou} \quad \frac{x}{b} = \frac{y - a'}{a'} \, .$$

On obtiendrait ces équations en supposant le point G dans l'angle yox'. Les premières formules conviennent donc à ce cas si l'on convient de considérer comme négatives les valeurs de x portées à gauche de la droite yy'.

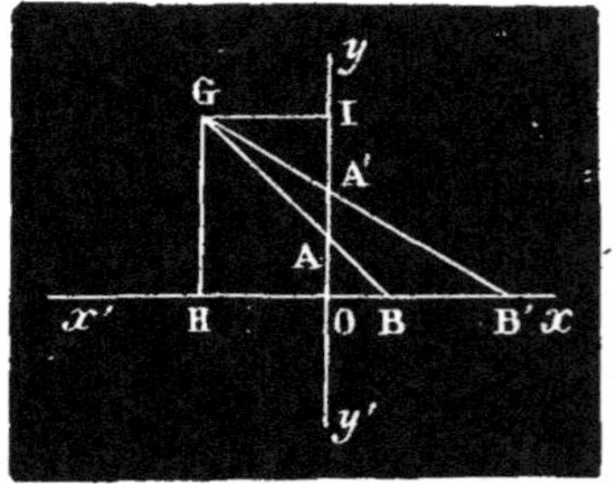

Fig. 31.

2° $ab' - ba' < o$. Si l'on a en même temps $a < a'$ et $b > b'$ les valeurs de x et de y sont positives comme dans la figure 29.

Lorsque $a < a'$ et $b < b'$, x est positif et y négatif; on a alors la figure 30.

Enfin, si $a > a'$ et $b > b'$, x est négatif et y positif, on retombe dans ce cas sur la figure 31.

$3°$ $ab' - ba' = o$. Cette égalité peut s'écrire

$$\frac{a}{a'} = \frac{b}{b'}.$$

De sorte que si $a \gtrless a'$, on a aussi $b \gtrless b'$, et si $a = a'$, on a de même $b = b'$. Il en résulte que x et y se présentent en même temps sous la forme $\frac{m}{0}$ ou $\frac{o}{0}$.

Dans le premier cas le problème est impossible, car l'égalité $\frac{a}{a'} = \frac{b}{b'}$ montre que les deux hypoténuses sont parallèles et ne se rencontrent pas. Dans le second le problème est indéterminé, car les deux hypoténuses coïncident.

Jusqu'ici nous avons supposé les deux triangles rectangles dans le même angle yox. On peut supposer maintenant qu'ils sont dans des angles différents, les côtés de l'angle droit de chacun d'eux étant toujours dirigés suivant les droites xx', yy'.

Toutes les phases du problème seront contenues dans les équations (1) et (2) et dans les formules qui les résolvent si l'on considère comme positives ou comme négatives les valeurs de a et a' suivant qu'elles sont portées dans la direction oy ou dans la direction oy', et comme positives ou comme négatives les valeurs de b et de b' selon qu'elles sont portées dans le sens ox ou dans le sens ox'.

$1°$ Supposons AOB dans l'angle yox et A'OB' dans l'angle yox' (fig. 32), on aura les valeurs de x et de y en remplaçant dans les formules primitives b' par $- b'$, ce qui donne

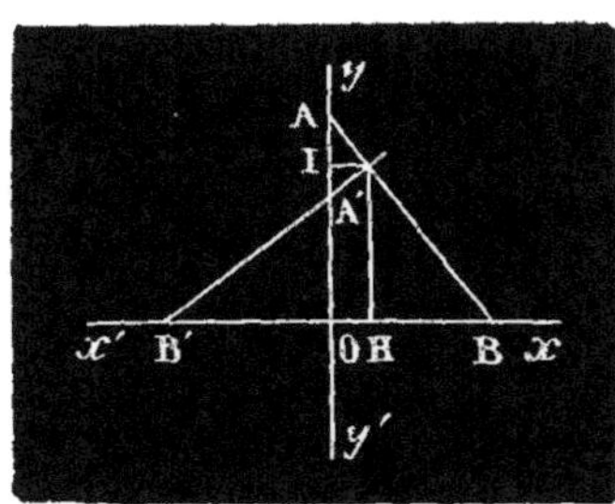

Fig. 32.

$$x = \frac{- bb'(a - a')}{- ab' - ba'}, \quad y = \frac{aa'(- b' - b)}{- ab' - ba'}$$

ou

$$x = \frac{bb'(a - a')}{ab' + ba'}, \quad y = \frac{aa'(b' + b)}{ab' + ba'}.$$

La valeur de y est toujours positive, x est positif ou négatif suivant que a est plus grand ou plus petit que a'. Le point de rencontre est alors dans l'angle yox ou dans l'angle yox'.

$2°$ Si le triangle AOB est dans l'angle yox et le triangle A'OB' dans l'angle opposé par le sommet, on remplacera a' et b' par $- a'$ et $- b'$ dans les mêmes formules; ces formules deviendront :

$$x = \frac{bb'(a + a')}{ab' - ba'} \qquad y = \frac{aa'(b' + b)}{- ab' + ba'}.$$

Si $ab' - ba' \gtrless o$, x et y ont des valeurs déterminées et de signes contraires; la rencontre des hypoténuses a donc lieu dans l'un des angles yox' et $y'ox$ opposés par le sommet.

Lorsque $a'b - ba' = 0$ ou $\dfrac{a}{a'} = \dfrac{b}{b'}$, x et y prenant en même temps la forme de l'impossibilité $\dfrac{m}{0}$, il est facile de voir que, dans ce cas, les deux hypoténuses sont parallèles.

3° Toutes les hypothèses que l'on pourra faire sur les positions relatives des triangles se résoudront de la même manière ; il nous paraît inutile d'insister davantage.

847. *Étant donné un rectangle* ABCD, *on trace la diagonale* BD *et la droite* CH *qui joint le sommet* C *au milieu du côté* AB. *On demande de calculer les distances du point de rencontre des droites* BD *et* CH *aux côtés du rectangle.*

Représentons AB par a et BC par b.
Des triangles semblables DIF et DAB,
on déduit

$$\frac{\text{IF}}{\text{AB}} = \frac{\text{DI}}{\text{AD}} \quad \text{ou} \quad \frac{x}{a} = \frac{b - y}{b}. \qquad (1)$$

Les triangles semblables HFG et HCB donnent de même

$$\frac{\text{FG}}{\text{BC}} = \frac{\text{HG}}{\text{HB}}.$$

Or

$$\text{HG} = x - \frac{a}{2} \quad \text{et} \quad \text{HB} = \frac{a}{2}.$$

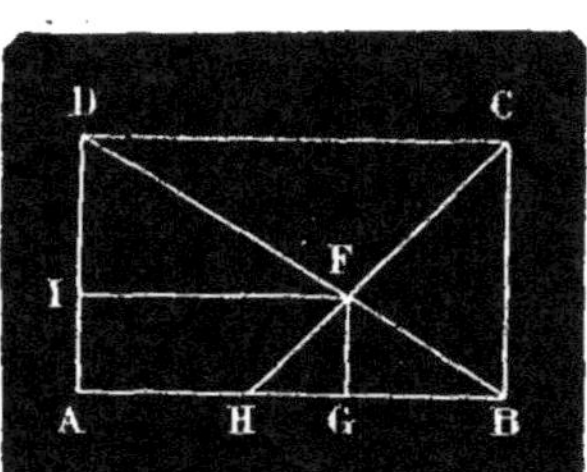

Fig. 33.

Cette proportion peut donc s'écrire.

$$\frac{y}{b} = \frac{x - \dfrac{a}{2}}{\dfrac{a}{2}} \quad \text{ou} \quad \frac{y}{b} = \frac{2x - a}{a}. \qquad (2)$$

En résolvant ces équations, on trouve

$$x = \frac{2a}{3} \quad \text{et} \quad y = \frac{b}{3}.$$

848. *Calculer les diagonales d'un quadrilatère inscrit dont on connaît les quatre côtés* a, b, c, d.

On sait que le produit des diagonales d'un quadrilatère inscrit est égal à la somme des produits des côtés opposés et que ces diagonales sont entre elles comme les sommes des produits des côtés qui aboutissent à leurs extrémités. On a donc les deux relations :

$$xy = ac + bd \qquad (1)$$

$$\frac{x}{y} = \frac{bc + ad}{ab + cd}. \qquad (2)$$

En les multipliant membre à membre, on a

$$x^2 = \frac{(ac + bd)(bc + ad)}{ab + cd}$$

et, en les divisant, on trouve

$$y^2 = \frac{(ac + bd)(ab + cd)}{bc + ad} \, .$$

DEUXIÈME DEGRÉ

CHAPITRE PREMIER

RADICAUX ALGÉBRIQUES
EXPOSANTS FRACTIONNAIRES
EXPOSANTS NÉGATIFS

SIMPLIFIER LES EXPRESSIONS SUIVANTES :

849. $\sqrt{4a^2b^4} = 2ab^2$; $\sqrt{9a^6b^2c^4} = 3a^3bc^2$; $\sqrt{121a^8b^2c^6} = 11a^4bc^3$

$\sqrt{36m^{2n}p^{2h}} = 6m^np^h$.

850. $3a\sqrt{a^4b^2} = 3a^3b$; $7a^2b\sqrt{4a^4b^6} = 14a^4b^4$; $5a\sqrt{x^4y^2} = 5ax^2y$

$8b\sqrt{9x^4y^6} = 24bx^2y^3$.

851. $\sqrt{4 \times 3} = 2\sqrt{3}$; $\sqrt{16 \times 15} = 4\sqrt{15}$; $\sqrt{81 \times 7} = 9\sqrt{7}$

$\sqrt{49 \times 13} = 7\sqrt{13}$.

852. $\sqrt{9a^5b^3c^2} = 3a^2bc\sqrt{ab}$; $\sqrt{16a^8b^3c^5d^3} = 4a^4bc^2d\sqrt{bcd}$

$3a\sqrt{25a^5b^2c^3} = 15a^3bc\sqrt{ac}$; $6a^2b\sqrt{169a^7b^4} = 78a^5b^3\sqrt{a}$.

853. $\sqrt{\dfrac{16a^4b^2c^6}{9m^8n^4p^2}} = \dfrac{4a^2bc^3}{3m^4n^2p}$; $\sqrt{\dfrac{49m^2p^6q^4}{25x^4y^8z^{10}}} = \dfrac{7mp^3q^2}{5x^2y^4z^5}$

$\sqrt{\dfrac{18a^2x^3y^5}{49m^3p^4q^2}} = \sqrt{\dfrac{9a^2x^2y^4}{49m^2p^4q^2} \times \dfrac{2xy}{m}} = \dfrac{3axy^2}{7mp^2q}\sqrt{\dfrac{2xy}{m}}$.

$\sqrt{\dfrac{25a^3b^6c^4}{12d^2f^3g^7}} = \sqrt{\dfrac{25a^2b^6c^4}{4d^2f^2g^6} \times \dfrac{a}{3fg}} = \dfrac{5ab^2c^2}{2dfg^3}\sqrt{\dfrac{a}{3fg}} \, .$

854. $\sqrt{18} = \sqrt{9 \times 2} = 3\sqrt{2}$; $\sqrt{54} = \sqrt{9 \times 6} = 3\sqrt{6}$

$\sqrt{4850} = \sqrt{2 \times 5^2 \times 97} = 5\sqrt{194}$; $\sqrt{8727} = \sqrt{7 \times 31^2} = 31\sqrt{7}$.

855. $3\sqrt{2} + 5\sqrt{2} - \dfrac{2}{3}\sqrt{2} + \dfrac{7}{8}\sqrt{2} = \left(3 + 5 - \dfrac{2}{3} + \dfrac{7}{8}\right)\sqrt{2} = \dfrac{197}{24}\sqrt{2}.$

856. $\sqrt{18} + \sqrt{50} - \sqrt{72} - \sqrt{2} = 3\sqrt{2} + 5\sqrt{2} - 6\sqrt{2} - \sqrt{2} = \sqrt{2}.$

857. $2\sqrt{8} - 7\sqrt{18} + 5\sqrt{72} - \sqrt{50} = 4\sqrt{2} - 21\sqrt{2} + 30\sqrt{2} - 5\sqrt{2} = 8\sqrt{2}.$

858.
$$3\sqrt{-4} - \sqrt{-25} + 4\sqrt{-9} = 6\sqrt{-1} - 5\sqrt{-1} + 12\sqrt{-1} = 13\sqrt{-1}.$$

859.
$$\sqrt{12} + 2\sqrt{27} + 3\sqrt{75} - 3\sqrt{48} = 2\sqrt{3} + 6\sqrt{3} + 15\sqrt{3} - 12\sqrt{3} = 11\sqrt{3}.$$

860.
$$2\sqrt{-48} + 3\sqrt{-12} + 5\sqrt{-18} - 7\sqrt{-32} = 8\sqrt{-3} + 6\sqrt{-3} + 15\sqrt{-2} - 28\sqrt{-2}$$
$$= 14\sqrt{-3} - 13\sqrt{-2}.$$

861.
$$5\sqrt{\dfrac{3}{4}} - 2\sqrt{27} + 8\sqrt{\dfrac{3}{16}} + 2\sqrt{\dfrac{12}{25}} = \dfrac{5}{2}\sqrt{3} - 6\sqrt{3} + 2\sqrt{3} + \dfrac{4}{5}\sqrt{3} = -\dfrac{7}{10}\sqrt{3}.$$

862. $2\sqrt{\dfrac{5}{3}} + \sqrt{60} - \sqrt{15} + \sqrt{\dfrac{3}{5}} = \sqrt{\dfrac{20}{3}} + \sqrt{60} - \sqrt{15} + \sqrt{\dfrac{3}{5}}$
$$= \sqrt{\dfrac{100}{15}} + \sqrt{\dfrac{900}{15}} - \sqrt{\dfrac{225}{15}} + \sqrt{\dfrac{9}{15}}$$
$$= \dfrac{10}{\sqrt{15}} + \dfrac{30}{\sqrt{15}} - \dfrac{15}{\sqrt{15}} + \dfrac{3}{\sqrt{15}} = \dfrac{28}{\sqrt{15}}.$$

863. $\sqrt{18ab^2} - \sqrt{32ac^2} + \sqrt{50ad^2} = (3b - 4c + 5d)\sqrt{2a}.$

864. $\sqrt{12a^2b^2mp} - \sqrt{75a^6b^2mp} + \sqrt{108a^4b^6mp} = (2ab - 5a^3b + 6a^2b^3)\sqrt{3mp}.$

865. $\sqrt{\dfrac{18a^2c}{b^2d}} - \sqrt{\dfrac{50c^3}{d}} - \sqrt{\dfrac{128a^4c}{b^6d}} = \left(\dfrac{3a}{b} - \dfrac{5c}{d} - \dfrac{8a^2}{b^3}\right)\sqrt{\dfrac{2c}{d}}.$

866.
$$\sqrt{\dfrac{a^2x}{z(x-y)^2}} - \sqrt{\dfrac{b^2x}{(x+y)^2z}} - \sqrt{\dfrac{(a+b)^2y^2x}{(x^2-y^2)^2z}} = \dfrac{a}{x-y}\sqrt{\dfrac{x}{z}} - \dfrac{b}{x+y}\sqrt{\dfrac{x}{z}}$$
$$- \dfrac{(a+b)y}{x^2-y^2}\sqrt{\dfrac{x}{z}} = \dfrac{ax + ay - bx + by - ay - by}{x^2-y^2}\sqrt{\dfrac{x}{z}} = \dfrac{(a-b)x}{x^2-y^2}\sqrt{\dfrac{x}{z}}.$$

867.
$$\sqrt{\dfrac{(a^2 - 2ab + b^2)x}{a^2 + 2ab + b^2}} = \dfrac{(a-b)\sqrt{x}}{a+b}.$$

868.
$$\sqrt{\dfrac{x^3 - 2x^2 + x}{x^2y + 2xy + x}} = \dfrac{x-1}{x+1}\sqrt{\dfrac{x}{y}}.$$

869.
$$\sqrt{\dfrac{a^3 + 3a^2b + 3ab^2 + b^3}{2a^3 - 4a^2b + 2ab^2}} = \dfrac{a+b}{a-b}\sqrt{\dfrac{a+b}{2a}}.$$

870.
$$\dfrac{2(a-b)\sqrt{9(a^2-b^2)(a+b)}}{3(a+b)\sqrt{8(a-b)}} = \dfrac{2(a-b)}{3(a+b)}\sqrt{\dfrac{9(a+b)^2}{4\times 2}} = \dfrac{a-b}{\sqrt{2}}.$$

871. $\dfrac{x+\sqrt{x^2-1}}{x-\sqrt{x^2-1}}-\dfrac{x-\sqrt{x^2-1}}{x+\sqrt{x^2-1}}=\dfrac{\left(x+\sqrt{x^2-1}\right)^2-\left(x-\sqrt{x^2-1}\right)}{x^2-x^2+1}$

$$=2x\times2\sqrt{x^2-1}=4x\sqrt{x^2-1}.$$

872. $\qquad(4-\sqrt{3})\sqrt{3}=4\sqrt{3}-3.$

873. $\qquad(\sqrt{12}-2)\sqrt{3}=\sqrt{36}-2\sqrt{3}=6-2\sqrt{3}.$

874. $\qquad(6-\sqrt{8})\sqrt{2}=6\sqrt{2}-\sqrt{16}=6\sqrt{2}-4.$

875. $\qquad(\sqrt{5}+2\sqrt{27}+3\sqrt{10})2\sqrt{5}=10+12\sqrt{15}+30\sqrt{2}.$

876. $\qquad(\sqrt{3}-\sqrt{2}+2\sqrt{5})3\sqrt{5}=3\sqrt{15}-3\sqrt{10}+30.$

877. $\qquad(3+\sqrt{5})(-2\sqrt{5})=-(6\sqrt{5}+10).$

878. $\qquad(5+\sqrt{8})(5-\sqrt{8})=25-8=17.$

879. $\qquad(7+2\sqrt{6})(9-5\sqrt{6})=63+18\sqrt{6}-35\sqrt{6}-60$
$$=3-17\sqrt{6}.$$

880. $\qquad(\sqrt{2}+\sqrt{3})(2\sqrt{2}-\sqrt{3})=4+2\sqrt{6}-\sqrt{6}-3=1+\sqrt{6}.$

881. $(4-\sqrt{-5})(8+2\sqrt{-5})=32-8\sqrt{-5}+2\sqrt{-5}-2(-5)=42.$

882.
$(3\sqrt{3}-\sqrt{-5})(4\sqrt{3}-2\sqrt{-5})=36-4\sqrt{3}\sqrt{5}\sqrt{-1}-6\sqrt{3}\sqrt{5}\sqrt{-1}+2(-5)$
$$=26-10\sqrt{15}\sqrt{-1}.$$

883.
$(3-2\sqrt{3}+\sqrt{12})(4+\sqrt{18}-3\sqrt{2})=(3-2\sqrt{3}+2\sqrt{3})(4+3\sqrt{2}-3\sqrt{2})$
$$=3\times4=12.$$

884. $\qquad(8\sqrt{12}-4\sqrt{75})(7\sqrt{27}+2\sqrt{48})=(16\sqrt{3}-20\sqrt{3})(21\sqrt{3}+8\sqrt{3})$
$$=-4\sqrt{3}\times29\sqrt{3}=-4\times29\times3=-348.$$

885. $\quad(\sqrt{m}+\sqrt{n})(\sqrt{m}-\sqrt{n})(m+n)=(m-n)(m+n)=m^2-n^2.$

886.
$(\sqrt{a}+\sqrt{b}+\sqrt{c})(\sqrt{a}+\sqrt{b}-\sqrt{c})=(\sqrt{a}+\sqrt{b})^2-c=a+b+2\sqrt{ab}-c.$

887.
$(\sqrt{a}-\sqrt{b}+\sqrt{c})(\sqrt{a}-\sqrt{b}-\sqrt{c})=(\sqrt{a}-\sqrt{b})^2-c=a+b-c-2\sqrt{ab}.$

888. $\qquad(a+b\sqrt{-1})(a-b\sqrt{-1})=a^2-b^2(-1)=a^2+b^2.$

889. $\qquad(m-n+p\sqrt{-1})(m-n-p\sqrt{-1})=(m-n)^2-p^2(-1)$
$$=m^2+n^2+p^2-2mn.$$

890. $\qquad\sqrt{\dfrac{4a^2(a-b)}{9(x^2-y^2)}}\times\sqrt{\dfrac{3a^3(x-y)}{2(a^2-b^2)}}=\sqrt{\dfrac{4\times3a^5(a-b)(x-y)}{9(x^2-y^2)\times2(a^2-b^2)}}$
$$=\dfrac{2a^2}{3}\sqrt{\dfrac{3a}{2(x+y)(a+b)}}.$$

891. $$\sqrt{\frac{3a^2(a^2+2ab+b^2)}{8b^3(a-b)}} \times \sqrt{\frac{2b(a^2-b^2)}{6a^4b^3}} = \sqrt{\frac{3\times 2a^2b(a+b)^2(a^2-b^2)}{8\times 6a^4b^6(a-b)}}$$
$$= \frac{a+b}{2ab^2}\sqrt{\frac{a+b}{2b}}.$$

892. $$\sqrt{\frac{a^2-b^2}{a^2+b^2}} \times \sqrt{\frac{a^4+b^4+2a^2b^2}{a^4+b^4-2a^2b^2}} = \sqrt{\frac{(a^2-b^2)(a^2+b^2)^2}{(a^2+b^2)(a^2-b^2)^2}} = \sqrt{\frac{a^2+b^2}{a^2-b^2}}.$$

893. $$\frac{5R\sqrt{10-2\sqrt5}}{2} \times \frac{R}{8}\sqrt{6+2\sqrt5} = \frac{5R^2}{16}\sqrt{(10-2\sqrt5)(6+2\sqrt5)}$$
$$= \frac{5R^2}{8}\sqrt{10+2\sqrt5}.$$

894. $$\frac{\sqrt{54}+\sqrt{150}-\sqrt{96}}{\sqrt6} = \frac{3\sqrt6+5\sqrt6-4\sqrt6}{\sqrt6} = \frac{4\sqrt6}{\sqrt6} = 4.$$

895. $$\frac{2\sqrt{32}+3\sqrt2+4}{4\sqrt8} = \frac{8\sqrt2+3\sqrt2+4}{8\sqrt2} = 1+\frac{3}{8}+\frac{1}{2\sqrt2} = \frac{11+2\sqrt2}{8}.$$

896. $$\frac{8\sqrt3-8\sqrt{27}+6\sqrt{48}}{2\sqrt{12}} = \frac{8\sqrt3-24\sqrt3+24\sqrt3}{4\sqrt3} = 2.$$

897. $$\frac{\sqrt{18}+\sqrt{50}-6\sqrt2}{\sqrt8} = \frac{3\sqrt2+5\sqrt2-6\sqrt2}{2\sqrt2} = \frac{2\sqrt2}{2\sqrt2} = 1.$$

898. $$\sqrt{\frac{a^2-b^2}{4a^4b^3}} : \sqrt{\frac{9(a+b)}{8a^2b}} = \sqrt{\frac{(a^2-b^2)\times 8a^2b}{4a^4b^3\,9(a+b)}} = \sqrt{\frac{(a-b)\times 2}{9a^2b^2}}$$
$$= \frac{1}{3ab}\sqrt{2(a-b)}.$$

899. $$\sqrt{\frac{2a(a^2-b^2)}{9(p-q)^2}} : \sqrt{\frac{8a^3(a+b)^2}{m^2(a-b)}} = \sqrt{\frac{m^2(a-b)^2\,2a(a+b)}{9\times 4a^2(p-q)^2\,2a(a+b)^2}}$$
$$= \frac{m(a-b)}{6a(p-q)}\sqrt{\frac{1}{a+c}}.$$

RENDRE RATIONNEL LE DÉNOMINATEUR DE CHACUNE DES EXPRESSIONS SUIVANTES :

900.
$$\frac{2}{\sqrt3} = \frac{2\sqrt3}{3} \ ; \ \frac{5\sqrt2}{\sqrt3} = \frac{5\sqrt6}{3} \ ; \ \frac{3+\sqrt2}{\sqrt3} = \frac{3\sqrt3+\sqrt6}{3} \ ; \ \frac{7\sqrt5-3}{\sqrt2} = \frac{7\sqrt{10}-3\sqrt2}{2}.$$

901.
$$\frac{5-2\sqrt3}{4\sqrt3} = \frac{5\sqrt3-6}{12} \quad ; \quad \frac{8-2\sqrt5}{3\sqrt5} = \frac{8\sqrt5-10}{15}$$
$$\frac{4+7\sqrt2}{3\sqrt2} = \frac{4\sqrt2+14}{6} \quad ; \quad \frac{6+4\sqrt5}{2\sqrt3} = \frac{6\sqrt3+4\sqrt{15}}{6} = \sqrt3+\frac{2}{3}\sqrt{15}.$$

902.
$$\frac{1+\sqrt{2}}{2-\sqrt{2}} = \frac{(1+\sqrt{2})(2+\sqrt{2})}{4-2} = \frac{4+3\sqrt{2}}{2}$$

$$\frac{5-7\sqrt{3}}{1+\sqrt{3}} = \frac{(5-7\sqrt{3})(\sqrt{3}-1)}{3-1} = \frac{-26+12\sqrt{3}}{2} = -13+6\sqrt{3}$$

$$\frac{3+\sqrt{2}}{3-\sqrt{2}} = \frac{(3+\sqrt{2})(3+\sqrt{2})}{9-2} = \frac{9+6\sqrt{2}+2}{7} = \frac{11+6\sqrt{2}}{7}$$

$$\frac{4-\sqrt{5}}{6-3\sqrt{2}} = \frac{(4-\sqrt{5})(6+3\sqrt{2})}{36-18} = \frac{24-6\sqrt{5}+12\sqrt{2}-3\sqrt{10}}{18}$$

$$= \frac{8-2\sqrt{5}+4\sqrt{2}-\sqrt{10}}{6}.$$

903.
$$\frac{1}{\sqrt{2}+\sqrt{3}+\sqrt{5}} = \frac{\sqrt{2}+\sqrt{3}-\sqrt{5}}{(\sqrt{2}+\sqrt{3})^2-5} = \frac{\sqrt{2}+\sqrt{3}-\sqrt{5}}{2\sqrt{6}} = \frac{\sqrt{12}+\sqrt{18}-\sqrt{30}}{2}$$

$$\frac{8+3\sqrt{2}-\sqrt{3}}{3\sqrt{2}+\sqrt{3}} = \frac{8(3\sqrt{2}-\sqrt{3})+(3\sqrt{2}-\sqrt{3})^2}{18-3} = \frac{24\sqrt{2}-8\sqrt{3}+21-6\sqrt{6}}{15}$$

$$\frac{a+b\sqrt{-1}}{a-b\sqrt{-1}} = \frac{(a+b\sqrt{-1})(a+b\sqrt{-1})}{a^2+b^2} = \frac{a^2+2ab\sqrt{-1}-b^2}{a^2+b^2}.$$

904.
$$\frac{m+n\sqrt{-1}}{p+q\sqrt{-1}} = \frac{(m+n\sqrt{-1})(p-q\sqrt{-1})}{p^2+q^2} = \frac{mp+nq+(np-mq)\sqrt{-1}}{p^2+q^2}$$

$$\sqrt{ax}+\frac{ax}{a-\sqrt{ax}} = \frac{a\sqrt{ax}-ax+ax}{a-\sqrt{ax}} = \frac{a\sqrt{ax}(a+\sqrt{ax})}{a^2-ax}$$

$$= \frac{a^2\sqrt{ax}+a^2x}{a^2-ax} = \frac{a\sqrt{ax}+ax}{a-x}$$

$$\frac{a+\sqrt{-b}}{a-\sqrt{-b}} = \frac{(a+\sqrt{-b})^2}{a^2+b} = \frac{a^2-b+2a\sqrt{-b}}{a^2+b}.$$

905.
$$\frac{a+\sqrt{-b}}{a-\sqrt{-b}} + \frac{a-\sqrt{-b}}{a+\sqrt{-b}} = \frac{(a+\sqrt{-b})^2+(a-\sqrt{-b})^2}{a^2+b}$$

$$= \frac{a-b+2a\sqrt{-b}+a-b-2a\sqrt{-b}}{a^2+b} = \frac{2(a-b)}{a^2+b}.$$

906.
$$\frac{\sqrt{a+x}+\sqrt{a-x}}{\sqrt{a+x}-\sqrt{a-x}} = \frac{(\sqrt{a+x}+\sqrt{a-x})^2}{a+x-a+x} = \frac{a+\sqrt{a^2-x^2}}{2x}.$$

907. *Que devient l'expression* $S = \dfrac{5R^2}{8}\sqrt{10+2\sqrt{5}}$ *quand on y remplace*

R *par* $\dfrac{2c}{\sqrt{10-2\sqrt{5}}}$?

On a
$$R = \frac{2c}{\sqrt{10-2\sqrt{5}}} = \frac{2c\sqrt{10-2\sqrt{5}}}{10-2\sqrt{5}} = \frac{c\sqrt{10-2\sqrt{5}}}{5-\sqrt{5}}$$

$$= \frac{c\sqrt{10-2\sqrt{5}}\,(5+\sqrt{5})}{20} = \frac{c\sqrt{(10-2\sqrt{5})\,(5+\sqrt{5})^2}}{20} = c\sqrt{\frac{5+\sqrt{5}}{10}}\,.$$

L'expression peut donc s'écrire

$$S = \frac{5}{8} \times c^2 \times \frac{5+\sqrt{5}}{10} \times \sqrt{10+2\sqrt{5}}$$

$$= \frac{c^2}{16} \times \sqrt{(10+2\sqrt{5})\,(5+\sqrt{5})^2} = \frac{c^2 \times 4}{16}\sqrt{5\,(5+2\sqrt{5})}$$

$$= \frac{5\,c^2}{4}\sqrt{\frac{5+2\sqrt{5}}{5}}\,.$$

908. *Que devient l'expression* $S = 2\,R^2\sqrt{2}$ *pour* $R = \dfrac{c}{\sqrt{2-\sqrt{2}}}$?

Pour $$R = \frac{c}{\sqrt{2-\sqrt{2}}}$$

on a $$S = \frac{2\,c^2\sqrt{2}}{2-\sqrt{2}} = \frac{2\,c^2\sqrt{2}\,(2+\sqrt{2})}{4-2} = c^2\,(2+\sqrt{2}).$$

909. *Que devient l'expression* $S = \dfrac{5}{4}\,R^2\sqrt{10-2\sqrt{5}}$ *lorsqu'on remplace* R *par* $\dfrac{2c}{\sqrt{5}-1}$?

L'expression donnée devient :

$$S = \frac{5}{4} \times \frac{4c^2}{(\sqrt{5}-1)^2}\sqrt{10-2\sqrt{5}} = \frac{5c^2\sqrt{10-2\sqrt{5}}}{6-2\sqrt{5}}$$

$$= \frac{5\,c^2}{16}\sqrt{(10-2\sqrt{5})\,(6+2\sqrt{5})^2} = \frac{5\,c^2}{16}\sqrt{64\,(5+2\sqrt{5})} = \frac{5\,c^2}{2}\sqrt{5+2\sqrt{5}}\,.$$

910. *Que devient l'expression* $S = 3R^2$ *pour* $R = \dfrac{c}{\sqrt{2-\sqrt{3}}}$?

On a $$S = \frac{3c^2}{2-\sqrt{3}} = \frac{3c^2\,(2+\sqrt{3})}{4-3} = 3c^2\,(2+\sqrt{3}).$$

911. *Résoudre par rapport à* c *l'équation* $S = \dfrac{5}{4}\,c^2\sqrt{\dfrac{5+2\sqrt{5}}{5}}$.

De cette équation, on tire :

$$c^2 = \frac{4\,S}{5\sqrt{\dfrac{5+2\sqrt{5}}{5}}} = \frac{4\,S\sqrt{\dfrac{5+2\sqrt{5}}{5}}}{5+2\sqrt{5}} = \frac{4\,S\sqrt{\dfrac{5+2\sqrt{5}}{5} \times (5-2\sqrt{5})^2}}{25-20}$$

$$= \frac{4\,S}{5}\sqrt{5-2\sqrt{5}}\,.$$

d'où
$$c = 2 \sqrt{\frac{S}{5}\sqrt{5 - 2\sqrt{5}}} \cdot$$

912. *Résoudre par rapport à c l'équation* $S = \frac{5}{2}c^2\sqrt{5 + 2\sqrt{5}}$.

De cette équation, on tire :

$$c^2 = \frac{2S}{5\sqrt{5 + 2\sqrt{5}}} = \frac{2S\sqrt{5 + 2\sqrt{5}}}{5(5 + 2\sqrt{5})} = \frac{2S\sqrt{(5 + 2\sqrt{5})(5 - 2\sqrt{5})^2}}{5(25 - 20)}$$

$$= \frac{2S\sqrt{5(5 - 2\sqrt{5})}}{25} = \frac{2S\sqrt{\dfrac{25(5 - 2\sqrt{5})}{5}}}{25} = \frac{2S}{5}\sqrt{\frac{5 - 2\sqrt{5}}{5}}$$

d'où

$$c = \sqrt{\frac{2S}{5}\sqrt{\frac{5 - 2\sqrt{5}}{5}}} \cdot$$

913. *Remplacer* x *par* $-\frac{p}{2} + \sqrt{\frac{p^2}{4} - q}$ *dans l'expression* $x^2 + px + q$, *et vérifier que le résultat est nul.*

$$\left(-\frac{p}{2} + \sqrt{\frac{p^2}{4} - q}\right)^2 + p\left(-\frac{p}{2} + \sqrt{\frac{p^2}{4} - q}\right) + q = \frac{p^2}{4} + \frac{p^2}{4} - q - p\sqrt{\frac{p^2}{4} - q}$$

$$-\frac{p^2}{2} + p\sqrt{\frac{p^2}{4} - q} + q = \frac{2p^2}{4} - \frac{2p^2}{4} - p\sqrt{\frac{p^2}{4} - q} + p\sqrt{\frac{p^2}{4} - q} - q + q = 0.$$

914. *Remplacer* x *par* $\dfrac{-b + \sqrt{b^2 - 4ac}}{2a}$ *dans l'expression* $ax^2 + bx + c$ *et vérifier que le résultat est nul.*

$$a\left(\frac{-b + \sqrt{b^2 - 4ac}}{2a}\right)^2 + b\frac{-b + \sqrt{b^2 - 4ac}}{2a} + c = \frac{b^2 + b^2 - 4ac - 2b\sqrt{b^2 - 4ac}}{4a}$$

$$+ \frac{-b^2 + b\sqrt{b^2 - 4ac}}{2a} + c = \frac{2b^2 - 4ac - 2b\sqrt{b^2 - 4ac} - 2b^2 + 2b\sqrt{b^2 - 4ac} + 4ac}{4a} = 0$$

915. *Remplacer* x *par* $\sqrt{-\frac{p}{2} + \sqrt{\frac{p^2}{4} - q}}$ *dans l'expression* $x^4 + px^2 + q$, *et vérifier que le résultat est nul.*

On a $x^2 = -\frac{p}{2} + \sqrt{\frac{p^2}{4} - q}$, $x^4 = \frac{p^2}{4} + \frac{p^2}{4} - q - p\sqrt{\frac{p^2}{4} - q}$.

D'où

$$x^4 + px^2 + q = \frac{p^2}{2} - q - p\sqrt{\frac{p^2}{4} - q} - \frac{p^2}{2} + p\sqrt{\frac{p^2}{4} - q} + q = 0.$$

916. *Effectuer les opérations suivantes :*

$$\left(a^{\frac{4}{3}} + a^{\frac{2}{3}}b^{\frac{2}{3}} + b^{\frac{4}{3}}\right)\left(a^{\frac{2}{3}} - b^{\frac{2}{3}}\right) \quad , \quad \left(a^{\frac{4}{3}} - a^{\frac{2}{3}}b^{\frac{2}{3}} + a^{4}\right)\left(a^{\frac{2}{3}} + b^{\frac{2}{3}}\right),$$

$$\left(a^{\frac{2}{3}} + b^{\frac{3}{3}}\right)^{2} \quad , \quad \left(a^{\frac{3}{4}} - b^{\frac{3}{4}}\right)^{2} \quad , \quad \left(a^{\frac{2}{3}} + b^{\frac{2}{3}}\right)^{3} \quad , \quad \left(a^{\frac{2}{3}} - b^{\frac{2}{3}}\right)^{3}.$$

$$\left(a^{\frac{4}{3}} + a^{\frac{2}{3}}b^{\frac{2}{3}} + b^{\frac{4}{3}}\right)\left(a^{\frac{2}{3}} - b^{\frac{2}{3}}\right) = a^{\frac{8}{3}} + a^{\frac{4}{3}}b^{\frac{2}{3}} + a^{\frac{2}{3}}b^{\frac{4}{3}} - a^{\frac{2}{3}}b^{\frac{2}{3}}$$
$$- a^{\frac{2}{3}}b^{\frac{1}{3}} - b^{\frac{8}{3}} = a^{\frac{8}{3}} - b^{\frac{8}{3}}.$$

$$\left(a^{\frac{4}{3}} - a^{\frac{2}{3}}b^{\frac{2}{3}} + b^{\frac{4}{3}}\right)\left(a^{\frac{2}{3}} + b^{\frac{2}{3}}\right) = a^{\frac{8}{3}} - a^{\frac{4}{3}}b^{\frac{2}{3}} + a^{\frac{2}{3}}b^{\frac{4}{3}} + a^{\frac{4}{3}}b^{\frac{2}{3}} - a^{\frac{2}{3}}b^{\frac{1}{3}} + b^{\frac{8}{3}}$$
$$= a^{\frac{8}{3}} + b^{\frac{8}{3}}.$$

$$\left(a^{\frac{2}{3}} + b^{\frac{2}{3}}\right)^{2} = a^{\frac{4}{3}} + 2a^{\frac{2}{3}}b^{\frac{2}{3}} + b^{\frac{4}{3}}$$
$$\left(a^{\frac{3}{4}} - b^{\frac{3}{4}}\right)^{2} = a^{\frac{3}{2}} - 2a^{\frac{3}{4}}b^{\frac{3}{4}} + b^{\frac{3}{2}}$$
$$\left(a^{\frac{2}{3}} + b^{\frac{2}{3}}\right)^{3} = a^{2} + 3a^{\frac{4}{3}}b^{\frac{2}{3}} + 3a^{\frac{2}{3}}b^{\frac{4}{3}} + b^{2}$$
$$\left(a^{\frac{2}{3}} - b^{\frac{2}{3}}\right)^{3} = a^{2} - 3a^{\frac{4}{3}}b^{\frac{2}{3}} + 3a^{\frac{2}{3}}b^{\frac{4}{3}} - b^{2}.$$

917. *Vérifier l'égalité :* $\left[\dfrac{a + (a^{2} - b)^{\frac{1}{2}}}{2}\right]^{\frac{1}{2}} + \left[\dfrac{a - (a^{2} - b)^{\frac{1}{2}}}{2}\right]^{\frac{1}{2}} = \left(a + a^{\frac{1}{2}}\right)^{\frac{1}{2}}.$

Si l'on élève le premier membre au carré, on a :

$$\frac{a + (a^{2} - b)^{\frac{1}{2}}}{2} + \frac{a - (a^{2} - b)^{\frac{1}{2}}}{2} + \frac{2}{2}\left[a^{2} - (a^{2} - b)\right]^{\frac{1}{2}} = a + b^{\frac{1}{2}}.$$

En extrayant la racine carrée, on trouve $\left(a + b^{\frac{1}{2}}\right)^{\frac{1}{2}}.$

918. *Simplifier l'expression :* $\sqrt{a^{2} + \sqrt[3]{a^{4}b^{2}}} + \sqrt{b^{2} + \sqrt[3]{a^{2}b^{4}}}.$

$$\sqrt{a^{2} + \sqrt[3]{a^{4}b^{2}}} + \sqrt{b^{2} + \sqrt[3]{a^{2}b^{4}}} = \left(a^{\frac{6}{3}} + a^{\frac{4}{3}}b^{\frac{2}{3}}\right)^{\frac{1}{2}} + \left(b^{\frac{6}{3}} + a^{\frac{2}{3}}b^{\frac{4}{3}}\right)^{\frac{1}{2}}$$
$$= a^{\frac{2}{3}}\left(a^{\frac{2}{3}} + b^{\frac{2}{3}}\right)^{\frac{1}{2}} + b^{\frac{2}{3}}\left(b^{\frac{2}{3}} + a^{\frac{2}{3}}\right)^{\frac{1}{2}} = \left(a^{\frac{2}{3}} + b^{\frac{2}{3}}\right)\left(a^{\frac{2}{3}} + b^{\frac{2}{3}}\right)^{\frac{1}{2}}$$
$$= \left(a^{\frac{2}{3}} + b^{\frac{2}{3}}\right)^{\frac{3}{2}}.$$

919. *Que devient l'expression :* $x^{2} - \dfrac{2}{\sqrt[3]{a^{4}}}\,x + \dfrac{a^{\frac{4}{3}} - b^{\frac{4}{3}}}{a^{4}}$, *quand on y*

remplace x *par* $\dfrac{a^{\frac{2}{3}} + b^{\frac{2}{3}}}{a^{2}}$?

Cette expression devient :

$$\frac{a^{\frac{4}{3}} + 2a^{\frac{2}{3}}b^{\frac{2}{3}} + b^{\frac{4}{3}}}{a^{4}} - \frac{2a^{\frac{2}{3}} + 2b^{\frac{2}{3}}}{a^{2} \times a^{\frac{4}{3}}} + \frac{a^{\frac{4}{3}} - b^{\frac{4}{3}}}{a^{4}}$$

$$= \frac{a^{\frac{4}{3}} + 2a^{\frac{2}{3}}b^{\frac{2}{3}} + b^{\frac{4}{3}} - 2a^{\frac{2}{3}} - 2a^{\frac{2}{3}}b^{\frac{2}{3}} + a^{\frac{4}{3}} - b^{\frac{4}{3}}}{a^{4}} = 0.$$

920. *Que devient l'expression :* $x^2 - \dfrac{2}{a^3} x + \dfrac{1}{a^6} - \dfrac{1}{b^4}$ *pour* $x = a^{-3} + b^{-2}$?

On peut écrire

$$x = \frac{1}{a^3} + \frac{1}{b^2} = \frac{a^3 + b^2}{a^3 b^2}$$

et, par suite

$$x^2 - \frac{2}{a^3} x + \frac{1}{a^6} - \frac{1}{b^4} = \frac{a^6 + 2a^3 b^2 + b^4}{a^6 b^4} - \frac{2a^3 + 2b^2}{a^6 b^2} + \frac{1}{a^6} - \frac{1}{b^4}$$

$$= \frac{a^6 + 2a^3 b^2 + b^4 - 2a^3 b^2 - 2b^4 + b^4 - a^6}{a^6 b^4} = 0.$$

921. *Que devient l'expression :* $x^2 - 2a^{-\frac{2}{3}} x + a^{-\frac{4}{3}} - b^2$, *pour* $x = a^{-\frac{2}{3}} - b$?

En remplaçant x par sa valeur, on a

$$x^2 - 2a^{-\frac{2}{3}} x + a^{-\frac{4}{3}} - b^2 = \left(a^{-\frac{2}{3}} - b\right)^2 - 2a^{-\frac{2}{3}}\left(a^{-\frac{2}{3}} - b\right) + a^{-\frac{4}{3}} - b^2$$

$$= a^{-\frac{4}{3}} - 2a^{-\frac{2}{3}} b + b^2 - 2a^{-\frac{4}{3}} + 2a^{-\frac{2}{3}} b + a^{-\frac{4}{3}} - b^2 = 0.$$

CHAPITRE II

ÉQUATIONS DU SECOND DEGRÉ A UNE INCONNUE

ÉQUATIONS NUMÉRIQUES A UNE INCONNUE

922.   De $x^2 - 169 = 0$ on tire $x = \pm \sqrt{169} = \pm 13$

De $7x^2 - 1008 = 0$ — $x = \pm \sqrt{\dfrac{1008}{7}} = \pm 12.$

De $42^2 - 24 = 3x^2 + 201$ — $x = \pm \sqrt{225} = \pm 15.$

923.

$$\frac{3}{8}(x^2 - 1) = \frac{5}{7} x^2 - \frac{325}{56}$$

$$21 x^2 - 21 = 40 x^2 - 325$$

$$x^2 = \frac{304}{19} = 16$$

$$x = \pm \sqrt{16} = \pm 4.$$

924.

$$\frac{7(3 - x^2)}{9} + \frac{5x^2}{3} = 3x^2 + \frac{2}{9}$$

$$21 - 7x^2 + 15x^2 = 27x^2 + 2$$

$$x^2 = \frac{19}{19} = 1$$

$$x = \pm 1.$$

925.
$$\frac{3}{x^3} + 8 = \frac{240}{x^2} - \frac{37}{25}$$
$$75 + 200\,x^2 = 240 \times 25 - 37\,x^2$$
$$237\,x^2 = 5925$$
$$x^2 = \frac{5925}{237} = 25$$
$$x = \pm \sqrt{25} = \pm 5.$$

926.
$$\frac{5\,x^2}{3} + 4(x^2 - 1) = \frac{7\,x^2}{5} + \frac{172}{5} \cdot$$
$$25x^2 + 60x^2 - 60 = 21\,x + 516$$
$$64\,x^2 = 576$$
$$x^2 = \frac{576}{64} = 9$$
$$x = \pm \sqrt{9} = \pm 3.$$

927.   De $x^2 - 7x = 0$,   on tire $x(x - 7) = 0$

d'où $\qquad x' = 0$, $x'' = 7.$

L'équation $8x^2 = 3x$ donne $x(8x - 3) = 0$

d'où $\qquad x' = 0$, $x'' = \dfrac{8}{3} \cdot$

L'équation $9x^2 + 7x = 0$ peut s'écrire
$$x(9x + 7) = 0$$

d'où $\qquad x' = 0 \qquad x'' = -\dfrac{7}{9} \cdot$

928.
$$\left(x + \frac{x}{3}\right)2x - 24x = 0$$
$$(3x + x)2x - 72x = 0$$
$$8x^2 - 72x = 0$$
$$x(8x - 72) = 0$$
$$x' = 0 \qquad x'' = \frac{72}{8} = 9.$$

929.
$$x\left(x - \frac{2\,x}{9}\right) + 2x\left(x + \frac{x}{4}\right) - 118x = 0$$
$$\frac{7\,x^2}{9} + \frac{5\,x^2}{2} - 118x = 0$$
$$14x^2 + 45x^2 - 2124x = 0$$

d'où $\qquad x(59\,x - 2124) = 0$
$$x' = 0$$
$$x'' = \frac{2124}{59} = 36.$$

930.
$$x^2 - 13x + 36 = 0$$
$$x = \frac{13}{2} \pm \sqrt{\frac{169}{4} - 36} = \frac{13}{2} \pm \sqrt{\frac{169 - 144}{4}}$$

$$x' = \frac{13}{2} + \frac{5}{2} = \frac{18}{2} = 9$$

$$x'' = \frac{13}{2} - \frac{5}{2} = \frac{8}{2} = 4.$$

931.
$$x^2 - 15x + 44 = 0$$

$$x = \frac{15}{2} \pm \sqrt{\frac{225}{4} - 44} = \frac{15}{2} \pm \sqrt{\frac{49}{4}}$$

$$x' = \frac{15}{2} + \frac{7}{2} = \frac{22}{2} = 11$$

$$x'' = \frac{15}{2} - \frac{7}{2} = \frac{8}{2} = 4.$$

932.
$$x^2 - 9x - 36 = 0$$

$$x = \frac{9}{2} \pm \sqrt{\frac{81}{4} + 36} = \frac{9}{2} \pm \sqrt{\frac{225}{4}}$$

$$x' = \frac{9}{2} + \frac{15}{2} = 12$$

$$x'' = \frac{9}{2} - \frac{15}{2} = -3.$$

933.
$$x^2 + 11x + 24 = 0$$

$$x = -\frac{11}{2} \pm \sqrt{\frac{121}{4} - 24} = -\frac{11}{2} \pm \sqrt{\frac{25}{4}}$$

$$x' = -\frac{11}{2} + \frac{5}{2} = -3$$

$$x'' = -\frac{11}{2} - \frac{5}{2} = -8.$$

934.
$$x^2 + 5x - 14 = 0$$

$$x = -\frac{5}{2} \pm \sqrt{\frac{25}{4} + 14} = -\frac{5}{2} \pm \sqrt{\frac{81}{4}}$$

$$x' = -\frac{5}{2} + \frac{9}{2} = 2$$

$$x'' = -\frac{5}{2} - \frac{9}{2} = -7.$$

935.
$$x^2 + 17x - 138 = 0$$

$$x = -\frac{17}{2} \pm \sqrt{\frac{289}{4} + 138} = -\frac{17}{2} \pm \sqrt{\frac{841}{4}}$$

$$x' = -\frac{17}{2} + \frac{29}{2} = 6$$

$$x'' = -\frac{17}{2} - \frac{29}{2} = -23.$$

936.
$$x^2 - 30x + 176 = 0$$

$$x = 15 \pm \sqrt{225 - 176} = 15 \pm \sqrt{49}$$

$$x' = 15 + 7 = 22$$

$$x'' = 15 - 7 = 8.$$

937.
$$x^2 - 68x + 756 = 0$$
$$x = 34 \pm \sqrt{34^2 - 756} = 34 \pm \sqrt{400}$$
$$x' = 34 + 20 = 54$$
$$x'' = 34 - 20 = 14.$$

938.
$$x^2 - 8x - 660 = 0$$
$$x = 4 \pm \sqrt{16 + 660} = 4 \pm \sqrt{676}$$
$$x' = 4 + 26 = 30$$
$$x'' = 4 - 26 = -22.$$

939.
$$x^2 + 1,64x - 8,208 = 0$$
$$x = -0,82 \pm \sqrt{0,82^2 + 8,208} = -0,82 \pm \sqrt{8,8804}$$
$$x' = -0,82 + 2,98 = 2,16$$
$$x'' = -0,82 - 2,98 = -3,80.$$

940.
$$x^2 + 18,28x + 52,4032 = 0$$
$$x = -9,14 \pm \sqrt{9,14^2 - 52,4032} = -9,14 \pm \sqrt{31,1364}$$
$$x' = -9,14 + 5,58 = -3,56$$
$$x'' = -9,14 - 5,58 = -14,72.$$

941.
$$x^2 - 180x + 7776 = 0$$
$$x = 90 \pm \sqrt{8100 - 7776} = 90 \pm \sqrt{324}$$
$$x' = 90 + 18 = 108$$
$$x'' = 90 - 18 = 72.$$

942.
$$15x^2 - 19x + 6 = 0$$
$$x = \frac{19 \pm \sqrt{19^2 - 4 \times 15 \times 6}}{2 \times 15} = \frac{19 \pm \sqrt{1}}{30}$$
$$x' = \frac{19 + 1}{30} = \frac{2}{3} \quad ; \quad x'' = \frac{19 - 1}{30} = \frac{3}{5}$$

943.
$$2x^2 + 3x - 88 = 0$$
$$x = \frac{-3 \pm \sqrt{9 + 4 \times 2 \times 88}}{4} = \frac{-3 \pm \sqrt{713}}{4}.$$

Le nombre 713 n'étant pas un carré parfait, on calcule la valeur du radical avec une certaine approximation, à 0,001 près, par exemple.

On a ainsi $$\sqrt{713} = 26,702,$$

On en déduit

$$x' = \frac{-3 + 26,702}{4} = 5,925 \qquad \text{à } \tfrac{1}{4} \text{ de millième près.}$$
$$x'' = \frac{-3 - 26,702}{4} = -7,425 \qquad \text{à } \tfrac{1}{4} \text{ de millième près.}$$

944.
$$99x^2 - 37x - 10 = 0$$
$$x = \frac{37 \pm \sqrt{37^2 + 4 \times 99 \times 10}}{198} = \frac{37 \pm \sqrt{5329}}{198}$$
$$x' = \frac{37 + 73}{198} = \frac{5}{9} \quad ; \quad x'' = \frac{37 - 73}{198} = -\frac{2}{11}.$$

945.
$$30x^2 + 323x + 84 = 0$$
$$x = \frac{-323 \pm \sqrt{323^2 - 4 \times 30 \times 84}}{2 \times 30} = \frac{-323 \pm \sqrt{94249}}{60}$$
$$x' = \frac{-323 + 307}{60} = -\frac{4}{15} \quad ; \quad x'' = \frac{-323 - 307}{60} = -\frac{21}{2} .$$

946.
$$21x^2 - 80x + 32 = 0$$
$$x = \frac{40 \pm \sqrt{1600 - 21 \times 32}}{21} = \frac{40 \pm \sqrt{928}}{21} .$$

Or
$$\sqrt{928} = 30{,}463 \quad \text{à} \quad 0{,}001 \text{ près,}$$

d'où
$$x' = \frac{40 + 30{,}463}{21} = 3{,}355 \quad \text{à} \quad 0{,}001 \text{ près,}$$
$$x'' = \frac{40 - 30{,}463}{21} = 0{,}454 \quad \text{à} \quad 0{,}001 \text{ près.}$$

947.
$$25x^2 - 20x - 96 = 0$$
$$x = \frac{10 \pm \sqrt{100 + 25 \times 96}}{25} = \frac{10 \pm \sqrt{2500}}{25}$$
$$x' = \frac{10 + 50}{25} = \frac{12}{5} \quad ; \quad x'' = \frac{10 - 50}{25} = -\frac{8}{5} .$$

948.
$$15x^2 + 134x + 288 = 0$$
$$x = \frac{-67 \pm \sqrt{67^2 - 15 \times 288}}{15} = \frac{-67 \pm \sqrt{169}}{15}$$
$$x' = \frac{-67 + 13}{15} = -\frac{18}{5} \quad ; \quad x'' = \frac{-67 - 13}{15} = -\frac{16}{3} .$$

949.
$$33x^2 + 228x - 288 = 0$$
$$x = \frac{-114 \pm \sqrt{114^2 + 33 \times 288}}{33} = \frac{-114 \pm \sqrt{22500}}{33} .$$
$$x' = \frac{-114 + 150}{33} = \frac{12}{11} \quad ; \quad x'' = \frac{114 - 150}{33} = -8 .$$

950.
$$15x^2 + 32x - 28 = 0$$
$$x = \frac{-16 \pm \sqrt{16^2 + 15 \times 28}}{15} = \frac{-16 \pm \sqrt{676}}{15}$$
$$x' = \frac{-16 + 26}{15} = \frac{2}{3} \quad ; \quad x'' = \frac{-16 - 26}{15} = -\frac{14}{5} .$$

951.
$$60x^2 - 11x + \frac{1}{12000} = 0$$
$$x = \frac{11 \pm \sqrt{121 - \dfrac{60 \times 4}{12000}}}{120} = \frac{11 \pm \sqrt{120{,}98}}{120}$$
$$x' = \frac{11 + 10{,}99909}{120} = 0{,}18332575$$
$$x'' = \frac{11 - 10{,}90909}{120} = 0{,}00000758.$$

952.
$$17x^2 = 14x + 111.$$

On a
$$17x^2 - 14x - 111 = 0$$

$$x = \frac{7 \pm \sqrt{49 + 17 \times 111}}{17} = \frac{7 \pm \sqrt{1936}}{17},$$

$$x' = \frac{7 + 44}{17} = 3 \quad ; \quad x'' = \frac{7 - 44}{17} = -\frac{37}{17}.$$

953.
$$5x^2 - 10 = 8x + 277$$

ou
$$5x^2 - 8x - 287 = 0$$

$$x = \frac{4 \pm \sqrt{16 + 1435}}{5} = \frac{4 \pm \sqrt{1451}}{5}$$

$$x' = \frac{4 + 38,092}{5} = 8,418$$

$$x'' = \frac{4 - 38,092}{5} = -6,818.$$

954.
$$48 - 3x^2 = 6x + x^2 - 6$$
$$4x^2 + 6x - 54 = 0$$
$$2x^2 + 3x - 27 = 0$$

$$x = \frac{-3 \pm \sqrt{9 + 4 \times 2 \times 27}}{4} = \frac{-3 \pm \sqrt{225}}{4}$$

$$x' = \frac{-3 + 15}{4} = 3 \quad ; \quad x'' = \frac{-3 - 15}{4} = -\frac{9}{2}.$$

955.
$$24x^2 - 9 + x = 18x^2 + 12x + 86$$
$$6x^2 - 11x - 95 = 0$$

$$x = \frac{11 \pm \sqrt{121 + 4 \times 6 \times 95}}{2 \times 6} = \frac{11 \pm \sqrt{2401}}{12}$$

$$x' = \frac{11 + 49}{12} = 5 \quad ; \quad x'' = \frac{11 - 49}{12} = \frac{19}{6}.$$

956.
$$\frac{4x^2}{3} - \frac{8x}{9} + 7 = \frac{5x^2}{3} + \frac{5x}{4} - \frac{321}{18}.$$

En chassant les dénominateurs, on a

$$48x^2 - 32x + 252 = 60x^2 + 45x - 642$$
$$12x^2 + 77x - 894 = 0$$

$$x = \frac{-77 \pm \sqrt{77^2 + 4 \times 12 \times 894}}{24} = \frac{-77 \pm \sqrt{48841}}{24}$$

$$x' = \frac{-77 + 221}{24} = 6 \quad ; \quad x'' = \frac{-77 - 221}{24} = -12\frac{5}{12}.$$

957.
$$\frac{x^2}{3} - \frac{x}{4} + \frac{1}{8} = \frac{5x^2}{6} + 3x - \frac{463}{8}.$$

Multiplions par 24.

$$8x^2 - 6x + 3 = 20x^2 + 72x - 1389$$
$$12x^2 + 78x - 1392 = 0$$
$$6x^2 + 39x - 696 = 0$$

$$x = \frac{-39 \pm \sqrt{39^2 + 4 \times 6 \times 696}}{12} = \frac{-39 \pm \sqrt{18225}}{12}$$

$$x' = \frac{-39 + 135}{12} = 8 \quad ; \quad x'' = \frac{-39 - 135}{12} = -14\frac{1}{2} \, .$$

958. $\qquad \dfrac{5x^2}{8} - \dfrac{7x}{16} + 0{,}48 = \dfrac{2(x-5)}{3} - \dfrac{7x^2}{6} + \dfrac{147{,}01}{12} \, .$

Multiplions par 48.

$$30x^2 - 21x + 23{,}04 = 32x - 160 - 56x^2 + 588{,}04$$
$$86x^2 - 53x - 405 = 0$$
$$x = \frac{53 \pm \sqrt{53^2 + 4 \times 86 \times 405}}{86 \times 2} = \frac{53 \pm \sqrt{142129}}{172}$$
$$x' = \frac{53 + 377}{172} = 2{,}5 \quad ; \quad x'' = \frac{53 - 377}{172} = -\frac{81}{43} \, .$$

959. $\qquad \dfrac{9}{8-x} + \dfrac{x}{4} = \dfrac{2x}{5} + 1{,}35.$

On a

$$180 + 40x - 5x^2 = 64x - 8x^2 + 216 - 27x$$
$$3x^2 + 3x - 36 = 0$$
$$x^2 + x - 12 = 0$$
$$x = -\frac{1}{2} \pm \sqrt{\frac{1}{4} + 12} = -\frac{1}{2} \pm \sqrt{\frac{49}{4}}$$
$$x' = -\frac{1}{2} + \frac{7}{2} = 3 \quad ; \quad x'' = -\frac{1}{2} - \frac{7}{2} = -4.$$

960. $\qquad \dfrac{5}{x+2} + \dfrac{1}{x+3} = \dfrac{41}{42} \, .$

On tire de là

$$41x^2 - 47x - 468 = 0$$

d'où

$$x = \frac{47 \pm \sqrt{47^2 + 4 \times 41 \times 468}}{2 \times 41} = \frac{47 \pm \sqrt{78961}}{82}$$
$$x' = \frac{47 + 281}{82} = 4 \quad ; \quad x'' = \frac{47 - 281}{82} = -2\frac{35}{41} \, .$$

961. $\qquad \dfrac{4x-3}{5x+2} - \dfrac{8x}{9} = \dfrac{6x}{5} - \dfrac{6791{,}1}{279} \, .$

Pp. mc. des dénominateurs $279 \times 5(5x+2)$

$$279 \times 5 \times 4x - 279 \times 5 \times 3 - 31 \times 5(5x+2)8x = 279(5x+2)6x$$
$$- 6791{,}1 \times 5(5x+2)$$

ou

$$5580x - 4185 - 6200x^2 - 2480x = 8370x^2 + 3348x - 169777{,}5x - 67911$$
$$14570x^2 - 169529{,}5x - 63726 = 0$$
$$x = \frac{169529{,}5 \pm \sqrt{169529{,}5^2 + 4 \times 14570 \times 63726}}{2 \times 14570}$$

$$x' = \frac{169529,5 + 180150,5}{29140} = 12$$

$$x'' = \frac{169529,5 - 180150,5}{29140} = -0,3644 \text{ à } 0,0001 \text{ près.}$$

962. $$\frac{4x}{x+3} - \frac{2x}{9} = \frac{7(x+5)}{6} - \frac{63,1}{9}.$$

Multiplions les deux membres par $18(x+3)$.

$$72x - 4x(x+3) = 21(x^2 + 8x + 15) - 126,2(x+3)$$

ou $$25x^2 - 18,2x - 63,6 = 0$$

$$x = \frac{9,1 \pm \sqrt{9,1^2 + 25 \times 63,6}}{25} = \frac{9,1 \pm \sqrt{1672,81}}{25}.$$

$$x' = \frac{9,1 + 40,9}{25} = 2 \quad ; \quad x'' = \frac{9,1 - 40,9}{25} = -1,272.$$

963. $$\frac{x-1}{x+1} + \frac{x+1}{x-1} = \frac{202}{99}.$$

En chassant les dénominateurs, on trouve :

$$99(2x^2 + 2) = 202(x^2 - 1)$$
$$198x^2 + 198 = 202x^2 - 202$$
$$4x^2 = 400$$
$$x = \pm 10.$$

964. $$\frac{1}{x-1} + \frac{1}{x-2} = \frac{1}{x-3}.$$

Si l'on chasse les dénominateurs, on trouve :

$$x^2 - 5x + 6 + x^2 - 4x + 3 = x^2 - 3x + 2$$

ou $$x^2 - 6x + 7 = 0$$
$$x = 3 \pm \sqrt{9 - 7}$$
$$x' = 3 + \sqrt{2} \quad , \quad x'' = 3 - \sqrt{2}.$$

965. $$3(x-5)(x-2) = 7(x-7)(x-6) + 40$$
$$3x^2 - 21x + 30 = 7x^2 - 91x + 294 + 40$$
$$4x^2 - 70x + 304 = 0$$

ou $$2x^2 - 35x + 152 = 0$$

$$x = \frac{35 \pm \sqrt{35^2 - 8 \times 152}}{4} = \frac{35 \pm \sqrt{9}}{4}$$

$$x' = \frac{35 + 3}{4} = \frac{19}{2} \quad ; \quad x'' = \frac{35 - 3}{4} = 8.$$

966. $$80x + \frac{3x^2}{4} + \frac{21x - 27782}{12} = 1859\frac{1}{3} - 3x^2.$$

Si on multiplie par 12 il vient :

$$960x + 9x^2 + 21x - 27782 = 22312 - 36x^2$$

ou
$$45x^2 + 981x - 50094 = 0$$
$$5x^2 + 109x - 5566 = 0$$
$$x = \frac{-109 \pm \sqrt{109^2 + 20 \times 5566}}{10} = \frac{-109 \pm \sqrt{123201}}{10}$$
$$x' = \frac{-109 + 351}{10} = 24,2 \quad , \quad x'' = \frac{-109 - 351}{10} = -46.$$

967.
$$\frac{25x + 180}{10x - 81} = \frac{40x}{5x - 8} - \frac{3}{5} \cdot$$

On tire de là :

$$\frac{25x + 180}{10x - 81} = \frac{200x - 15x + 24}{25x - 40} = \frac{185x + 24}{25x - 40}$$
$$(25x - 180)(25x - 40) = (185x + 24)(10x - 81)$$
$$625x^2 + 3500x - 7200 = 1850x^2 - 14745x - 1944$$
$$1225x^2 - 18245x + 5256 = 0$$
$$x = \frac{18245 \pm \sqrt{18245^2 - 4 \times 1225 \times 5256}}{2 \times 1225}$$
$$x' = \frac{18245 + 17525}{2450} = 14\frac{3}{5}$$
$$x'' = \frac{18245 - 17525}{2450} = \frac{72}{245} \cdot$$

968.
$$\frac{18 + x}{6(3 - x)} = \frac{20x + 9}{19 - 7x} - \frac{65}{4(3 - x)} \cdot$$

Multiplions les deux membres par

$$12(3 - x)(19 - 7x)$$

on a :

$$(36 + 2x)(19 - 7x) = (20x + 9)(36 - 12x) - 195(19 - 7x)$$
$$684 - 214x - 14x^2 = 324 + 612x - 240x^2 - 3705 + 1365x$$

ou
$$226x^2 - 2191x + 4065 = 0$$
$$x = \frac{2191 \pm \sqrt{2191^2 - 4 \times 226 \times 4065}}{2 \times 226} = \frac{2191 \pm \sqrt{1125721}}{2 \times 226}$$
$$x' = \frac{2191 + 1061}{2 \times 226} = 7\frac{22}{113} \quad ; \quad x'' = \frac{2191 - 1061}{2 \times 226} = 2\frac{1}{2} \cdot$$

969.
$$\frac{x + 5}{x + 3} + \frac{x - 5}{x - 2} = \frac{2x - 6}{x - 2} \cdot$$

Multiplions les deux membres par $(x + 3)(x - 2)$. Il vient :

$$(x + 5)(x - 2) + (x - 5)(x + 3) = (2x - 6)(x + 3)$$

d'où
$$x^2 + 3x - 10 + x^2 - 2x - 15 = 2x^2 - 18$$
$$x = 25 - 18 = 7.$$

970.
$$\frac{3x - 2}{4} + \frac{8}{x} = \frac{2x - 3}{5} - 3,2.$$

Multiplions les deux membres par $20x$; on a :

$$15x^2 - 10x - 160 = 8x^2 - 12x - 64x$$
$$7x^2 + 66x - 160 = 0$$
$$x = \frac{-33 \pm \sqrt{33^2 + 7 \times 160}}{7} = \frac{-33 \pm \sqrt{2209}}{7}$$
$$x' = \frac{-33 + 47}{7} = 2 \quad ; \quad x'' = \frac{-33 - 47}{7} = -\frac{80}{7} \cdot$$

971.
$$\sqrt{x + 9} + \sqrt{3x + 4} = 9.$$

Élevons les deux membres au carré; nous aurons :

$$x + 9 + 3x + 4 + 2\sqrt{(x + 9)(3x + 4)} = 81$$

ou
$$\sqrt{3x^2 + 31x + 36} = 34 - 2x.$$

Élevons une deuxième fois au carré; on a :

$$3x^2 + 31x + 36 = 1156 - 136x + 4x^2$$

ou
$$x^2 - 167x + 1120 = 0$$

d'où
$$x = \frac{167}{2} \pm \sqrt{\frac{167^2}{4} - 1120}$$
$$x' = \frac{167}{2} + \frac{153}{2} = 160 \quad ; \quad x'' = \frac{167}{2} - \frac{153}{2} = 7.$$

La première racine ne convient pas à l'équation donnée, car on a :

$$\sqrt{160 + 9} + \sqrt{480 + 4} = 13 + 22 = 35.$$

Cette racine doit être rejetée.

La seconde racine convient seule à l'équation. On a en effet :

$$\sqrt{7 + 9} + \sqrt{21 + 4} = 4 + 5 = 9.$$

972.
$$\sqrt{49 - 3x} + 2 = \sqrt{5x + 9}.$$

En élevant au carré, on a :

$$49 - 3x + 4 + 4\sqrt{49 - 3x} = 5x + 9$$

ou
$$\sqrt{49 - 3x} = 2x - 11.$$

Élevons encore au carré, il vient :

$$49 - 3x = 4x^2 - 44x + 121$$

d'où
$$4x^2 - 41x + 72 = 0$$
$$x = \frac{41 \pm \sqrt{41^2 - 16 \times 72}}{8} = \frac{41 \pm \sqrt{529}}{8}$$
$$x' = \frac{41 + 23}{8} = 8 \quad ; \quad x'' = \frac{41 - 23}{8} = \frac{9}{4} \cdot$$

On vérifie aisément que la racine x' convient seule l'équation donnée.

973.
$$\sqrt{2x + 7} + \sqrt{2x + 2} = 2\sqrt{x} + 3.$$

Élevons au carré.

$$2x + 7 + 2x + 2 + 2\sqrt{(2x + 7)(2x + 2)} = 4x + 9 + 12\sqrt{x}$$

ou $$\sqrt{(2x + 7)(2x + 2)} = 6\sqrt{x}.$$

Si l'on élève cette équation au carré, on a :

$$(2x + 7)(2x + 2) = 36x$$

ou $$2x^2 - 9x + 7 = 0$$

d'où $$x = \frac{9 \pm \sqrt{81 - 56}}{4}$$

$$x' = \frac{9 + 5}{4} = \frac{7}{2} \quad ; \quad x'' = \frac{9 - 5}{4} = 1.$$

La première racine convient à l'équation, car elle donne pour le premier membre :

$$\sqrt{7 + 7} + \sqrt{7 + 2} = \sqrt{14} + 3$$

et pour le second membre

$$2\sqrt{\frac{7}{2}} + 3 = \sqrt{\frac{28}{2}} + 3 = \sqrt{14} + 3.$$

La deuxième racine convient aussi à l'équation donnée, parce qu'on a en effet :

pour le premier membre

$$\sqrt{2 + 7} + \sqrt{2 + 2} = 3 + 2 = 5$$

et pour le deuxième membre

$$2\sqrt{1} + 3 = 2 + 3 = 5.$$

974. $$\sqrt{7x + 2} - \sqrt{13 - 2x} = \sqrt{x - 1}.$$

Élevons au carré; on a :

$$7x + 2 + 13 - 2x - 2\sqrt{(7x + 2)(13 - 2x)} = x - 1$$

ou $$2x + 8 = \sqrt{(7x + 2)(13 - 2x)}$$

Si on élève une deuxième fois au carré, il vient :

$$4x^2 + 32x + 64 = -14x^2 + 87x + 26$$

ou $$18x^2 - 55x + 38 = 0$$

d'où $$x = \frac{55 \pm \sqrt{55^2 - 4 \times 18 \times 38}}{36} = \frac{55 \pm \sqrt{289}}{36}$$

$$x' = \frac{55 + 17}{36} = 2 \quad ; \quad x'' = \frac{55 - 17}{36} = \frac{19}{18}.$$

VÉRIFICATION. — La première racine convient à l'équation, car

$$\sqrt{14 + 2} - \sqrt{13 - 4} = \sqrt{2 - 1} \quad \text{ou} \quad 4 - 3 = 1$$

la deuxième racine la vérifierait si le second membre était $-\sqrt{x - 1}$.

ÉQUATIONS LITTÉRALES A UNE INCONNUE

975.
$$x^2 - (a + b)x + ab = 0$$
$$x = \frac{a + b}{2} \pm \sqrt{\frac{(a + b)^2}{4} - ab} = \frac{a + b}{2} \pm \sqrt{\frac{(a - b)^2}{4}}$$
$$x' = \frac{a + b}{2} + \frac{a - b}{2} = a$$
$$x'' = \frac{a + b}{2} - \frac{a - b}{2} = b.$$

976.
$$x^2 - 2ax + a^2 - 4b^2 = 0$$
$$x = a \pm \sqrt{a^2 - a^2 + 4b^2} = a \pm \sqrt{4b^2}$$
$$x' = a + 2b \quad ; \quad x'' = a - 2b.$$

977.
$$x^2 + 2bx - a^2 + b^2 = 0$$
$$x = -b \pm \sqrt{b^2 + a^2 - b^2}$$
$$x' = -b + a = a - b$$
$$x'' = -b - a = -(a + b).$$

978.
$$x^2 - 7ax + 12a^2 + 2ab - 4b^2 = 0$$
$$x = \frac{7a}{2} \pm \sqrt{\frac{49a^2}{4} - 12a^2 - 2ab + 4b^2}$$
$$x = \frac{7a}{2} \pm \sqrt{\frac{a^2 - 8ab + 16b^2}{4}}$$
$$x' = \frac{7a}{2} + \frac{a - 4b}{2} = 4a - 2b$$
$$x'' = \frac{7a}{2} - \frac{a - 4b}{2} = 3a + 2b.$$

979.
$$x^2 - (a^2 + b^2)x - 2ab(a + b)^2 = 0$$
$$x = \frac{a^2 + b^2}{2} \pm \sqrt{\frac{(a^2 + b^2)^2}{4} + 2ab(a + b)^2}$$
$$x = \frac{a^2 + b^2 \pm \sqrt{a^4 + 2a^2b^2 + b^4 + 8a^3b + 16a^2b^2 + 8ab^3}}{2}.$$

La quantité placée sous le radical peut s'écrire

$$a^4 + b^4 + 16a^2b^2 + 2a^2b^2 + 8a^3b + 8ab^3$$

et l'on voit qu'elle est le carré de

$$a^2 + b^2 + 4ab.$$

On a donc :

$$x' = \frac{a^2 + b^2 + a^2 + b^2 + 4ab}{2} = \frac{2(a + b)^2}{2} = (a + b)^2$$
$$x'' = \frac{a^2 + b^2 - a^2 - b^2 - 4ab}{2} = -2ab.$$

980.
$$\frac{x^2}{a} - \frac{x}{b} = \frac{c}{bd} - \frac{cx}{ad}.$$

Multiplions par abd; on a :

$$bdx^2 - adx = ac - bcx$$
$$bdx^2 - (ad - bc)x - ac = 0$$

d'où

$$x = \frac{ad - bc \pm \sqrt{(ad - bc)^2 + 4abcd}}{2bc}$$

$$x' = \frac{ad - bc + \sqrt{(ad + bc)^2}}{2bd} = \frac{a}{b}$$

$$x'' = \frac{ad - bc - \sqrt{(ad + bc)^2}}{2bd} = -\frac{c}{d}.$$

981.
$$abx^2 - (a^2 - b^2)x - ab = 0$$

$$x = \frac{a^2 - b^2 \pm \sqrt{(a^2 - b^2)^2 + 4a^2b^2}}{2ab}$$

$$x = \frac{a^2 - b^2 + \sqrt{(a^2 + b^2)^2}}{2ab}$$

$$x' = \frac{a^2 - b^2 + a^2 + b^2}{2ab} = \frac{a}{b} \quad ; \quad x'' = \frac{a^2 - b^2 - a^2 - b^2}{2ab} = -\frac{b}{a}.$$

982.
$$\frac{x^2}{b} - \frac{ax}{c} = \frac{cx}{a} - b.$$

Multiplions les deux membres par abc; on a :

$$acx^2 - a^2bx = bc^2x - ab^2c$$
$$acx^2 - (a^2b + bc^2)x + ab^2c = 0$$

$$x = \frac{a^2b + bc^2 \pm \sqrt{(a^2b + bc^2)^2 - 4a^2b^2c^2}}{2ac}$$

$$x = \frac{a^2b + bc^2 \pm \sqrt{(a^2b - bc^2)^2}}{2ac}$$

$$x' = \frac{a^2b + bc^2 + a^2b - bc^2}{2ac} = \frac{2a^2b}{2ac} = \frac{ab}{c}$$

$$x'' = \frac{a^2b + bc^2 - a^2b + bc^2}{2ac} = \frac{2bc^2}{2ac} = \frac{bc}{a}.$$

983.
$$\frac{x^2}{a} - \frac{x\sqrt{b}}{c} - \frac{x\sqrt{c}}{b} + \frac{a}{\sqrt{bc}} = 0.$$

Multiplions les deux membres par abc; il vient :

$$bcx^2 - ab\sqrt{b}\,x - ac\sqrt{c}\,x + a^2\sqrt{bc} = 0$$

ou

$$bcx^2 - (ab\sqrt{b} + ac\sqrt{c})x + a^2\sqrt{bc} = 0$$

d'où

$$x = \frac{ab\sqrt{b} + ac\sqrt{c} \pm \sqrt{(ab\sqrt{b} + ac\sqrt{c})^2 - 4a^2bc\sqrt{bc}}}{2bc}$$

$$x = \frac{ab\sqrt{b} + ac\sqrt{c} \pm \sqrt{(ab\sqrt{b} - ac\sqrt{c})^2}}{2bc}$$

$$x' = \frac{ab\sqrt{b} + ac\sqrt{c} + ab\sqrt{b} - ac\sqrt{c}}{2bc} = \frac{2ab\sqrt{b}}{2bc} = \frac{a\sqrt{b}}{c}$$

$$x'' = \frac{ab\sqrt{b} + ac\sqrt{c} - ab\sqrt{b} + ac\sqrt{c}}{2bc} = \frac{2ac\sqrt{c}}{2bc} = \frac{a\sqrt{c}}{b}.$$

984.
$$mqx^2 - mnx + pqx - np = 0$$
$$mqx^2 - (mn - pq)x - np = 0$$
$$x = \frac{mn - pq \pm \sqrt{(mn - pq)^2 + 4mnpq}}{2mq}$$
$$x = \frac{mn - pq + \sqrt{(mn + pq)^2}}{2mq}$$
$$x' = \frac{mn - pq + mn + pq}{2mq} = \frac{2mn}{2mq} = \frac{n}{q}$$
$$x'' = \frac{mn - pq - mn - pq}{2mq} = \frac{-2pq}{2mq} = -\frac{p}{m}.$$

985.
$$\frac{(a - b)x^2}{2ab} - \frac{ax}{b} = \frac{bx}{a} - \frac{(a + b)(a^2 + b^2)}{2ab}.$$

Multiplions par $2ab$ et ordonnons; on obtient :

$$(a - b)x^2 - 2(a^2 + b^2)x + (a + b)(a^2 - b^2) = 0$$

d'où
$$x = \frac{a^2 + b^2 \pm \sqrt{(a^2 + b^2)^2 - (a^2 - b^2)^2}}{a - b}.$$

$$x' = \frac{(a + b)^2}{a - b}, \qquad x'' = a - b.$$

986.
$$\frac{(a - b)x^2}{a + b} - (a - b)^2 x + a - b = \frac{x}{a + b}$$

Multiplions par $(a + b)$

$$(a - b)x^2 - (a + b)(a - b)^2 x + a^2 - b^2 = x$$
$$(a - b)x^2 - [(a + b)(a - b)^2 + 1]x + a^2 - b^2 = 0$$
$$x = \frac{(a + b)(a - b)^2 + 1 \pm \sqrt{[(a + b)(a - b)^2 + 1]^2 - 4(a + b)(a - b)^2}}{2(a - b)}.$$

La quantité placée sous le radical peut s'écrire

$$(a + b)^2(a - b)^4 + 2(a + b)(a - b)^2 + 1 - 4(a + b)(a - b)^2$$

ou

$$(a + b)^2(a - b)^4 - 2(a + b)(a - b)^2 + 1$$

elle est donc le carré de

$$(a + b)(a - b)^2 - 1.$$

On a, par conséquent :

$$x' = \frac{(a + b)(a - b)^2 + 1 + (a + b)(a - b)^2 - 1}{2(a - b)} = (a + b)(a - b) = a^2 - b^2$$

$$x'' = \frac{(a+b)(a-b)^2 + 1 - (a+b)(a-b)^2 + 1}{2(a-b) \ldots} = \frac{2}{2(a-b)} = \frac{1}{a-b} \cdot$$

987.
$$\frac{m+n}{p^2-q^2} - \frac{x}{p+q} + \frac{x^2}{m-n} = \frac{(m+n)x}{(p-q)(m-n)}$$

Multiplions les deux membres de l'équation par

$$(p^2 - q^2)(m-n).$$

On obtient :

$$m^2 - n^2 - (m-n)(p-q)x + (p^2-q^2)x^2 = (p+q)(m+n)x$$
$$(p^2 - q^2)x^2 - [(m-n)(p-q) + (m+n)(p+q)]x + m^2 - n^2 = 0$$

$$x = \frac{(m-n)(p-q)+(m+n)(p+q) \pm \sqrt{[(m-n)(p-q)+(m+n)(p+q)]^2 - 4(p^2-q^2)(m^2-n^2)}}{2(p^2-q^2)}.$$

La quantité placée sous le radical vaut :

$$(m-n)^2(p-q)^2 + (m+n)^2(p+q)^2 + 2(m-n)(p-q)(m+n)(p+q)$$
$$- 4(m-n)(p-q)(m+n)(p+q)$$
$$= [(m+n)(p+q) - (m-n)(p-q)]^2.$$

On a donc :

$$x' = \frac{(m-n)(p-q)+(m+n)(p+q)+(m+n)(p+q)-(m-n)(p-q)}{2(p^2-q^2)} = \frac{m+n}{p-q}$$
$$x'' = \frac{(m-n)(p-q)+(m+n)(p+q)-(m+n)(p+q)+(m-n)(p-q)}{2(p^2-q^2)} = \frac{m-n}{p+q}$$

988.
$$\frac{x^2}{a} - \frac{a+b}{a\sqrt{a^2+b^2}}x + \frac{b}{a^2+b^2} = 0.$$

Multiplions les deux membres par a ; on a :

$$x^2 - \frac{a+b}{\sqrt{a^2+b^2}}x + \frac{ab}{a^2+b^2} = 0$$

d'où

$$x = \frac{a+b}{2\sqrt{a^2+b^2}} \pm \sqrt{\frac{(a+b)^2}{4(a^2+b^2)} - \frac{ab}{a^2+b^2}}$$

$$x = \frac{a+b}{2\sqrt{a^2+b^2}} \pm \sqrt{\frac{(a-b)^2}{4(a^2+b^2)}}$$

$$x' = \frac{a+b+a-b}{2\sqrt{a^2+b^2}} = \frac{a}{\sqrt{a^2+b^2}}$$

$$x'' = \frac{a+b-a+b}{2\sqrt{a^2+b^2}} = \frac{b}{\sqrt{a^2+b^2}} \cdot$$

989.
$$\frac{x}{a^2+b^2} + \frac{(a^2-b^2)^2}{(a^2+b^2)x} = 2.$$

On tire de là :

$$x^2 + (a^2-b^2)^2 = 2(a^2+b^2)x$$
$$x^2 - 2(a^2+b^2)x + (a^2-b^2)^2 = 0$$

$$x = a^2 + b^2 \pm \sqrt{(a^2 + b^2)^2 - (a^2 - b^2)^2} = a^2 + b^2 \pm \sqrt{4a^2b^2}$$
$$x' = a^2 + b^2 + 2ab = (a + b)^2$$
$$x'' = a^2 + b^2 - 2ab = (a - b)^2.$$

990.
$$\frac{x}{b(a - b)} - \frac{a}{(a - b)(a^2 - b^2)} = \frac{(a + b)x^2}{b} - \frac{ax}{a - b}.$$

Multiplions les deux membres de cette équation par

$$b(a - b)(a^2 - b^2) \; ;$$

on obtient :

$$(a^2 - b^2)x - ab = (a^2 - b^2)^2 x^2 - ab(a^2 - b^2)x$$
$$(a^2 - b^2)^2 x^2 - (a^2 - a^2)(ab + 1)x + ab = 0$$
$$x = \frac{(a^2 - b^2)(ab + 1) \pm \sqrt{(a^2 - b^2)^2 (ab + 1)^2 - 4ab(a^2 - b^2)^2}}{2(a^2 - b^2)^2}.$$

La quantité placée sous le radical s'écrit :

$$(a^2 - b^2)^2 (a^2b^2 + 2ab + 1 - 4ab) = (a^2 - b^2)^2 (ab - 1)^2.$$

On a alors :

$$x' = \frac{ab + 1 + ab - 1}{2(a^2 - b^2)} = \frac{2ab}{2(a^2 - b^2)} = \frac{ab}{a^2 - b^2}$$
$$x'' = \frac{ab + 1 - ab + 1}{2(a^2 - b^2)} = \frac{2}{2(a^2 - b^2)} = \frac{1}{a^2 - b^2}.$$

991.
$$\frac{a - b}{\sqrt{b}} x^2 - 2ax + a\sqrt{b} = 0.$$

On tire de là :

$$(a - b)x^2 - 2a\sqrt{b}\,x + ab = 0$$

d'où
$$x = \frac{a\sqrt{b} \pm \sqrt{a^2b - (a - b)ab}}{(a - b)} = \frac{a\sqrt{b} \pm \sqrt{ab^2}}{(a - b)}$$

$$x' = \frac{a\sqrt{b} + b\sqrt{a}}{(a - b)} = \frac{\sqrt{a}\sqrt{a}\sqrt{b} + \sqrt{b}\sqrt{b}\sqrt{a}}{(\sqrt{a} + \sqrt{b})(\sqrt{a} - \sqrt{b})} = \frac{\sqrt{ab}(\sqrt{a} + \sqrt{b})}{(\sqrt{a} + \sqrt{b})(\sqrt{a} - \sqrt{b})} = \frac{\sqrt{ab}}{\sqrt{a} - \sqrt{b}}$$

$$x'' = \frac{\sqrt{ab}(\sqrt{a} - \sqrt{b})}{(\sqrt{a} + \sqrt{b})(\sqrt{a} - \sqrt{b})} = \frac{\sqrt{ab}}{\sqrt{a} + \sqrt{b}}.$$

992.
$$\frac{x^2}{2a^4} - \frac{2x}{2a^2} + 1 = b^2(b^2 - a^2).$$

On obtient, en chassant les dénominateurs :

$$x^2 - 3a^2x + 2a^4 + (a^2b^2 - b^4)a^4 = 0$$

ou
$$x^2 - 3a^2x + 2a^4(1 + a^2b^2 - b^4) = 0$$
$$x = \frac{3a^2}{2} \pm \sqrt{\frac{9a^4}{4} - 2a^4(1 + a^2b^2 - b^4)}$$
$$x = \frac{a^2}{2}\left(3 \pm \sqrt{1 - 8(a^2b^2 - b^4)}\right).$$

993.

$$\frac{(p+q)x^2}{mn} + \frac{mn}{p-q} = \frac{2px}{p-q}$$
$$(p^2 - q^2)x^2 + m^2n^2 = 2mnpx$$
$$(p^2 - q^2)x^2 - 2mnpx + m^2n^2 = 0$$
$$x = \frac{mnp \pm \sqrt{m^2n^2p^2 - (p^2 - q^2)(m^2n^2}}{p^2 - q^2}$$

ou
$$x = \frac{mnp \pm mnq}{p^2 - q^2}$$
$$x' = \frac{mn(p+p)}{p^2 - q^2} = \frac{mn}{p-q}$$
$$x'' = \frac{mn(p-q)}{p^2 - q^2} = \frac{mn}{p+q}\,.$$

994.

$$\frac{dx^2}{a} - \frac{bx}{c} - \frac{dc^2x}{a^3} + \frac{bc}{a^2} = 0.$$

Multiplions par a^3c, on a :

$$a^2dcx^2 - a^3bx - dc^3x + abc^2 = 0$$
$$a^2dcx^2 - (a^3b + dc^3)x + abc^2 = 0$$
$$x = \frac{a^3b + dc^3 \pm \sqrt{(a^3b + dc^3)^2 - 4a^3bdc^3}}{2a^2dc}.$$
$$x = \frac{a^3b + dc^3 \pm \sqrt{(a^3b - dc^3)^2}}{2a^2dc}$$
$$x' = \frac{a^3b + dc^3 + a^3b - dc^3}{2a^2dc} = \frac{ab}{cd}\,.$$
$$x'' = \frac{a^3b + dc^3 - a^3b + dc^3}{2a^2dc} = \frac{c^2}{a^2}\,.$$

995.

$$\frac{(a^2 - b^2)x}{c} - \frac{3a}{d} + \frac{b}{d} + \frac{2c}{d^2x} = 0.$$

Multiplions les deux membres par cd^2x ; on a :

$$d^2(a^2 - b^2)x^2 - 3acdx + bcdx + 2c^3 = 0$$
$$d^2(a^2 - b^2)x^2 - (3acd - bcd)x + 2c^3 = 0$$
$$x = \frac{(3acd - bcd) \pm \sqrt{(3acd - bcd)^2 - 8c^2d^2(a^2 - b^2)}}{2d^2(a^2 - b^2)}\,.$$

La quantité placée sous le radical donne

$$9a^2c^2d^2 - 6abc^2d^2 + b^2c^2d^2 - 8a^2c^2d^2 + 8b^2c^2d^2$$
$$= a^2c^2d^2 - 6abc^2d^2 + 9b^2c^2d^2 = (acd - 3bcd)^2.$$

Donc
$$x' = \frac{3acd - bcd + acd - 3bcd}{2d^2(a^2 - b^2)} = \frac{4cd(a-b)}{2d^2(a^2 - b^2)} = \frac{2c}{d(a+b)}$$
$$x'' = \frac{3acd - bcd - acd + 3bcd}{2d^2(a^2 - b^2)} = \frac{2cd(a+b)}{2d^2(a^2 - b^2)} = \frac{c}{d(a-b)}\,.$$

996.

$$\frac{(a+b)x^2}{a^2} + \frac{1}{a-b} = \frac{bx}{ad} + \frac{d(a+b)x}{ab(a-b)}\,.$$

Multiplions les deux membres par $a^2bd(a-b)$; il vient :

$$bd(a^2 - b^2)x^2 + a^2bd = ab^2(a-b)x + ad^2(a+b)x$$
$$bd(a^2 - b^2)x^2 - [ab^2(a-b) + ad^2(a+b)]x + a^2bd = 0.$$

$$x = \frac{ab^2(a-b) + ad^2(a+b) \pm \sqrt{[ab^2(a-b) + ad^2(a+b)]^2 - 4a^2b^2d^2(a^2-b^2)}}{2bd(a^2-b^2)}.$$

En développant la quantité placée sous le radical, on a :

$$a^2b^4(a-b)^2 + a^2d^4(a+b)^2 + 2a^2b^2d^2(a+b)(a-b) - 4a^2b^2d^2(a+b)(a-b)$$
$$= a^2b^4(a-b)^2 + a^2d^4(a+b)^2 - 2a^2b^2d^2(a+b)(a-b) = [ab^2(a-b) - ad^2(a+b)]^2$$

d'où

$$x' = \frac{ab^2(a-b) + ad^2(a+b) + ab^2(a-b) - ad^2(a+b)}{2bd(a^2-b^2)} = \frac{ab}{d(a+b)}$$
$$x'' = \frac{ab^2(a-b) + ad^2(a+b) - ab^2(a-b) + ad^2(a+b)}{2bd(a^2-b^2)} = \frac{ad}{b(a-b)}.$$

997.
$$\frac{x^2}{m^2} - \frac{a^2bx}{m^3n} = \frac{nx}{ab} - \frac{a}{m}.$$

Multiplions par abm^3n; on a :

$$abmnx^2 - a^3b^2x = m^3n^2x - a^2bm^2n$$
$$abmnx^2 - (a^3b^2 + m^3n^2)x + a^2bm^2n = 0$$
$$x = \frac{a^3b^2 + m^3n^2 \pm \sqrt{(a^3b^2 + m^3n^2)^2 - 4a^3b^2m^3n^2}}{2abmn}$$
$$x = \frac{a^3b^2 + m^3n^2 \pm \sqrt{(a^3b^2 - m^3n^2)^2}}{2abmn}$$
$$x' = \frac{a^3b^2 + m^3n^2 + a^3b^2 - m^3n^2}{2abmn} = \frac{2a^3b^2}{2abmn} = \frac{a^2b}{mn}$$
$$x'' = \frac{a^3b^2 + m^3n^2 - a^3b^2 + m^3n^2}{2abmn} = \frac{2m^3n^2}{2abmn} = \frac{m^2n}{ab}.$$

998.
$$\frac{x+a}{x-a} + \frac{x+b}{x-b} + 2\frac{a^2 - 6ab + b^2}{(a+b)(a-3b)} = 0.$$

En chassant les dénominateurs, on trouve :

$$(x+a)(x-b)(a+b)(a-3b) + (x+b)(x-a)(a+b)(a-3b)$$
$$+ (x-a)(x-b) \times 2(a^2 - 6ab + b^2) = 0.$$

ou

$$[x^2 + (a-b) - ab](a+b)(a-3b) + [x^2 - (a-b)x - ab](a+b)(a-3b)$$
$$+ [x^2 - (a+b)x + ab] \times 2(a^2 - 6ab + b^2) = 0.$$

ou

$$[2x^2 - 2ab](a+b)(a-3b) + 2x^2(a^2 - 6ab + b^2) - 2(a+b)(a^2 - 6ab + b^2)x$$
$$+ 2ab(a^2 - 6ab + b^2) = 0,$$

ou

$$2x^2(2a^2 - 8ab - 2b^2) - 2(a+b)(a^2 - 6ab + b^2)x + 2ab \times$$
$$[a^2 - 6ab + b^2 - (a+b)(a-3b)] = 0,$$

ou finalement

$$2(a^4 - 4ab - b^2)x^2 - (a^3 - 5a^2b - 5ab^2 + b^3)x + 4(ab^3 - a^2b^2) = 0,$$

$$x = \frac{a^3 - 5a^2b - 5ab^2 + b^3 \pm \sqrt{[a^3 - 5a^2b - 5ab^2 + b^3]^2 - 32(a^2 - 4ab - b^2)(ab^3 - a^2b^2)}}{4(a^4 - 4ab - b^2)}.$$

En développant la quantité placée sous le radical, on trouve qu'elle est le carré de

$$a^3 - 5a^2b + 11ab^2 + b^3.$$

On a donc :

$$x' = \frac{a^3 - 5a^2b - 5ab^2 + b^3 + a^3 - 5a^2b + 11ab^2 + b^3}{4(a^4 - 4ab - b^2)} = \frac{a - b}{2}$$

$$x'' = \frac{a^3 - 5a^2b - 5ab^2 + b^3 - a^3 + 5a^2b - 11ab^2 - b^3}{4(a^4 - 4ab - b^2)} = \frac{-4ab^2}{a^4 - 4ab - b^2}.$$

999.
$$\frac{(a^2 - b^2)x^2}{a^3} + a = 2x - \frac{b^4}{a^3} - \frac{b^2}{a}.$$

En chassant les dénominateurs, on a :

$$(a^2 - b^2)x^2 + a^4 = 2a^3x - b^4 - a^2b^2$$
$$(a^2 - b^2)x^2 - 2a^3x + a^4 + b^4 + a^2b^2 = 0$$
$$x = \frac{a^3 \pm \sqrt{a^6 - (a^2 - b^2)(a^4 + b^4 + a^2b^2)}}{a^2 - b^2}.$$

La quantité placée sous le radical est égale à

$$a^6 - (a^6 - b^6) = a^6 - a^6 + b^6 = b^6$$

d'où
$$x' = \frac{a^3 + b^3}{a^2 - b^2} = \frac{a^2 - ab + b^2}{a - b}$$

$$x'' = \frac{a^3 - b^3}{a^2 - b^2} = \frac{a^2 + ab + b^2}{a + b}.$$

1000.
$$\frac{c^2x^2}{m + n} + 4(m - n) = \frac{2ac(m - n)x}{b(m + n)} + \frac{2bcx}{a}.$$

Multiplions les deux membres par $ab(m + n)$; on obtient :

$$abc^2x^2 + 4ab(m^2 - n^2) = 2a^2c(m - n)x + 2b^2c(m + n)x$$
$$abc^2x^2 - 2c[a^2(m - n) + b^2(m + n)]x + 4ab(m^2 - n^2) = 0$$
$$x = \frac{a^2c(m - n) + b^2c(m + n) \pm \sqrt{[a^2c(m - n) + b^2c(m + n)]^2 - 4a^2b^2c^2(m^2 - n^2)}}{abc^2}.$$

La quantité placée sous le radical est visiblement le carré de

$$a^2c(m - n) - b^2c(m + n).$$

On a donc :

$$x' = \frac{a^2c(m - n) + b^2c(m + n) + a^2c(m - n) - b^2c(m + n)}{abc^2} = \frac{2a(m - n)}{bc}$$

$$x'' = \frac{a^2c(m - n) + b^2c(m + n) - a^2c(m - n) + b^2c(m + n)}{abc^2} = \frac{2b(m + n)}{ac}.$$

1001.
$$\frac{1 - ax}{1 + ax} \sqrt{\frac{1 + bx}{1 - bx}} = 1.$$

Élevons au carré et chassons les dénominateurs; on a :

$$(1 - ax)^2 (1 + bx) = (1 + ax)^2 (1 - bx)$$

ou

$$1 + (b - 2a)x + (a^2 - 2ab)x^2 + a^2bx^3 = 1 + (2a - b)x + (a^2 - 2ab)x^2 - a^2bx^3$$

d'où
$$a^2bx^3 - (2a - b)x = 0.$$

Mettons x en facteur, il vient :

$$x(a^2bx^2 - 2a + b) = 0$$

$x = 0$ est une première solution de l'équation. Posons :

$$a^2bx^2 - 2a + b) = 0$$

d'où
$$x^2 = \frac{2a - b}{a^2b}$$

$$x = \pm \frac{1}{a} \sqrt{\frac{2a}{b} - 1}.$$

1002.
$$\frac{1}{a} + \frac{1}{a + x} + \frac{1}{a + 2x} = 0.$$

Chassons les dénominateurs et réduisons ; nous aurons :

$$(a + x)(a + 2x) + a(a + 2x) + a(a + x) = 0$$
$$2x^2 + 6ax + 3a^2 = o$$
$$x = \frac{-3a \pm \sqrt{9a^2 - 6a^2}}{2}$$
$$x' = \frac{a}{2}(-3 + \sqrt{3})$$
$$x'' = \frac{a}{2}(-3 - \sqrt{3}).$$

1003.
$$\sqrt{a + x} + \sqrt{b + x} + \sqrt{c + x} = o.$$

En élevant au carré après avoir fait passer le 3e radical dans le second membre, on a :

$$(a + b) + 2x + 2\sqrt{ab + (a + b)x + x^2} = c + x$$
$$(a + b - c) + x = -2\sqrt{ab + (a + b)x + x^2}.$$

Élevons encore au carré, nous aurons :

$$a^2 + b^2 + c^2 + 2ab - 2ac - 2bc + x^2 + 2(a + b - c)x = 4ab + 4(a + b)x + x^2$$

d'où

$$3x^2 + 2(a + b + c)x - (a^2 + b^2 + c^2 - 2ab - 2bc - 2ac) = 0$$
$$x = \frac{-(a + b + c) \pm \sqrt{(a + b + c)^2 + 3(a^2 + b^2 + c^2 - 2ab - 2bc - 2ac)}}{3}.$$

La quantité placée sous le radical est égale à

$$a^2 + b^2 + c^2 + 2ab + 2ac + 2bc + 3a^2 + 3b^2 + 3c^2 - 6ab - 6bc - 6ac$$
$$= 4a^2 + 4b^2 + 4c^2 - 4ab - 4ac - 4bc = 4(a^2 + b^2 + c^2 - ab - ac - bc)$$

d'où
$$x' = \frac{-(a+b+c) + 2\sqrt{a^2 + b^2 + c^2 - ab - ac - bc}}{3}$$

$$x'' = \frac{-(a+b+c) - 2\sqrt{a^2 + b^2 + c^2 - ab - ac - bc}}{3}.$$

1004.
$$\left(\frac{a+x}{a-x}\right)^2 = 1 + \frac{cx}{ab} \cdot$$

On a
$$\left(\frac{a+x}{a-x}\right)^2 - 1 = \frac{cx}{ab}$$

$$\left(\frac{a+x}{a-x} + 1\right)\left(\frac{a+x}{a-x} - 1\right) = \frac{cx}{ab}$$

$$\frac{2a \times 2x}{(a-x)^2} = \frac{cx}{ab}$$

$$\frac{4a}{(a-x)^2} = \frac{c}{ab} \cdot$$

$$(a-x)^2 = \frac{4a^2b}{c} \cdot$$

$$a - x = \pm 2a\sqrt{\frac{b}{c}}$$

$$x = a\left(1 \pm 2\sqrt{\frac{b}{c}}\right).$$

1003.
$$\frac{\sqrt{a+x}}{\sqrt{a} + \sqrt{a+x}} = \frac{\sqrt{a-x}}{\sqrt{a} + \sqrt{a-x}} \cdot$$

Dans cette proportion, la différence des deux premiers termes divisée par le premier est égale à la différence des deux derniers termes divisée par l'avant-dernier. On a donc:

$$\frac{\sqrt{a}}{\sqrt{a+x}} = \frac{\sqrt{a}}{\sqrt{a-x}}$$

d'où
$$\sqrt{a+x} = \sqrt{a-x} \,.$$
$$x = 0.$$

CHAPITRE III

RELATIONS ENTRE LES RACINES ET LES COEFFICIENTS

1006. *Écrire les équations du second degré qui ont pour racines :* $1°$ *4 et 13 ;* $2°$ *— 8 et — 11 ;* $3°$ *9 et — 7 ;* $4°$ *3 et 21 ;* $5°$ $\dfrac{2}{3}$ *et* $-\dfrac{3}{4}$ *;* $6°$ $-\dfrac{7}{8}$ *et 0,343434.....*

$$1° \qquad x^2 - 17x + 52 = 0$$
$$2° \qquad x^2 + 19x + 88 = 0$$
$$3° \qquad x^2 - 2x - 63 = 0$$
$$4° \qquad x^2 - 24x + 63 = 0$$

$$5° \qquad x^2 + \frac{x}{12} - \frac{1}{2} = 0$$

ou
$$12x^2 + x - 6 = 0$$

$$6° \qquad -p = \frac{34}{99} - \frac{7}{8} = \frac{272 - 693}{792} = -\frac{421}{792}$$

d'où
$$x^2 + \frac{421}{792}x - \frac{238}{792} = 0$$

ou
$$792x^2 + 421x - 238 = 0.$$

1007. *Quelle est l'équation du second degré dont les racines sont* $\dfrac{2ab}{a-b}$ *et* $a - b$?

$$-p = \frac{2ab}{a-b} + a - b = \frac{2ab + a^2 - 2ab + b^2}{a-b} = \frac{a^2 + b^2}{a-b}$$
$$q = \frac{2ab}{a-b} \times (a-b) = 2ab.$$

L'équation est donc
$$x^2 - \frac{a^2 + b^2}{a-b}x + 2ab = 0.$$

1008. *Quelle est l'équation du second degré dont les racines sont* $\dfrac{a}{b}$ *et* $-\dfrac{c}{d}$?

$$-p = \frac{a}{b} - \frac{c}{d} = \frac{ad - bc}{bd}$$
$$q = \frac{a}{b} \times \left(-\frac{c}{d}\right) = -\frac{ac}{bd}$$

d'où
$$x^2 - \frac{ad - bc}{bd}x - \frac{ac}{bd} = 0.$$

1009. *Quelle est l'équation du second degré dont les racines sont*
$\dfrac{a + b\sqrt{-1}}{a + b}$ *et* $\dfrac{a - b\sqrt{-1}}{a - b}$?

Si l'on remplace $\sqrt{-1}$ par i on a :

$$-p = \frac{a+bi}{a+b} + \frac{a-bi}{a-b} = \frac{a^2 + abi - ab - b^2 i + a^2 - abi + ab - b^2 i}{a^2 - b^2} = \frac{2(a^2 - b^2 i)}{a^2 - b^2}$$

$$q = \frac{(a + bi)(a - bi)}{a^2 - b^2} = \frac{a^2 - b^2 i^2}{a^2 - b^2} .$$

L'équation chèrchée est donc.

$$x^2 - \frac{2(a^2 - b^2 i)}{a^2 - b^2} x + \frac{a^2 - b^2 i^2}{a^2 - b^2} = 0.$$

1010. *Quélle est l'équation du second degré dont les racines sont les inverses des racines de l'équation* $x^2 + px + q = 0$?

L'équation cherchée est :

$$x^2 - \left(\frac{1}{x'} + \frac{1}{x''}\right) x + \frac{1}{x'x''} = 0$$

ou

$$x^2 - \frac{x' + x''}{x'x''} x + \frac{1}{x'x''} = 0$$

ou encore

$$x^2 + \frac{p}{q} x + \frac{1}{q} = 0.$$

1011. *Quelle est l'équation du second degré dont les racines sont égales aux racines de l'équation* $x^2 + px + q = 0$, *multipliées par le même nombre* k ?

Les racines de l'équation cherchée doivent être kx' et kx''. On a :

$$kx' + kx'' = k(x' + x'') = -kp$$
$$kx' \times kx'' = k^2 x'x'' = k^2 p.$$

L'équation est donc

$$x^2 + kpx + k^2 p = 0.$$

1012. *L'équation* $x^2 + px + q = 0$ *ayant pour racines* x' *et* x'', *écrire l'équation qui admet pour racines* x' + h, x'' + h.

On a :
$$x' + h + x'' + h = 2h - p$$
$$(x' + h)(x'' + h) = x'x'' + h(x' + x'') + h^2$$
$$= q - hp + h^2.$$

L'équation cherchée est donc

$$x^2 - (2h - p)x + q - hp + h^2 = 0 \cdot$$

1013. *La somme de deux nombres est 67, leur produit est 912 ; on demande d'écrire l'équation qui donnera ces nombres.*

Ces deux nombres sont les racines d'une équation du second degré de la forme $x^2 + px + q = 0$, dans laquelle la somme 67 est le coefficient de x changé de signe et le produit 912, le terme connu ; cette équation est donc

$$x^2 - 67x + 912 = 0.$$

On en tire

$$x = \frac{67}{2} \pm \sqrt{\frac{67^2}{4} - 912}$$

$$x' = \frac{67}{2} + \frac{29}{2} = 48$$

$$x'' = \frac{67}{2} - \frac{29}{2} = 19.$$

1014. *Reconnaître à l'inspection des équations suivantes tout ce que l'on sait sur les racines de ces équations sans les résoudre :*

$$
\begin{array}{ll}
x^2 - 12x + 35 = 0 & 10x^2 - 14x + 3 = 0 \\
x^2 + 20x + 96 = 0 & 9x^2 + 27x + 14 = 0 \\
x^2 - 4x - 21 = 0 & 25x^2 - 20x - 4 = 0 \\
x^2 + 5x - 24 = 0 & 12x^2 - 35x - 33 = 0 \\
x^2 - 3x + 8 = 0 & 6x^2 + 2x + 11 = 0.
\end{array}
$$

1° $$x^2 - 12x + 35 = 0.$$

Les racines sont réelles, car $\dfrac{12^2}{4} - 35 > 0$.

Elles sont de même signe puisque leur produit est le nombre positif 35 ; enfin elles sont positives parce que leur somme est le nombre positif 12.

2° $$x^2 + 20x + 96 = 0.$$

Racines réelles, car $10^2 > 96$.
Racines de même signe, parce que leur produit est 96.
Racines négatives, puisque leur somme est $- 20$.

3° $$x^2 - 4x - 21 = 0.$$

Les racines sont réelles, puisque le terme connu est négatif ; elles sont de signes contraires, car leur produit est le nombre négatif $- 21$. Enfin c'est la racine positive qui est la plus grande en valeur absolue, parce que leur somme est le nombre positif $+ 4$.

4° $$x^2 + 5x - 24 = 0.$$

Racines réelles et de signes contraires, parce que le terme connu $- 24$ est négatif. C'est la racine négative qui est la plus grande en valeur absolue, puisqu'elle donne son signe à là somme, qui est $- 5$.

5° $$x^2 - 3x + 8 = 0.$$

Les racines sont imaginaires, car $\dfrac{3^2}{4} - 8 < 0$. Il n'y a pas à rechercher leurs signes.

6° $$10x^2 - 14x + 3 = 0.$$

On a $$7^2 > 10 \times 3.$$

Produit des racines, $\dfrac{3}{10}$; somme, $\dfrac{14}{10}$

les racines sont donc réelles, de même signe et toutes deux positives.

7° $$9x^2 + 27x + 14 = 0.$$

Les racines sont réelles, car $27^2 - 4 \times 9 \times 14$ ou $729 - 504 > 0$.

Elles sont de même signe car leur produit est $+\dfrac{14}{9}$, et négatives car

leur somme est $-\dfrac{27}{9}$ ou -3.

8° $$25x^2 - 20x - 4 = 0.$$

Les racines sont réelles puisque le terme connu est négatif; elles sont

de signes contraires, parce que leur produit est le nombre négatif $-\dfrac{4}{25}$.

C'est la racine positive qui est la plus grande en valeur absolue, car

la somme des racines est $\dfrac{20}{25}$.

9° $$12x^2 - 35x - 32 = 0$$

Les racines sont dans les mêmes conditions que dans l'exemple pré

cédent.

10° $$6x^2 + 2x + 11 = 0.$$

Les racines sont imaginaires car $1^2 - 6 \times 11 < 0$. Il n'y a pas à

rechercher leurs signes.

1015. *L'équation* $x^2 + px + q = 0$ *ayant pour racines* x' *et* x'' :

1° *Quelle relation doit-il exister entre* p *et* q *pour que l'on ait* $\dfrac{x'}{x''} = \dfrac{m}{n}$:

La condition imposée aux racines est

$$\frac{x'}{x''} = \frac{m}{n} \qquad (1)$$

Elles répondent d'ailleurs aux deux relations

$$x' + x'' = -p \qquad (2)$$
$$x'x'' = q. \qquad (3)$$

Les équations (1) et (2) suffisent pour déterminer les racines.

De (1) on tire $$x' = \frac{mx''}{n}$$

et (2) devient $$\frac{mx''}{n} + x'' = -p$$

d'où $$x'' = \frac{-np}{m + n}$$

et, par suite,
$$x' = \frac{-mp}{m+n} \cdot$$

En remplaçant x' et x'' par leurs valeurs dans la 3e équation, nous aurons la relation demandée :
$$\frac{mnp^2}{(m+n)^2} = q.$$

1016. 2° *Quelle relation doit-il exister pour que les deux racines soient égales entre elles ?*

Il suffit de faire $m = n$ dans la relation précédente ; ce qui donne :
$$\frac{m^2p^2}{4m^2} = q \quad \text{ou} \quad q = \frac{p^2}{4} \cdot$$

On peut d'ailleurs traiter la question directement.

On a
$$x' = x'' \tag{1}$$
$$x' + x'' = -p \tag{2}$$
$$x'x'' = q. \tag{3}$$

(2) peut s'écrire
$$2x'' = -p \quad ; \quad x'' = -\frac{p}{2}$$

donc
$$x' = -\frac{p}{2}$$

par suite
$$\left(-\frac{p}{2}\right)\left(-\frac{p}{2}\right) = q$$

ou
$$q = \frac{p^2}{4}$$

est la relation cherchée

1017. 3° *Pour que l'une des racines soit triple de l'autre.*

On posera
$$\frac{m}{n} = 3 \quad \text{ou} \quad m = 3n.$$

Alors la relation
$$\frac{mnp^2}{(m+n)^2} = q$$

deviendra
$$\frac{3n^2p^2}{(4n)^2} = q \quad \text{ou} \quad \frac{3p^2}{16} = q.$$

En traitant la question directement, on écrirait
$$x' = 3x'' \tag{1}$$
$$x' + x'' = -p \tag{2}$$
$$x'x'' = q \tag{3}$$

(2) donne
$$4x'' = -p \quad ; \quad x'' = -\frac{p}{2}$$

et, par suite,
$$x' = -\frac{3p}{4} .$$

La relation cherchée est donc
$$q = -\frac{p}{4} \times -\frac{3p}{4} = \frac{3p^2}{16} .$$

1018. *4° Pour que l'on ait* $3x' - 2x'' = 15$.

Écrivons les trois équations :
$$3x' - 2x'' = 15 \qquad (1)$$
$$x' + x'' = -p \qquad (2)$$
$$x'x'' = q. \qquad (3)$$

Multiplions la seconde par 2 et ajoutons-la à l'équation (1); on trouve
$$5x' = 15 - 2p$$

ou
$$x' = \frac{15 - 2p}{5} .$$

Multiplions la même équation par 3 et retranchons-en la première, on a
$$5x'' = -(3p + 15)$$
$$x'' = -\frac{3p + 15}{5} .$$

La relation cherchée est donc
$$q = -\frac{(15 - 2p)(15 + 3p)}{25}$$

ou
$$q = -\frac{225 + 15p - 6p^2}{25} .$$

1019. *5° Pour que l'on ait :* $mx' + nx'' = k$.

Résolvons par rapport à x' et x'' les deux équations
$$mx' + nx'' = k \qquad (1)$$
$$x' + x'' = -p. \qquad (2)$$

Multiplions (2) par n et retranchons; nous aurons :
$$(m - n)x' = k + np$$
$$x' = \frac{k + np}{m - n} .$$

Multiplions (2) par m et retranchons-en (1), il vient :
$$(m - n)x'' = -(mp + k)$$
$$x'' = -\frac{mp + k}{m - n} .$$

La relation cherchée est alors
$$q = -\frac{(k + np)(k + mp)}{(m - n)^2}$$

ou
$$q = -\frac{k^2 + kp(m + n) + mnp^2}{(m + n)^2} .$$

1020. *On donne l'équation* $x^2 - 14x + q = 0$; *calculer* q *pour que l'on ait* $x' = x''$.

La relation $$x' + x'' = 14$$

donne $$2x' = 2x'' = 14$$

ou $$x' = x'' = 7.$$

Par suite $$q = x'x'' = 7^2 = 49.$$

L'équation devient alors

$$x^2 - 14x + 49 = 0.$$

En la résolvant on trouve

$$x = 7 \pm \sqrt{49 - 49}.$$
$$x' = x'' = 7.$$

1021. *On donne l'équation* $x^2 - 20x + q = 0$; *calculer* q *pour que l'on ait* $x' = x''$.

La relation $$x' + x'' = 20$$

donne $$x' = x'' = 10 \quad \text{et par suite} \quad q = 100.$$

1022. *On donne l'équation* $9x^2 - 12x + c = 0$, *calculer* c *pour que l'on ait* $x' = x''$.

De l'égalité $x' + x'' = \dfrac{12}{9}$ et de la relation $x' = x''$

on tire : $$2x' = 2x'' = \frac{12}{9} = \frac{4}{3}$$
$$x' = x'' = \frac{2}{3}.$$

et, par conséquent

$$\frac{c}{9} = \frac{2}{3} \times \frac{2}{3} = \frac{4}{9}$$

ou $$c = 4.$$

L'équation donnée devient donc

$$9x^2 - 12x + 4 = 0.$$

En la résolvant, on trouve en effet :

$$x = \frac{6 \pm \sqrt{36 - 9 \times 4}}{9}$$

ou $$x' = x'' = \frac{6}{9} = \frac{2}{3}.$$

1023. *On donne l'équation* $64x^2 - 160x + c = 0$; *calculer* c *pour que l'on ait* $x' = 3x''$.

Des égalités $$x' = 3x'' \tag{1}$$

et $$x' + x'' = \frac{160}{64} \tag{2}$$

on tire
$$4x'' = \frac{160}{64} \quad \text{ou} \quad x'' = \frac{40}{64} = \frac{5}{8}$$

et, par conséquent,
$$x' = \frac{5}{8} \times 3 = \frac{15}{8}\,.$$

On a alors
$$\frac{c}{64} = \frac{5}{8} \times \frac{15}{8} = \frac{75}{8}$$

d'où
$$c = 75.$$

L'équation donnée devient :
$$64x^2 - 160x + 75 = 0.$$

On en tire
$$x = \frac{80 \pm \sqrt{6400 - 64 \times 75}}{64}$$
$$x' = \frac{80 + 40}{64} = \frac{5}{8}$$
$$x'' = \frac{80 - 40}{64} = \frac{15}{8}\,.$$

1024. *Former la somme des carrés et la somme des cubes des racines des équations* $x^2 + px + q = 0$, $ax^2 + bx + c = 0$.

Les racines de l'équation $x^2 + px + q = 0$ étant x' et x'', il s'agit de calculer $x'^2 + x''^2$ et $x'^3 + x''^3$ en fonction de p et de q.

On a les relations
$$x' + x'' = - p \qquad (1)$$
$$x'x'' = q. \qquad (2)$$

En élevant la première au carré on a :
$$x'^2 + 2x'x'' + x''^2 = p^2$$

d'où l'on tire
$$x'^2 + x''^2 = p^2 - 2q.$$

En l'élevant au cube, on a :
$$x'^3 + 3x'^2x'' + 3x'x''^2 + x''^3 = - p^3$$

ou
$$x'^3 + x''^3 + 3x'x''(x' + x'') = - p^3$$
$$x'^3 + x''^3 + 3q \times (-p) = - p^3$$
$$x'^3 + x''^3 = 3pq - p^3.$$

Si l'on considère l'équation $ax^2 + bx + c = 0$, on a
$$x' + x'' = - \frac{b}{a} \qquad (3)$$
$$x'x'' = \frac{c}{a}\,. \qquad (4)$$

En élevant (3) au carré, on trouve
$$x'^2 + 2x'x'' + x''^2 = \frac{b^2}{a^2}$$

d'où
$$x'^2 + x''^2 = \frac{b^2}{a^2} - \frac{2c}{a} = \frac{b^2 - 2ac}{a^2} \cdot$$

En élevant la même équation au cube, on obtient

$$x'^3 + 3x'^2x'' + 3x'x''^2 + x''^3 = -\frac{b^3}{a^3}$$

$$x'^3 + x''^3 + 3x'x''(x' + x'') = -\frac{b^3}{a^3}$$

$$x'^3 + x''^3 = -\frac{b^3}{a^3} + 3\frac{c}{a} \times \frac{b}{a} = \frac{3bc}{a^2} - \frac{b^3}{a^3} = \frac{3abc - b^3}{a^3} \cdot$$

1025. *Former la somme des carrés et la somme des cubes des inverses des racines des équations* x² + px + q = 0, ax² + bx + c = 0.

Considérons d'abord l'équation $x^2 + px + q = 0$; les racines étant x' et x'', il s'agit de calculer

1°
$$\frac{1}{x'^2} + \frac{1}{x''^2} \quad ; \quad 2° \; \frac{1}{x'^3} + \frac{1}{x''^3}$$

On a

$$\frac{1}{x'^2} + \frac{1}{x''^2} = \frac{x'^2 + x''^2}{x'^2x''^2} = \frac{p^2 - 2q}{q^2} \cdot \qquad \text{(n° 1024)}$$

De même

$$\frac{1}{x'^3} + \frac{1}{x''^3} = \frac{x'^3 + x''^3}{x'^3x''^3} = \frac{3pq - p^3}{q^3} \cdot \qquad \text{(n° 1024)}$$

Si l'on considère l'équation $ax^2 + bx + c = 0$, on a

$$\frac{1}{x'^2} + \frac{1}{x''^2} = \frac{x'^2 + x''^2}{x'^2x''^2} = \frac{b^2 - 2ac}{a^2} : \frac{c^2}{a^2} = \frac{b^2 - 2ac}{c^2}$$

$$\frac{1}{x'^3} + \frac{1}{x''^3} = \frac{x'^3 + x''^3}{x'^3 x''^3} = \frac{3abc - b^3}{a^3} : \frac{c^3}{a^3} = \frac{3abc - b^3}{c^3} \cdot$$

1026. *Les racines de chacune des équations* x² + px + q = 0, ax² + bx + c = 0 *étant* x' *et* x'', *on demande de calculer* x' − x'', x'² − x''², x'³ − x''³.

1° L'équation est $\qquad x^2 + px + q = 0.$

On a

$$x' - x'' = -\frac{p}{2} + \sqrt{\frac{p^2}{4} - q} + \frac{p}{2} + \sqrt{\frac{p^2}{4} - q} = 2\sqrt{\frac{p^2}{4} - q}.$$

De même :

$$x'^2 - x''^2 = (x' + x'')(x' - x'') = -p \times 2\sqrt{\frac{p^2}{4} - q} = -2p\sqrt{\frac{p^2}{4} - q}$$

$$x'^3 - x''^3 = (x' - x'')(x'^2 + x'x'' + x''^2)$$

$$= 2\sqrt{\frac{p^2}{4} - q} \times (q + p^2 - 2q)$$

$$= 2\sqrt{\frac{p^2}{4} - q} \, (p^2 - q).$$

2° Si l'équation est de la forme $ax^2 + bx + c = 0$, on a

$$x' - x'' = 2\sqrt{\frac{b^2}{4a^2} - \frac{c}{a}} = 2\sqrt{\frac{b^2 - 4ac}{4a^2}} = \frac{1}{a}\sqrt{b^2 - 4ac}$$

$$x'^2 - x''^2 = -2\frac{b}{a}\sqrt{\frac{b^2}{4a^2} - \frac{c}{a}} = -\frac{2b}{a}\sqrt{\frac{b^2 - 4ac}{4a^2}} = -\frac{b}{a^2}\sqrt{b^2 - 4ac}$$

$$x'^3 - x''^3 = 2\sqrt{\frac{b^2}{4a^2} - \frac{c}{a}}\left(\frac{b^2}{a^2} - \frac{c}{a}\right) = \sqrt{b^2 - 4ac}\left(\frac{b^2 - ac}{a^3}\right).$$

1027. *On donne* $x^2 - 4x + q = 0$; *calculer* q *pour que l'on ait* $x'^2 + x''^2 = 58$.

On a (n° 1024) $\qquad x'^2 + x''^2 = p^2 - 2q.$

D'où $\qquad\qquad\qquad 58 = 16 - 2q$

$$q = \frac{16 - 58}{2} = -21.$$

L'équation est donc

$$x^2 - 4x - 21 = 0.$$

En la résolvant, on trouve

$$x' = 7 \quad , \quad x'' = -3$$

et l'on a $\qquad\qquad x'^2 + x''^2 = 49 + 9 = 58.$

1028. *On donne* $x^2 + px + 15 = 0$; *calculer* p *pour que l'on ait* $x'^2 + x''^2 = 34$.

De l'égalité $\qquad\qquad x'^2 + x''^2 = p^2 - 2q$

on tire $\qquad\qquad 34 = p^2 - 30 \quad$ ou $\quad p = \pm 8.$

L'équation est donc $\qquad x^2 - 8x + 15 = 0$

ou $\qquad\qquad\qquad x^2 + 8x + 15 = 0.$

La première admet pour racines

$$x' = 5 \quad , \quad x'' = 3.$$

Et la seconde, qui ne diffère de la première que par le changement du signe de x, admet les racines

$$x' = -3 \quad \text{et} \quad x'' = -5.$$

Dans le premier cas on a

$$5^2 + 3^2 = 25 + 9 = 34$$

et dans le second

$$(-3)^2 + (-5)^2 = 9 + 25 = 34.$$

1029. *On donne* $21x^2 + bx + 10 = 0$; *calculer* b *pour que l'on ait* $x'^2 + x''^2 = \frac{1261}{441}$.

On a (n° 1024) $\qquad\qquad x'^2 + x''^2 = \frac{b^2 - 2ac}{a^2}$

d'où
$$\frac{1261}{441} = \frac{b^2 - 2 \times 21 \times 10}{441}$$
$$b^2 = 1261 + 420 = 1681$$
$$b = \pm \sqrt{1681} = \pm 41.$$

L'équation est donc
$$21 x^2 + 41 x + 10 = 0$$
ou
$$21 x^2 - 41 x + 10 = 0.$$

1030. *On donne* $ax^2 - 37 x + 6 = 0$, *calculer* a *pour que l'on ait*
$$x'^2 + x''^2 = \frac{829}{2025} \cdot$$

On a l'égalité
$$\frac{b^2 - 2ac}{a^2} = \frac{829}{2025}$$

d'où
$$2025 \times 37^2 - 2 \times 6 \times 2025 \times a = 829 a^2$$
ou
$$829 a^2 + 12 \times 2025 a - 2025 \times 37^2 = 0$$
$$a = \frac{- 6 \times 2025 \pm \sqrt{6^2 \times 2025^2 + 2025 \times 37^2 \times 829}}{829}$$
$$a' = \frac{- 12150 + 49455}{829} = 45$$
$$a'' = \frac{- 12150 - 49455}{829} = - 74 \frac{259}{829} \cdot$$

1031. *On donne* $x^2 + px - 45 = 0$; *calculer* p *pour que l'on ait* $\dfrac{1}{x'^2}$
$$+ \frac{1}{x''^2} = \frac{106}{2025} \cdot$$

On a (n° 1025)
$$\frac{1}{x'^2} + \frac{1}{x''^2} = \frac{p^2 - 2q}{q^2}$$

d'où
$$\frac{106}{2025} = \frac{p^2 + 90}{2025}$$
$$p = \pm \sqrt{106 - 90} = \pm 4.$$

1032. *On donne* $x^2 + 5x + q = 0$; *calculer* q *pour que l'on ait* $\dfrac{1}{x'^2}$
$$+ \frac{1}{x''^2} = \frac{73}{576} \cdot$$

Comme dans l'exemple précédent, nous écrirons
$$\frac{73}{576} = \frac{p^2 - 2q}{q^2} = \frac{25 - 2q}{q^2}$$

d'où
$$73 q^2 + 2 \times 576 q - 14400 = 0$$
$$q = \frac{- 576 \pm \sqrt{576^2 + 73 \times 14400}}{73}$$
$$q' = \frac{- 576 + 1176}{73} = \frac{600}{73}$$
$$q'' = \frac{- 576 - 1176}{73} = - \frac{1752}{73} = - 24.$$

1033. *On donne* $5x^2 - 13x + c = 0$; *calculer* c *pour que l'on ait*
$\dfrac{1}{x'^2} + \dfrac{1}{x''^2} = \dfrac{109}{36}$.

On a (n° 1025)
$$\frac{1}{x'^2} + \frac{1}{x''^2} = \frac{b^2 - 2ac}{c^2}$$

d'où
$$\frac{109}{36} = \frac{169 - 10c}{c^2}$$
$$109c^2 + 360c - 6084 = 0$$
$$c = \frac{-180 \pm \sqrt{180^2 + 109 \times 6084}}{109}$$
$$c' = \frac{-180 + 834}{109} = \frac{654}{109} = 6$$
$$c'' = \frac{-180 - 834}{109} = -\frac{1014}{109} .$$

1034. *Trouver les conditions pour que les équations* $ax^2 + bx + c = 0$,
$a'x^2 + b'x + c' = 0$ *aient les mêmes racines*

Soient x' et x'' les racines de ces deux équations.
Dans la première on a
$$x' + x'' = -\frac{b}{a} \quad , \quad x'x'' = \frac{c}{a} .$$

Et dans la seconde
$$x' + x'' = -\frac{b'}{a'} \quad , \quad x'x'' = \frac{c'}{a'} .$$

On en tire les deux égalités :
$$\frac{b}{a} = \frac{b'}{a'} \quad \text{ou} \quad \frac{a}{a'} = \frac{b}{b'}$$

et
$$\frac{c}{a} = \frac{c'}{a'} \quad \text{ou} \quad \frac{a}{a'} = \frac{c'}{c}$$

ce que l'on peut écrire ainsi :
$$\frac{a}{a'} = \frac{b}{b'} = \frac{c}{c'} .$$

Telle est la relation qui doit exister entre deux équations du second
degré pour qu'elles aient les mêmes racines.

1035. *Trouver les conditions pour que les deux équations* $ax^2 + bx + c = 0$'
$a'x^2 + b'x + c' = 0$ *aient une racine commune.*

Le système des deux équations
$$ax^2 + bx + c = 0 \qquad\qquad (1)$$
$$a'x^2 + b'x + c' = 0 \qquad\qquad (2)$$

La somme des deux racines étant
$$-\frac{7}{0,015} = -466,666$$

la deuxième racine est
$$-(466,566 - 0,420) = -466,238.$$

équivaut au système des équations (1) et (3)

$$ax^2 + bx + c = 0 \qquad (1)$$
$$(ab' - ba')x + ac' - ca' = 0 \qquad (3)$$

composé en remplaçant l'équation (2) par une combinaison des équations (1) et (2).

Or l'équation (3) est du premier degré et n'admet qu'une racine qui est

$$-\frac{ac' - ca'}{ab' - ba'} \cdot$$

Donc pour que les équations (1) et (2) aient une racine commune, il faut et il suffit que $-\dfrac{ac' - ca'}{ab' - ba'}$ soit racine de l'équation (1). On aura donc la condition :

$$a \times \left(\frac{ac' - ca'}{ab' - ba'}\right)^2 - \frac{b(ac' - ca')}{ab' - ba'} + c = 0$$

d'où l'on tire :

$$a(ac' - ca')^2 - b(ac' - ca')(ab' - ba') + c(ab' - ba')^2 = 0$$

ou
$$a(ac' - ca')^2 - (ab' - ba')[abc' - bca' - acb' + bca'] = 0$$
$$a(ac' - ca')^2 - (ab' - ba') \times a(bc' - cb') = 0$$

ou
$$(ab' - ba')(bc' - cb') - (ac' - ca')^2 = 0.$$

Quand cette condition nécessaire et suffisante est remplie, la racine commune est $-\dfrac{ac' - ca'}{ab' - ba'} \cdot$

1036. *Résoudre les équations.*

$$0,004x^2 - 5x + 2 = 0$$
$$0,015x^2 + 7x + 3 = 0.$$

Pour résoudre ces équations où le coefficient de x^2 est très petit, nous emploierons la formule $x = -\dfrac{c}{b} - \dfrac{ac^2}{b^3} \cdot$

La première équation donne :

$$x = \frac{2}{5} \cdot \frac{0,004 \times 4}{-125} = \frac{50 + 0,016}{125} = 0,400128.$$

Comme la somme des deux racines est $\dfrac{5}{0,004} = 1250$, la seconde racine est

$$1250 - 0,400128 = 1249,599872.$$

La seconde équation donne

$$x = -\frac{3}{7} - \frac{0,015 \times 9}{343} = -\frac{3 \times 49 + 0,015 \times 9}{343} = -0,428.$$

La somme des deux racines étant $-\dfrac{7}{0,015} = -466,666$, la deuxième racine est $-(466,666 - 0,428) = -466,238.$

CHAPITRE IV

TRINOME DU SECOND DEGRÉ

1037. *Remplacer chacun des trinomes suivants par la différence de deux carrés, puis par un produit de facteurs du premier degré.*

$$x^2 - 12x + 35 \quad ; \quad 16x^2 - 14x + 3$$
$$x^2 + 20x + 97 \quad ; \quad 9x^2 + 27x + 14.$$

1° Soit le trinome

$$y = x^2 - 12x + 35.$$

Si l'on y ajoute et qu'on en retranche $\left(\dfrac{12}{2}\right)^2$ ou 6^2, on a

$$y = x^2 - 12x + 6^2 - 6^2 + 35$$
$$= (x - 6)^2 - (6^2 - 35)$$
$$= (x - 6)^2 - 1$$
$$= (x - 5)(x - 7).$$

2° Soit le trinome

$$y = x^2 + 20x + 97.$$

Ajoutons et retranchons $\left(\dfrac{20}{2}\right)^2$ ou 10^2; on a

$$y = x^2 + 20x + 10^2 - 10^2 + 97$$
$$= (x + 10)^2 - (100 - 97) = (x + 10)^2 - \left(\sqrt{3}\right)^2$$
$$= (x + 10 + \sqrt{3})(x + 10 - \sqrt{3}).$$

3° $y = 16x^2 - 14x + 3.$

En mettant 16 en facteur, on a

$$y = 16\left(x^2 - \frac{14}{16}x + \frac{3}{16}\right)$$
$$= 16\left(x^2 - \frac{14}{16}x + \frac{14^2}{4 \times 16^2} - \frac{14^2}{4 \times 16^2} + \frac{3}{16}\right)$$
$$= 16\left[\left(x - \frac{7}{16}\right)^2 - \left(\sqrt{\frac{14^2 - 4 \times 16 \times 3}{4 \times 16^2}}\right)^2\right]$$

$$= 16\left[\left(x - \frac{7}{16}\right)^2 - \frac{1}{16^2}\right]$$

$$= 16\left[\left(x - \frac{7}{16} + \frac{1}{16}\right)\left(x - \frac{7}{16} - \frac{1}{16}\right)\right]$$

$$= 16\left(x - \frac{3}{8}\right)\left(x - \frac{1}{2}\right).$$

4°
$$y = 9x^2 + 27x + 14$$

$$y = 9\left(x^2 + 3x + \frac{14}{9}\right)$$

$$= 9\left[x^2 + 3x + \frac{3^2}{4} - \left(\frac{3^2}{4} - \frac{14}{9}\right)\right]$$

$$= 9\left[\left(x + \frac{3}{2}\right)^2 - \frac{25}{4 \times 9}\right]$$

$$= 9\left(x + \frac{3}{2} + \frac{5}{6}\right)\left(x + \frac{3}{2} - \frac{5}{6}\right)$$

$$= 9\left(x + \frac{7}{3}\right)\left(x + \frac{2}{3}\right).$$

1038. *Décomposer en facteurs du premier degré les trinomes :*

$$x^2 - 4x - 21 \quad ; \quad x^2 - 6x + 9 \quad ; \quad x^2 - 3x + 8$$
$$25x^2 - 20x - 4 \quad ; \quad 12x^2 + 35x - 33 \quad ; \quad 6x^2 + 2x + 11.$$

1° De l'équation

$$x^2 - 4x - 21 = 0$$

on tire

$$x = 2 \pm \sqrt{4 + 21}$$

$$x' = 2 + 5 = 7 \quad ; \quad x'' = 2 - 5 = -3.$$

On a donc

$$x^2 - 4x - 21 = (x - 7)(x + 3).$$

2° Posons

$$x^2 - 6x + 9 = 0$$

on tire de cette équation :

$$x' = x'' = 3.$$

Donc
$$x^2 - 6x + 9 = (x - 3)(x - 3) = (x - 2)^2.$$

3° L'équation

$$x^2 - 3x + 8 = 0$$

donne les racines imaginaires :

$$x' = \frac{3 + \sqrt{9 - 32}}{2} = \frac{3 + \sqrt{-23}}{2}$$

$$x'' = \frac{3 - \sqrt{9 - 32}}{2} = \frac{3 - \sqrt{-23}}{2}$$

d'où
$$x^2 - 3x + 8 = \left(x - \frac{3 + \sqrt{-23}}{2}\right)\left(x - \frac{3 - \sqrt{-23}}{2}\right).$$

Dans le cas des racines imaginaires, il est préférable de décomposer le trinome d'une autre manière. On peut écrire :

$$x^2 - 3x + 8 = x^2 - 3x + \frac{3^2}{4} + 8 - \frac{3^2}{4}$$
$$= \left(x - \frac{3}{2}\right)^2 + \frac{23}{4}.$$

4° Ecrivons :

$$25x^2 - 20x - 4 = 0.$$

On en tire :

$$x = \frac{10 \pm \sqrt{100 + 25 \times 4}}{25} = \frac{10 \pm 10\sqrt{2}}{25} = \frac{2(1 \pm \sqrt{2})}{5}.$$

D'où

$$25x^2 - 20x - 4 = 25\left(x - \frac{2(1 + \sqrt{2})}{5}\right)\left(x - \frac{2(1 - \sqrt{2})}{5}\right).$$

5° De

$$12x^2 + 35x - 33 = 0$$

on tire

$$x = \frac{-35 \pm \sqrt{35^2 + 4 \times 12 \times 33}}{24} = \frac{-35 \pm 53}{24}$$
$$x' = \frac{18}{24} = \frac{3}{4} \quad ; \quad x'' = -\frac{88}{24} = -\frac{11}{3}.$$

D'où

$$12x^2 + 35x - 33 = 12\left(x - \frac{3}{4}\right)\left(x + \frac{11}{3}\right).$$

6° Les racines du trinome $6x^2 + 2x + 11$ sont imaginaires. Nous écrirons :

$$6x^2 + 2x + 11 = 6\left(x^2 + \frac{1}{3}x + \frac{1}{6^2} + \frac{11}{6} - \frac{1}{6^2}\right)$$
$$= 6\left[\left(x + \frac{1}{6}\right)^2 + \frac{65}{6^2}\right].$$

1039. *Simplifier les fractions :*

$$\frac{x^2 - 10x + 21}{x^2 - 7x + 12} \quad ; \quad \frac{x^2 + 6x - 16}{x^2 + 5x - 24}$$
$$\frac{x^2 + 7x + 10}{x^2 + 12x + 35} \quad ; \quad \frac{x^2 + 6x - 40}{x^2 - 6x + 8}.$$

On a

$$\frac{x^2 - 10x + 21}{x^2 - 7x + 12} = \frac{(x - 7)(x - 3)}{(x - 4)(x - 3)} = \frac{x - 7}{x - 4}$$

$$\frac{x^2 + 6x - 16}{x^2 + 5x - 24} = \frac{(x + 8)(x - 2)}{(x + 8)(x - 3)} = \frac{x - 2}{x - 3}$$

$$\frac{x^2 + 7x + 10}{x^2 + 12x + 35} = \frac{(x + 2)(x + 5)}{(x + 7)(x + 5)} = \frac{x + 2}{x + 7}$$

$$\frac{x^2 + 6x - 40}{x^2 - 6x + 8} = \frac{(x - 4)(x + 10)}{(x - 4)(x - 2)} = \frac{x + 10}{x - 2}.$$

1040. *Les trinomes suivants ayant des racines imaginaires, on demande de les décomposer en une somme de deux carrés.*

$$x^2 - 3x + 4 \quad ; \quad x^2 + 7x + 15$$
$$5x^2 + 2x + 3 \quad ; \quad 7x^2 - 4x + 6.$$

1°
$$x^2 - 3x + 4 = x^2 - 3x + \frac{3^2}{4} + 4 - \frac{3^2}{4}$$
$$= \left(x - \frac{3}{2}\right)^2 + \frac{7}{4}$$
$$= \left(x - \frac{3}{2}\right)^2 + \left(\sqrt{\frac{7}{4}}\right)^2.$$

2°
$$x^2 + 7x + 15 = x^2 + 7x + \frac{7^2}{4} + 15 - \frac{7^2}{4}$$
$$= \left(x + \frac{7}{2}\right)^2 + \frac{11}{4}$$
$$= \left(x + \frac{7}{2}\right)^2 + \left(\sqrt{\frac{11}{4}}\right)^2.$$

3°
$$5x^2 + 2x + 3 = 5\left(x^2 + \frac{2}{5}x + \frac{3}{5}\right)$$
$$= 5\left(x^2 + \frac{2}{5}x + \frac{1}{5^2} + \frac{3}{5} - \frac{1}{5^2}\right)$$
$$= 5\left[\left(x + \frac{1}{5}\right)^2 + \frac{14}{5^2}\right].$$

4°
$$7x^2 - 4x + 6 = 7\left(x^2 - \frac{4x}{7} + \frac{6}{7}\right)$$
$$= 7\left(x^2 - \frac{4x}{7} + \frac{2^2}{7^2} + \frac{6}{7} - \frac{2^2}{7^2}\right)$$
$$= 7\left[\left(x - \frac{2}{7}\right)^2 + \frac{38}{7^2}\right].$$

1041. *Résoudre les inégalités :*

$$
\begin{array}{ll}
x^2 - 9x + 14 > 0 & \quad 7x - 6 - x^2 < 0 \\
x^2 + x - 12 < 0 & \quad 3x^2 - 56x + 12 < 0 \\
x^2 - 4x - 45 < 0 & \quad 3x^2 - 4x + 8 > 0 \\
x^2 - 6x + 9 > 0 & \quad -9 - 2x - 7x^2 > 0.
\end{array}
$$

1°
$$x^2 - 9x + 14 > 0.$$

Cherchons les racines de ce trinome en résolvant l'équation

$$x^2 - 9x + 14 = 0.$$

On a
$$x = \frac{9 \pm \sqrt{81 - 56}}{2} = \frac{9 \pm 5}{2}$$
$$x' = 7 \quad ; \quad x'' = 2.$$

Pour que l'inégalité soit satisfaite, il faut que le trinome qui compose le premier membre soit positif, c'est-à-dire de même signe que le coefficient de x^2; cette condition est remplie si l'on donne à x des valeurs non comprises entre les racines (*Cours d'algèbre*, n° 317). On peut donc donner à x des valeurs quelconques supérieures à 7 ou inférieures à 2.

2°
$$x^2 + x + 12 < 0.$$

Cherchons les racines de ce trinome

$$x^2 + x - 12 = 0$$
$$x = \frac{-1 \pm \sqrt{1 + 4 \times 12}}{2} = \frac{-1 \pm 7}{2}$$
$$x' = 3 \quad ; \quad x'' = -4.$$

Pour que l'inégalité soit satisfaite, il faut que le trinome prenne une valeur négative, c'est-à-dire de signe contraire au coefficient de x^2. Cette condition ne peut être remplie que pour les valeurs de x comprises entre les racines 3 et -4 (*Cours d'algèbre*, n° 317).

3°
$$x^2 - 4x - 45 < 0.$$

Détermination des racines de ce trinome :

$$x^2 - 4x - 45 = 0$$
$$x = 2 \pm \sqrt{4 + 45}$$
$$x' = 2 + 7 = 9 \quad ; \quad x'' = 2 - 7 = -5.$$

Pour que le trinome soit négatif, ou de signe contraire au coefficient de x^2, il faut et il suffit que les valeurs de x soient comprises entre les racines 9 et -5.

4°
$$x^2 - 6x + 9 > 0.$$

Détermination des racines :

$$x^2 - 6x + 9 = 0$$
$$x = x' = 3..$$

Le trinome ayant des racines égales est toujours de même signe que le coefficient de x^2, excepté pour la valeur $x = 3$, qui l'annule. L'égalité est donc satisfaite pour toutes les valeurs de x excepté pour $x = 3$ (*Cours d'algèbre*, n° 318).

On sait d'ailleurs que, dans ce cas, le trinome est égal à $(x - 3)^2$, quantité positive pour toute valeur de x, excepté pour $x = 3$.

5°
$$7x - 6 - x^2 < 0.$$

Détermination des racines :

$$7x - 6 - x^2 = 0$$
$$x^2 - 7x + 6 = 0$$
$$x = \frac{7 \pm \sqrt{49 - 24}}{2}$$
$$x' = 6 \quad ; \quad x'' = 2.$$

Le trinome doit être négatif, c'est-à-dire de même signe que le coefficient de x^2. Il faut donc donner à x des valeurs non comprises entre les racine 6 et 1.

6°
$$3x^2 - 56x + 12 < 0.$$

Détermination des racines :

$$3x^2 - 56x + 12 = 0$$
$$x = \frac{28 \pm \sqrt{28^2 - 3 \times 12}}{3} = \frac{28 \pm 27{,}349}{3}$$
$$x' = \frac{28 + 27{,}349}{3} = 18{,}449 \qquad \text{à 0,001 près.}$$
$$x'' = \frac{28 - 27{,}349}{3} = 0{,}217.$$

Le trinome devant être de signe contraire, au coefficient de x^2, on devra donner à x des valeurs comprises entre les racines 18,449 et 0,217.

7°
$$3x^2 - 4x + 8 > 0.$$

Racines :
$$3x^2 - 4x + 8 = 0$$
$$x = \frac{2 \pm \sqrt{4 - 3 \times 8}}{3}.$$

Le trinome donné, ayant des racines imaginaires, est toujours de même signe que le coefficient de x^2. L'inégalité sera donc satisfaite pour toutes les valeurs que l'on pourra attribuer à x (*Cours d'alg.*, n° 319).

8°
$$-9 - 2x - 7x^2 > 0.$$

Racines :
$$-9 - 2x - 7x^2 = 0$$
ou
$$7x^2 + 2x + 9 = 0$$
$$x = \frac{-1 \pm \sqrt{1 - 7 \times 9}}{7}.$$

Ce trinome ayant des racines imaginaires sera constamment de même signe que le coefficient de x^2 c'est-à-dire négatif, et l'inégalité ne peut être satisfaite pour aucune valeur attribuée à x ; cette inégalité est donc impossible.

1042. *Étant donné un trinome* $ax^2 + bx + c$ *dont les racines sont réelles et distinctes, comment peut-on, sans trouver ces racines, reconnaître si un nombre* α *est compris ou non compris entre elles ? Application au cas où le trinome est* $4x^2 - 51x + 9$ *et le nombre* α *égal à 7.*

Lorsque les racines d'un trinome du second degré sont réelles et distinctes, ce trinome prend le signe de a pour toute valeur de x non comprise entre les racines et le signe de $-a$ pour toute valeur de x comprise entre les racines (*Cours d'alg.*, n° 317). Si donc on remplace x par un nombre α et qu'on effectue les calculs, on en conclut que α n'est pas compris entre les racines ou est compris entre les racines, suivant que le résultat a le signe de a ou le signe de $-a$.

Soit par exemple le trinome

$$4x^2 - 51x + 9.$$

On veut savoir si le nombre 7 est ou n'est pas compris entre les racines. Remplaçons x par 7 ; on trouve

$$4 \times 7^2 - 51 \times 7 + 9 = -5.$$

Ce résultat étant de signe contraire au coefficient de x^2, on en conclut que 7 est compris entre les racines du trinome donné.

1043. *Ranger par ordre de grandeur les nombres* 3, 12 *et les racines* x′ *et* x″ *du trinome* $3x^2 - 26x + 16$, *sans chercher ces racines.*

En faisant $x = 3$, on a

$$3x^2 - 26x + 16 = 3 \times 9 - 26 \times 3 + 16 = -35.$$

Ce qui prouve que le nombre 3 est compris entre les racines.
En faisant $x = 12$, on a

$$3x^2 - 26x + 16 = 3 \times 12^2 - 26 \times 12 + 16 = 136.$$

Ce qui prouve que le nombre 12 n'est pas compris entre les racines.
Si $x′$ est la plus petite des racines, les quatre nombres

$$x′ \quad , \quad 3 \quad , \quad x″ \quad , \quad 12.$$

sont rangés par ordre de grandeur croissante

1044. *Soit l'équation :*

$$5x^2 - 12xy + 4y^2 + 54x - 4y - 139 = 0 ;$$

à chaque valeur attribuée à x *correspondent deux valeurs pour* y, *et à chaque valeur attribuée à* y *correspondent deux valeurs pour* x ; *on demande :* 1° *Entre quelles limites doit être comprise la valeur attribuée à* x *pour que les valeurs correspondantes de* y *soient réelles ;* 2° *Entre quelles limites doit être comprise la valeur attribuée à* y *pour que les valeurs de* x *soient réelles ?*

Résolvons l'équation donnée par rapport à y, comme si x était un nombre connu. On peut l'écrire

$$4y^2 - (12x + 4)y + 5x^2 + 54x - 139 = 0.$$

Et on en tire

$$y = \frac{6x + 2 \pm \sqrt{(6x + 2)^2 - 4(5x^2 + 54x - 139)}}{4}$$

ou, en opérant les réductions.

$$y = \frac{6x + 2 \pm \sqrt{16x^2 - 192x + 560}}{4} .$$

Pour que y ait des valeurs réelles, il faut et il suffit que la quantité placée sous le radical ne soit pas négative.
Or cette quantité est un trinome du second degré en x. Cherchons ses racines. De l'équation

$$16x^2 - 192x + 560 = 0$$

on tire

$$x = \frac{96 \pm \sqrt{96^2 - 16 \times 560}}{16} = \frac{96 \pm 16}{16}$$

$$x' = \frac{96 + 16}{16} = 7 \quad , \quad x'' = \frac{96 - 16}{16} = 5.$$

Le trinome ayant des racines réelles et inégales sera de même signe que le coefficient de x^2, c'est-à-dire positif, pour toute valeur de x non comprise entre les racines. Les valeurs de y seront donc réelles pour toutes les valeurs de x, de $-\infty$ à 5 et de 7 à $+\infty$.

Résolvons la même équation par rapport à x comme si y était un nombre connu. Cette équation peut s'écrire

$$5x^2 - (12y - 54)x + 4y^2 - 4y - 139 = 0.$$

On en tire :

$$x = \frac{6y - 27 \pm \sqrt{(6y - 27)^2 - 5(4y^2 - 4y - 139)}}{5}$$

ou

$$x = \frac{6y - 27 \pm \sqrt{16y^2 - 304y + 1424}}{5}.$$

Cherchons les valeurs qu'il faut attribuer à y pour que le trinome placé sous le radical ne soit pas négatif. De l'équation

$$16y^2 - 304y + 1424 = 0$$

on tire

$$y^2 - 19y + 89 = 0$$

$$y = \frac{19 \pm \sqrt{19^2 - 4 \times 89}}{5} = \frac{19 \pm \sqrt{5}}{2}$$

$$y' = \frac{19 + \sqrt{5}}{2} \quad , \quad y'' = \frac{19 - \sqrt{5}}{2}.$$

La valeur attribuée a y doit donc être moindre que $\dfrac{19 - \sqrt{5}}{2}$, ou plus grande que $\dfrac{19 + \sqrt{5}}{2}$.

1045. *Résoudre les mêmes questions relatives aux équations suivantes :*

$$4x^2 - 6xy + 5y^2 - 3x + 4y = 0$$
$$9x^2 + 12xy + 5y^2 - 30x - 20y + 26 = 0$$
$$3x^2 - 4xy - y^2 + 2x - y = 0$$
$$4x^2 - 12xy + 9y^2 - 7x - 10y - 1 = 0.$$

1° $$4x^2 - 6xy + 5y^2 - 3x + 4y = 0.$$

Résolvons cette équation par rapport à y ; nous aurons

$$5y^2 - (6x - 4)y + 4x^2 - 3x = 0$$

$$y = \frac{3x - 2 \pm \sqrt{(3x - 2)^2 - 5(4x^2 - 3x)}}{5}$$

ou
$$y = \frac{3x - 2 \pm \sqrt{-11x^2 + 3x + 4}}{5}.$$

Pour que les valeurs de y soient réelles, il faut que le trinome placé sous le radical ne soit pas négatif; cherchons ses racines.

$$-11x^2 + 3x + 4 = 0$$

ou
$$11x^2 - 3x - 4 = 0$$

$$x = \frac{3 \pm \sqrt{9 + 4 \times 11 \times 4}}{22} = \frac{3 \pm 13{,}6014}{22}$$

$$x' = \frac{3 + 13{,}6014}{22} = 0{,}7546 \qquad \text{à } 0{,}0001 \text{ près.}$$

$$x'' = \frac{3 - 13{,}6014}{22} = -0{,}4819.$$

On ne peut attribuer à x que des valeurs comprises entre $0{,}7546$ et $-0{,}4819$. Résolvons la même équation par rapport à x; on a

$$4x^2 - (6y + 3)x + 5y^2 + 4y = 0$$

$$x = \frac{6y + 3 \pm \sqrt{(6y + 3)^2 - 4 \times 4(5y^2 + 4y)}}{8}$$

$$x = \frac{6y + 3 \pm \sqrt{-44y^2 - 28y + 9}}{8}.$$

Cherchons maintenant les racines du trinome placé sous le radical.

$$-44y^2 - 28y + 9 = 0$$

ou
$$44y^2 + 28y - 9 = 0$$

$$y = \frac{-14 \pm \sqrt{14^2 + 44 \times 9}}{44} = \frac{-7 \pm 2\sqrt{37}}{22}$$

$$y' = \frac{-7 + 2\sqrt{37}}{22} \qquad ; \qquad y'' = \frac{-7 - 2\sqrt{37}}{22}.$$

Pour que x aient des valeurs réelles, il faut que la valeur de y soit comprise entre $\dfrac{-7 + 2\sqrt{37}}{22}$ et $\dfrac{-7 - 2\sqrt{37}}{22}$.

2° $\qquad 9x^2 + 12xy + 5y^2 - 30x - 20y + 26 = 0.$

Résolvons cette équation par rapport à y. On a

$$5y^2 + (12x - 20)y + 9x^2 - 30x + 26 = 0$$

$$y = \frac{-6x + 10 \pm \sqrt{(6x - 10)^2 - 5(9x^2 - 30x + 26)}}{5}$$

ou
$$y = \frac{-6x + 10 \pm \sqrt{-9x^2 + 30x - 30}}{5}.$$

Déterminons les racines du trinome placé sous le radical.

$$- 9x^2 + 30x - 30 = 0$$
$$3x^2 - 10x + 10 = 0$$
$$x = \frac{5 \pm \sqrt{25 - 30}}{3} .$$

Ces racines étant imaginaires, le trinome sera toujours de même signe que le coefficient de x^2, c'est-à-dire négatif pour toute valeur attribuée à x, et aucune valeur de y ne saurait être réelle.

Résolvons la même équation par rapport à x.

$$9x^2 + (12y - 30)x + 5y^2 - 20y + 26 = 0$$
$$x = \frac{- 6y + 15 \pm \sqrt{(6y - 15)^2 - 9(5y^2 - 20y + 26)}}{9}$$

ou
$$x = \frac{- 6y + 15 \pm \sqrt{-9y^2 - 9}}{9} .$$

La valeur de x est donc imaginaire pour toute valeur attribuée à y.

On aurait pu prévoir ce dernier résultat ; en effet, puisque aucune valeur réelle attribuée à x ne donne des valeurs réelles à y, il est évident qu'aucune valeur réelle de y ne peut donner des valeurs réelles pour x, car s'il en était autrement la première partie de la proposition ne serait plus vraie.

3^b
$$3x^2 - 4xy - y^2 + 2x - y = 0.$$

Cette équation peut s'écrire :

$$y^2 + (4x + 1)y - (3x^2 + 2x) = 0$$

d'où
$$y = \frac{- (4x + 1) \pm \sqrt{(4x + 1)^2 + 4(3x^2 + 2x)}}{2}$$
$$y = \frac{- (4x + 1) \pm \sqrt{28x^2 + 16x + 1}}{2} .$$

Pour que les valeurs de y soient réelles, il faut que le trinome placé sous le radical ne soit pas négatif. Déterminons ses racines.

$$28x^2 + 16x + 1 = 0$$
$$x = \frac{- 8 \pm \sqrt{64 - 28}}{28} = \frac{- 8 \pm \sqrt{36}}{28}$$
$$x' = - \frac{1}{14} \quad , \quad x'' = - \frac{1}{2} .$$

Pour que le trinome considéré soit positif, c'est-à-dire de même signe que le coefficient de x^2, il faut donner à x des valeurs supérieures à $- \frac{1}{14}$ ou inférieures à $- \frac{1}{2} .$

Résolvons la même équation par rapport à x^2. On a :

$$3x^2 - (4y - 2)x - (y^2 + y) = 0$$

d'où
$$x = \frac{2y - 1 \pm \sqrt{(2y - 1)^2 + 3(y^2 + y)}}{3}$$

ou
$$x = \frac{2y - 1 \pm \sqrt{7y^2 - y + 1}}{3}.$$

Les racines du trinome placé sous le radical étant imaginaires, le trinome sera de même signe que le coefficient de x^2, c'est-à-dire positif pour toute valeur attribuée à y. Donc les valeurs de x seront toujours réelles, quelles que soient les valeurs attribuées à y.

4°
$$4x^2 - 12xy + 9y^2 - 7x - 10y - 1 = 0.$$

En ordonnant cette équation par rapport à y; on a
$$9y^2 - (12x + 10)y + 4x^2 - 7x - 1 = 0$$

d'où
$$y = \frac{6x + 5 \pm \sqrt{(6x + 5)^2 - 9(4x^2 - 7x - 1)}}{9}$$

ou
$$y = \frac{6x + 5 \pm \sqrt{123x + 34}}{9}.$$

Pour que les valeurs de y soient réelles, il faut que la quantité placée sous le radical ne soit pas négative. On doit donc avoir
$$123x + 34 \geqslant 0$$

ou
$$x \geqslant -\frac{34}{123}.$$

Résolvons la même équation par rapport à x : on peut l'écrire
$$4x^2 - (12y + 7)x + 9y^2 - 10y - 1 = 0$$

d'où
$$x = \frac{12y + 7 \pm \sqrt{(12y + 7)^2 - 4 \times 4(9y^2 - 10y - 1)}}{8}$$

$$x = \frac{12y + 7 \pm \sqrt{328y + 65}}{8}.$$

Pour que les valeurs de x soient réelles, il faut que la quantité placée sous le radical ne soit pas négative. On doit donc avoir
$$328y + 65 \geqslant 0$$
$$y \geqslant -\frac{65}{328}.$$

CHAPITRE V

ÉQUATIONS A UNE INCONNUE RÉDUCTIBLES AU SECOND DEGRÉ

1046. *Résoudre les équations :*

$$x^4 - 29x^2 + 100 = 0 \quad ; \quad x^4 - 25x^2 + 144 = 0$$
$$x^4 - 32x^2 - 144 = 0 \quad ; \quad x^4 + 16x^2 - 225 = 0$$
$$5x^4 - 48x^2 + 27 = 0 \quad ; \quad 49x^4 + 205x^2 + 36 = 0.$$

Dans toutes ces équations nous représenterons x^2 par y, x^4 par y^2 et les quatre racines par x', x'', x''', x_{iv}.

1° L'équation $x^4 - 29x^2 + 100 = 0$, donne

$$y' = 25 \quad ; \quad y'' = 4$$

et, par conséquent,

$$x' = +5 \quad , \quad x'' = -5 \quad , \quad x''' = +2 \quad , \quad x_{iv} = -2.$$

2° L'équation $x^4 - 25x^2 + 144 = 0$, donne

$$y' = 16 \quad , \quad y'' = 9$$

et, par suite,

$$x' = +4 \quad , \quad x'' = -4 \quad , \quad x''' = +3 \quad , \quad x_{iv} = -3.$$

3° De $x^4 - 32x^2 - 144 = 0$, on tire

$$y' = 36 \quad , \quad y'' = -4$$
$$x' = +6 \quad , \quad x'' = -6 \quad , \quad x''' = +2\sqrt{-1} \quad , \quad x_{iv} = -2\sqrt{-1}.$$

Les deux premiéres racines sont réelles et les deux derniéres imaginaires.

4° L'équation $x^4 + 16x^2 - 225 = 0$, donne

$$y' = 9 \quad , \quad y'' = -25$$
$$x' = +3 \quad , \quad x'' = -3 \quad , \quad x''' = +5\sqrt{-1} \quad , \quad x_{iv} = -5\sqrt{-1}.$$

5° De $5x^4 - 48x^2 + 27 = 0$, on tire

$$y' = 9 \quad , \quad y'' = \frac{3}{5}$$

$$x' = +3 \quad , \quad x'' = -3 \quad , \quad x''' = +\sqrt{\frac{3}{5}} \quad , \quad x_{iv} = -\sqrt{\frac{3}{5}}.$$

6° De $49x^4 + 205x^2 + 36 = 0$, on tire

$$y' = -\frac{9}{49} \quad , \quad y'' = -4$$

$$x' = +\frac{3}{7}\sqrt{-1} \quad , \quad x'' = -\frac{3}{7}\sqrt{-1} \quad , \quad x''' = +2\sqrt{-1} \quad , \quad x_{\text{IV}} = -2\sqrt{-1}.$$

Les quatre racines sont imaginaires.

1047. *Reconnaître à l'inspection des équations suivantes tout ce que l'on sait sur les racines de ces équations, sans les résoudre.*

$$5x^4 - 8x^2 + 3 = 0 \quad ; \quad 4x^4 + 7x^2 + 2 = 0$$
$$6x^4 + 11x^2 - 5 = 0 \quad ; \quad 2x^4 - 8x^2 - 3 = 0$$
$$x^4 - 5x^2 + 9 = 0 \quad ; \quad 3x^4 - 2x^2 + 8 = 0.$$

Dans toutes ces équations nous représenterons x^2 par y et x^4 par y^2.

1° $$5x^4 - 8x^2 + 3 = 0.$$

Les deux valeurs de y sont réelles et positives, car leur produit est le nombre positif $\frac{3}{5}$ et leur somme le nombre positif $\frac{8}{5}$.

Les quatre valeurs de x sont donc réelles, deux à deux égales et de signes contraires.

2° $$4x^4 + 7x^2 + 2 = 0.$$

Les deux valeurs de y sont réelles et de même signe, car leur produit est égal à $\frac{2}{4}$ ou $\frac{1}{2}$; elles sont toutes deux négatives parce que leur somme est le nombre négatif $-\frac{7}{4}$.

Les quatre valeurs de x sont par suite imaginaires.

3° $$6x^4 + 11x^2 - 5 = 0.$$

Les valeurs de y sont réelles puisque le terme connu est négatif; de plus elles sont de signes contraires car leur produit est égal à $-\frac{5}{6}$. Il en résulte que deux valeurs de x seront réelles, égales et de signes contraires, tandis que les deux autres valeurs seront imaginaires.

4° $$2x^4 - 8x^2 - 3 = 0.$$

Les valeurs de y sont réelles à cause du terme négatif -3. Elles sont de signes contraires, car leur produit est $-\frac{3}{2}$. Donc deux valeurs de x sont réelles, égales et de signes contraires et les deux autres valeurs imaginaires.

5° $$x^4 - 5x^2 + 9 = 0$$

Les valeurs de y sont imaginaires parce que l'on a

$$\frac{5}{4}^2 - 9 < 0,$$

Les quatre valeurs de x sont donc imaginaires.

6°
$$3x^4 - 2x^2 + 8 = 0$$

Dans cette équation, comme dans la précédente, y a deux valeurs imaginaires, car $2^2 - 4 \times 3 \times 8 < 0$, il en résulte pour x quatre valeurs imaginaires.

1048. *Décomposer le trinome* $x^4 + px^2 + q$ *en un produit de deux facteurs réels du second degré.*

La résolution de ce problème comporte l'examen de plusieurs cas.
Premier cas. — *Les quatre racines du trinome sont réelles.*
Pour qu'il en soit ainsi, il faut que l'on ait

$$\frac{p^2}{4} - q > 0 \quad , \quad q > 0 \quad \text{et} \quad p < 0.$$

Nous pourrons, dans ce cas, opérer la décomposition en facteurs de trois manières, suivant que nous compléterons le carré $x^4 + px^2$, ou bien le carré $x^4 + q$.

1° On a $\quad x^4 + px^2 + q = x^4 + px^2 + \dfrac{p^2}{4} - \left(\dfrac{p^2}{4} - q\right) \cdot$

La quantité $\dfrac{p^2}{4} - q$ étant positive par hypothèse peut être regardée comme un carré. Donc

$$x^4 + px^2 + q = \left(x^2 + \frac{p}{2}\right)^2 - \left(\sqrt{\frac{p^2}{4} - q}\right)^2$$
$$= \left(x^2 + \frac{p}{2} - \sqrt{\frac{p^2}{4} - q}\right)\left(x^2 + \frac{p}{2} + \sqrt{\frac{p^2}{4} - q}\right). \qquad (a)$$

2° Considérons $x^4 + q$ comme la somme de deux carrés. Pour en déduire le carré d'un binome, il faut ajouter à cette somme ou en retrancher le double produit des racines, c'est-à-dire $2x^2\sqrt{q}$.
Nous aurons l'identité

$$x^4 + px^2 + q = x^4 + q + 2x^2\sqrt{q} + px^2 - 2x^2\sqrt{q}$$
$$= (x^2 + \sqrt{q})^2 - x^2(2\sqrt{q} - p)$$

le coefficient p étant négatif, le terme $x^2(2\sqrt{q} - p)$ est positif et peut être regardé comme le carré $x^2\left(\sqrt{2\sqrt{q} - p}\right)^2$.
D'où

$$x^4 + px^2 + q = (x^2 + \sqrt{q})^2 - x^2\left(\sqrt{2\sqrt{q} - p}\right)^2$$
$$= \left(x^2 + \sqrt{q} - x\sqrt{2\sqrt{q} - p}\right)\left(x^2 + \sqrt{q} + x\sqrt{2\sqrt{q} - p}\right). \qquad (b)$$

3° On peut compléter le carré $x^4 + q$ en retranchant le terme $2x^2\sqrt{q}$ au lieu de l'ajouter. On a alors

$$x^4 + px^2 + q = x^4 + q - 2x^2\sqrt{q} + px^2 + 2x^2\sqrt{q}$$
$$= (x^2 - \sqrt{q})^2 - x^2(- p - 2\sqrt{q}).$$

Or, par hypothèse $\dfrac{p^2}{4} - q > 0$, ou $p > 2\sqrt{q}$. On peut donc écrire

$$x^4 + px^2 + q = \left(x^2 - \sqrt{q}\right)^2 - x^2\left(\sqrt{-p-2\sqrt{q}}\right)^2.$$
$$= \left(x^2 - \sqrt{q} - x\sqrt{-p-2\sqrt{q}}\right)\left(x^2 - \sqrt{q} + x\sqrt{-p-2\sqrt{q}}\right). \quad (c)$$

DEUXIÈME CAS. — *Le trinome a deux racines réelles et deux racines imaginaires.* Il suffit pour cela que l'on ait $q < 0$. Alors la quantité $\dfrac{p^2}{4} - q$ est nécessairement positive. La première décomposition peut se faire; les deux autres donneraient des imaginaires.

TROISIÈME CAS. — *Les valeurs de* x^2 *sont réelles mais négative.* On a alors

$$\frac{p^2}{4} - q > 0 \quad , \quad q > 0 \quad , \quad p > 0.$$

La première décomposition peut encore se faire et c'est la seule.

QUATRIÈME CAS. — *Les valeurs de* x^2 *sont imaginaires.*
Il suffit pour cela que

$$\frac{p^2}{4} - q < 0.$$

La première et la troisième décomposition donneraient des facteurs imaginaires. Or q est nécessairement positif; on peut donc faire la deuxième décomposition et appliquer la formule b.

REMARQUE. — Si après avoir décomposé en facteurs le trinome $x^4 + rx^2 + q$ on égale le produit à zéro, on trouve nécessairement les racines de l'équation bicarrée $x^4 + px^2 + q = 0$.

. **1049.** *Décomposer en un produit de deux facteurs réels du second degré chacun des trinomes suivants :*

$$x^4 - 15x^2 + 56$$
$$x^4 + 3x^2 - 28$$
$$x^4 + 11x^2 + 24$$
$$x^4 - 2x^2 + 9$$
$$x^4 + 7x^2 + 16.$$

1° Soit le trinome $\qquad x^4 - 15x^2 + 56.$

Les quatre racines de ce trinome égalé à zéro sont réelles, car on a

$$\frac{15^2}{4} - 56 > 0 \quad , \quad 56 > 0 \quad \text{et} \quad -15 < 0.$$

On peut donc décomposer ce trinome de trois manières différentes en appliquant les formules (a), (b), (c) de l'exercice n° 1048. On a donc

$$(\alpha) \quad x^4 - 15x^2 + 56 = \left(x^2 - \frac{15}{2} - \sqrt{\frac{15^2}{4} - 56}\right)\left(x^2 - \frac{15}{2} + \sqrt{\frac{15^2}{4} - 56}\right)$$
$$= (x - 8)(x - 7)$$

$$(\beta) \quad x^4 - 15x^2 + 56 = \left(x^2 + \sqrt{56} - x\sqrt{2\sqrt{56} + 15}\right)\left(x^2 + \sqrt{56} + x\sqrt{2\sqrt{56} + 15}\right)$$

$$(\gamma) \quad x^4 - 15x^2 + 56 = \left(x^2 - \sqrt{56} - x\sqrt{15 - 2\sqrt{56}}\right)\left(x^2 - \sqrt{56} + x\sqrt{15 - 2\sqrt{56}}\right).$$

$2°$ Soit le trinome $\qquad x^4 + 3x^2 - 28$.

Le terme connu étant négatif, le trinome égalé à zéro a deux racines réelles et deux racines imaginaires. Nous appliquerons donc la formule a (n° 1048) et nous aurons

$$x^4 + 3x^2 - 28 = \left(x^2 + \frac{3}{2} - \sqrt{\frac{3^2}{4} + 28}\right)\left(x^2 + \frac{3}{2} + \sqrt{\frac{9^2}{3} + 28}\right)$$
$$= (x^2 - 4)(x^2 + 7).$$

$3°$ Dans le trinome $x^4 + 11x^2 + 24$, les valeurs de x^2 sont réelles mais négatives. On applique encore la formule (a).

$$x^4 + 11x^2 + 24 = \left(x^2 + \frac{11}{2} - \sqrt{\frac{121}{4} - 24}\right)\left(x^2 + \frac{11}{2} + \sqrt{\frac{121}{4} - 24}\right)$$
$$= (x^2 + 3)(x^2 + 8).$$

$4°$ Le trinome $x^4 - 2x^2 + 9$ donne pour x^2 des racines imaginaires. Appliquons la formule (b). Nous obtenons.

$$x^4 - 2x^2 + 9 = \left(x^2 + \sqrt{9} - x\sqrt{2\sqrt{9} + 2}\right)\left(x^2 + \sqrt{9} + x\sqrt{2\sqrt{9} + 2}\right)$$
$$= (x^2 - x\sqrt{8} + 3)(x^2 + x\sqrt{8} + 3).$$

$5°$ Le trinome $x^4 + 7x^2 + 16$ donne aussi pour x^2 des valeurs imaginaires. On a donc

$$x^4 + 7x^2 + 16 = \left(x^2 + \sqrt{16} - x\sqrt{2\sqrt{16} - 7}\right)\left(x^2 + \sqrt{16} + x\sqrt{2\sqrt{16} - 7}\right)$$
$$= (x^2 - x + 4)(x^2 + x + 4).$$

1050. *Transformer chacune des expressions suivantes en une somme de deux radicaux simples.*

$$\sqrt{8 + 2\sqrt{7}} \quad , \quad \sqrt{7 - \sqrt{13}} \quad , \quad \sqrt{14 - 5\sqrt{3}} \quad , \quad \sqrt{17 + \sqrt{33}}.$$

On a (n° 323, *Cours d'algèbre*).

$$1° \quad \sqrt{8 + 2\sqrt{7}} = \sqrt{8 + \sqrt{28}} = \sqrt{\frac{8 + \sqrt{8^2 - 28}}{2}} + \sqrt{\frac{8 - \sqrt{8^2 - 28}}{2}}$$
$$= \sqrt{\frac{8 + 6}{2}} + \sqrt{\frac{8 - 6}{2}} = \sqrt{7} + 1.$$

$$2° \quad \sqrt{7 - \sqrt{13}} = \sqrt{\frac{7 + \sqrt{7^2 - 13}}{2}} - \sqrt{\frac{7 - \sqrt{7^2 - 13}}{2}} = \sqrt{\frac{13}{2}} - \sqrt{\frac{1}{2}}.$$

$$3° \quad \sqrt{14 - 5\sqrt{3}} = \sqrt{14 - \sqrt{75}} = \sqrt{\frac{14 + \sqrt{14^2 - 75}}{2}} - \sqrt{\frac{14 - \sqrt{14^2 - 75}}{2}}$$
$$= \sqrt{\frac{25}{2}} - \sqrt{\frac{3}{2}}.$$

$$4° \quad \sqrt{17 + \sqrt{33}} = \sqrt{\frac{17 + \sqrt{17^2 - 33}}{2}} + \sqrt{\frac{17 - \sqrt{17^2 - 33}}{2}} = \sqrt{\frac{33}{2}} + \sqrt{\frac{1}{2}}.$$

1051. *Résoudre l'équation :*

$$4x^3 - 13x^2 - 13x + 4 = 0.$$

. Le premier membre de cette équation s'annule pour $x = -1$; il est donc divisible par $x + 1$ et l'équation donnée peut être remplacée par

$$(x + 1)(4x^2 - 17x + 4) = 0.$$

Les racines de cette équation sont celles des deux équations

$$x + 1 = 0$$
$$4x^2 - 17x + 4 = 0.$$

La première donne

$$x = -1.$$

Et la seconde

$$x = \frac{17 \pm \sqrt{17^2 - 4 \times 4 \times 4}}{8}$$

ou

$$x' = \frac{17 + 15}{8} = 4$$

$$x'' = \frac{17 - 15}{8} = \frac{1}{4} \cdot$$

Les trois racines sont donc $-1, \frac{1}{4}$ et 4.

1052. *Résoudre l'équation :*

$$2x^3 - 8,4x^2 - 8,4x + 2 = 0.$$

Cette équation équivaut à

$$(x + 1)(2x^2 - 10,4x + 2) = 0.$$

D'où l'on tire

$$x + 1 = 0 \quad \text{ou} \quad x = -1$$
$$2x^2 - 10,4x + 2 = 0 \quad \text{ou} \quad x = \frac{5,2 \pm \sqrt{5,2^2 - 2 \times 2}}{2}$$

par suite,

$$x' = 5 \quad , \quad x'' = \frac{1}{5} \cdot$$

Les trois racines sont donc $-1, \frac{1}{5}$ et 5.

1053. *Résoudre l'équation :*

$$6x^3 + 31x^2 - 31x - 6 = 0.$$

Le premier membre est divisible par $x - 1$, parce qu'il s'annule pour $x = 1$. L'équation équivaut à

$$(x - 1)(6x^2 + 37x + 6) = 0$$

ou aux deux équations

$$x - 1 = 0$$
$$6x^2 + 37x + 6 = 0.$$

La première donne
$$x = 1$$
et la seconde
$$x = \frac{-37 \pm \sqrt{37^2 - 4 \times 6 \times 6}}{12}$$
ou
$$x' = -\frac{1}{6} \quad , \quad x'' = -6.$$

Les trois racines sont 1, $-\dfrac{1}{6}$ et -6.

1054. *Résoudre l'équation :*
$$x^3 - 1{,}9x^2 - 1{,}9x + 1 = 0.$$

Elle équivaut à l'équation
$$(x + 1)(x^2 - 2{,}9x + 1) = 0$$
ou aux deux équations
$$x + 1 = 0$$
$$x^2 - 2{,}9x + 1 = 0.$$

La première de ces équations donne
$$x = -1.$$
La deuxième
$$x = \frac{2{,}9 \pm \sqrt{2{,}9^2 - 4}}{2}$$
ou
$$x' = \frac{5}{2} \quad , \quad x'' = \frac{2}{5}.$$

Les trois racines sont -1, $\dfrac{2}{5}$ et $\dfrac{5}{2}$.

1055. *Résoudre l'équation :*
$$3x^4 + 2x^3 - 17{,}75x^2 + 2x + 3 = 0.$$

Cette équation peut s'écrire
$$3(x^4 + 1) + 2(x^3 + x) - 17{,}75x^2 = 0. \qquad (1)$$

Si on la divise par x^2, elle devient :
$$3\left(x^2 + \frac{1}{x^2}\right) + 2\left(x + \frac{1}{x}\right) - 17{,}75 = 0. \qquad (2)$$

Posons
$$x + \frac{1}{x} = y \qquad (3)$$
ou
$$x^2 + \frac{1}{x^2} = y^2 - 2.$$

Remplaçons dans l'équation (2) ; on a
$$3(y^2 - 2) + 2y - 17{,}75 = 0$$

ou
$$3y^2 + 2y - 23,75 = 0$$
$$y = \frac{-1 \pm \sqrt{1 + 3 \times 23,75}}{3}$$
$$y' = \frac{5}{2} \quad , \quad y'' = -\frac{19}{6} \, .$$

La première valeur de y portée dans la relation (3) donne

$$x + \frac{1}{x} = \frac{5}{2}$$

d'où
$$2x^2 - 5x + 2 = 0$$
$$x = \frac{5 \pm \sqrt{25 - 4 \times 2 \times 2}}{4} = 2 \quad \text{ou} \quad \frac{1}{2} \, .$$

La deuxième valeur de y donne

$$x + \frac{1}{x} = -\frac{19}{6}$$
$$6x^2 + 19x + 6 = 0$$
$$x = \frac{-19 \pm \sqrt{19^2 - 4 \times 6 \times 6}}{12} \, .$$

On voit que les quatre valeurs de x sont réelles.

1056. *Résoudre l'équation :*

$$x^4 - 3x^3 - 9,44x^2 - 3x + 1 = 0.$$

On tire de cette équation

$$x^4 + 1 - 3(x^3 + x) - 9,44x^2 = 0$$

ou
$$x^2 + \frac{1}{x^2} - 3\left(x + \frac{1}{x}\right) - 9,44 = 0. \tag{1}$$

Posons
$$x + \frac{1}{x} = y \tag{2}$$

ou
$$x^2 + \frac{1}{x^2} = y^2 - 2.$$

L'équation (1) devient :

$$y^2 - 2 - 3y - 9,44 = 0$$

ou
$$y^2 - 3y - 11,44 = 0$$

d'où
$$y = \frac{3 \pm \sqrt{9 + 4 \times 11,44}}{2}$$
$$y' = 5,2 \quad , \quad y'' = -2,2.$$

La première valeur de y portée dans (2) donne

$$x + \frac{1}{x} = 5,2$$

$$x^2 - 5,2x + 1 = 0$$

$$x = 2,6 \pm \sqrt{2,6^2 - 1} = 5 \quad \text{ou} \quad \frac{1}{5} \cdot$$

La deuxième valeur de y portée dans la même équation donne

$$x + \frac{1}{x} = -2,2$$

$$x^2 + 2,2x + 1 = 0$$

$$x = -1,1 \pm \sqrt{1,1^2 - 1} = -1,1 + \sqrt{0,21} \text{ ou} -1,1 - \sqrt{0,21}.$$

1057. *Résoudre l'équation :*

$$2x^4 - 5x^3 + 5x - 2 = 0.$$

Le premier membre de cette équation est divisible par $x - 1$ et par $x + 1$; il est donc divisible par $x^2 - 1$.

L'équation donnée équivaut donc à

$$(x^2 - 1)(2x^2 - 5x + 2) = 0$$

ou aux deux équations

$$x^2 - 1 = 0$$
$$2x^2 - 5x + 2 = 0.$$

La première de ces équations a pour racines 1 et -1. La deuxième donne

$$x = \frac{5 \pm \sqrt{25 - 4 \times 2 \times 2}}{4} = 2 \text{ ou} \frac{1}{2} \cdot$$

1058. *Résoudre l'équation :*

$$4x^4 + 17x^3 - 17x - 4 = 0.$$

Cette équation est équivalente à l'équation

$$(x^2 - 1)(4x^2 + 17x + 4) = 0$$

qui est elle-même équivalente aux deux équations

$$x^2 - 1 = 0$$
$$4x^2 + 17x + 4 = 0.$$

De la première on tire

$$x = \pm 1$$

et de la seconde

$$x = \frac{-17 \pm \sqrt{17^2 - 4 \times 4 \times 4}}{8} = -\frac{1}{4} \text{ ou} -4.$$

1059. *Résoudre l'équation :*

$$3x^5 + 5x^4 - 15,75x^3 - 15,75x^2 + 5x + 3 = 0.$$

Le premier membre de cette équation s'annule pour $x = -1$; il est donc divisible par $x + 1$ et l'équation proposée équivaut à l'équation

$$(x + 1)(3x^4 + 2x^3 - 17,75x^2 + 2x + 3) = 0$$

qui équivaut elle-même aux deux équations

$$x + 1 = 0$$
$$3x^4 + 2x^3 - 17{,}75x^2 + 2x + 3 = 0.$$

La première donne

$$x = -1.$$

La seconde est une équation réciproque du 4° degré déjà résolue n° 1055.

1060. *Résoudre l'équation :*

$$x^5 - 4x^4 - 6{,}44x^3 + 6{,}44x^2 + 4x - 1 = 0.$$

Le premier membre de cette équation s'annule pour $x = 1$; il est donc divisible par $x - 1$ et l'équation proposée équivaut à l'équation

$$(x - 1)(x^4 - 3x^3 - 9{,}44x^2 - 3x = 0$$

qui est elle-même équivalente aux deux équations

$$x - 1 = 0$$
$$x^4 - 3x^3 - 9{,}44x^2 - 3x + 1 = 0.$$

La première donne $\qquad x = 1.$

La seconde est une équation réciproque 4ᵉ degré résolue au n° 1056.

1061. *Résoudre l'équation:*

$$x^2 \pm 16 = 0.$$

1° Soit d'abord l'équation

$$x^2 - 16 = 0$$

on a $\qquad 16 = 4^2.$

Posons $\qquad x = 4y$

l'équation devient $\qquad 4^2y^2 - 4^2 = 0$

d'où $\qquad y^2 - 1 = 0 \quad , \quad y = \pm 1.$

Par suite $\qquad x = \pm 4.$

2° De même l'équation

$$x^2 + 16 = 0$$

peut s'écrire $\qquad 4^2y^2 + 4^2 = 0$

d'où $\qquad y^2 + 1 = 0 \quad , \quad y = \pm\sqrt{-1}.$

Par suite $\qquad x = \pm 4\sqrt{-1}.$

1062. *Résoudre l'équation :*

$$x^3 \pm 27 = 0.$$

1° Soit l'équation

$$x^3 - 27 = 0.$$

La racine cubique de 27 est 3. Si l'on pose $x = 3y$, l'équation proposée devient

$$3^3 y^3 - 3^3 = 0 \quad \text{ou} \quad y^3 - 1 = 0.$$

Le premier membre de cette équation s'annule pour $y = 1$. Elle est donc équivalente à l'équation

$$(y - 1)(y^2 + y + 1) = 0$$

qui équivaut elle-même aux deux équations

$$y - 1 = 0 \quad \text{et} \quad y^2 + y + 1 = 0.$$

Elle admet par conséquent pour racines

$$y = 1 \quad , \quad y = \frac{-1 \pm \sqrt{1-4}}{2} = \frac{-1 \pm \sqrt{3}\sqrt{-1}}{2} .$$

Les racines de l'équation proposée sont, par suite

$$3 \quad , \quad \frac{3(-1 + \sqrt{3}\sqrt{-1})}{2} \quad \text{et} \quad \frac{3(-1 - \sqrt{3}\sqrt{-1})}{2} .$$

2° Soit l'équation

$$x^3 + 27 = 0.$$

En posant

$$x = 3y$$

on a

$$y^3 + 1 = 0.$$

Pour résoudre cette équation, on remarque que si l'on change y en $-y$, elle devient

$$y^3 - 1 = 0.$$

Les racines sont donc celles de cette dernière changées de signe, c'est-à-dire

$$-1 \quad , \quad \frac{1 - \sqrt{3}\sqrt{-1}}{2} \quad \text{et} \quad \frac{1 + \sqrt{3}\sqrt{-1}}{2} .$$

L'équation proposée admet donc pour racines

$$-3 \quad , \quad \frac{3(1 - \sqrt{3}\sqrt{-1})}{2} \quad \text{et} \quad \frac{3(1 + \sqrt{3}\sqrt{-1})}{2} .$$

1063. *Résoudre l'équation :*

$$x^4 \pm 625 = 0.$$

1° Soit l'équation $\quad x^4 - 625 = 0$

$\sqrt[4]{625} = 5$. Posons $x = 5y$; l'équation devient

$$5^4 y^4 - 5^4 = 0 \quad \text{ou} \quad y^4 - 1 = 0$$

et elle équivaut aux deux équations

$$y^2 - 1 = 0 \quad \text{et} \quad y^2 + 1 = 0$$

qui admettent respectivement pour racines

$$y = \pm 1 \quad , \quad y = \pm \sqrt{-1}.$$

Donc les quatre racines de l'équation proposée sont :

$$5 \quad , \quad -5 , \quad 5\sqrt{-1} \quad \text{et} \quad -5\sqrt{-1}.$$

2° Soit l'équation $x^4 + 625 = 0$.

En posant $x = 5y$, on ramène cette équation à la forme

$$y^4 + 1 = 0.$$

Cette dernière est identique u

$$y^4 + 2y^2 + 1 - 2y^2 = 0$$

ou
$$(y^2 + 1)^2 - 2y^2 = 0$$

ou
$$\left(y^2 + y\sqrt{2} + 1\right)\left(y^2 - y\sqrt{2} + 1\right) = 0$$

et, par suite, elle est décomposable en deux équations du 2e degré

$$y^2 + y\sqrt{2} + 1 = 0 \quad \text{et} \quad y^2 - y\sqrt{2} + 1 = 0.$$

Ces équations ne diffèrent que par le signe de y ; elles ont pour racines

$$y = \frac{-\sqrt{2} \pm \sqrt{-2}}{2} \quad , \quad y = \frac{\sqrt{2} \pm \sqrt{-2}}{2}.$$

Les quatre racines de l'équation donnée sont donc

$$x = \frac{5\left(-\sqrt{2} \pm \sqrt{-2}\right)}{2} \quad , \quad x = \frac{5\sqrt{2} \pm \sqrt{-2}}{2}.$$

1064. *Résoudre l'équation :*

$$x^5 \pm 243 = 0.$$

1° Soit l'équation
$$x^5 - 243 = 0.$$

La racine 5e de 243 est 3. Si l'on pose $x = 3y$, l'équation proposée devient

$$3^5 y^5 - 3^5 = 0 \quad \text{ou} \quad y^5 - 1 = 0$$

et elle équivaut à l'équation

$$(y - 1)\left(y^4 + y^3 + y^2 + y + 1\right) = 0$$

ou aux deux équations

$$(y - 1) = 0 \quad \text{et} \quad y^4 + y^3 + y^2 + y + 1 = 0.$$

La première admet pour racine $y = 1$.

La seconde, qui est une équation réciproque du 4e degré, admet (*Cours d'algèbre*, n° 333), les quatre racines imaginaires suivantes

$$y = \frac{\dfrac{-1 + \sqrt{5}}{2} \pm \sqrt{\left(\dfrac{-1 + \sqrt{5}}{2}\right)^2 - 4}}{2}$$

$$y = \frac{\dfrac{-1 - \sqrt{5}}{2} \pm \sqrt{\left(\dfrac{-1 - \sqrt{5}}{2}\right)^2 - 4}}{2}.$$

En multipliant ces cinq racines par 3 nous aurons toutes les racines de l'équation proposée.

2° Soit l'équation $x^5 + 243 = 0$, on la ramène comme la précédente à la forme

$$y^5 + 1 = 0$$

cette équation équivaut à

$$(y + 1)(y^4 - y^3 + y^2 - y + 1) = 0$$

ou aux deux équations

$$y + 1 = 0 \quad , \quad y^4 - y^3 + y^2 - y + 1 = 0.$$

La première donne

$$y = -1$$

Résolvons la seconde. On peut l'écrire :

$$y^4 + 1 - (y^3 + y) + y^2 = 0.$$

Divisons par y^2, il vient

$$y^2 + \frac{1}{y^2} - \left(y + \frac{1}{y}\right) + 1 = 0.$$

Si l'on pose $y + \frac{1}{y} = z$, cette équation devient

$$z^2 - 2 - z + 1 = 0 \quad \text{ou} \quad z^2 - z - 1 = 0.$$

On en tire

$$z = \frac{1}{2} \pm \sqrt{\frac{1}{4} + 1} = \frac{1 \pm \sqrt{5}}{2}.$$

Si l'on écrit

$$y + \frac{1}{y} = \frac{1 + \sqrt{5}}{2}$$

on en tire

$$y^2 - \frac{1 + \sqrt{5}}{2} y + 1 = 0$$

$$y = \frac{\dfrac{1 + \sqrt{5}}{2} \pm \sqrt{\left(\dfrac{1 + \sqrt{5}}{2}\right)^2 - 4}}{2}.$$

En écrivant

$$y + \frac{1}{y} = \frac{1 - \sqrt{5}}{2}$$

on a

$$y^2 - \frac{1 - \sqrt{5}}{2} y + 1 = 0$$

d'où

$$y = \frac{\dfrac{1 - \sqrt{5}}{2} \pm \sqrt{\left(\dfrac{1 - \sqrt{5}}{2}\right)^2 - 4}}{2}.$$

En multipliant par 3 les cinq valeurs trouvées pour y, on aura toutes les racines de l'équation donnée :

1065. *Résoudre l'équation :*

$$x^6 \pm 64 = 0.$$

On a $\sqrt[6]{64} = 2$. Si l'on pose $x = 2y$, il vient

$$2^6 y^6 \pm 2^6 = 0 \quad \text{ou} \quad y^6 \pm 1 = 0 \cdot$$

1° Soit l'équation $\qquad y^6 - 1 = 0$

Elle est décomposable en deux autres

$$x^3 - 1 = 0 \quad , \quad x^3 + 1 = 0$$

dont les six racines sont

$$x = \pm 1 \quad \text{et} \quad x = \frac{\pm 1 \pm \sqrt{3}\sqrt{-1}}{2} .$$

En multipliant ces diverses valeurs par 2 nous aurons les six racines de l'équation $x^6 - 64 = 0$.

2° Soit l'équation $\qquad y^6 + 1 = 0.$

Si l'on remplace dans cette équation y par $y\sqrt{-1}$, elle devient :

$$y^6 - 1 = 0$$

car $\qquad \left(y\sqrt{-1}\right)^6 = y^6(\sqrt{-1})^6 = -y^6.$

Les racines sont donc

$$y = \pm\sqrt{-1} \quad \text{et} \quad y = \frac{\pm\sqrt{3} \pm \sqrt{-1}}{2} .$$

On n'aura plus qu'à les multiplier par 2 pour avoir les six racines de de l'équation $y^2 + 64 = 0$.

1066. *Résoudre l'équation :*

$$x^8 - 97 x^4 + 1296 = 0.$$

Posons $y = x^4$; on en déduit $y^2 = x^8$ et l'équation proposée devient :

$$y^2 - 97 y + 1296 = 0$$

d'où $\qquad y = \dfrac{97 \pm \sqrt{97^2 - 4 \times 1296}}{2}$

$$y' = 81 \quad , \quad y'' = 16.$$

On aura donc toutes les racines de l'équation proposée en résolvant les deux équations binomes

$$x^4 = 81 \quad , \quad x^4 = 16.$$

Pour résoudre la première, il suffit de remarquer que $\sqrt[4]{81} = 3$. On résoudra donc l'équation $x^4 - 1 = 0$ et on multipliera ses 4 racines par 3 ce qui donnera

$$3 \quad , \quad -3 \quad , \quad 3\sqrt{-1} \quad \text{et} \quad -3\sqrt{-1}. \qquad (\text{n}° 1063)$$

Pour résoudre la seconde nous remarquerons que $\sqrt[4]{16} = 2$, et nous en déduirons immédiatement ses racines, qui sont

$$2 \quad , \quad -2 \quad , \quad 2\sqrt{-1} \quad \text{et} \quad -2\sqrt{-1}.$$

1067. *Résoudre l'équation :*

$$64x^{12} - 46657x^6 + 629 = 0.$$

Posons $y = x^6$, on en déduit $y^2 = x^{12}$ et l'équation devient

$$64y^3 - 46657y + 729 = 0$$

d'où
$$y = \frac{46657 \pm \sqrt{46657^2 - 4 \times 64 \times 729}}{2 \times 64}.$$

$$y' = 729 \quad , \quad y'' = \frac{1}{64}.$$

On aura donc toutes les racines de l'équation proposée en résolvant les deux équations binomes

$$x^6 - 729 = 0 \quad , \quad x^6 - \frac{1}{64} = 0.$$

Pour résoudre ces équations, nous remarquerons que $729 = 3^6$, et que $\frac{1}{64} = \left(\frac{1}{3}\right)^6$ et nous ramènerons ces équations à la forme $x^6 - 1 = 0$. Les six racines de cette dernière sont (n° 1065)

$$\pm 1 \quad \text{et} \quad \frac{\pm 1 \pm \sqrt{3}\sqrt{-1}}{2}.$$

En les multipliant successivement par les nombres 3 et $\frac{1}{3}$ nous aurons les valeurs

$$\pm 3 \quad , \quad \frac{\pm 3 \mp 3\sqrt{3}\sqrt{-1}}{2} \quad , \quad \pm\frac{1}{3} \quad , \quad \frac{\pm\frac{1}{3} \pm \frac{1}{3}\sqrt{3}\sqrt{-1}}{2}$$

qui seront les douze racines de l'équation donnée.

CHAPITRE VI

SYSTÈMES D'ÉQUATIONS SIMULTANÉES

1068. *Résoudre les équation :*

$$2x^2 + 5y^2 - 3xy - 4x + y - 30 = 0 \tag{1}$$
$$2x + 7y = \frac{3x}{8} + 5y + 9{,}25.$$

L'équation (2) étant du premier degré, on en tire la valeur de l'une des inconnues.

$$y = \frac{9{,}25 + \dfrac{3x}{8} - 2x}{2} = \frac{74 - 13x}{16} . \qquad (3)$$

Portant cette valeur dans l'équation (1), on a :

$$2x^2 + 5 \times \frac{(74 - 13x)^2}{16^2} - \frac{3x(74 - 13x)}{16} - 4x + \frac{74 - 13x}{16} - 30 = 0$$

ou $512x^2 + 27380 - 9620x + 845x^2 - 3552x + 624x^2 - 1024x$
$$+ 1184 - 208x - 7680 = 0$$

ou $$1981x^2 - 14404x + 20884 = 0$$
$$x = \frac{7202 \pm \sqrt{7202^2 - 1981 \times 20884}}{1981} = \frac{7202 \pm 3240}{1981}$$
$$x' = \frac{10442}{1981} \quad , \quad x'' = 2.$$

En portant successivement ces valeurs dans (3) on a

$$y' = \frac{615{,}5}{1981} \quad , \quad y'' = 3.$$

1069. *Résoudre les équations :*

$$4xy - 3x + 7y = 5x^2 - 196 \qquad (1)$$
$$3x - 2y = 5y + 7. \qquad (2)$$

De l'équation (2) on tire

$$x = \frac{7y + 7}{3} . \qquad (3)$$

Portant cette valeur dans (1) nous avons

$$\frac{4y(7y + 7)}{3} - 7y - 7 + 7y = \frac{5(7y + 7)^2}{3} - 196$$
$$84y^2 + 84y - 63 = 245y^2 + 490y + 245 - 1764$$

ou $$161y^2 + 406y - 1456$$
$$y = \frac{-203 \pm \sqrt{203^2 + 161 \times 1456}}{161} = \frac{-203 \pm 525}{161}$$
$$y' = 2 \quad , \quad y'' = -\frac{728}{161} .$$

Il en résulte pour x deux valeurs correspondantes

$$x' = \frac{7 \times 2 + 7}{3} = 7 \quad , \quad x'' = \frac{\dfrac{-7 \times 728}{161} + 7}{3} = -\frac{1323}{161}$$

1070. *Résoudre les équations :*

$$2x^2 - y^2 + 4xz - 2yz + 3x - 4y + z - 5 = 0 \qquad (1)$$
$$5x - 3y + z = 5 \qquad (2)$$
$$7x + 2y - 3z = 8. \qquad (3)$$

Résolvons les équations (2) et (3) par rapport à z et à y comme si x était un nombre connu.

De (2) on tire

$$z = 5 - 5x + 3y. \qquad (4)$$

Si on porte cette valeur dans (3) il vient

$$7x + 2y - 3(5 - 5x + 3y) = 8$$

d'où

$$y = \frac{22x - 23}{7} \qquad (5)$$

Par suite

$$z = 5 - 5x + 3 \times \frac{22x - 23}{7}$$

ou

$$z = \frac{31x - 34}{7}.$$

Portons les valeurs de y et de z dans l'équation (1)

$$2x^2 - \frac{(22x - 25)^2}{7^2} + \frac{4x(31x - 34)}{7} - 2 \times \frac{22x - 23}{7} \times \frac{31x - 34}{7}$$

$$+ 3x - 4 \times \frac{22x - 23}{7} + \frac{31x - 34}{7} - 5 = 0$$

d'où

$$98x^2 - 484x^2 + 1012x - 529 + 868x^2 - 952x - 1364x^2 + 2922x$$
$$- 1564 + 147x - 616x + 644 + 217x - 238 - 245 = 0.$$

ou

$$882x^2 - 2730x + 1932 = 0.$$

On tire de cette équation

$$x = \frac{1365 \pm \sqrt{1365^2 - 882 \times 1932}}{882} = \frac{1365 \pm 399}{882}$$

$$x' = 2 \quad , \quad x'' = \frac{23}{21}.$$

En portant ces deux valeurs de x dans les formules qui donnent y et z, on a :

$$y' = \frac{22 \times 2 - 23}{7} = 3 \quad , \quad y'' \frac{\dfrac{22 \times 23}{21} - 23}{7} = \frac{23}{147}$$

$$z' = \frac{31 \times 2 - 34}{7} = 4 \quad , \quad z'' = \frac{\dfrac{31 \times 23}{21} - 34}{7} = -\frac{1}{147}.$$

Le système proposé admet donc les deux solutions suivantes :

1re *solution* : $\quad x = 2 \quad , \quad y = 3 \quad , \quad z = 4.$

2e *solution* : $\quad x = \dfrac{23}{21} \quad , \quad y = \dfrac{23}{147} \quad , \quad z = -\dfrac{1}{147}.$

1071. *Résoudre les équations :*

$$x - y = 7$$
$$xy = 60.$$

Posons $y = -z$; ces équations deviennent

$$x + z = 7 \quad , \quad xz = -60$$

x et z sont les racines de l'équation

$$X^2 - 7X - 60 = 0$$

d'où

$$\frac{x}{z} = \frac{7 \pm \sqrt{49 + 4 \times 60}}{2} = \frac{7 \pm 17}{2} .$$

Si $x = \dfrac{7 + 17}{2} = 12$, on a $z = \dfrac{7 - 17}{2} = -5$, et, par suite $y = 5$

Si $x = \dfrac{7 - 17}{2} = -5$, on a $z = \dfrac{7 + 17}{2} = 12$, et, par suite $y = -12$.

Le système proposé admet donc les deux solutions

$$x = 12 \quad , \quad y = 5$$
$$x = -5 \quad , \quad y = -12.$$

1072. *Résoudre le système :*

$$x + y = 19 \qquad\qquad (1)$$
$$x^2 + y^2 = 185. \qquad\qquad (2)$$

Retranchons l'équation (2) de l'équation (1) élevée au carré ; nous aurons

$$2xy = 176 \quad \text{ou} \quad xy = 88.$$

Les inconnues x et y sont donc les racines de l'équation

$$X^2 - 19x + 88 = 0$$

d'où

$$\frac{x}{y} = \frac{19 \pm \sqrt{19^2 - 4 \times 88}}{2} = \frac{19 \pm 3}{2} .$$

Par suite,

$$x = 11 \quad , \quad y = 8 \quad \text{ou} \quad x = 8 \quad \text{et} \quad y = 11.$$

Ces deux solutions n'en forment qu'une parce que les équations proposées ne changent pas quand on remplace x par y, et réciproquement.

1073. *Résoudre le système :*

$$x - y = 11 \qquad\qquad (1)$$
$$x^2 + y^2 = 173. \qquad\qquad (2)$$

Élevons (1) au carré et retranchons-la de (2) ; on obtient

$$2xy = 52 \quad \text{ou} \quad xy = 26. \qquad\qquad (3)$$

Si l'on pose $y = -z$, les équations (1) et (3) deviennent

$$x + z = 11$$
$$xz = -26.$$

D'où l'équation

$$X^2 - 11X - 26 = 0$$

$$\frac{x}{z} = \frac{11 \pm \sqrt{121 + 4 \times 26}}{2} = 13 \quad \text{ou} \quad -2.$$

Les deux solutions du système proposé sont donc

1° $\qquad x = 13 \quad , \quad y = 2$
2° $\qquad x = -2 \quad , \quad y = -13.$

1074. *Résoudre le système :*

$$x^2 + y^2 = 436 \qquad (1)$$
$$xy = 120. \qquad (2)$$

On en tire

1° $\qquad x^2 + y^2 + 2xy = 436 + 120 \times 2 = 676$

ou $\qquad x + y = \pm \sqrt{676} = \pm 26.$

2° $\qquad x^2 + y^2 - 2xy = 436 - 120 \times 2 = 196$

$$x - y = \pm \sqrt{196} = \pm 14.$$

Et il en résulte quatre systèmes de solutions, qui se réduisent aux deux suivants (*Cours d'algèbre* n° 344).

$$x = \frac{26 + 14}{2} = 20 \quad , \quad y = \frac{26 - 14}{2} = 3$$
$$x = -\frac{26 + 14}{2} = -20 \quad , \quad y = -\frac{26 - 14}{2} = -3.$$

1075. *Résoudre le système .*

$$x^2 + xy + y^2 = 163 \qquad (1)$$
$$xy = 33 \qquad (2)$$

En additionnant ces équations membre à membre on a :

$$(x + y)^2 = 196 \quad \text{d'où} \quad x + y = \pm 14. \qquad (3)$$

Connaissant la somme et le produit des deux inconnues, on a les équations

$$X^2 - 14X + 33 = 0 \quad , \quad X^2 + 14X + 33 = 0$$

qui donnent

1° $\qquad \genfrac{}{}{0pt}{}{x}{y} = 7 \pm \sqrt{49 - 33} = 7 \pm 4.$ 2° $\genfrac{}{}{0pt}{}{x}{y} = -7 \pm 4.$

1076. *Résoudre le système :*

$$2x + y = 15 \qquad (1)$$
$$x^2 + y^2 = 90. \qquad (2)$$

De (1), on tire

$$y = 15 - 2x. \qquad (3)$$

Cette valeur substituée dans (2) donne

$$x^2 + (15 - 2x)^2 = 90$$

ou $\qquad x^2 - 12x + 27 = 0$

on en déduit $\qquad x' = 9 \qquad x'' = 3.$

Chacune de ces valeurs substituée dans (3) donne

$$y' = -3 \qquad y'' = 9.$$

1077. *Résoudre le système :*

$$3x^2 - 5xy = 77 \qquad (1)$$
$$x - y = 5. \qquad (2)$$

De l'équation (2), on tire

$$x = 5 + y. \qquad (3)$$

Portant cette valeur dans (1), on a

$$3(5 + y)^2 - 5(5 + y)y = 77$$

où

$$2y^2 - 5y + 2 = 0$$

d'où

$$y = \frac{5 \pm \sqrt{25 - 4 \times 2 \times 2}}{4} = \frac{5 \pm 3}{4}$$

$$y' = 2 \quad , \quad y'' = \frac{1}{2} \cdot$$

Ces deux valeurs portées dans (3) donnent

$$x' = 5 + 2 = 7 \quad , \quad x'' = 5 + \frac{1}{2} = \frac{11}{2} \cdot$$

Le système proposé admet donc deux solutions.

1078. *Résoudre le système :*

$$\frac{1}{x} + \frac{1}{y} = a \qquad (1)$$
$$\frac{1}{x^2} + \frac{1}{y^2} = b^2 . \qquad (2)$$

Élevons (1) au carré

$$\frac{1}{x^2} + \frac{1}{y^2} + \frac{2}{xy} = a^2. \qquad (3)$$

En retranchant de cette équation l'équation (2), on a

$$\frac{2}{xy} = a^2 - b^2.$$

On connaît donc la somme et le produit des quantités $\frac{1}{x}$ et $\frac{1}{y}$; on détermine ces quantités au moyen de l'équation.

$$X^2 - aX + \frac{(a^2 - b^2)}{2} = 0$$

qui donne

$$X = \frac{a}{2} \pm \sqrt{\frac{a^2}{4} - \frac{a^2 - b^2}{2}} = \frac{a \pm \sqrt{2b^2 - a^2}}{2} \cdot$$

Par suite

$$\frac{1}{x} = \frac{a + \sqrt{2b^2 - a^2}}{2} \qquad \frac{1}{y} = \frac{a - \sqrt{2b^2 - a^2}}{2}$$

ou

$$\frac{1}{x} = \frac{a - \sqrt{2b^2 - a^2}}{2} \qquad \frac{1}{y} = \frac{a + \sqrt{2b^2 - a^2}}{2} \cdot$$

D'où les deux systèmes de solutions

$$x = \frac{2}{a + \sqrt{2b^2 - a^2}} \qquad \text{ou} \qquad x = \frac{2}{a - \sqrt{2b^2 - a^2}}$$
$$y = \frac{2}{a - \sqrt{2b^2 - a^2}} \qquad \text{ou} \qquad y = \frac{2}{a + \sqrt{2b^2 - a^2}} .$$

Ces deux systèmes de solutions n'en forment qu'un, parce que les équations ne changent pas quand on met x à la place de y et y à la place de x.

Pour que les valeurs de x et de y soient réelles, il faut que la quantité $2b^2 - a^2$ ne soit pas négative.

1079. *Résoudre le système :*

$$x^2 + y^2 = a^2 \tag{1}$$
$$x^2 - y^2 = b^3. \tag{2}$$

De ces équations, on tire aisément

$$x = \pm \sqrt{\frac{a^2 + b^2}{2}} \qquad y = \pm \sqrt{\frac{a^2 - b^2}{2}} .$$

Le système proposé admet donc quatre systèmes de solutions.

1080. *Résoudre le système :*

$$ax + by = m \tag{1}$$
$$cx^2 + dy^2 = n. \tag{2}$$

L'équation (1) donne

$$x = \frac{m - by}{a} . \tag{3}$$

Par substitution dans (2) on a

$$\frac{c(m - by)^2}{a^2} + dy^2 = n. $$

Cette équation donnera pour y deux valeurs, qui portées dans l'équation (3) fourniront pour x deux valeurs correspondantes. Le système proposé admet donc deux solutions.

1081. *Résoudre le système :*

$$x + y + x^2 + y^2 = a$$
$$x - y + x^2 - y^2 = b.$$

En additionnant ces équations membre à membre, on trouve

$$2x + 2x^2 = a + b$$

et en retranchant

$$2y + 2y^2 = a - b.$$

La première donne

$$x = \frac{-1 \pm \sqrt{1 + 2(a + b)}}{2}$$

et la seconde

$$y = \frac{-1 \pm \sqrt{1 - 2(a - b)}}{2} .$$

1082. *Résoudre le système :*

$$x^2 - y^2 = h \qquad (1)$$
$$(x + y + a)^2 + (x - y + a)^2 = k. \qquad (2)$$

De l'équation (2) on tire

$$2(x + a)^2 + 2y^2 = k.$$

Si on ajoute cette équation à l'équation (1) multipliée par 2, on a

$$2x^2 + 4ax + 2a^2 + 2x^2 = 2h + k$$

ou
$$4x^2 + 4ax + 2a^2 - 2h - k = 0.$$

Cette équation donnera pour x deux valeurs que l'on portera successivement dans l'équation (1), après l'avoir mise sous la forme

$$y^2 = x^2 - h = \frac{2h + k - 4ax - 2a^2}{4} - h = \frac{k - 2h - 2a^2 - 4ax}{4}.$$

1083. *Résoudre le système :*

$$4x - 3y = -14 \qquad (1)$$
$$\frac{1}{x} + \frac{1}{y} = \frac{3}{14}. \qquad (2)$$

L'application de la méthode générale conduit immédiatement aux deux systèmes de solutions

$$x = 7 \quad , \quad y = 14 \quad \text{ou} \quad x = -\frac{7}{3} \quad , \quad y = \frac{14}{9}.$$

1084. *Résoudre le système :*

$$x^2 + 24 = 5xy \qquad (1)$$
$$3x^2 - 5y^2 = 88. \qquad (2)$$

De (1) on tire $\qquad y = \frac{x^2 + 24}{5x}.$

Par substitution dans (2), on a

$$7x^4 - 244x^2 - 288 = 0$$

d'où
$$x^2 = \frac{122 \pm \sqrt{122^2 + 7 \times 288}}{7} = \frac{122 \pm 130}{7} = 36 \quad \text{ou} \quad -\frac{8}{7}.$$

Pour que x soit réel, on ne prendra que la première racine et l'on aura

$$x = \pm \sqrt{36} = \pm 6.$$

On en déduit

$$y = \frac{6^2 + 24}{5 \times 6} = 2 \quad \text{ou} \quad y = \frac{(-6)^2 + 24}{-5 \times 6} = -2.$$

1085. *Résoudre le système :*

$$3x^2 + 2y = 81 \qquad (1)$$
$$x^2 y = 75. \qquad (2)$$

De (1) on tire
$$y = \frac{75}{x^2} \cdot$$

(1) devient
$$3x^2 + \frac{150}{x^2} = 81$$

$$x^4 - 27x^2 + 50 = 0$$

$$x^2 = \frac{27 \pm \sqrt{27^2 - 4 \times 50}}{2} = \frac{27 \pm 23}{2} = 25 \quad \text{ou} \quad 2$$

d'où
$$x = \pm 5 \quad \text{et} \quad x = \pm \sqrt{2}.$$

On en déduit
$$y = \frac{75}{25} = 3 \quad \text{et} \quad y = \frac{75}{2} = 37,5.$$

1086. *Résoudre le système :*

$$xy^2 = 448 \qquad (1)$$
$$x + y^2 = 71. \qquad (2)$$

Si l'on prend pour inconnues x et y^2, ces quantités sont les racines de l'équation

$$X^2 - 71X + 448 = 0$$

d'où
$$X = \frac{71}{2} \pm \sqrt{\frac{71^4}{4} - 448} = \frac{71}{2} \pm \frac{57}{2}$$
$$x = 7 \quad , \quad y^2 = 64 \quad \text{ou} \quad y = 8$$

ou
$$x = 64 \quad , \quad y^2 = 7 \quad \text{ou} \quad y = \sqrt{7}.$$

1087. *Résoudre le système :*

$$x + y = 11 \qquad (1)$$
$$\frac{x}{y} - \frac{y}{x} = \frac{55}{24} \cdot \qquad (2)$$

(2) peut s'écrire

$$24x^2 - 24y^2 = 55xy.$$

En y substituant $y = 11 - x$ tiré de (1) on a

$$24x^2 - 24(11 - x)^2 = 55x(11 - x)$$

ou
$$55x^2 - 77x - 2904 = 0$$

d'où
$$x = \frac{77 \pm \sqrt{77^2 + 4 \times 55 \times 2904}}{2 \times 55} = \frac{77 \pm 803}{2 \times 55}$$
$$x' = 8 \quad , \quad x'' = -\frac{363}{55}$$

par suite,
$$y' = 11 - 8 = 3 \quad , \quad y'' = 11 + \frac{363}{55} = \frac{968}{55} \cdot$$

1088. *Résoudre le système :*

$$\sqrt{x} + \sqrt{y} = 7 \qquad (1)$$
$$x + y = 25. \qquad (2)$$

Élevons (1) au carré, on a

$$x + y + 2\sqrt{xy} = 49 \qquad (3)$$

En retranchant (2) de (3) il vient

$$2\sqrt{xy} = 24 \quad \text{ou} \quad \sqrt{x}\sqrt{y} = 12.$$

Les quantités $\sqrt{x}$ et $\sqrt{y}$ sont les racines de l'équation

$$X^2 - 7X + 12 = 0$$
$$X = \frac{7}{2} \pm \sqrt{\frac{49}{4} - 12} = \frac{7}{2} \pm \frac{1}{2} = 4 \quad \text{ou} \quad 3.$$

On a donc

$$\sqrt{x} = 4 \quad \text{ou} \quad x = 16 \quad \text{et} \quad \sqrt{y} = 3 \quad \text{ou} \quad y = 9$$

ou bien

$$\sqrt{x} = 3 \quad \text{ou} \quad x = 9 \quad \text{et} \quad \sqrt{y} = 4 \quad \text{ou} \quad y = 16.$$

1089. *Résoudre le système :*

$$x^2 - y^2 = 60 \qquad (1)$$
$$x^2 + y^2 - xy = 52. \qquad (2)$$

Par addition, on a :

$$2x^2 - xy = 112$$

d'où

$$y = \frac{2x^2 - 112}{x}$$

(1) devient donc

$$x^2 - \frac{(2x^2 - 112)^2}{x^2} = 60$$
$$3x^4 - 388x + 12544 = 0$$

d'où

$$x^2 = \frac{194 \pm \sqrt{194^2 - 3 \times 12544}}{3} = \frac{194 \pm 2}{3} = 64 \quad \text{ou} \quad \frac{196}{3}.$$

par suite

$$x = \pm 8 \quad \text{ou} \quad \pm\sqrt{\frac{196}{3}}.$$

On en déduit :

$$y = \frac{2 \times 64 - 112}{\pm 8} = \pm 2 \qquad y = \frac{\dfrac{2 \times 196}{3} - 112}{\pm\sqrt{\dfrac{196}{3}}} = \pm\frac{56}{\sqrt{\dfrac{196}{3}}}.$$

1090. *Résoudre le système :*

$$x^3 + y^3 = 7(x + y) \qquad (1)$$
$$x^3 - y^3 = 19(x - y). \qquad (2)$$

Ces équations se réduisent à :

$$x^2 - xy + y^2 = 7 \qquad (3)$$
$$x^2 + xy + y^2 = 19. \qquad (4)$$

En retranchant (3) de (4), on a :

$$2xy = 12 \quad \text{ou} \quad xy = 6.$$

De (4) on tire alors

$$x^2 + 2xy + y^2 = 25$$
$$x + y = \pm 5. \qquad (5)$$

Les inconnues x et y sont donc les racines des deux équations :

$$X^2 - 5X + 6 = 0$$
$$X^2 + 5X + 6 = 0$$

qui ne diffèrent entre elles que par le signe de X. On tire de la première

$$\begin{matrix} x \\ y \end{matrix} = \frac{5}{2} + \sqrt{\frac{25}{4} - 6} = \frac{5}{2} \pm \frac{1}{2} = 3 \quad \text{ou} \quad 2.$$

La seconde équation donnerait évidemment

$$x \quad \text{ou} \quad y = -3 \quad \text{ou} \quad -2.$$

1091. *Résoudre le système :*

$$5x^2 - 3xy = 110 \qquad (1)$$
$$4x^2 - y^2 = 99. \qquad (2)$$

(1) donne

$$y = \frac{5x^2 - 110}{3x}$$

(2) devient

$$4x^2 - \frac{(5x^2 - 110)^2}{9x^2} = 99$$

ou

$$11x^4 + 209x^2 - 12100 = 0$$

d'où

$$x^2 = \frac{-209 \pm \sqrt{209^2 + 44 \times 12100}}{22} = \frac{-209 \pm 759}{22}$$
$$x^2 = 25 \quad \text{ou} \quad x = \pm 5$$

la deuxième racine donnerait pour x une valeur imaginaire.

On en déduit :

$$y = \frac{5 \times 25 - 110}{\pm 3 \times 5} = \pm 1.$$

1092. *Résoudre le système :*

$$x^3y + y^3x = 78 \qquad (1)$$
$$x^2 + y^2 = 13 \qquad (2)$$

L'équation (1) peut s'écrire :

$$xy(x^2 + y^2) = 78.$$

En la divisant par l'équation (2) on a

$$xy = \frac{78}{13} = 6.$$

On tire alors de (2)

$$x^2 + y^2 + 2xy = 13 + 12 = 25$$

d'où
$$x + y = \pm 5.$$

Les inconnues x et y sont donc les racines des équations :

$$X^2 - 5X + 6 = 0$$
$$X^2 + 5X + 6 = 0$$

qui ne diffèrent que par le signe de x. La première donne

$$X = \frac{5}{2} \pm \sqrt{\frac{25}{4} - 6} = \frac{5}{2} \pm \frac{1}{2} \cdot$$

d'où
$$x = 3 \quad, \quad y = 2 \quad \text{ou} \quad x = 2 \quad, \quad y = 3.$$

La seconde équation donnerait évidemment

$$x = -3 \quad, \quad y = -2 \quad \text{ou} \quad x = -2 \quad y = -3.$$

1093. *Résoudre le système :*

$$x + y = 7 \qquad\qquad (1)$$
$$x^3 + y^3 = 133. \qquad\qquad (2)$$

Si l'on retranche (2) de (1) élevée au cube, on a

$$3x^2 y + 3xy^2 = 343 - 133 = 210$$

d'où
$$3xy(x + y) = 210$$

$$xy = \frac{210}{3(x + y)} = \frac{210}{3 \times 7} = 10.$$

x et y sont les racines de l'équation

$$X^2 - 7X + 10 = 0$$
$$X = \frac{7}{2} \pm \sqrt{\frac{49}{4} - 10}$$
$$x = \frac{7}{2} + \frac{3}{2} = 5 \quad y = \frac{7}{2} - \frac{3}{2} = 2$$

ou
$$x = 2 \quad \text{et} \quad y = 5.$$

1094. *Résoudre le système :*

$$x + y = 5 \qquad\qquad (1)$$
$$x^4 + y^4 = 97. \qquad\qquad (2)$$

L'équation (1) élevée à la quatrième puissance donne

$$x^4 + 4x^3 y + 6x^2 y^2 + 4xy^3 + y^4 = 625. \qquad\qquad (3)$$

Si l'on en retranche l'équation (2), on a

$$4x^3 y + 6x^2 y^2 + 4xy^3 = 528$$

ou
$$xy(2x^2 + 3xy + 2y^2) = 264. \qquad\qquad (4)$$

De l'équation (1) élevée au carré, on tire

$$x^2 + y^2 = 25 - 2xy$$

et
$$2x^2 + 2y^2 = 50 - 4xy.$$

Substituant dans (4), on trouve
$$xy(50 - xy) = 264$$

d'où
$$50\,xy - x^2y^2 = 264$$
$$x^2y^2 - 50\,xy + 264 = 0$$
$$xy = 25 \pm \sqrt{625 - 264} = 25 \pm 19 = 44 \quad \text{ou} \quad 6.$$

On connaît donc la somme et le produit des inconnues x et y. Ce sont donc les racines de l'équation
$$X^2 - 5X + 44 = 0$$

ou
$$X^2 - 5X + 6 = 0.$$

La première donnerait pour x et y des valeurs imaginaires. Les racines de la seconde sont
$$\begin{matrix} x \\ y \end{matrix} = \frac{5}{2} \pm \sqrt{\frac{25}{4} - 6} = 3 \quad \text{ou} \quad 2.$$

1095. *Résoudre le système :*
$$x + y = 5 \qquad (1)$$
$$x^5 + y^5 = 275. \qquad (2)$$

Élevons (1) à la 5e puissance
$$x^5 + 5x^4y + 10x^3y^2 + 10x^2y^3 + 5xy^4 + y^5 = 3125.$$

Si l'on en retranche l'équation (2) on a
$$5xy(x^3 + 2x^2y + 2xy^2 + y^3) = 2850$$

ou
$$xy\,[(x + y)^3 - (x^2y + xy^2)] = 570$$

ou
$$xy\,[(x + y)^3 - xy(x + y)] = 570$$
$$xy(5^3 - 5xy) = 570$$
$$x^2y^2 - 25xy + 114 = 0$$

d'où
$$xy = \frac{25}{2} \pm \sqrt{\frac{25^2}{4} - 114} = \frac{25}{2} \pm \frac{13}{2}$$
$$xy = 19 \quad \text{ou} \quad xy = 6.$$

x et y sont donc les racines des équations
$$X^2 - 5X + 19 = 0$$
$$X^2 - 5X + 6 = 0.$$

La première n'a que des racines imaginaires. La seconde donne
$$\begin{matrix} x \\ y \end{matrix} = \frac{5}{2} \pm \sqrt{\frac{25}{4} - 6} = 3 \quad \text{ou} \quad 2.$$

1096. *Résoudre le système :*
$$3x^2 - 5y = -3 \qquad (1)$$
$$4x^2 + \frac{y}{x^2} = \frac{67}{4}. \qquad (2)$$

De (1)
$$y = \frac{3x^2 + 3}{5}.$$

(2) devient
$$4x^2 + \frac{3x^2 + 3}{5x^2} = \frac{67}{4}$$

ou
$$80x^4 - 323x^2 + 12 = 0$$

d'où
$$x^2 = \frac{323 \pm \sqrt{323^2 - 4 \times 80 \times 12}}{2 \times 80} = \frac{323 \pm 317}{2 \times 80} = 4 \quad \text{ou} \quad \frac{3}{80}$$

$$x = \pm 2 \quad \text{ou} \quad \pm \sqrt{\frac{3}{80}}$$

par suite

$$y = \frac{3 \times 4 + 3}{5} = 3 \quad \text{ou} \quad y = \frac{3 \times \frac{3}{80} + 3}{5} = \frac{9 + 240}{400} = \frac{249}{400}.$$

1097. *Résoudre le système :*

$$\frac{x}{y} = \frac{z}{t} \qquad (1)$$
$$x + t = 7 \qquad (2)$$
$$y + z = 8 \qquad (3)$$
$$x^2 + y^2 + z^2 + t^2 = 65. \qquad (4)$$

Ajoutons les équations (2) et (3) après les avoir élevées au carré.

$$x^2 + 2xt + t^2 + y^2 + 2yz + z^2 = 49 + 64 = 113. \qquad (5)$$

Retranchons de ce résultat l'équation (4) et divisons par 2; on a :

$$xt + yz = \frac{113 - 65}{2} = 24.$$

Or la première équation donne $xt = yz$; donc

$$xt = yz = 12. \qquad (6)$$

Les inconnues x et t sont donc les racines de l'équation

$$X^2 - 7X + 12 = 0$$

et les inconnues y et z les racines de l'équation

$$X^2 - 8X + 12 = 0.$$

La première donne

$$\frac{x}{t} = \frac{7}{2} \pm \sqrt{\frac{49}{4} - 12} = 4 \quad \text{ou} \quad 3$$

et la deuxième

$$\frac{y}{z} = 4 \pm \sqrt{16 - 12} = 6 \quad \text{ou} \quad 2.$$

On a donc $\quad x = 4 \quad , \quad t = 3 \quad , \quad y = 6 \quad , \quad z = 2.$

1098. *Résoudre le système :*

$$\frac{x}{y} = \frac{z}{t} \tag{1}$$
$$x + t = 7 \tag{2}$$
$$y + z = 5 \tag{3}$$
$$x^3 + y^3 + z^3 + t^3 = 252. \tag{4}$$

Des équations (2) et (3) on tire

$$x^3 + 3x^2t + 3xt^2 + t^3 + y^3 + 3y^2z + 3yz^2 + z^3 = 468.$$

En retranchant (4), et divisant par 3, il vient

$$x^2t + xt^2 + y^2z + yz^2 = 72$$

ou

$$xt(x + t) + yz(y + z) = 72$$
$$7xt + 5yz = 72.$$

Or $xt = yz$ d'après l'équation (1)

donc

$$xt = yz = \frac{72}{12} = 6.$$

On a donc, les équations :

$$X^2 - 7X + 6 = 0$$
$$X^2 - 5X + 6 = 0$$

qui donnent

$$\frac{x}{t} = \frac{7}{2} \pm \sqrt{\frac{49}{4} - 6} = 6 \quad \text{ou} \quad 1$$

$$\frac{y}{z} = \frac{5}{2} \pm \sqrt{\frac{25}{4} - 6} = 3 \quad \text{ou} \quad 2.$$

On a donc

$$x = 6 \;,\quad t = 1 \;,\quad y = 3 \;,\quad z = 2.$$

1099. *Résoudre le système :*

$$\frac{x}{y} = \frac{z}{t} \tag{1}$$
$$x + t = 5 \tag{2}$$
$$y + z = 4 \tag{3}$$
$$x^4 + y^4 + z^4 + t^4 = 289. \tag{4}$$

Ajoutons les équations (2) et (3) après les avoir élevées à la 4e puissance. On a

$$x^4 + 4x^3t + 6x^2t^2 + 4xt^3 + t^4 + y^4 + 4y^3z + 6y^2z^2 + 4yz^3 + z^4 = 881.$$

Si l'on retranche de ce résultat l'équation (4), il vient

$$4x^3t + 6x^2t^2 + 4xt^3 + 4y^3z + 6y^2z^2 + 4yz^3 = 592$$
$$xt(2x^2 + 3xt + 2t^2) + yz(2y^2 + 3yz + 2z^2) = 296. \tag{5}$$

Les équations (2) et (3) donnent successivement

$$x^2 + 2xt + t^2 = 25 \quad \text{ou} \quad 2x^2 + 2t^2 = 50 - 4xt$$
$$y^2 + 2yz + z^2 = 16 \quad \text{ou} \quad 2y^2 + 2z^2 = 32 - 4yz.$$

Portant ces valeurs dans (5) on a

$$xt(50 - xt) + yz(32 - yz) = 296.$$

D'où, en observant que

$$yz = xt$$
$$50\,xt - x^2t^2 + 32\,xt - x^2t^2 = 296$$
$$x^2t^2 - 41\,xt + 148 = 0$$
$$xt = \frac{41}{2} \pm \sqrt{\frac{41^2}{4} - 148} = \frac{41}{2} \pm \frac{33}{2} = 37 \quad \text{ou} \quad 4.$$

Les inconnues x et t sont donc les racines de l'équation

$$X^2 - 5X + 37 = 0 \quad \text{ou de} \quad X^2 - 5X + 4 = 0.$$

La première donne des racines imaginaires; on tire donc de la seconde

$$\begin{matrix} x \\ t \end{matrix} = \frac{5}{2} \pm \sqrt{\frac{25}{4} - 4} = \frac{5}{2} \pm \frac{3}{2} = 4 \quad \text{ou} \quad 1.$$

Pour déterminer y et z, on a de même

$$X^2 - 4X + 4 = 0$$
$$\begin{matrix} y \\ z \end{matrix} = 2 \pm \sqrt{4 - 4} = 2.$$

Les valeurs cherchées sont donc

$$x = 4 \quad , \quad y = 2 \quad , \quad z = 2 \quad , \quad t = 1.$$

1100. *Résoudre le système :*

$$x + y + z = a \qquad (1)$$
$$x^2 + y^2 + z^2 = b^2 \qquad (2)$$
$$xz = y^2. \qquad (3)$$

De l'équation (1) on tire :

$$x + z = a - y$$
$$x^2 + z^2 + 2xz = a^2 - 2ay + y^2 \qquad (4)$$

or l'équation (2) donne

$$x^2 + z^2 = b^2 - y^2$$

et l'équation (3)

$$2xz = 2y^2.$$

Portant ces valeurs dans (4) on a :

$$b^2 - y^2 + 2y^2 = a^2 - 2ay + y^2$$

d'où

$$y = \frac{a^2 - b^2}{2a}.$$

On a, par conséquent

$$x + z = a - \frac{a^2 - b^2}{2a} = \frac{a^2 + b^2}{2a}$$
$$xz = \frac{(a^2 - b^2)^2}{4a^2}$$

x et z sont donc les racines de l'équation

$$X^2 - \frac{a^2 + b^2}{2a} X + \frac{(a^2 - b^2)^2}{4a^2} = 0$$

d'où

$$\begin{matrix} x \\ z \end{matrix} = \frac{a^2 + b^2}{4a} \pm \sqrt{\frac{(a^2 + b^2)^2}{16a^2} - \frac{(a^2 - b^2)^2}{4a^2}}$$

ou

$$\begin{matrix} x \\ z \end{matrix} = \frac{a^2 + b^2 \pm \sqrt{(3a^2 - b^2)(3b^2 - a^2)}}{4a}$$

1101. *Résoudre le système :*

$$x^2 y + xy^2 = 30 \qquad (1)$$
$$\frac{1}{x} + \frac{1}{y} = \frac{5}{6} . \qquad (2)$$

Ce système peut s'écrire :

$$xy(x + y) = 30 \qquad (3)$$
$$x + y = \frac{5xy}{6} . \qquad (4)$$

Si l'on pose $\qquad x + y = u \quad , \quad xy = v.$

le système devient :

$$vu = 30$$
$$u = \frac{5v}{6}$$

d'où l'on tire

$$\frac{5v^2}{6} = 30 \quad , \quad v = \pm \sqrt{\frac{30 \times 6}{5}} = \pm 6$$

et, par conséquent

$$u = \frac{5 \times (\pm 6)}{6} = \pm 5.$$

Les quantités u et v doivent être prises avec le même signe car le rapport $\dfrac{u}{v} = \dfrac{5}{6}$.

Si l'on prend $u = 5$, $v = 6$, les valeurs de x et de y sont les racines de l'équation

$$X^2 - 5X + 6 = 0$$

c'est-à-dire

$$\begin{matrix} x \\ y \end{matrix} = \frac{5}{2} \pm \sqrt{\frac{25}{4} - 6} = \begin{cases} 3 \\ 2 \end{cases} .$$

Et si l'on prend $u = -5$, $v = -6$, on a

$$X^2 + 5X - 6 = 0$$

d'où

$$\begin{matrix} x \\ y \end{matrix} = -\frac{5}{2} \pm \sqrt{\frac{25}{4} + 6} = \begin{cases} 1 \\ -6 \end{cases} .$$

1102. *Résoudre le système :*

$$\frac{x}{a} = \frac{y}{b} = \frac{z}{c} \qquad (1)$$

$$x^2 + y^2 + z^2 = d^2. \qquad (2)$$

Des équations (1) et (2) on tire

$$\frac{x^2}{a^2} = \frac{y^2}{b^2} = \frac{z^2}{c^2} = \frac{x^2 + y^2 + z^2}{a^2 + b^2 + c^2} = \frac{d^2}{a^2 + b^2 + c^2}$$

d'où

$$x = \frac{ad}{\pm \sqrt{a^2 + b^2 + c^2}} \quad , \quad y = \frac{bd}{\pm \sqrt{a^2 + b^2 + c^2}} \quad , \quad z = \frac{cd}{\pm \sqrt{a^2 + b^2 + c^2}} \; .$$

1103. *Résoudre le système :*

$$\frac{ax}{a + x} + \frac{by}{b + y} = \frac{(a + b)c}{a + b + c} \qquad (1)$$

$$x + y = c. \qquad (2)$$

De ces équations on tire successivement

$$\frac{ax(b + y) + by(a + x)}{(a + x)(b + y)} = \frac{(a + b)c}{a + b + c}$$

ou

$$\frac{abx + axy + aby + bxy}{(a + x)(b + y)} = \frac{(a + b)c}{a + b + c}$$

$$ab(x + y) + (a + b)xy = \frac{(a + b)c(a + x)(b + y)}{a + b + c}$$

$$(a + b + c)abc + (a + b + c)(a + b)xy = (a + b)abc + (a + b)bcx$$
$$+ (a + b)acy + (a + b)c.xy$$

$$abc^2 + (a + b)^2 xy = (a + b)bcx + (a + b)acy$$

$$abc^2 + (a + b)^2 x(c - x) = (a + b)bcx + (a + b)ac(c - x)$$

$$abc^2 + (a + b)^2 cx - (a + b)^2 x^2 = (a + b)bcx + (a + b)ac^2$$
$$- (a + b)acx$$

$$(a + b)^2 x^2 - 2ac(a + b)x + a^2c^2 = 0$$

$$x = \frac{ac(a + b) \pm \sqrt{a^2c^2(a + b)^2 - a^2c^2(a + b)^2}}{(a + b)^2} = \frac{ac}{a + b}$$

d'où

$$y = c - \frac{ac}{a + b} = \frac{ac + bc - ac}{a + b} = \frac{bc}{a + b} \; .$$

1104. *Résoudre le système :*

$$x(y + z) = a \qquad (1)$$
$$y(x + z) = b \qquad (2)$$
$$z(x + y) = c. \qquad (3)$$

De ces équations on tire :

$$xy + xz = a$$
$$xy + yz = b$$
$$xz + yz = c.$$

D'où
$$xy + xz + yz = \frac{a + b + c}{2}$$

$$xy = \frac{a + b - c}{2} \quad , \quad xz = \frac{a + c - b}{2} \quad , \quad yz = \frac{b + c - a}{2} \, .$$

Multiplions (1) et (2), on a
$$xy(xy + xz + yz + z^2) = ab$$

ou
$$\frac{a + b - c}{2}\left[\frac{a + b + c}{2} + z^2\right] = ab$$

$$\frac{(a + b)^2 - c^2}{4} + \frac{a + b - c}{2} z^2 = ab$$

$$z^2 = \frac{4ab - a^2 - 2ab - b^2 + c^2}{2(a + b - c)} = \frac{c^2 - (a - b)^2}{2(a + b - c)}$$

$$= \frac{(c + a - b)(c - a + b)}{2(a + b - c)} \, .$$

En multipliant (1) et (3) on tire de même
$$y^2 = \frac{(b + a - c)(b - a + c)}{2(a + c - b)}$$

et en multipliant (2) et (3)
$$x^2 = \frac{(a + b - c)(a - b + c)}{2(b + c - a)} \, .$$

1105. *Résoudre le système :*
$$x + y + z = 1 \tag{1}$$
$$x^2 + y^2 + z^2 = 1 \tag{2}$$
$$x^3 + y^3 + z^3 = 1. \tag{3}$$

L'équation (1) au carré donne :
$$x^2 + 2x(y + z) + y^2 + z^2 + 2yz = 1$$

et, en tenant compte de (2)
$$x(y + z) + yz = 0. \tag{4}$$

L'équation (1) au cube donne :
$$x^3 + 3x^2(y + z) + 3x(y + z)^2 + y^3 + 3y^2z + 3yz^2 + z^3 = 1$$

et en tenant compte de (3),
$$x^2(y + z) + x(y + z)^2 + yz(y + z) = 0$$

ou
$$x^2 + x(y + z) + yz = 0. \tag{5}$$

En retranchant (4) de (5) on a
$$x^2 = 0 \quad \text{ou} \quad x = 0.$$

On tire par suite de l'équation (1)
$$y + z = 1$$

et de l'équation (4)
$$yz = 0.$$

Ces deux relations exigent évidemment que l'une des inconnues y et z soit nulle et l'autre égale à 1.

Le système proposé admet donc la solution suivante

$$x = 0 \quad , \quad y = 0 \quad , \quad z = 1.$$

1106. *Résoudre le système :*

$$\frac{x^3 + xy + y^2}{x + y} = a \tag{1}$$

$$\frac{x^2 - xy + y^3}{x - y} = b. \tag{2}$$

Multiplions la première équation par $x - y$ et la seconde par $x + y$; ces équations deviennent :

$$x^3 - y^3 = a(x^2 - y^2) \tag{3}$$
$$x^3 + y^3 = b(x^2 - y^2) \tag{4}$$

d'où

$$x^3 = \frac{1}{2}(a + b)(x^2 - y^2)$$

$$y^3 = \frac{1}{2}(a - b)(x^2 - y^2)$$

$$\frac{x}{y} = \sqrt[3]{\frac{a + b}{a - b}} = r \cdot$$

$$x = ry.$$

En portant la valeur de x dans l'équation (1) on a :

$$r^2 y^2 + ry^2 + y^2 = a(ry + y)$$
$$y(r^2 + r + 1) = a(r + 1)$$
$$y = \frac{a(r + 1)}{a^2 + r + 1}$$

par suite

$$x = \frac{ar(r + 1)}{a^2 + r + 1} \cdot$$

1107. *Résoudre le système :*

$$x + y + z = 13 \tag{1}$$
$$x^2 + y^2 + z^2 = 61 \tag{2}$$
$$2yz = x(y + z). \tag{3}$$

L'équation (1) au carré donne

$$x^2 + 2x(y + z) + y^2 + 2yz + z^2 = 169.$$

Et si l'on en retranche l'équation (2) on a

$$2x(y + z) + 2yz = 108$$

ou, en tenant compte de (3)

$$6yz = 108 \quad , \quad yz = 18 \tag{4}$$

et, par suite, dans (3) $\quad 36 = x(y + z) \quad$ ou $\quad y + z = \dfrac{36}{x} \cdot$

L'équation (1) devient alors :

$$x + \frac{36}{x} = 13$$

d'où
$$x^2 - 13x + 36 = 0$$
$$x = \frac{13}{2} \pm \sqrt{\frac{169}{4} - 36} = 9 \quad \text{ou} \quad 4.$$

On en tire
$$y + z = \frac{36}{9} \quad \text{ou} \quad \frac{36}{4} = 4 \quad \text{ou} \quad 9.$$

Les relations (4) et (5) montrent que y et z sont les racines des équations
$$X^2 - 4X + 18 = 0 \quad \text{ou} \quad X^2 - 9X + 18 = 0.$$

La première donnant des racines imaginaires nous tirerons les valeurs de y et de z de la seconde, qui donne
$$\begin{matrix} y \\ z \end{matrix} = \frac{9}{2} \pm \sqrt{\frac{81}{4} - 18} = \frac{9}{2} \pm \frac{3}{2} = 6 \quad \text{ou} \quad 3.$$

Le système proposé admet donc pour solution
$$x = 4 \quad, \quad y = 6 \quad, \quad z = 3.$$

1108. *Résoudre le système :*
$$x - y + \sqrt{\frac{x - y}{x + y}} = \frac{20}{x + y} \qquad (1)$$
$$x^2 + y^2 = 34. \qquad (2)$$

En multipliant l'équation (1) par $x + y$, on a
$$x^2 - y^2 + \sqrt{x^2 - y^2} = 20$$
ou
$$x^2 - y^2 + \sqrt{x^2 - y^2} - 20 = 0$$

d'où, prenant $x^2 - y^2$ pour inconnue
$$\sqrt{x^2 - y^2} = -\frac{1}{2} \pm \sqrt{\frac{1}{4} + 20}$$
$$= -\frac{1}{4} \pm \frac{9}{2} = 4 \quad \text{ou} \quad -5.$$

On en déduit
$$x^2 - y^2 = 16 \quad \text{ou} \quad x^2 - y^2 = 25.$$

En considérant la première de ces valeurs et tenant compte de l'équation (2), on a
$$x^2 = \frac{34 + 16}{2} = 25 \quad, \quad x = \pm 5$$
$$y^2 = \frac{34 - 16}{2} = 9 \quad, \quad y = \pm 3.$$

En prenant la deuxième valeur, on trouve
$$x^2 = \frac{34 + 25}{2} = \frac{59}{2} \quad, \quad x = \pm \sqrt{\frac{59}{2}}$$
$$y^2 = \frac{34 - 25}{2} = \frac{9}{2} \quad, \quad y = \pm \sqrt{\frac{9}{2}}.$$

CHAPITRE IV

PROBLÈMES DU SECOND DEGRÉ

1109. *Trouver deux nombres dont la somme soit 34 et le produit 273.*

Réponse : 21 et 13.

Ces nombres sont les racines de l'équation

$$X^2 - 34X + 273 = 0$$

ou
$$X = 17 \pm \sqrt{17 - 273} = 21 \quad \text{ou} \quad 13.$$

1110. *Trouver deux nombres dont la somme soit 25 et la somme de leurs carrés 373.*

Réponse : 18 et 7.

Soient x et y ces nombres, on a

$$x + y = 25 \qquad (1)$$
$$x^2 + y^2 = 373. \qquad (2)$$

(1) au carré donne

$$x^2 + 2xy + y^2 = 625$$

d'où
$$xy = \frac{625 - 373}{2} = 126$$

x et y sont donc les racines de l'équation

$$X^2 - 25X + 126 = 0$$

d'où
$$\frac{x}{y} = \frac{25}{2} \pm \sqrt{\frac{25^2}{4} - 126} = \frac{25}{2} \pm \frac{11}{2} = 18 \quad \text{ou} \quad 7.$$

1111. *Trouver deux nombres dont la différence soit 7 et la différence de leurs carrés 175.*

Réponse : 16 et 9.

L'énoncé de ce problème donne les équations

$$x - y = 7 \qquad (1)$$
$$x^2 - y^2 = 175. \qquad (2)$$

La seconde peut s'écrire

$$(x + y)(x - y) = 175$$

d'où
$$x + y = \frac{175}{x - y} = \frac{175}{7} = 25. \qquad (3)$$

En combinant (1) et (3), on a

$$x = \frac{7 + 25}{2} = 16 \quad , \quad y = \frac{25 - 7}{2} = 9.$$

1112. *Trouver deux nombres dont le produit soit 124 et le quotient* $7\frac{3}{4}$.

Réponse : ± 4 et ± 31.

Équations

$$xy = 124 \quad , \quad \frac{x}{y} = 7\frac{3}{4}.$$

La seconde donne

$$x = \frac{31\,y}{4}$$

d'où

$$\frac{31\,y^2}{4} = 124$$

$$y = \pm\sqrt{\frac{124 \times 4}{31}} = \pm 4.$$

On en déduit $\qquad x = \pm 31.$

Remarquons que x et y sont de même signe puisque leur rapport est le nombre positif $7\frac{3}{4}$.

1113. *Trouver deux nombres tels que la somme de leurs carrés soit* 730 *et la différence des mêmes carrés* 152.

Réponse : ± 21 et ± 17.

Équations

$$x^2 + y^2 = 730 \qquad\qquad (1)$$
$$x^2 - y^2 = 152. \qquad\qquad (2)$$

d'où

$$x = \pm\sqrt{\frac{730 + 152}{2}} = \pm 21$$

$$y = \pm\sqrt{\frac{730 - 152}{2}} = \pm 17.$$

1114. *Trouver deux nombres dont le rapport soit* $\frac{3}{4}$ *et la différence des carrés* 11664.

Réponse : ± 52 et ± 39.

Équations

$$\frac{x}{y} = \frac{3}{4} \qquad\qquad (1)$$
$$y^2 - x^2 = 1183. \qquad\qquad (2)$$

On en tire $\qquad y^2 - \frac{9\,y^2}{16} = 1183$

d'où $\qquad y = \pm\sqrt{\frac{1183 \times 16}{7}} = \pm\sqrt{169 \times 16} = \pm 13 \times 4 = \pm 52$

et
$$x = \pm \frac{52 \times 3}{4} = \pm 39.$$

1115. *Trouver trois nombres tels que le produit du premier par le second soit* a, *le produit du premier par le troisième* b *et la somme des carrés du deuxième et du troisième* c.

Les équations de ce problème sont

$$xy = a \qquad (1)$$
$$xz = b \qquad (2)$$
$$y^2 + z^2 = c. \qquad (3)$$

En divisant (1) par (2), on a

$$\frac{y}{z} = \frac{a}{b} \quad \text{ou} \quad y = \frac{az}{b}.$$

L'équation (3) devient

$$\frac{a^2 z^2}{b^2} + z^2 = c$$

d'où

$$(a^2 + b^2)z^2 = b^2 c$$
$$z = \pm \sqrt{\frac{b^2 c}{a^2 + b^2}} = \pm b \sqrt{\frac{c}{a^2 + b^2}}.$$

et, par suite,
$$y = \pm a \sqrt{\frac{c}{a^2 + b^2}}$$
$$x = \frac{a}{y} = \frac{1}{\pm \sqrt{\frac{c}{a^2 + b^2}}} = \pm \sqrt{\frac{a^2 + b^2}{c}}.$$

1116. *Trouver trois nombres tels que si l'on divise les produits deux à deux par le troisième nombre les quotients soient* a, b, c.

Les équations de ce problème sont :

$$\frac{xy}{z} = a \quad , \quad \frac{xz}{y} = b \quad , \quad \frac{yz}{x} = c. \qquad (1)$$

En les multipliant membre à membre, on a

$$\frac{x^2 y^2 z^2}{xyz} = abc \quad \text{ou} \quad xyz = abc. \qquad (2)$$

En divisant l'équation (2) par chacune des équations (1), on obtient

$$z^2 = bc \quad , \quad y^2 = ac \quad , \quad x^2 = ab$$

d'où
$$z = \pm \sqrt{bc} \quad , \quad y = \pm \sqrt{ac} \quad , \quad x = \pm \sqrt{ab}$$

1117. *Trouver deux nombres pairs consécutifs dont le produit soit* 1056.

Réponse : ± 32 **et** $\pm 34.$

Équation du problème
$$2x(2x + 2) = 1088$$

d'où
$$x^2 + x - 272 = 0$$
$$x = -\frac{1}{2} \pm \sqrt{\frac{1}{4} + 272} = 16 \quad \text{ou} \quad -17.$$

Les deux membres cherchés sont donc 32 et 34 ou — 34 et — 32.

1118. *La somme de deux nombres impairs consécutifs, plus la somme de leurs carrés, plus la différence de leurs cubes, est égale à 532. Quels sont ces nombres?*

Réponse : 7 et 9.

Soient $2x - 1$ et $2x + 1$ les deux nombres cherchés. Leur somme est $4x$; la somme de leurs carrés

$$4x^2 - 4x + 1 + 4x^2 + 4x + 1 = 8x^2 + 2.$$

La différence de leurs cubes

$$8x^3 + 12x^2 + 6x + 1 - 8x^3 + 12x^2 - 6x + 1 = 24x^2 + 2.$$

L'équation du problème est donc

$$4x + 8x^2 + 2 + 24x^2 + 2 = 532$$

ou
$$8x^2 + x - 132 = 0$$

d'où
$$x = \frac{-1 \pm \sqrt{1 + 4 \times 8 \times 132}}{16} = 4 \quad \text{ou} \quad -\frac{66}{16}.$$

La racine entière 4 convient seule à la question. Les nombres cherchés sont donc 7 et 9.

1119. *Partager 20 en deux parties telles que si on additionne leurs cubes, leurs carrés et leur différence on ait pour somme 2764.*

Réponse : 13 et 7 ou $\dfrac{216}{31}$ et $\dfrac{404}{31}$.

Si la première partie est x, la seconde est $20 - x$. On a alors l'équation :

$$x^3 + 20^3 - 3 \times 20^2 x + 3 \times 20 x^2 - x^3 + x^2 + 20^2 - 40x + x^2 + x - 20 + x = 2764.$$

qui se réduit a
$$31x^2 - 619x + 2808 = 0$$

d'où
$$x = \frac{619 \pm \sqrt{619^2 - 4 \times 31 \times 2808}}{62} = \frac{619 \pm 187}{62}$$

$$x' = \frac{619 + 187}{62} = 13 \quad x'' = \frac{619 - 187}{62} = \frac{216}{31} .$$

Les deux parties sont donc 13 et 7 ou $\dfrac{216}{31}$ et $20 - \dfrac{216}{31} = \dfrac{404}{31}$.

1120. *Quel est le nombre qui ajouté à sa racine carrée donne pour somme 182?*

Réponse : 13^2 ou $(-14)^2$.

L'équation de ce problème est évidemment

$$x + \sqrt{x} = 182$$

ou
$$x + \sqrt{x} - 182 = 0$$

d'où
$$\sqrt{x} = -\frac{1}{2} \pm \sqrt{\frac{1}{4} + 182} = 13 \quad \text{ou} \quad -14.$$

Le nombre cherché est donc

$$13^2 = 169 \quad \text{ou} \quad (-14)^2 = 196$$

on a, en effet,

$$169 + 13 = 182 \quad \text{et} \quad 196 + (-14) = 182.$$

1121. *Trouver deux nombres tels que leur différence soit 3, et la différence de leurs cubes 999.*

Réponse : ± 12 et ± 9.

Soit x le plus grand nombre; le plus petit sera $x - 3$, et l'on aura l'équation

$$x^3 - (x - 3)^3 = 999$$

ou
$$x^2 - 3x - 108 = 0$$

d'où
$$x = \frac{3}{2} \pm \sqrt{\frac{9}{4} + 108}$$
$$x' = 12 \quad x'' = -9.$$

La première racine donne pour le second nombre $12 - 3 = 9$ et la seconde $-9 - 3 = -12$.

On vérifie aisément que

$$12^3 - 9^3 = 1728 - 729 = 999$$

et
$$(-9)^3 - (-12)^3 = -729 - (-1728) = 1728 - 729 = 999.$$

1122. *Un nombre est le produit de trois nombres impairs consécutifs ; on le divise successivement par chacun d'eux, on additionne les quotients et l'on obtient 71 pour somme ; quel est ce nombre ?*

Réponse : ± 15525.

Soit
$$y = (2x - 1)(2x + 1)(2x + 3).$$

D'après l'énoncé, on a l'équation

$$(2x + 1)(2x + 3) + (2x - 1)(2x + 3) + (2x - 1)(2x + 1) = 71 \quad (1)$$

On en tire
$$(2x + 3)4x + 4x^2 - 1 = 71$$

ou
$$12x^2 + 12x - 72 = 0$$
$$x^2 + x - 6 = 0$$

d'où
$$x = -\frac{1}{2} \pm \sqrt{\frac{1}{4} + 6} = 12 \quad \text{ou} \quad -13.$$

Si l'on prend la première racine, le nombre cherché est

$$y = 23 \times 25 \times 27 = 15525.$$

Et si on prend la seconde

$$y = (-27) \times (-25) \times (-23) = -15525.$$

1123. *Quelle est la base du système de numération dans lequel le nombre 496 (système décimal) s'écrit 354 ?*

Réponse : 12.

Soit x la base inconnue. Le nombre qui s'écrit 354 vaut $3x^2 + 5x + 4$. On a donc l'équation

$$3x^2 + 5x + 4 = 496$$

ou

$$3x^2 + 5x - 492 = 0$$

d'où

$$x = \frac{-5 \pm \sqrt{25 + 4 \times 3 \times 492}}{6} = 12 \quad \text{ou} \quad -\frac{41}{3}.$$

La solution positive et entière convient seule au problème. Le nombre 354 est donc écrit dans le système duodécimal.

1124. *Trouver un nombre tel qu'en divisant un nombre donné a successivement par ce nombre, puis par ce nombre augmenté de b, la différence des deux quotients soit égale à c.*

Soit x le nombre cherché. D'après les données, on a

$$\frac{a}{x} - \frac{a}{x+b} = c$$

d'où

$$ax + ab - ax = cx^2 + bcx$$
$$cx^2 + bcx - ab = 0$$
$$x = \frac{-bc \pm \sqrt{b^2c^2 + 4abc}}{2c}.$$

1125. *Un homme avait destiné une somme de 864 fr. pour les pauvres de son quartier : six d'entre eux n'ayant plus besoin de secours, chacun des pauvres qui restent reçoit 2 fr. de plus. Combien y avait-il de pauvres primitivement ?*

Réponse : 54 pauvres.

Soit x le nombre primitif des pauvres. Chacun d'eux devait recevoir $\dfrac{864}{x}$; ils se présentent au nombre de $x-6$ et chacun d'eux reçoit $\dfrac{864}{x-6}$. Or, cette dernière somme surpasse la première de 2 fr. Nous avons donc l'équation

$$\frac{864}{x-6} - \frac{864}{x} = 2. \qquad (1).$$

On en tire

$$864x - 864x + 864 \times 6 = 2x^2 - 12x$$
$$x^2 - 6x - 2592 = 0$$

$$x = 3 \pm \sqrt{9 + 2592} = 3 \pm 51$$
$$x' = 54 \quad , \quad x'' = -48.$$

La solution positive $x = 54$ convient seule au problème. Pour interpréter la racine négative, changeons x en $-x$ dans l'équation (1) ; cette équation devient :

$$\frac{864}{-x-6} - \frac{864}{-x} = 2$$

ou

$$\frac{864}{x} - \frac{864}{x+6} = 2.$$

Elle admet la racine positive 48 et elle correspond au problème suivant :

Un homme avait destiné une somme de 864 fr. pour les pauvres de son quartier ; il se présente 6 pauvres de plus que l'on avait prévu; chaque pauvre reçoit 2 fr. de moins. Quel était le nombre primitif des pauvres ?

1126. *Dans une société de 20 personnes composée d'hommes et de femmes, on a fait une collecte qui a produit 48 fr. ; la totalité des hommes a donné autant que la totalité des femmes et cependant chaque homme a donné 1 fr. de plus que chaque femme. Combien y avait-il d'hommes et de femmes ?*

Réponse : 8 hommes et 12 femmes.

Si le nombre des hommes est x, celui des femmes est $20 - x$. Chaque homme a donné $\dfrac{24}{x}$ et chaque femme $\dfrac{24}{20-x}$. On a donc

$$\frac{24}{x} - \frac{24}{20-x} = 1 \qquad (1)$$

d'où

$$24 \times 20 - 24x - 24x = 20x - x^2$$
$$x^2 - 68x + 480 = 0$$
$$x = 34 \pm \sqrt{34^2 - 480} = 34 \pm 26$$
$$x' = 60 \quad , \quad x'' = 8.$$

Ces deux racines vérifient l'équation (1) mais la plus grande ne convient pas au problème, qui exige, en effet, que la valeur de x soit moindre que 20. Le nombre des hommes est donc 8, et celui des femmes $20 - 8 = 12$. Chaque homme a donné $\dfrac{24}{8} = 3$ fr. et chaque femme $\dfrac{24}{12} = 2$ fr.

1127. *Un marchand a vendu une pièce de toile pour 75 fr. et une autre pièce qui contient 6 mètres de moins pour 27 fr. S'il avait vendu la première pièce au prix de la seconde et vice versâ il aurait vendu le tout 90 fr. Combien a-t-il vendu le mètre de chaque étoffe?*

Réponse : 5 fr. et 3 fr.

Soient x le nombre de mètres de la première pièce, et, par conséquent $x - 6$ le nombre de mètres de la seconde.

Le prix du mètre de la première est $\dfrac{75}{x}$; le prix du mètre de la seconde est $\dfrac{27}{x-6}$.

x mètres à $\dfrac{27}{x-6}$ le mètre produisent $\dfrac{27\,x}{x-6}$; $(x-6)$ mètre à $\dfrac{75}{x}$ le mètre produisent $\dfrac{(x-6)75}{x}$. On a donc l'équation

$$\frac{27\,x}{x-6} + \frac{(x-6)\times 75}{x} = 90.$$

Et l'on en tire

$$x^2 - 30\,x + 225 = 0$$
$$x = 15 \pm \sqrt{225 - 225} = 45.$$

Le prix du mètre de la première pièce est donc $\dfrac{75}{15} = 5$ et celui de la seconde $\dfrac{27}{15-6} = 3$.

1128. *Deux cultivateurs ont vendu ensemble du blé pour* 1350 *fr. Le premier en a vendu* 5 *hectolitres de plus que le second ; si chacun avait vendu autant d'hectolitres qu'en a vendu l'autre, le premier aurait reçu* 540 *fr. et le deuxième* 840. *Combien chaque cultivateur a-t-il vendu d'hectolitres et à quel prix ?*

Réponse : $\left\{\begin{array}{l}\textbf{Le premier 35 hl. à 18 fr. et le deuxième 30 hl. à 24 fr.}\\ \textbf{Le premier 20 hl. à 36 fr. et le deuxième 15 hl. à 42 fr.}\end{array}\right.$

Si le premier a vendu x hectolitres, le second en a vendu $x-5$.

Le prix de l'hectolitre du premier est $\dfrac{540}{x-5}$, et celui du deuxième $\dfrac{840}{x}$.

Le premier a donc reçu une somme de $\dfrac{540\,x}{x-5}$, et le deuxième une somme de $\dfrac{840\,(x-5)}{x}$; or, la somme totale de ces deux ventes étant 1350, on a l'équation

$$\frac{540\,x}{x-5} + \frac{840\,(x-5)}{x} = 1350 \qquad (1)$$

d'où
$$540\,x^2 + 840\,x^2 - 8400\,x + 21000 = 1350\,x^2 - 6750\,x$$
$$x^2 - 55\,x + 700 = 0$$
$$x = \frac{55}{2} \pm \sqrt{\frac{55^2}{4} - 700}$$
$$x' = 35 \quad , \quad x'' = 20.$$

Le premier cultivateur ayant vendu 35 hectolitres, le second en a vendu 30.

Le prix de l'hectolitre du premier est $\dfrac{540}{30} = 18$ fr. et celui du deuxième $\dfrac{840}{35} = 24$.

On a alors $\qquad 18 \times 35 + 24 \times 30 = 1350.$

Si le premier a vendu 20 hectolitres, le deuxième en a vendu 15.

Le prix de l'hectolitre du premier est $\dfrac{540}{15} = 36$ fr. et celui du deuxième

$\dfrac{840}{20} = 42$.

On a l'égalité $36 \times 20 + 42 \times 15 = 1350$.

Les deux solutions conviennent donc au problème.

1129. *Deux ouvriers sont employés moyennant des prix différents. Le premier reçoit 96 fr. après un certain nombre de jours ; le second ayant travaillé 6 jours de moins ne reçoit que 54 fr. Si ce dernier avait travaillé tous les jours et que le premier eût manqué 6 jours, ils auraient reçu tous deux la même somme. On demande combien de jours chacun d'eux a travaillé et le prix de la journée.*

Réponse : Le premier, 24 jours à 4 fr. et le second, 18 jours à 3 fr.

Soient x et $x - 6$ les nombres de jours. Le salaire journalier du premier ouvrier est $\dfrac{96}{x}$ et celui du second $\dfrac{54}{x - 6}$.

Si le premier avait travaillé $x - 6$ jours, il aurait reçu $\dfrac{96(x - 6)}{x}$, et si le second avait travaillé x jours, il aurait reçu $\dfrac{54x}{x - 6}$. On a donc l'égalité

$$\frac{96(x - 6)}{x} = \frac{54x}{x - 6} . \qquad (1)$$

On en tire

$$96x^2 - 1152x + 3456 = 54x^2$$
$$7x^2 - 192x + 576 = 0$$
$$x = \frac{96 \pm \sqrt{96^2 - 7 \times 576}}{7} = \frac{96 \pm 72}{7}$$
$$x' = \frac{96 + 72}{7} = 24 \quad , \quad x'' = \frac{96 - 72}{7} = \frac{24}{7} .$$

La seconde racine doit être rejetée ; car la nature de la question exige que la quantité $x - 6$ soit positive, c'est-à-dire que x soit plus grand que 6.

Le premier ouvrier a donc travaillé 24 jours et gagné $\dfrac{96}{24} = 4$ fr. par jour ; le second a travaillé $24 - 6 = 18$ jours et gagné $\dfrac{54}{18} = 3$ fr. par jour.

On peut toutefois interpréter la plus petite racine ; elle donne pour la deuxième inconnue $x - 6$ une valeur négative. Si l'on change de signe cette quantité dans l'équation (1) on a la nouvelle équation

$$\frac{96(6 - x)}{x} = \frac{54x}{6 - x}$$

qui correspond au problème suivant :

Deux ouvriers sont employés à des prix différents. Le premier reçoit

96 *fr. après un certain nombre de jours ; le second, ayant travaillé 6 jours moins le nombre de jours qu'a travaillé le premier, reçoit 54 fr. S'il avait travaillé tous les jours et que le premier eût travaillé le même nombre de jours que le second, ils auraient reçu tous deux la même somme, etc.*

1130. *Partager le nombre 12 en deux parties telles que la plus grande soit moyenne proportionnelle entre le nombre 12 et l'autre partie. On calculera chaque partie à 0,001 près.*

L'équation de ce problème est

$$x^2 = 12(12 - x) \qquad (1)$$

ou

$$x^2 + 12x - 144 = 0$$

d'où

$$x = -6 \pm \sqrt{36 + 144}$$
$$x' = -6 + \sqrt{180} = 7,416 \qquad \text{à 0,001 près.}$$
$$x'' = -6 - \sqrt{180} = -19,416 \qquad —$$

Si l'on prend la racine positive pour la première partie, la seconde est $12 - 7,416 = 4,584$ à 0,001 près.

Pour interpréter la racine négative, changeons le signe de x dans l'équation ; elle devient

$$x^2 = 12(12 + x).$$

On sait que cette équation admet la racine positive 19,416.
Elle est la traduction algébrique de l'énoncé suivant :

Chercher un nombre qui soit moyen proportionnel entre le nombre 12 et la somme qu'on obtient en ajoutant ce nombre à 12.

1131. *La somme de deux nombres est 63; la somme du rapport direct et du rapport inverse de ces nombres est 2,05. Quels sont ces deux nombres?*

Réponse : 35 et 28.

Si le plus grand nombre est x, le second est $63 - x$, et l'on a l'équation

$$\frac{x}{63 - x} + \frac{63 - x}{x} = 2,05. \qquad (1)$$

D'où l'on tire

$$x^2 + 63^2 - 126x + x^2 = 63 \times 2,05x - 2,05x^2$$
$$0,05x^2 - 3,15x + 49 = 0$$
$$x = \frac{3,15 \pm \sqrt{3,15^2 - 4 \times 0,05 \times 49}}{2 \times 0,05} = \frac{3,15 \pm 0,35}{0,1}$$
$$x' = \frac{3,15 + 0,35}{0,1} = 35 \quad , \quad x'' = \frac{3,15 - 0,35}{0,1} = 28.$$

Les deux nombres cherchés sont donc 35 et 28.

1132. *Partager 10 en deux parties dont les carrés soient proportionnels à 13 et à 7. Calculer les valeurs à 0,001 près.*

Réponse : 37,565 et 5,768.

Équation du problème :

$$\frac{x^2}{(10 - x)^2} = \frac{13}{7}.$$

on en tire
$$7 x^2 = 1300 - 260 x + 13 x^2$$
$$3 x^2 - 130 x + 650 = 0$$
$$x = \frac{65 \pm \sqrt{65^2 - 3 \times 650}}{3} = \frac{65 \pm 47{,}696}{3}$$
$$x' = 37{,}565 \quad , \quad x'' = 5{,}768.$$

1133. *Trouver deux nombres sachant que leur somme est égale à 3017 et que la différence entre le quadruple du carré du premier nombre et le carré du second est égale à 52051.*

Réponse : 1009,97 et 2007,03 ou — 3021,30 et 6038,30.

L'un des nombres étant x, l'autre est $3017 - x$. On a donc

$$4 x^2 - (3017 - x)^2 - 52051 = 0$$

ou
$$3 x^2 + 6034 x - 9154340 = 0$$
$$x = \frac{-3017 \pm \sqrt{3017^2 + 3 \times 9154340}}{3}$$
$$x' = \frac{-3017 + 6046{,}92}{3} = 1009{,}97$$
$$x'' = \frac{-3017 - 6046{,}92}{3} = -3021{,}30.$$

Le deuxième nombre est par suite :

$$3017 - 1009{,}97 = 2007{,}03$$

ou
$$3017 - (-3021{,}30) = 6038{,}30.$$

1134. *Deux ouvriers reçoivent l'un 135',20 et l'autre 64',80, le premier a travaillé 6 jours de plus que le second ; si chacun d'eux avait travaillé le nombre de jours qu'a travaillé l'autre, ils auraient reçu la même somme. On demande le nombre des journées de travail et le prix de la journée de chaque ouvrier.*

Réponse : Le premier 19ʲ5 à 6'93 $\frac{1}{3}$ et le second 13ʲ5 à 4'80.

Représentons par x le nombre de jours de travail du premier et, par suite, par $x - 6$ le nombre de jours de travail du deuxième.

En 1 jour le premier a gagné $\dfrac{135{,}20}{x}$ et le second $\dfrac{64{,}80}{x - 6}$.

En $(x - 6)$ jours le premier aurait gagné $\dfrac{135{,}20\,(x - 6)}{x}$, et en x jours le second aurait gagné $\dfrac{64{,}80\,x}{x - 6}$. On a donc l'égalité

$$\frac{135{,}20\,(x - 6)}{x} = \frac{64{,}80\,x}{x - 6} \tag{1}$$

et l'on en tire

$$22\,x^2 - 507\,x + 1521 = 0$$

$$x = \frac{507 \pm \sqrt{507^2 - 4 \times 22 \times 1521}}{44}$$

$$x' = \frac{507 + 351}{44} = 19,5 \quad , \quad x'' = \frac{507 - 351}{44} = \frac{39}{11}.$$

On en déduit

$$x' - 6 = 13,5 \quad , \quad x'' - 6 = -\frac{27}{11}.$$

Les deux nombres positifs 19,5 et 13,5 conviennent à la question, on trouve que les salaires journaliers sont $\frac{135,2}{19,5} = 6'93\frac{1}{3}$ et $\frac{64,80}{13,5} = 4,80$.

La deuxième solution $\frac{39}{11}$ et $-\frac{27}{11}$ ne convient pas au problème énoncé. Pour interpréter la solution négative, il suffit de changer dans l'équation (1) le signe de $x - 6$ et de trouver l'énoncé du problème correspondant à l'équation

$$\frac{135,20\,(6 - x)}{x} = \frac{64,80\,x}{6 - x}$$

comme on l'a fait au n° 1129.

1135. *Un oncle laisse en mourant* 30000 *fr. à partager entre ses neveux; au moment de l'ouverture du testament, 2 neveux se trouvent déshérités; la part de chacun des autres est alors augmentée de* 4000 *fr. Combien cet oncle avait-il de neveux?*

Réponse : 5 neveux.

Soit x le nombre des neveux. Chacun d'eux doit recevoir $\frac{30000}{x}$. Mais comme 2 d'entre eux sont déshérités, ceux qui restent reçoivent chacun $\frac{30000}{x - 2}$. Or, ils reçoivent ainsi 4000 francs de plus chacun, on a donc la relation

$$\frac{30000}{x - 2} - \frac{30000}{x} = 4000.$$

d'où

$$2\,x^2 - 4\,x - 30 = 0$$

$$x = \frac{2 \pm \sqrt{4 + 60}}{2}$$

$$x' = 5 \quad , \quad x'' = -3.$$

La première racine convient seule au problème. Pour interpréter la racine négative, remplaçons x par $-x$ dans l'équation du problème. La nouvelle équation

$$\frac{30000}{-x - 2} - \frac{30000}{-x} = 4000$$

ou

$$\frac{30000}{x} - \frac{3000}{x + 2} = 4000.$$

admet la solution positive $x = 3$. Elle correspond au problème suivant :

Un oncle laisse en mourant 30000 fr. à ses neveux : au moment de l'ouverture du testament, il y a 2 héritiers de plus qu'on ne croyait, la part de chacun se trouve diminuée de 4000 fr. Combien cet oncle avait-il de neveux?

1136. *Un cultivateur achète un certain nombre de moutons pour 1026 fr. ; il en perd 5 par maladie et vend les autres 6 fr. de plus par tête qu'ils ne lui ont coûté. Il gagne ainsi 63 fr. sur son marché. Combien chaque mouton lui avait-il coûté ?*

Réponse : 27 francs.

Soit x le nombre des moutons; chacun d'eux a coûté $\dfrac{1026}{x}$; $(x - 5)$ moutons vendus à raison de $\left(\dfrac{1026}{x} + 6\right)$ la tête ont produit une somme de $1026 + 63$. On a donc l'égalité

$$\left(\frac{1026}{x} + 6\right)(x - 5) = 1026 + 63.$$

D'où l'on tire

$$2x^2 - 31x - 1710 = 0$$
$$x = \frac{31 \pm \sqrt{31^2 + 8 \times 1710}}{4}$$
$$x' = \frac{31 + 121}{4} = 38 \quad , \quad x'' = \frac{31 - 121}{4} = -22,5.$$

La racine positive seule convient au problème ; la racine négative n'est pas même susceptible d'une interprétation puisqu'elle est fractionnaire et que la nature de la question exige que le nombre des moutons soit entier. Le nombre des moutons étant 38, chacun d'eux a coûté $\dfrac{1026}{38} = 27$ fr.

1137. *Plusieurs personnes dînent à frais communs. S'il y avait eu 2 personnes de plus et qu'on eût payé 1 fr. de plus par personne, la dépense eût été de 98 fr. ; mais s'il y avait eu 2 personnes de moins et qu'on eût payé 1 fr. de moins par personne la dépense totale aurait été de 50 fr. Trouver le nombre des personnes et l'argent dépensé.*

Réponse : 12 personnes à 6 fr. par tête.

Soient x le nombre des personnes et y la dépense de chacune. D'après les données, on a les deux équations

$$(x + 2)(y + 1) = 98 \qquad (1)$$
$$(x - 2)(y - 1) = 50 \qquad (2)$$

qui se réduisent à

$$xy + 2y + x + 2 = 98 \qquad (3)$$
$$xy - 2y - x + 2 = 50. \qquad (4)$$

En retranchant (4) de (3) on obtient

$$4y + 2x = 48 \quad \text{ou} \quad 2y + x = 24 \qquad (5)$$

d'où

$$x = 24 - 2y. \qquad (6)$$

Portant cette valeur dans (4) on a

$$y(24 - 2y) - 2y - 24 + 2y + 2 = 50$$

ou
$$y^2 - 12y + 36 = 0$$
$$y = 6 \pm \sqrt{36 - 36} \quad , \quad y = 6.$$

On en déduit
$$x = 24 - 12 = 12.$$

1138. *Trouver deux nombres dont la différence multipliée par la différence de leurs carrés donne pour produit 160, et dont la somme multipliée par la somme de leurs carrés donne pour produit 580.*

Réponse : 7 et 3.

Les nombres cherchés étant x et y on a les deux équations :

$$(x - y)(x^2 - y^2) = 160 \tag{1}$$
$$(x + y)(x^2 + y^2) = 580 \tag{2}$$

qui deviennent

$$x^3 + y^3 - xy(x + y) = 160 \tag{3}$$
$$x^3 + y^3 + xy(x + y) = 580. \tag{4}$$

En retranchant (3) de (4) et divisant par 2 on a :

$$xy(x + y) = 210. \tag{5}$$

Si l'on pose
$$xy = q \quad , \quad x + y = p$$

la relation (5) devient
$$pq = 210.$$

De plus, de l'égalité
$$x + y = p$$

on tire
$$x^3 + y^3 + 3xy(x + y) = p^3$$
$$x^3 + y^3 = p^3 - 3pq.$$

L'équation (4) est donc équivalente à

$$p^3 - 3pq + pq = 580$$

ou
$$p^3 - 2pq = 580$$
$$p^3 = 580 + 2 \times 210 = 1000$$
$$p = 10 \quad \text{et par suite} \quad q = \frac{110}{10} = 21.$$

x et y sont donc les racines de l'équation

$$X^2 - 10X + 21 = 0,$$

qui donne

$$\begin{matrix} x \\ y \end{matrix} = 5 \pm \sqrt{25 - 21} = 5 \pm 2.$$

Les nombres cherchés sont 7 et 3.

1139. *La somme de deux nombres ajoutée au produit de ces nombres* *donne 34; la somme de leurs carrés surpasse de 42 la somme des deux nombres eux-mêmes; quels sont ces nombres?*

Réponse : 6 et 4.

Soient x et y les nombres cherchés; on a :

$$x + y + xy = 34 \qquad (1)$$
$$x^2 + y^2 - (x + y) = 42. \qquad (2)$$

Ajoutons ces équations après avoir multiplié la première par 2. On a

$$x^2 + y^2 + 2xy + (x + y) = 110$$

ou

$$(x + y)^2 + (x + y) - 110 = 0.$$

D'où

$$x + y = -\frac{1}{2} \pm \sqrt{\frac{1}{4} + 110} = 10 \quad \text{ou} \quad -11.$$

Portant cette valeur dans (1) on trouve

$$xy = 34 - 10 = 24 \quad \text{ou} \quad xy = 34 + 11 = 45;$$

x et y sont donc les racines des équations

$$X^2 - 10X + 24 = 0 \quad , \quad X^2 + 11X + 45 = 0.$$

La seconde n'ayant que des racines imaginaires, nous tirons de la première.

$$\frac{x}{y} = 5 \pm \sqrt{25 - 24} = 5 \pm 1.$$

Donc

$$x = 6 \quad \text{et} \quad y = 4.$$

1140. *Un particulier loue un certain nombre d'hectares de terre pour 1530 fr. Il en cultive 7 lui-même et loue le reste 10 fr. de plus par hectare qu'il n'a loué lui-même; le sous-locataire paye 1000 fr. On demande le nombre d'hectares sous-loués.*

Réponse : 10 hectares.

Soit x le nombre d'hectares sous-loués; le prix de sous-location d'un hectare est de $\dfrac{1000}{x}$. Le particulier avait loué $x + 7$ hectares pour 1530 ou un hectare pour $\dfrac{1530}{x + 7}$. D'après l'énoncé on a l'égalité

$$\frac{1000}{x} - \frac{1530}{x + 7} = 10. \qquad (1)$$

D'où

$$x^2 + 60x - 700 = 0$$
$$x = -30 \pm \sqrt{900 + 700} = 10 \quad \text{ou} \quad -70.$$

La racine négative ne convient pas au problème tel qu'il est énoncé. On sait toutefois que cette racine prise positivement est solution de l'équation (1) ou x aurait été changé de signe, ou de

$$\frac{1000}{-x} - \frac{1530}{-x + 7} = 10$$

ou
$$\frac{1530}{x-7} - \frac{1000}{x} = 10$$

qui correspond à l'énoncé suivant :

Un particulier loue un certain nombre d'hectares de terre pour 1530 fr. ; il y ajoute 7 autres hectares et loue le tout 10 fr. de moins par hectare qu'il n'a loué lui-même ; le sous-locataire paye 1000 fr. On demande le nombre d'hectares sous-loués.

1141. *Un particulier place 15000 fr. à un certain taux pendant un an ; puis il place ce capital réuni à ses intérêts à 1 fr. de plus pour 100 ; son revenu annuel est alors de 945 fr. Quel était le premier taux ?*

Réponse : 5 %.

Soit x le taux primitif.

15000 fr. au taux x rapportent en un an $150x$ et deviennent $15000 + 150x$. Ce capital placé au taux $x + 1$ rapporte annuellement

$$\frac{(15000 + 150x)(x+1)}{100}.$$

On a donc l'équation

$$\frac{(15000 + 150x)(x+1)}{100} = 945$$

d'où
$$x^2 + 101x - 530 = 0$$
$$x = -\frac{101}{2} \pm \sqrt{\frac{101^2}{4} + 530} = -\frac{101}{2} \pm \frac{111}{2}$$
$$x' = 5 \quad , \quad x'' = -106.$$

La première racine convient au problème tel qu'il est posé. Pour interpréter la racine négative changeons x en $-x$ dans l'équation (1) ; elle devient

$$\frac{(15000 - 150x)(1-x)}{100} = 945$$

ou
$$\frac{(150x - 15000)(x-1)}{100} = 945.$$

Elle admet alors la racine positive 106 et correspond à un problème analogue au premier et dont l'énoncé serait le suivant :

Un particulier place 15000 fr. à un certain taux pendant un an, puis retranche 15000 fr. des intérêts produits et place le reste à 1 fr. de moins pour 100 ; ce reste lui rapporte annuellement 945 fr. Quel était le premier taux ?

1142. *Un rentier place 15000 fr. à un certain taux pendant 4 ans. Au bout de ce temps, il ne réussit à placer le capital et les intérêts qu'à un taux inférieur de 1 fr. au premier, il retire ainsi annuellement 935 fr. d'intérêts. Quel était le taux primitif ?*

Réponse : 6 %.

Soit x le taux primitif; 15000 fr. au taux x pendant 4 ans rapportent

$$150 x \times 4 = 600 x.$$

Le capital $(15000 + 600x)$ placé au taux $(x-1)$ pour 100, rapporte annuellement

$$\frac{(15000 + 600x)(x-1)}{100}.$$

On a donc l'équation

$$\frac{(15000 + 600x)(x-1)}{100} = 930 \text{ fr.}$$

ou

$$x^2 + 24x - 180 = 0$$
$$x = -12 \pm \sqrt{144 + 180} = -12 \pm 18$$
$$x' = 6 \quad , \quad x'' = -\frac{180}{6} = -30.$$

La racine positive convient seule au problème tel qu'il est énoncé. On interpréterait la solution négative comme dans le problème précédent.

1143. *Deux courriers partent en même temps pour une ville située à 92 km.; le premier arrive 3 heures avant le second : on demande la vitesse de chaque courrier sachant que le premier fait 2 km. par heure de plus que le second.*

Réponse : 8ᵏᵐ,895 et 6ᵏᵐ,895.

Soient x et $x-2$ les deux vitesses.

Pour parcourir 92 km. le premier met $\dfrac{92}{x}$ heures.

   —   —. le deuxième met $\dfrac{92}{x-2}$ heures.

Or celui-ci met 3 heures de plus que le premier. On a donc l'équation

$$\frac{92}{x-2} - \frac{92}{x} = 3 \qquad (1)$$

d'où

$$3x^2 - 6x - 184 = 0$$
$$x = \frac{3 \pm \sqrt{9 + 3 \times 184}}{3} = \frac{3 \pm 23{,}685}{3}$$
$$x' = 8{,}895 \text{ . et } x'' = -6{,}895 \qquad \text{à 0,001 près.}$$

On en déduit pour la seconde vitesse 6,895 ou — 8,895.

La solution positive est seule admissible. Si on change x en $-x$ dans l'équation, on a la nouvelle équation

$$\frac{92}{x} - \frac{92}{x+2} = 3$$

qui admet la solution positive $x = 6{,}895$ et qui correspond au problème donné sans modification.

1144. *Deux robinets coulant ensemble peuvent remplir un bassin en* 4ʰ,48 *m. Combien de temps chaque robinet, coulant seul, mettrait-il pour remplir le bassin, sachant que le second emploierait 4 heures de plus que le premier ?*

Réponse : 8 heures et 12 heures.

Si le premier robinet met x heures pour remplir le bassin, le second met $(x + 4)$ heures. Ensemble, en coulant pendant une heure, ils rempliraient une fraction du bassin égale à

$$\frac{1}{x} + \frac{1}{x + 4} \cdot$$

Or ils remplissent tout le bassin en 4ʰ,48 m. ; en multipliant cette fraction par $4\frac{48}{60}$, on doit donc obtenir 1 au produit. D'où l'équation

$$4\frac{48}{60}\left(\frac{1}{x} + \frac{1}{x + 4}\right) = 1 \tag{1}$$

qui donne

$$288(2x + 4) = 60x^2 + 240x$$

ou

$$15x^2 - 84x - 288 = 0$$

d'où

$$x = \frac{42 \pm \sqrt{42^2 + 15 \times 288}}{15} = \frac{42 \pm 78}{15}$$

$$x' = 8 \quad , \quad x'' = -\frac{12}{5} \cdot$$

La valeur positive de x convient au problème et donne, pour le deuxième robinet, $8 + 4 = 12$ heures.

Pour interpréter la solution négative, changeons x en $-x$ dans l'équation (1) ; on trouve :

$$4\frac{48}{60}\left(\frac{1}{4 - x} - \frac{1}{x}\right) = 1 \cdot$$

Cette équation admet la solution positive $x = \frac{12}{5}$ et elle correspond au problème suivant :

Deux robinets coulant ensemble dans un bassin pourraient le remplir en 4ʰ48 *m. ; combien de temps chaque robinet, coulant seul, mettrait-il pour remplir le bassin, sachant que le second mettrait un nombre d'heures égal à l'excès de 4 sur le nombre d'heures que mettrait le premier ?*

1145. *Une pièce d'étoffe a été vendue* 1800 *fr. ; l'acheteur, en la recevant, constate que, par suite d'erreur, on lui a expédié une pièce qui vaut 2 fr. 50 de moins par mètre, mais qui, par compensation contient 15 mètres de plus que celle qu'il attendait. Il se décide à la garder et on demande combien cette pièce contenait de mètres et quel était le prix du mètre.*

Réponse : 96ᵐ,693 à 18ᶠ,615 le mètre.

Si l'on représente par x la longueur de la pièce d'étoffe, le prix du mètre est $\dfrac{1800}{x}$. On a donc l'équation

$$(x + 15)\left(\frac{1800}{x} - 2{,}5\right) = 1800$$

d'où
$$x^2 + 15x - 10800 = 0.$$

$$x = -\frac{15}{2} \pm \sqrt{\frac{225}{4} + 10800} = -\frac{15}{2} \pm \frac{208{,}386}{2}$$

$$x' = 96{,}693 \quad , \quad x'' = -106{,}693.$$

Si on prend la valeur positive de x on trouve pour le prix du mètre

$$\frac{1800}{96{,}693} = 18',615 \qquad \text{à } 0{,}001 \text{ près.}$$

La racine négative ne convient pas au problème tel qu'il est posé. Or, on sait que cette racine prise positivement est solution de l'équation

$$(-x + 15)\left(\frac{1800}{-x} - 2{,}5\right) = 1800$$

ou de
$$(x - 15)\left(\frac{1800}{x} + 2{,}5\right) = 1800.$$

Cette équation est la traduction algébrique du problème donné, modifié de la manière suivante :

Une pièce d'étoffe a été vendue 1800 fr. ; l'acheteur en la recevant constate que, par suite d'erreur, on lui a expédié une pièce qui vaut 2 fr. 50 de plus par mètre, mais qui par compensation contient 15 mètres de moins que celle qu'il attendait. Il se décide à la garder et on demande combien cette pièce contenait de mètres et quel était le prix du mètre.

1146. *On partage un capital de 50000 fr. en deux parties que l'on place à des taux différents. Le premier rapporte 800 fr. et le second 1800 fr. par an. On demande quels sont ces capitaux sachant que la somme des deux taux est 10.*

Réponse : 20000 fr. et 30000 fr.

Soient x et $50000 - x$ les deux capitaux.

Le premier ayant rapporté 800 fr. par an était placé au taux de $\dfrac{800 \times 100}{x}$. Le second ayant rapporté 1800 fr. par an était placé au taux $\dfrac{1800 \times 100}{50000 - x}$. La somme de ces deux taux étant 10, on a l'équation

$$\frac{800 \times 100}{x} + \frac{1800 \times 100}{50000 - x} = 10$$

d'où
$$x^2 - 40000x + 400000000 = 0$$
$$x = 20000 \pm \sqrt{400000000 - 400000000}$$
$$x = 20000.$$

Les deux capitaux sont donc 20000 fr. et 50000 — 20000 = 30000 fr.

1147. *Deux capitaux sont placés à des taux différents; le premier, qui surpasse le second de 5000 fr., rapporte 850 fr. d'intérêt annuel, tandis que le second rapporte 840 fr.; mais le taux de ce dernier surpasse de 2 fr. le taux du premier. Calculer ces deux capitaux.*

Réponse : 17000 fr. et 12000 fr.

Soient x et $x - 5000$ les deux capitaux. Les taux auxquels ils sont placés sont respectivement :

$$\frac{850 \times 100}{x} \quad \text{et} \quad \frac{840 \times 100}{x - 5000}.$$

Or ce dernier surpasse le premier de 2 fr., on a donc l'égalité

$$\frac{840 \times 100}{x - 5000} - \frac{850 \times 100}{x} = 2 \qquad (1)$$

qui donne
$$2x^2 - 9000x - 425000000 = 0$$
$$x = \frac{4500 \pm \sqrt{4500^2 + 2 \times 425000000}}{2}$$
$$x' = \frac{4500 + 295000}{2} = 17000$$
$$x'' = \frac{4500 - 295000}{2} = -12500$$

La racine positive convient seule au problème et donne pour le second capital 17000 — 5000 = 12000.

Pour interpréter la solution négative, changeons x en $-x$ dans l'équation (1). La nouvelle équation

$$\frac{840 \times 100}{-x - 5000} - \frac{850 \times 100}{-x} = 2$$

ou

$$\frac{850 \times 100}{x} - \frac{840 \times 100}{x + 5000} = 2$$

admet la racine positive 12500; elle correspond au problème suivant :

Deux capitaux sont placés à des taux différents; le premier qui est inférieur au second de 5000 fr. rapporte 850 fr. d'intérêt annuel tandis que le second rapporte 840 fr.; mais le taux de ce dernier est inférieur de 2 fr. au taux du premier. Calculer ces deux capitaux.

1148. *Deux capitaux dont la somme est 30500 fr. ont été placés à 6 %; le premier, qui est resté placé 21 jours de plus que le second, a rapporté 292 fr. et le second 56'$\frac{1}{3}$. Quels sont ces capitaux?*

Réponse : 24000 et 6500.

Soient x et $30500 - x$ les deux capitaux.

Le premier, pour rapporter 292 à 6 % a mis un nombre de jours égal

$\dfrac{292 \times 6000}{x}$. Le second capital a donc été placé pendant $\dfrac{292 \times 6000}{x} - 21$ jours.

Or on sait qu'il a rapporté 56 fr. $\dfrac{1}{3}$. On a, par conséquent, l'égalité

$$\frac{(30500 - x)\left(\dfrac{292 \times 6000}{x} - 21\right)}{6000} = 56\frac{1}{3}. \qquad (1)$$

D'où l'on tire

$$21\,x^2 - 2730500\,x + 53436000000 = 0$$

$$x = \frac{1365250 \pm \sqrt{1365250^2 - 21 \times 53436000000}}{21}$$

$$x' = \frac{1365250 + 861250}{21} = 106023\frac{17}{21}$$

$$x'' = \frac{1365250 - 861250}{21} = 24000.$$

Pour savoir quelle est la valeur de x qui convient au problème, observons que le nombre de jours pendant lequel le second capital rapporte $56\frac{1}{3}$ doit être positif. On a donc

$$\frac{292 \times 6000}{x} - 21 > 0$$

$$x < \frac{292 \times 6000}{21} \quad \text{ou} \quad < 83428\frac{4}{7}.$$

La valeur de x est donc 24000, et on en déduit pour le second capital

$$30500 - 24000 = 6500.$$

1149. *Deux trains qui partent au même moment vont à la rencontre l'un de l'autre. Quand ils se rencontrent l'un des trains a fait 108 km. de plus que l'autre. A partir de ce moment, ils mettent 9 heures et 16 heures pour arriver au point d'où l'autre est parti. Trouver la distance des points de départ et les vitesses des deux trains.*

Réponse : | **Distance des points de départ, 756 km.**
Vitesses, 36 km. et 27 km.

Soient x la distance parcourue par le premier et $x - 108$ la distance parcourue par le second. La vitesse du premier est $\dfrac{x - 108}{9}$ et celle du second $\dfrac{x}{16}$. Le temps employé par le premier pour arriver au point de rencontre est $\dfrac{9x}{x - 108}$; le temps employé par le deuxième pour arriver au même point est $\dfrac{(x - 108) \times 16}{x}$. Ces deux temps étant égaux, nous avons l'égalité

$$\frac{9x}{x - 108} = \frac{(x - 108) \times 16}{x} \qquad (1)$$

d'où nous tirons

$$7x^2 - 2 \times 108 \times 16x + 108^2 \times 16 = 0$$

$$x = \frac{108 \times 16 \pm \sqrt{108^2 \times 16^2 - 7 \times 108^2 \times 16}}{7}$$

$$x = \frac{108(16 \pm 12)}{7}$$

$$x' = 108 \times 4 = 432 \quad , \quad x'' = \frac{432}{7} \text{ km.}$$

La première racine seule convient au problème ; elle donne : 1° pour l'espace parcouru par le second train $432 - 108 = 324$ km. ; 2° pour la distance totale $432 + 324 = 756$ km. ; 3° pour les vitesses $\frac{324}{9} = 36$ km. et $\frac{432}{16} = 27$ km.

Pour interpréter la deuxième racine, changeons de signe la quantité $x - 108$ dans l'équation (1) ; cette équation devient

$$\frac{9x}{108 - x} = \frac{(108 - x) \times 16}{x}$$

elle admet les mêmes racines que la première et elle est la traduction du problème donné ainsi modifié.

Deux trains, etc.; quand ils se rencontrent la somme des distances qu'ils ont parcourues est de 108 kilomètres, etc.

Le premier train ayant parcouru $\frac{432}{7}$ kilomètres le second a fait $108 - \frac{432}{7} = \frac{324}{7}$; leurs vitesses sont pour le premier $\frac{324}{7 \times 9} = \frac{36}{7}$ km. et pour le deuxième $\frac{432}{7 \times 16} = \frac{27}{7}$ km.

1150. *Un marchand a deux qualités de thé ; le poids de la première est au poids de la seconde comme 4 est à 3 ; le kilogramme de la première espèce coûte autant de $\frac{1}{2}$ fr., qu'il y a de kilogrammes ; le kilogramme de la seconde espèce coûte $0^f,60$ de moins que le kilogramme de la première. La valeur totale des deux espèces monte à $\frac{1400}{19}$ de fr. Combien pèse chaque espèce ?*

Réponse : Première espèce $9^{kg},437$; deuxième espèce $7^{kg},077$.

Si le poids de la première espèce est x, celui de la seconde est $\frac{3x}{4}$. Le prix du kilogramme de la première espèce $\frac{x}{2}$ et celui de la seconde $\frac{x}{2} - 0,60$.

Comme la valeur totale des deux espèces est de $\dfrac{1400}{19}$ fr., on a l'égalité

$$\frac{x^2}{2} + \frac{3x}{4}\left(\frac{x}{2} - 0{,}60\right) = \frac{1400}{19} \qquad (1)$$

d'où l'on tire :

$$133\,x^2 - 2 \times 1{,}8 \times 19\,x - 1400 \times 8 = 0$$

$$x = \frac{1{,}8 \times 19 \pm \sqrt{1{,}8^2 \times 19^2 + 133 \times 1400 \times 8}}{133}$$

$$x' = \frac{34{,}2 + 1220{,}970}{133} = 9{,}437$$

$$x'' = \frac{34{,}2 - 1220{,}970}{133} = -8{,}923.$$

Il est évident que la racine négative ne répond pas au problème. La racine positive donne pour le poids de la seconde espèce $\dfrac{9{,}437 \times 3}{4} = 7{,}077$.

La solution négative, prise positivement serait racine de l'équation

$$\frac{x^2}{2} - \frac{3x}{4}\left(-\frac{x}{2} - 0{,}60\right) = \frac{1400}{19}$$

ou

$$\frac{x^2}{2} + \frac{3x}{4}\left(\frac{x}{2} + 0{,}60\right) = \frac{1400}{19}$$

dont le problème correspondant serait facile à énoncer.

1151. *Un marchand a trois pièces de drap ; la seconde a 3 mètres de plus que la troisième, et la troisième 5 mètres de plus que la première. Le mètre de la première coûte autant de décimes qu'il y a de mètres ; le mètre de la seconde pièce coûte 1 fr. de plus, et le mètre de la troisième 1 fr. de plus que celui de la seconde. Le prix total des trois pièces est 224 fr. Combien la première pièce a-t-elle de mètres ?*

Réponse : 20 mètres.

Longueur de la première pièce x mètres, de la troisième $x + 5$ et de la deuxième $x + 8$.

Prix du mètre de la première $\dfrac{x}{10}$, de la deuxième $\dfrac{x}{10} + 1$ et de la troisième $\dfrac{x}{10} + 2$. L'équation du problème est donc

$$\frac{x^2}{10} + (x + 8)\left(\frac{x}{10} + 1\right) + (x + 5)\left(\frac{x}{10} + 2\right) = 224 \qquad (1)$$

d'où l'on tire

$$3x^2 + 43x - 2060 = 0$$

$$x = \frac{-43 \pm \sqrt{43^2 + 4 \times 3 \times 2060}}{6}$$

$$x' = 20 \quad , \quad x'' = -34\frac{1}{3}\,.$$

Interprétation de la racine négative:

Changeons x en $-x$ dans l'équation (1); elle devient

$$\frac{x^2}{10} + (8 - x)\left(1 - \frac{x}{10}\right) + (5 - x)\left(2 - \frac{x}{10}\right) = 224$$

ou

$$\frac{x^2}{10} + (x - 8)\left(\frac{x}{10} - 1\right) + (x - 5)\left(\frac{x}{10} - 2\right) = 224.$$

Cette équation, qui admet la racine positive $x = 34\frac{1}{3}$, répond au problème suivant :

Un marchand a trois pièces de drap ; la seconde a 3 mètres de moins que la troisième et la troisième 5 mètres de moins que la première. Le mètre de la première coûte autant de décimes qu'il y a de mètres ; le mètre de la seconde coûte 1 fr. de moins et le mètre de la troisième 1 fr. de moins que celui de la seconde. Le prix total des trois pièces est 224 fr. Combien la première pièce a-t-elle de mètres ?

1152. *Deux paysannes portent ensemble 140 œufs au marché et en tirent la même somme. Si j'avais eu tes œufs, dit la première à la seconde, et que je les eusse vendus à mon prix, j'en aurais tiré 1',80. La seconde répond : Si j'avais vendu tes œufs à mon prix, j'en aurais eu 3',20. Combien chacune a-t-elle apporté d'œufs ?*

Réponse : La première 80 et la seconde 60.

Soient x le nombre des œufs de la première et $140 - x$ celui de la seconde.

Le prix d'un œuf de la première est de $\dfrac{1.80}{140 - x}$ et celui de x œufs est de $\dfrac{1,8x}{140 - x}$.

Le prix d'un œuf de la seconde est de $\dfrac{3,20}{x}$ et celui de $(140 - x)$ œufs de $\dfrac{3,20 \times (140 - x)}{x}$. D'où l'équation

$$\frac{1,8x}{140 - x} = \frac{3,2(140 - x)}{x}. \qquad (1)$$

On en tire

$$x^2 - 640x + 44800 = 0$$
$$x = 320 \pm \sqrt{320^2 - 44800}$$
$$x' = 320 + 240 = 560$$
$$x'' = 320 - 240 = 80.$$

La première racine ne convient pas au problème ; la seconde, qui est acceptable, donne pour l'autre inconnue $140 - 80 = 60$.

1153. *Un homme fait venir une pièce de drap pour une certaine somme et paye en outre 4 %₀ de frais de transport ; il la revend ensuite 390 fr., et* *gagne à ce marché autant pour cent que le 12ᵉ du prix d'achat. Quel est le prix d'achat ?*

Réponse : 300 fr.

Soit x le prix d'achat. Les frais de transport s'élèvent à $\dfrac{x}{25}$, et la pièce de drap revient à $x + \dfrac{x}{25}$ ou $\dfrac{26x}{25}$. Le bénéfice, étant les $\dfrac{x}{1200}$ de la dépense, monte à $\dfrac{26x^2}{25 \times 1200} = \dfrac{13x^2}{15000}$. On a, par conséquent, l'équation

$$\frac{26x}{25} + \frac{13x^2}{15000} = 390.$$

D'où
$$x^2 + 1200x - 450000 = 0$$
$$x = -600 \pm \sqrt{360000 + 450000}$$
$$x' = -600 + 900 = 200$$
$$x'' = -600 - 900 = 1500.$$

Le prix d'achat est donc 300 fr.

Interprétons la solution négative. Si on change x en $-x$, dans l'équation (1), on a la nouvelle équation

$$\frac{13x^2}{15000} - \frac{26x}{25} = 390,$$

qui admet la racine positive 1500 et qui correspond au problème suivant :

Un homme fait venir une pièce de drap pour une certaine somme et paye en outre 4 % de frais de transports ; il gagne à ce marché autant pour cent que le 12ᵉ du prix d'achat. Le bénéfice surpasse le prix d'achat de 390 fr. Quel est le prix d'achat ?

1154. *A possède autant de fois 5 fr. que B 9 fr. et que C 10 fr. Si l'on multiplie l'argent de A par celui de B, et ensuite l'argent de B par celui de C et que l'on ajoute les deux produits à l'avoir total des trois, on obtient 8832 fr. Combien a chacun ?*

Réponse : 40 fr., 72 fr., 80 fr.

Si A possède x fois 5 fr. ou $5x$, B possède $9x$ et C, $10x$. L'énoncé fournit immédiatement l'équation

$$5x + 9x + 10x + 45x^2 + 90x^2 = 8832$$

ou
$$45x^2 + 8x - 2944 = 0,$$

d'où
$$x = \frac{-4 \pm \sqrt{16 + 45 \times 2944}}{45}$$
$$x' = \frac{-4 + 364}{45} = 8 \quad , \quad x'' = \frac{-4 - 364}{45} = -\frac{368}{45}.$$

La première racine convient seule au problème et donne pour les trois sommes, 40 fr., 72 fr. et 80 fr.

1155. *Quelqu'un achète plusieurs pièces de drap au même prix pour 60 fr.; s'il avait eu 3 pièces de plus pour la même somme, chaque pièce serait revenue à 1 fr. de moins. Combien avait-il de pièces?*

Réponse : 12 pièces.

Soit x le nombre des pièces. Le prix de l'une d'elles est $\dfrac{60}{x}$; s'il y avait 3 pièces de plus, chaque pièce coûterait $\dfrac{60}{x+3}$. Or, ce dernier prix est inférieur de 1 fr. au précédent. Donc

$$\frac{60}{x} - \frac{60}{x+3} = 1 ,$$

d'où

$$x^2 + 3x - 180 = 0$$

$$x = -\frac{3}{2} \pm \sqrt{\frac{9}{4} + 180}$$

$$x' = -\frac{3}{2} + \frac{27}{2} = 12 \quad , \quad x'' = -\frac{3}{2} - \frac{27}{2} = -15.$$

La solution positive convient seule au problème.

Pour interpréter la racine négative, changeons x en $-x$ dans l'équation (1), on a la nouvelle équation

$$\frac{60}{x-3} - \frac{60}{x} = 1 ,$$

qui admet la solution positive $x = 15$ et qui correspond au problème donné ainsi modifié :

Quelqu'un achète plusieurs pièces de drap au même prix pour 60 fr.; s'il avait eu 3 pièces de moins, pour la même somme, chaque pièce serait revenue à 1 fr. de plus. Combien avait-il de pièces?

1156. *Un héritage de 36800 fr. est à partager entre plusieurs enfants. S'il y avait deux enfants de moins, chacun aurait 920 fr. de plus. Combien y avait-il d'enfants?*

Réponse : 10 enfants.

Équation du problème :

$$\frac{36800}{x-2} - \frac{36800}{x} = 920 ,$$

D'où

$$23 x^2 - 2 \times 23 x - 1840 = 0$$

$$x = \frac{23 \pm \sqrt{23^2 + 23 \times 1840}}{23} .$$

$$x' = \frac{23 + 207}{23} = 10 \quad , \quad x'' = \frac{23 - 207}{23} = -8.$$

Interprétation de la solution négative :

Changeons x en $-x$ dans l'équation (1), on a la nouvelle équation

$$\frac{36800}{x} - \frac{36800}{x+2} = 920,$$

qui correspond à un problème dont l'énoncé est facile à trouver.

1157. *Quelqu'un achète un cheval pour une certaine somme, le revend 144 fr. et gagne autant pour cent que le cheval lui a coûté. Quel est le prix du cheval?*

Réponse : 80 fr.

Équation :

$$x + \frac{x^2}{100} = 144, \tag{1}$$

d'où
$$x^2 + 100x - 14400 = 0$$
$$x = -50 \pm \sqrt{2500 + 14400}$$
$$x' = -50 + 130 = 80 \quad ; \quad x'' = -50 - 130 = -180.$$

Interprétation de la racine négative :

Si l'on remplace x par $-x$, l'équation (1) devient

$$\frac{x^2}{100} - x = 144 \tag{2}$$

et correspond au problème :

Quelqu'un achète un cheval pour une certaine somme; en le revendant il gagne autant pour cent que le cheval lui a coûté. Le bénéfice surpasse de 144 fr. le prix d'achat. Quel est le prix d'achat?

1158. a *et* b *sont deux nombres donnés : diviser chacun en deux parties telles que la première partie de* a *soit à la première partie de* b *comme* m *est à* n, *et que la seconde partie de* a *multipliée par la seconde partie de* b *donne le produit* p.

Soient x la première partie de a et y la première partie de b. On a les deux relations

$$\frac{x}{y} = \frac{m}{n} \tag{1}$$
$$(a - x)(b - y) = p. \tag{2}$$

D'où l'on tire

$$(a - x)\left(b - \frac{nx}{m}\right) = p$$
$$nx^2 - (an + bm)x + abm - mp = 0$$
$$x = \frac{an + bm \pm \sqrt{(an + bm)^2 - 4abmn + 4mnp}}{2n}$$

ou
$$x = \frac{an + bm \pm \sqrt{(an - bm)^2 + 4mnp}}{2n}$$

En posant

$$\frac{an + bm \pm \sqrt{(an - bm)^2 + 4mnp}}{2mn} = A,$$

on a
$$x = mA \quad , \quad y = nA;$$

on en déduit aisément les deux autres parties.

1159. a *et* b *sont deux nombres donnés ; on demande de les partager en deux parties telles que la première partie de* a *soit à la première partie de* b *comme* m *est à* n *et que la somme des carrés des autres parties soit égale à* p.

Soient x la première partie de a et y la première partie de b. L'énoncé donne les deux relations

$$\frac{x}{y} = \frac{m}{n} \qquad (1)$$
$$(a - x)^2 + (b - y)^2 = p. \qquad (2)$$

Substituant dans (2) la valeur de x tirée de (1) et réduisant, on trouve

$$(m^2 + n^2)x^2 - 2m(am + bn)x + m^2(a^2 + b^2 - p) = 0$$
$$x = \frac{m(am + bn) \pm m\sqrt{p(m^2 + n^2) - (an - bm)^2}}{m^2 + n^2} .$$

Si l'on pose

$$\frac{am + bn \pm \sqrt{p(m^2 + n^2) - (an - bm)^2}}{m^2 + n^2} = A,$$

on a
$$x = mA \quad \text{et} \quad y = nb.$$

1160. *On a trois nombres qui forment une proportion continue ; si on les ajoute, on obtient* 126 ; *si on les multiplie ensemble on obtient pour produit* 13824. *Quels sent ces nombres ?*

Réponse : 96, 24 et 6.

Les trois équations de ce problème sont

$$\frac{x}{y} = \frac{y}{z} \qquad (1)$$
$$x + y + z = 126 \qquad (2)$$
$$xyz = 13824. \qquad (3)$$

Tirant y de (1) et portant sa valeur dans (3) on a

$$y^3 = 13824 \quad \text{et} \quad y = \sqrt[3]{13824} = 24$$

et, par suite, les deux équations

$$x + z = 126 - 24 = 102 \quad \text{et} \quad xz = 24^2,$$

qui donnent
$$X^2 - 102X + 24^2 = 0$$
$$X = 51 \pm \sqrt{51^2 - 24^2} = 51 \pm 45$$
$$x = 51 + 45 = 96 \quad \text{et} \quad z = 51 - 45 = 6.$$

Les nombres cherchés sont donc 96, 24 et 6,

1161. *Trouver deux nombres dont la somme soit égale à* a *et dont la somme des quatrièmes puissances soit égale à* b.

Il s'agit de résoudre les deux équations

$$x + y = a \qquad (1)$$
$$x^4 + y^4 = b. \qquad (2)$$

Élevons (1) à la quatrième puissance :

$$x^4 + 4x^3y + 6x^2y^2 + 4xy^3 + y^4 = a^4 \qquad (3)$$

En retranchant (2) de (3) et divisant par 2 on obtient

$$2x^3y + 3x^2y^2 + 2xy^3 = \frac{a^4 - b}{2}$$

ou
$$xy(2x^2 + 3xy + 2y^2) = \frac{a^4 - b}{2} \qquad (4)$$

De (1) élevée au carré, on tire

$$x^2 + y^2 = a^2 - 2xy$$

ou
$$2x^2 + 2y^2 = 2a^2 - 4xy. \qquad (5)$$

Portant cette valeur dans (4), on trouve

$$xy(2a^2 - xy) = \frac{a^4 - b}{2},$$

d'où
$$x^2y^2 - 2a^2xy + \frac{a^4 - b}{2} = 0$$

$$xy = \frac{a^2 \pm \sqrt{a^4 - 2a^4 + 2b}}{2} = \frac{a^2 \pm \sqrt{2b - a^4}}{2}. \qquad (6)$$

Posons, pour abréger, $\dfrac{a^2 \pm \sqrt{2b - a^4}}{2} = A$; les équations (1) et (6) permettent de trouver les valeurs de x et de y à l'aide de l'équation auxiliaire

$$X^2 - aX + A = 0.$$

1162. *La somme de deux nombres ajoutée à la somme de leurs carrés est égale à* a ; m *fois la somme de leurs carrés, plus* n *fois le produit des deux nombres est égal à* b. *Quels sont ces nombres?*

L'énoncé de ce problème conduit aux deux équations

$$x^2 + y^2 + x + y = a \qquad (1)$$
$$m(x^2 + y^2) + nxy = b. \qquad (2)$$

Posons
$$x + y = p \qquad xy = q.$$

De la première de ces égalités on tire

$$x^2 + y^2 = p^2 - 2xy \quad \text{ou} \quad x^2 + y^2 = p^2 - 2q,$$

puis
$$m(x^2 + y^2) = mp^2 - 2mq.$$

Les équations (1) et (2) deviennent alors

$$p^2 - 2q + p = a \qquad (3)$$
$$mp^2 - 2mq + nq = b \qquad (4)$$

et permettent de calculer p et q.

L'équation (3) donne

$$q = \frac{p^2 + p - a}{2}.$$

En portant cette valeur dans (4), on trouve

$$mp^2 - (2m - n) \times \frac{p^2 + p - a}{2} = b.$$

Cette équation, qui est du second degré en p, donnera deux valeurs pour p et il en résultera deux valeurs pour q.

Alors, en résolvant l'équation générale

$$X^2 - pX + q = 0$$

pour déterminer x et y, on trouvera 4 valeurs pour chacune de ces inconnues.

1163. *La différence des moyens d'une proportion géométrique est égale à* a, *la différence des extrêmes est égale à* b, *et la somme des carrés des quatre termes est égale à* c. *Quels sont ces termes ?*

Soient x et y les deux premiers termes de cette proportion, les deux autres seront $x + a$ et $y + b$; la proportion elle même sera

$$\frac{y}{x} = \frac{x + a}{y + b}. \qquad (1).$$

et l'on aura de plus

$$x^2 + (x + a)^2 + y^2 + (y + b)^2 = c. \qquad (2)$$

Posons $\qquad x(x + a) = y(y + b) = p$

ou $\qquad 1^\circ\ x^2 + ax = p \quad,\quad 2^\circ\ y^2 + by = p. \qquad (3)$

En multipliant ces égalités par 2 et substituant dans l'équation (2), cette équation devient

$$2p + a^2 + 2p + b^2 = c,$$

d'où $\qquad p = \dfrac{c - a^2 - b^2}{4}.$

La première des équations (3) donne

$$x^2 + ax - \frac{c - a^2 - b^2}{4} = 0$$

$$x = -\frac{a}{2} \pm \sqrt{\frac{a^2}{4} + \frac{c - a^2 - b^2}{4}} = \frac{1}{2}\left(- a \pm \sqrt{c - b^2}\right).$$

La deuxième donne

$$y^2 + by - \frac{c - a^2 - b^2}{4} = 0$$

$$y = -\frac{b}{2} \pm \sqrt{\frac{b^2}{4} + \frac{c - a^2 - b^2}{4}} = \frac{1}{2}\left(- b \pm \sqrt{c - a^2}\right).$$

On en tire

$$x + a = \frac{1}{2}\left(a \pm \sqrt{c - b^2}\right)$$

$$y + b = \frac{1}{2}\left(b \pm \sqrt{c - a^2}\right).$$

La proportion cherchée est donc

$$\frac{\frac{1}{2}\left(- b \pm \sqrt{c - a^2}\right)}{\frac{1}{2}\left(- a \pm \sqrt{c - b^2}\right)} = \frac{\frac{1}{2}\left(a \pm \sqrt{c - b^2}\right)}{\frac{1}{2}\left(b \pm \sqrt{c - a^2}\right)} \cdot$$

1104. *Trouver trois nombres en proportion continue dont la somme des termes soit égale à* a *et la somme des carrés égale à* b.

$$\frac{x}{y} = \frac{y}{z} \tag{1}$$

$$x + y + z = a \tag{2}$$

$$x^2 + y^2 + z^2 = b. \tag{3}$$

Élevons l'équation (2) au carré et retranchons du résultat l'équation (3), on a

$$2xy + 2xz + 2yz = a^2 - b$$

ou

$$xy + xz + yz = \frac{a^2 - b}{2} \cdot \tag{4}$$

Or, de (1)

$$xz = y^2$$

(4) devient donc

$$xy + y^2 + yz = \frac{a^2 - b}{2} \cdot$$

ou

$$y(x + y + z) = \frac{a^2 - b}{2}$$

$$y = \frac{a^2 - b}{2a} \cdot$$

Par suite,

$$xz = y^2 = \frac{(a^2 - b)^2}{4a^2}$$

$$x + z = a - \frac{a^2 - b}{2a} = \frac{a^2 + b}{2a} \cdot$$

D'où l'équation

$$X^2 - \frac{a^2 + b}{2a} X + \frac{(a^2 - b)^2}{4a^2} = 0$$

$$X = \frac{a^2 + b}{4a} \pm \sqrt{\frac{(a^2 + b)^2}{16a^2} - \frac{(a^2 - b)^2}{4a^2}}$$

$$\frac{x}{y} = \frac{a^2 + b \pm \sqrt{(3a^2 - b)(3b - a^2)}}{4a} \cdot$$

1165. *Trouver une proportion continue dont la somme des termes soit égale à* a, *et dont le reste, qu'on obtient en retranchant le carré du terme moyen de la somme des carrés des deux autres termes, soit égal à* b.

Les trois équations de ce problème sont

$$\frac{x}{y} = \frac{y}{z} \qquad (1)$$
$$x + y + z = a \qquad (2)$$
$$x^2 + z^3 - y^2 = b. \qquad (3)$$

De (2) on tire

$$x + z = a - y$$
$$x^2 + z^3 + 2xz = a^2 - 2ay + y^2. \qquad (4)$$

Si l'on en retranche membre à membre l'équation (3) ainsi écrite

$$x^2 + z^3 = b + y^2,$$

on a
$$2xz = a^2 - b - 2ay. \qquad (5)$$

Mais (1) donne $\qquad xz = y^3;$

l'équation (5) équivaut donc à

$$2y^2 + 2ay + b - a^2 = 0,$$

d'où $\qquad y = \dfrac{-a \pm \sqrt{a^2 - 2b + 2a^2}}{2} = \dfrac{-a \pm \sqrt{3a^2 - 2b}}{2}.$

On tire de là $\qquad xz = y^2.$

De plus, $\qquad x + z = a - y$

x et z sont donc les racines de l'équation

$$X^2 - (a - y)X + y^2 = 0,$$

d'où
$$X = \frac{a - y \pm \sqrt{a^2 - 2ay + y^2 - 4y^2}}{2} = \frac{a - y \pm \sqrt{a^2 - 2ay - 3y^2}}{2}$$

ou $\qquad x = \dfrac{a - y \pm \sqrt{a^2 - 2ay - 3y^2}}{2}$

$\qquad\qquad z = \dfrac{a - y \mp \sqrt{a^2 - 2ay - 3y^2}}{2}.$

1166. *Dans une proportion géométrique la somme des moyens est* a, *la somme des extrêmes est* b, *la somme des cubes des quatre termes* c. *Quelle est-elle?*

Les quatre équations de ce problème sont

$$\frac{x}{y} = \frac{z}{t} \qquad (1)$$
$$y + z = a \qquad (2)$$
$$x + t = b \qquad (2)$$
$$x^3 + y^3 + z^2 + t^3 = c. \qquad (4)$$

Ajoutons les équations (2) et (3) après les avoir élevées au cube, nous obtenons

$$y^3 + z^3 + x^3 + t^3 + 3y^2z + 3yz^2 + 3x^2t + 3xt^2 = a^3 + b^3$$

et, en retranchant l'équation (4),

$$3yz(y + z) + 3xt(x + t) = a^3 + b^3 - c. \qquad (5)$$

Si nous remarquons que $xt = yz$ à cause de (1) et que $y + z = a$, $x + t = b$, nous voyons que l'équation (5) est équivalente à

$$3xt \times a + 3xt \times b = a^3 + b^3 - c,$$

d'où

$$xt = yz = \frac{a^3 + b^3 - c}{3(a + b)}.$$

Les inconnues x et t sont donc les racines de l'équation

$$X^2 - bX + \frac{a^3 + b^3 - c}{3(a + b)} = 0,$$

qui donne

$$\frac{x}{t} = \frac{b \pm \sqrt{b^2 - \dfrac{4(a^3 + b^3 - c)}{3(a + b)}}}{2} = \frac{b \pm \sqrt{\dfrac{4c - b^3 + 3ab^2 - 4a^3}{3(a + b)}}}{2}.$$

Et les inconnues y et z sont les racines de l'équation

$$X^2 - aX + \frac{a^3 + b^3 - c}{3(a + b)} = 0,$$

d'où l'on tire

$$\frac{y}{z} = \frac{a \pm \sqrt{a^2 - \dfrac{4(a^3 + b^3 - c)}{3(a + b)}}}{2} = \frac{a \pm \sqrt{\dfrac{4c - a^3 + 3a^2b - 4b^3}{3(a + b)}}}{2}.$$

PROBLÈMES DE GÉOMÉTRIE

1167. *Trouver les côtés d'un triangle rectangle, sachant que ces côtés sont trois nombres entiers consécutifs.*

Soient x, $x + 1$, $x + 2$ les trois côtés d'un triangle rectangle, le côté $x + 2$ étant nécessairement l'hypoténuse, on a

$$(x + 2)^2 = x^2 + (x + 1)^2$$

ou

$$x^2 + 4x + 4 = x^2 + x^2 + 2x + 1,$$

d'où l'on tire

$$x^2 - 2x - 3 = 0$$
$$x = 1 \pm \sqrt{1 + 3}$$
$$x' = 1 + 2 = 3 \quad , \quad x'' = 1 - 2 = -1.$$

Les côtés d'un triangle étant nécessairement positifs, la racine négative doit être rejetée; les côtés du triangle sont donc 3, 4, et 5.

On a, en effet, $\qquad 5^2 = 4^2 + 3^2$

1168. *La somme des surfaces de deux carrés est* m^2; *le produit de leurs diagonales est* p^2; *trouver les côtés de ces carrés. Application au cas où* $m^2 = 1284$ *et* $p^2 = 1116$.

Soient x et y les côtés des deux carrés; les diagonales de ces carrés sont $x\sqrt{2}$ et $y\sqrt{2}$. On a donc les deux équations

$$x^2 + y^2 = m^2 \qquad (1)$$
$$x\sqrt{2} \times y\sqrt{2} = p^2$$

ou $$2xy = p^2. \qquad (2)$$

Si l'on additionne membre à membre,

on a $$x^2 + y^2 + 2xy = m^2 + p^2,$$

d'où $$x + y = \pm\sqrt{m^2 + p^2}. \qquad (4)$$

En les retranchant membre à membre, on a

$$x^2 + y^2 - 2xy = m^2 - p^2,$$

d'où $$x - y = \pm\sqrt{m^2 - p^2}. \qquad (5)$$

Les deux radicaux doivent être pris avec le signe plus, car 1° la somme des côtés des deux carrés est nécessairement positive et 2° rien ne s'oppose à ce que x soit le côté du plus grand carré.

Des relations (4) et (5) on tire

$$x = \frac{1}{2}\sqrt{m^2 + p^2} + \frac{1}{2}\sqrt{m^2 - p^2}$$
$$y = \frac{1}{2}\sqrt{m^2 + p^2} + \frac{1}{2}\sqrt{m^2 - p^2}.$$

Si $m^2 = 1285$ et $p^2 = 1116$, on a

$$x = \frac{1}{2}\sqrt{1285 + 1116} + \frac{1}{2}\sqrt{1285 - 1116} = 31$$
$$y = \frac{1}{2}\sqrt{1285 + 1116} - \frac{1}{2}\sqrt{1285 - 1116} = 13.$$

1169. *Quel est le nombre des côtés d'un polygone qui a* n *diagonales? Cas où* n $= 54$.

Soit x le nombre des côtés du polygone. De chacun de ses sommets, on peut mener $x - 3$ diagonales; mais chacune d'elles est tracée deux fois; le nombre total des diagonales est donc $\dfrac{x(x-3)}{2}$, et l'on a la relation

$$\frac{x(x-3)}{2} = n. \qquad (1)$$

D'où l'on tire

$$x^2 - 3x - 2n = 0 \qquad (2)$$
$$x = \frac{3}{2} \pm \sqrt{\frac{9}{4} + 2n}\,.$$

L'équation (2) montre que l'une des racines est positive et l'autre négative ; la première seule,

$$x = \frac{3}{2} + \sqrt{\frac{9}{4} + 2n}\,,$$

convient au problème.

Pour $n = 54$, on a

$$x = \frac{3}{2} + \sqrt{\frac{9}{4} + 108} = 12.$$

1170. *Quelles sont les dimensions d'un rectangle dont la surface* m^2 *ne varie pas lorsqu'on diminue sa base de* a *mètres et qu'on augmente sa hauteur de* b *mètres.*

Soient x et y les dimensions du rectangle; l'énoncé fournit immédiatement les relations

$$xy = m^2 \qquad (1)$$
$$(x - a)(y + b) = m^2. \qquad (2)$$

D'où l'on tire

$$xy - ay + bx - ab = xy$$
$$bx - ay = ab \qquad (3)$$
$$y = \frac{bx - ab}{a}\,. \qquad (4)$$

Portant cette valeur dans (1), on a

$$\frac{bx^2 - abx}{a} = m^2,$$

d'où

$$bx^2 - abx - am^2 = 0 \qquad (5)$$
$$x = \frac{ab \pm \sqrt{a^2b^2 + 4abm^2}}{2b}\,.$$

La racine négative doit être rejetée. La base du rectangle est donc

$$x = \frac{ab + \sqrt{a^2b^2 + 4abm^2}}{2b}$$

et la hauteur

$$y = \frac{\dfrac{ab + \sqrt{a^2b^2 + 4a}}{2} - ab}{a}$$

ou

$$y = \frac{\sqrt{a^2b^2 + 4abm^2} - ab}{2a}\,.$$

1171. *Circonscrire à un cercle un trapèze isocèle ayant un périmètre donné* 4 p.

Soit ABCD un trapèze isocèle circonscrit à un cercle O de rayon R (fig. 34). Si l'on représente les demi-bases par x et par y, et qu'on observe que les tangentes issues d'un même point sont égales, on a

$$4x + 4y = 4p$$

ou

$$x + y = p. \qquad (1)$$

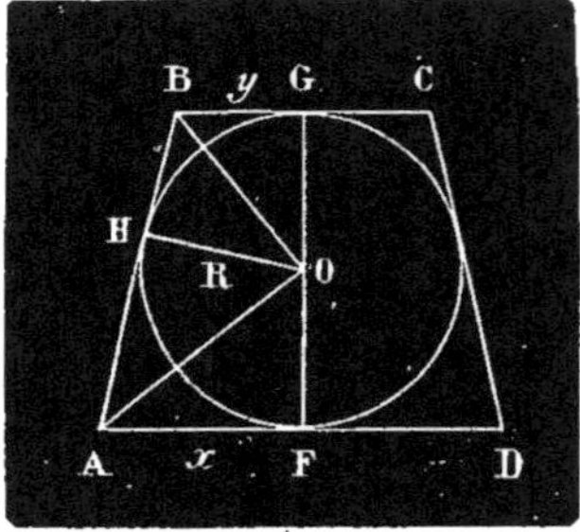

Fig. 34.

Le triangle AOB est rectangle en O, car les droites AO et BO sont les bissectrices des deux angles supplémentaires HOF et HOG ; ce triangle fournit la relation :

$$xy = R^2. \qquad (2)$$

Les droites x et y sont donc les racines de l'équation

$$X^2 - pX + R^2 = 0, \qquad (3)$$

d'où

$$X = \frac{p}{2} \pm \sqrt{\frac{p^2}{4} - R^2}$$

ou

$$x = \frac{p}{2} + \sqrt{\frac{p^2}{4} - R^2}$$

$$y = \frac{p}{2} - \sqrt{\frac{p^2}{2} - R^2}$$

Pour que le problème soit possible il faut que l'on ait

$$\frac{p^2}{4} - R^2 \geqslant 0.$$

Cette condition étant remplie, l'équation (3) montre que les valeurs de x et de y sont positives.

Dans le cas de $\dfrac{p^2}{4} - R^2 = 0$, on a $x = y = \dfrac{p}{2} = R$, et le trapèze circonscrit est un carré.

1172. *Circonscrire à un cercle un trapèze isocèle ayant une surface donnée* m².

Soit ABCD (fig. 34) le trapèze cherché ; les demi-bases étant x et y et la hauteur 2R, la surface est égale à $(x + y) \times 2R$. On a donc

$$(x + y) \times 2R = m^2$$

ou

$$x + y = \frac{m^2}{2R}. \qquad (1)$$

Le triangle rectangle AOB donne d'ailleurs

$$xy = \text{R}^2. \tag{2}$$

On a, par suite, l'équation

$$\text{X}^2 - \frac{m^2}{2\,\text{R}}\,\text{X} + \text{R}^2 = 0, \tag{3}$$

d'où

$$\text{X} = \frac{m^2}{4\,\text{R}} \pm \sqrt{\frac{m^4}{16\,\text{R}^2} - \text{R}^2}$$

ou

$$x = \frac{m^2}{4\,\text{R}} - \sqrt{\frac{m^4}{16\,\text{R}^2} - \text{R}^2}$$

$$y = \frac{m^2}{4\,\text{R}} - \sqrt{\frac{m^4}{16\,\text{R}^2} - \text{R}^2} \cdot$$

Pour que le problème soit possible, il faut que l'on ait

$$\frac{m^4}{16\,\text{R}^2} - \text{R}^2 \geqslant 0 \quad \text{ou} \quad m^2 \geqslant 4\text{R}^2.$$

Lorsque cette condition est remplie, l'équation (3) montre que les deux valeurs de x et de y sont positives.

Dans le cas de $m^2 = 4\,\text{R}^2$, le trapèze circonscrit au cercle est un carré.

1173. *Circonscrire à un cercle un losange ayant une surface donnée.*

Soit ABCD (fig. 35) un losange circonscrit au cercle O. Les diagonales de ce quadrilatère étant bissectrices, des angles passent par le centre du cercle. Soit F le point de contact du côté AB; si l'on représente par x et par y les segments AF et BF, le périmètre du quadrilatère est égal à $4x + 4y$, et sa surface à

$$(4x + 4y) \times \frac{\text{R}}{2} \cdot$$

On a donc l'équation

$$(4x + 4y)\frac{\text{R}}{2} = m^2. \tag{1}$$

D'un autre côté, le triangle rectangle AOB donne

$$xy = \text{R}^2. \tag{2}$$

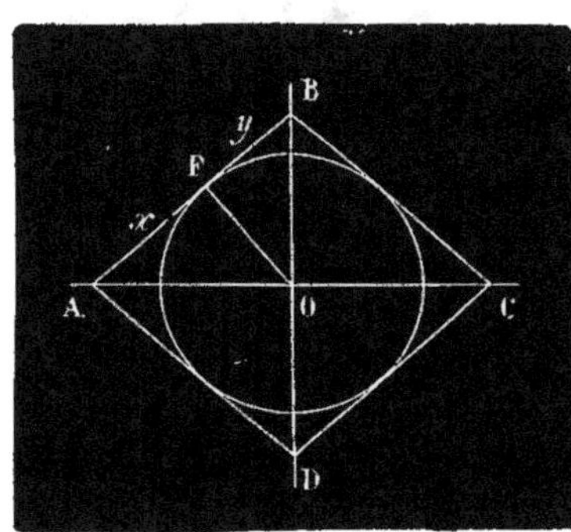

Fig. 35.

De l'équation (1) on tire

$$x + y = \frac{m^2}{2\text{R}},$$

et, l'on a, pour déterminer x et y, l'équation

$$X^2 - \frac{m^2}{2R} X + R^2 = 0, \tag{3}$$

d'où

$$X = \frac{m^2}{4R} \pm \sqrt{\frac{m^4}{16R^2} - R^2}$$

ou

$$x = \frac{m^2 + \sqrt{m^4 - 16R^4}}{4R}.$$

$$y = \frac{m^2 - \sqrt{m^4 - 16R^4}}{4R}.$$

Pour que les valeurs de x et de y soient réelles, il faut que l'on ait

$$m^4 - 16R^4 \geqslant 0$$

ou

$$m^2 \geqslant 4R^2.$$

Cette condition étant remplie, l'équation (3) montre que les quantités x et y sont positives.

Si $m^2 = 4R^2$, on a $x = y = \frac{m^2}{4R} = R$, et le quadrilatère circonscrit est un carré.

1174. *Circonscrire à un demi-cercle donné un trapèze rectangle de surface donnée* m^2.

Soit ABCD (fig. 36) un trapèze rectangle circonscrit au demi-cercle O. Les bases AD et BC étant représentées par x et par y, on a

$$\frac{x + y}{2} \times 2R = m^2. \tag{1}$$

Pour obtenir une seconde équation remarquons que le triangle COD est rectangle en O et que le rayon OH est perpendiculaire à l'hypoténuse CD. On a donc

$$DH \times HC = OH^2$$

ou

$$xy = R^2. \tag{4}$$

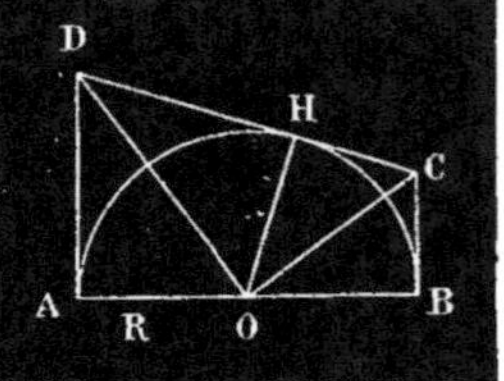

Fig. 36.

Des relations (3) et (4) on tire

$$X^2 - \frac{m^2}{R} X + R^2 = 0$$

$$X = \frac{m^2}{2R} \pm \sqrt{\frac{m^4}{4R^2} - R^2}$$

$$x = \frac{m^2 + \sqrt{m^4 - 4R^4}}{2R}$$

$$y = \frac{m^2 - \sqrt{m^4 - 4R^4}}{2R}.$$

L'équation (5) montre que les valeurs de x et de y sont positives si elles sont réelles, et pour qu'elles soient réelles, il faut que l'on ait

$$m^4 - 4R^4 \geqslant 0$$

ou
$$m^2 \geqslant 2R^2$$

Si $m^2 = 2R^2$, $x = y = \dfrac{m^2}{2R} = R$, et le trapèze circonscrit est un rectangle.

1175. *Circonscrire à un rectangle un rectangle de surface donnée.*

Soient ABCD (fig. 37) le rectangle donné et dont les côtés sont a et b et FGHK le rectangle circonscrit de sur-face m^2. Désignons par x et par y les segments FC et BF. La surface de chacun

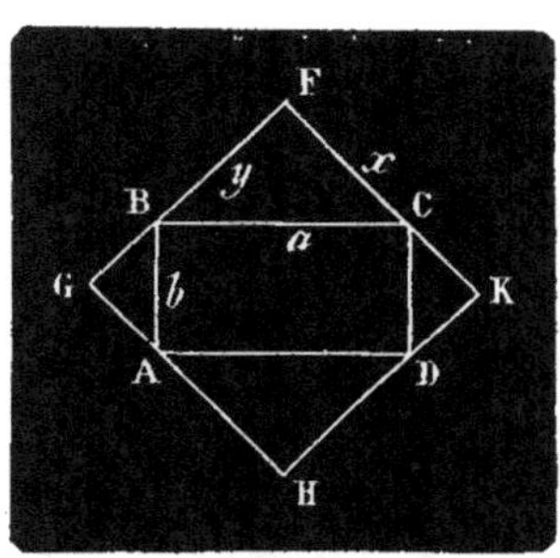

Fig. 37.

des triangles égaux BFC et AHD est $\dfrac{xy}{2}$. Les triangles semblables ABG et BFC sont entre eux comme les carrés des côtés homologues, de sorte que ABG = CDK = $\dfrac{xy}{2} \times \dfrac{b^2}{a^2}$. On a, par suite,

$$xy + xy \frac{b^2}{a^2} + ab = m^2. \quad (1)$$

Le triangle rectangle BFC donne d'ailleurs

$$x^2 + y^2 = a^2. \tag{2}$$

De l'équation (1) on tire

$$a^2 xy + b^2 xy + a^3 b = a^2 m^2$$
$$xy = \frac{a^2 m^2 - a^3 b}{a^2 + b^2}. \tag{3}$$

Si l'on multiplie par 2 les deux membres de cette dernière équation, puis qu'on l'ajoute à l'équation (2) et qu'on l'en retranche, on a, après avoir extrait la racine carrée :

$$x + y = \sqrt{a^2 + \frac{2(a^2 m^2 - a^3 b)}{a^2 + b^2}} = a\sqrt{\frac{(a-b)^2 + 2m^2}{a^2 + b^2}}$$
$$x - y = \sqrt{a^2 - \frac{2(a^2 m^2 - a^3 b)}{a^2 + b^2}} = a\sqrt{\frac{(a+b)^2 - 2m^2}{a^2 + b^2}}.$$

Les radicaux devant être pris avec le signe plus, on a

$$x = \frac{1}{2} a \sqrt{\frac{(a-b)^2 + 2m^2}{a^2 + b^2}} + \frac{1}{2} a \sqrt{\frac{(a+b)^2 - 2m^2}{a^2 + b^2}}$$
$$y = \frac{1}{2} a \sqrt{\frac{(a-b)^2 + 2m^2}{a^2 + b^2}} - \frac{1}{2} a \sqrt{\frac{(a+b)^2 - 2m^2}{a^2 + b^2}}.$$

Pour que le problème soit possible, il faut que l'on ait

$$(a + b)^2 - 2m^2 \geqslant 0,$$

d'où
$$m^2 \leqslant \frac{(a + b)^2}{2}.$$

En d'autres termes, la surface du rectangle circonscrit doit être plus petite que la moitié du carré ayant pour côté la somme des dimensions du rectangle donné. Si $m^2 = \frac{(a + b)^2}{2}$, $x = y$, et le rectangle circonscrit est un carré.

1176. *Inscrire dans un cercle un rectangle de surface donnée.*

Désignons par x et y les dimensions du rectangle ABCD (fig. 38) inscrit dans le cercle 0, dont le rayon est R. On a

$$xy = m^2 \qquad (1)$$
$$x^2 + y^2 = 4R^2. \qquad (2)$$

D'où l'on tire

$$x + y = \sqrt{4R^2 + 2m^2}$$
$$x - y = \sqrt{4R^2 - 2m^2}$$

puis

$$x = \frac{1}{2}\sqrt{4R^2 + 2m^2} + \frac{1}{2}\sqrt{4R^2 - 2m^2}$$
$$y = \frac{1}{2}\sqrt{4R^2 + 2m^2} - \frac{1}{2}\sqrt{4R^2 - 2m^2}.$$

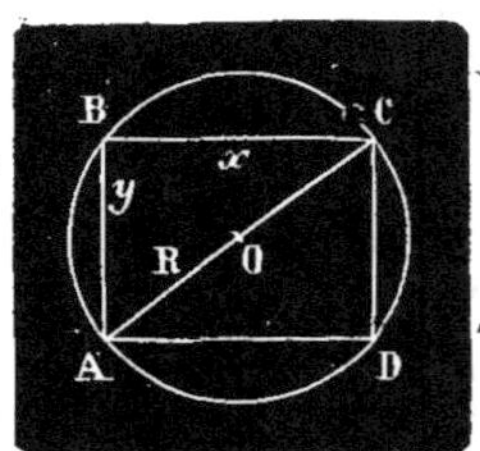

Fig. 33.

Il est évident que cette question de géométrie ne comporte que le signe $+$ pour les radicaux.

Pour que le problème soit possible, on doit avoir

$$4R^2 - 2m^2 \geqslant 0$$

ou
$$m^2 \leqslant 2R^2.$$

Si $m^2 = 2R^2$, $x = y$, et le rectangle inscrit est un carré.

1177. *Inscrire dans un cercle un triangle isocèle dont on connaît la somme a de la base et de la hauteur.*

Soit ABC (fig. 39) le triangle cherché. Si l'on désigne la base AB par $2x$, la hauteur par y, et le rayon du cercle par R, on a les deux équations

$$2x + y = a \qquad (1)$$
$$x^2 = y(2R - y). \qquad (2)$$

De (1) on tire

$$x = \frac{a - y}{2} \quad \text{ou} \quad x^2 = \frac{(a - y)^2}{4}.$$

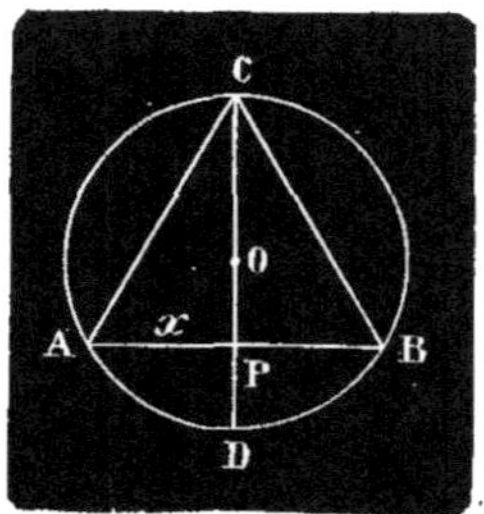

Fig. 39.

Portant cette valeur dans (2), il vient

$$\frac{(a-y)^2}{4} = y(2R - y)$$

ou
$$5y^2 - 2(a + 4R)y + a^2 = 0,\qquad(3)$$

ce qui donne
$$y = \frac{a + 4R \pm \sqrt{(a + 4R)^2 - 5a^2}}{5}$$

ou
$$y = \frac{a + 4R \pm \sqrt{-4a^2 + 8aR + 16R^2}}{5}.$$

L'équation (3) montre que les deux valeurs de y sont positives si elles sont réelles, et le problème admet deux solutions. Pour que ces racines soient réelles, il faut que l'on ait

$$-4a^2 + 8aR + 16R^2 \geqslant 0.$$

Cette expression est un trinôme du second degré dont la variable est a. Cherchons-en les racines. On a

$$-4a^2 + 8aR + 16R^2 = 0$$

ou
$$a^2 - 2Ra - 4R^2 = 0,$$

d'où
$$a = R \pm \sqrt{R^2 + 4R^2}$$
$$a' = R\left(1 + \sqrt{5}\right)$$
$$a'' = R\left(1 - \sqrt{5}\right).$$

Pour que le trinôme soit de signe contraire à son premier terme, il faut que a soit compris entre les deux racines $R\left(1 + \sqrt{5}\right)$ et $R\left(5 - \sqrt{5}\right)$. La plus grande valeur que a puisse prendre est donc $a = R\left(1 + \sqrt{5}\right)$.

Alors
$$y = \frac{R\left(1 + \sqrt{5}\right) + 4R}{5} = \frac{R\left(5 + \sqrt{5}\right)}{5}.$$

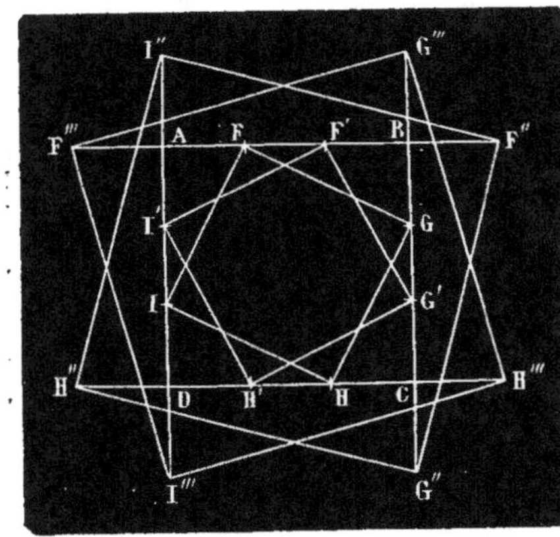

Fig. 40.

Le trinôme serait encore positif, si a descendait jusqu'à la valeur négative $R\left(1 - \sqrt{5}\right)$; mais cette question de géométrie exige que a soit positif; a peut donc varier de 0 à $R\left(1 + \sqrt{5}\right)$.

1178. *Inscrire un carré donné dans un carré donné.*

Soit à inscrire un carré de côté m dans un carré donné ABCD (fig. 40) de côté a. Représentons par x les segments égaux AF, BG, CH et DI; il en résulte que chacun des autres segments est égal à $a - x$. Le triangle rectangle AIF donne l'équation

$$x^2 + (a - x)^2 = m^2, \qquad (1)$$

qui équivaut à

$$2x^2 - 2ax + a^2 - m^2 = 0, \qquad (2)$$

d'où

$$x = \frac{a \pm \sqrt{a^2 - 2a^2 + 2m^2}}{2} = \frac{a \pm \sqrt{2m^2 - a^2}}{2}.$$

DISCUSSION. — Pour que le problème soit possible, il faut que l'on ait

$$2m^2 \geqslant a^2 \quad \text{ou} \quad m^2 \geqslant \frac{a^2}{2}.$$

La plus petite valeur que puisse prendre m^2 est donc la moitié du carré donné.

Pour étudier toutes les phases du problème, faisons varier m^2 depuis $\frac{a^2}{2}$ jusqu'à $+ \infty$.

1° Si $m^2 < a^2$, l'équation (2) montre que les deux valeurs de x sont positives et, en outre, moindres que a, car si l'on fait $x = a$ dans le premier membre de l'équation, on a une quantité positive $a^2 - m^2$, ce qui prouve que a n'est pas compris entre les racines. La plus petite racine est AF et la seconde FB, puisque leur somme est $\frac{2a}{2}$ ou a.

En les portant toutes deux à partir du point A, on a les deux carrés FGHI, F'G'H'I'.

2° Pour $m^2 = a^2$, l'une des racines est nulle et l'autre égale à a; les deux carrés obtenus coïncident avec le carré donné.

3° Si $m^2 > a^2$, l'équation (2) montre que les racines sont de signes contraires et que la plus grande en valeur absolue est la racine positive. Celle-ci est d'ailleurs plus grande que a, puisque si l'on fait $x = a$, le premier membre de l'équation devient négatif.

Soit AF'' cette racine; elle correspond au carré F''G''H''I''.

La racine négative sera une quantité AF''' portée en sens contraire de AF'' et telle que AF'' — AF''' = a; elle donnera le carré F'''G'''H'''I'''.

Ces deux carrés existeront toujours, quelle que soit la valeur de m^2 supérieure à a^2.

1179. *Trouver les côtés de l'angle droit d'un triangle rectangle dont le périmètre est* 2 p *et l'hypoténuse* a.

Soient x et y les côtés de l'angle droit. On a les relations

$$x + y = 2p - a \qquad (1).$$
$$x^2 + y^2 = a^2. \qquad (2)$$

La première, élevée au carré, donne

$$x^2 + y^2 + 2xy = 4p^2 - 4pa + a^2.$$

Si l'on en retranche l'équation (2), on a

$$2xy = 4p^2 - 4pa$$

ou

$$xy = 2p(p - a). \qquad (3)$$

Les équations (1) et (3) donnent, pour déterminer x et y,

$$X^2 - (2p - a)X + 2p(p - a) = 0,$$

d'où

$$\frac{x}{y} = \frac{2p - a}{2} \pm \sqrt{\frac{(2p - a)^2}{4} - 2p(p - a)}$$

ou

$$\frac{x}{y} = \frac{2p - a \pm \sqrt{-4p^2 + 4pa + a^2}}{2} .$$

Pour que le problème soit possible, il faut que l'on ait

$$-4p^2 + 4pa + a^2 \geqslant 0.$$

En divisant cette inégalité par a^2, on obtient

$$-4\frac{p^2}{a^2} + 4\frac{p}{a} + 1 \geqslant 0.$$

Cherchons les racines de ce trinôme, dont la variable est $\frac{p}{a}$; on a

$$4\frac{p^2}{a^2} - 4\frac{p}{a} - 1 = 0,$$

d'où

$$\frac{p}{a} = \frac{2 \pm \sqrt{4 + 4}}{4} = \frac{1 \pm \sqrt{2}}{2}$$

Pour que le trinôme soit de signe contraire à son premier terme, il faut donner à $\frac{p}{a}$ une valeur comprise entre les racines $\frac{1 - \sqrt{2}}{2}$ et $\frac{1 + \sqrt{2}}{2}$, et comme l'égalité (1) montre que l'on doit avoir $2p - a > 0$ ou $\frac{p}{a} > \frac{1}{2}$ le rapport $\frac{p}{a}$ peut varier de $\frac{1}{2}$ à $\frac{1 + \sqrt{2}}{2}$; donc $\frac{1}{2} < \frac{p}{a} < \frac{1 + \sqrt{2}}{2}$.

La plus grande valeur que puisse prendre $\frac{p}{a}$ est $\frac{p}{a} = \frac{1 + \sqrt{2}}{2}$; on en tire $p = a\left(\frac{1 + \sqrt{2}}{2}\right)$ et pour cette valeur $x = y = \frac{a\sqrt{2}}{2}$.

De même, si p est donné, on en déduit que la plus petite valeur que puisse prendre a est $a = \frac{2p}{1 + \sqrt{2}}$ et, dans ce cas, $x = y = \frac{p(2 - \sqrt{2})}{2}$.

Donc

1° *De tous les triangles rectangles qui ont même hypoténuse, celui qui a le plus grand périmètre est le triangle isocèle.*

2° *De tous les triangles rectangles qui ont même périmètre, celui qui a la plus petite hypoténuse est le triangle isocèle.*

1180. *Trouver les côtés d'un triangle rectangle dont le périmètre est 2 p et la somme des deux côtés de l'angle droit m.*

En représentant par x et y les deux côtés de l'angle droit et par z l'hypoténuse, on a les trois équations

$$x + y + z = 2p \qquad (1)$$
$$x + y = m \qquad (2)$$
$$x^2 + y^2 = z^2. \qquad (3)$$

Des deux premières on tire

$$z = 2p - m \qquad (4)$$

et, par suite,

$$x^2 + y^2 = z^2 = 4p^2 - 4pm + m^2. \qquad (5)$$

En retranchant cette équation de (2) élevée au carré, on obtient

$$2xy = 4pm - 4p^2 \quad \text{ou} \quad xy = 2pm - 2p^2.$$

Les inconnues x et y sont donc les racines de l'équation

$$X^2 - mX + 2pm - 2p^2 = 0,$$

qui donne

$$\frac{x}{y} = \frac{m \pm \sqrt{m^2 - 8pm + 8p^2}}{2}.$$

Pour que x et y soient réels, il faut que la quantité placée sous le radical ne soit pas négative. On doit donc avoir

$$m^2 - 8pm + 8p^2 \geqslant 0.$$

En divisant par p^2, cette inégalité devient

$$\frac{m^2}{p^2} - 8\frac{m}{p} + 8 \geqslant 0$$

ou, en posant

$$\frac{m}{p} = s,$$

$$s^2 - 8s + 8 \geqslant 0.$$

Les racines de l'équation

$$s^2 - 8s + 8 = 0$$

sont

$$s = 4 \pm \sqrt{16 - 8} = 2(2 \pm \sqrt{2}).$$

Pour que le trinôme soit de même signe que s^2, il faut donner à s des valeurs non comprises entre les racines.

Or, les valeurs supérieures à $2(2 + \sqrt{2})$ ne sont pas admissibles, car on aurait alors $\frac{m}{p} > 2(2 + \sqrt{2})$ ou $m > 2p(2 + \sqrt{2})$, ce qui est impossible. On doit donc avoir

$$s \quad \text{ou} \quad \frac{m}{p} \leqslant 2(2 - \sqrt{2}) \quad \text{ou} \quad m \leqslant 2p(2 - \sqrt{2}).$$

Donc le maximum de m, quand p est donné, est $m = 2p(2 - \sqrt{2})$; et le minimum de p, quand m est donné, $p = \dfrac{m}{2(2 - \sqrt{2})}$ ou $p = \dfrac{m(2 + \sqrt{2})}{4}$.

1181. *Même problème dans le cas où le périmètre est 2 p et la différence des côtés de l'angle droit* m².

En adoptant la notation du problème précédent, on a les équations

$$x + y + z = 2p \qquad\qquad (1)$$
$$x - y = m \qquad\qquad (2)$$
$$x^2 + y^2 = z^2. \qquad\qquad (3)$$

(2) au carré donne

$$x^2 + y^2 - 2xy = m^2$$

ou, en tenant compte de (3),

$$2xy = z^2 - m^2. \qquad\qquad (4)$$

De (1) on tire également

$$x + y = 2p - z$$
$$x^2 + 2xy + y^2 = 4p^2 - 4pz + z^2$$
$$2xy = 4p^2 - 4pz. \qquad\qquad (5)$$

En combinant (4) et (5), on obtient

$$z^2 - m^2 = 4p^2 - 4pz$$

ou

$$z^2 + 4pz - (m^2 + 4p^2) = 0$$

$$z = -2p \pm \sqrt{8p^2 + m^2}.$$

On doit prendre le radical avec le signe $+$, car z est une quantité essentiellement positive. En portant cette valeur dans (1), on a

$$x + y = 4p - \sqrt{8p^2 + m^2}. \qquad\qquad (6)$$

De (2) et de (6) on tire finalement

$$x = \frac{m + 4p - \sqrt{8p^2 + m^2}}{2}$$

$$y = \frac{-m + 4p - \sqrt{8p^2 + m^2}}{2} .$$

z est réel et positif pour toutes les valeurs attribuées à m et à p, x est également positif. Pour que y soit positif, il faut que l'on ait

$$4p - m > \sqrt{8p^2 + m^2}$$

ou

$$16p^2 + m^2 - 8pm > 8p^2 + m^2$$
$$8p(p - m) > 0,$$

d'où l'on tire

$$p > m.$$

Telle est la condition de possibilité du problème.

1182. *Calculer les côtés d'un triangle rectangle dont le périmètre est 2 p et la somme des carrés des trois côtés* m².

Équations :

$$x + y + z = 2p \qquad (1)$$
$$x^2 + y^2 + z^2 = m^2 \qquad (2)$$
$$x^2 + y^2 = z^2. \qquad (3)$$

On en tire aisément

$$2z^2 = m^2 \quad , \quad z^2 = \frac{m^2}{2} \quad , \quad z = \frac{m}{\sqrt{2}} \qquad (4)$$

$$x + y = 2p - \frac{m}{\sqrt{2}} .$$

En élevant cette dernière au carré, on a

$$x^2 + y^2 + 2xy = 4p^2 + \frac{m^2}{2} - \frac{4pm}{\sqrt{2}}$$

ou $$xy = 2p^2 - \frac{2pm}{\sqrt{2}} .$$

(4) et (6) conduisent à l'équation

$$X^2 - \left(2p - \frac{m}{\sqrt{2}}\right)X + 2p^2 - \frac{2pm}{\sqrt{2}} = 0$$

d'où $$X = p - \frac{m}{2\sqrt{2}} \pm \sqrt{p^2 - \frac{pm}{\sqrt{2}} + \frac{m^2}{8} - 2p^2 + \frac{2pm}{\sqrt{2}}}$$

ou $$\frac{x}{y} = p - \frac{m}{2\sqrt{2}} \pm \sqrt{\frac{m^2}{8} + \frac{pm}{\sqrt{2}} - p^2}.$$

Pour que le problème soit possible, il faut que l'on ait

$$\frac{m^2}{8} + \frac{pm}{\sqrt{2}} - p^2 \geqslant 0$$

ou $$\frac{1}{8}\frac{m^2}{p^2} + \frac{1}{\sqrt{2}}\frac{m}{p} - 1 \geqslant 0.$$

Les racines de ce trinôme sont

$$\frac{m}{p} = \frac{-\dfrac{1}{\sqrt{2}} \pm \sqrt{\dfrac{1}{2} + 4 \times \dfrac{1}{8}}}{\dfrac{1}{4}} = \frac{-\dfrac{1}{\sqrt{2}} \pm 1}{\dfrac{1}{4}} = 2(-\sqrt{2} \pm 2).$$

Le trinôme sera positif pour toutes les valeurs de $\frac{m}{p}$ supérieures à $2(-\sqrt{2} + 2)$ ou inférieures à $2(-\sqrt{2} - 2)$.

Mais, à cause de la nature de la question, le rapport $\frac{m}{p}$ doit être positif. On aura donc

$$\frac{m}{p} \geqslant 2(2 - \sqrt{2})$$

ou
$$m \geqslant 2p\left(2 - \sqrt{2}\right).$$

Lorsque p est donné le minimum de m, est $m = 2p\left(2 - \sqrt{2}\right)$, et lorsque m est donné, le maximum de p est $p = \dfrac{m}{2(2 - \sqrt{2})}$.

D'un autre côté, le rapport $\dfrac{m}{p}$ ne peut pas dépasser une certaine valeur, car si l'on considère que $x + y$ est une quantité positive, on a (équation 4)

$$\frac{m}{\sqrt{2}} < 2p \quad \text{ou} \quad \frac{m}{p} < 2\sqrt{2}.$$

Par suite, le maximum de m, lorsque p est donné, est $m = 2p\sqrt{2}$, et le minimum de p, lorsque m est donné, est $p = \dfrac{m}{2\sqrt{2}}$.

1183. *Trouver les côtés d'un triangle rectangle dont le périmètre est* 2 p *et le rapport des côtés de l'angle droit* $\dfrac{m}{n}$.

Équations :
$$x + y + z = 2p \tag{1}$$
$$\frac{x}{y} = \frac{m}{n} \tag{2}$$
$$x^2 + y^2 = z^2. \tag{3}$$

On en tire
$$x = \frac{my}{n} \tag{4}$$
$$\frac{m + n}{n} y + z = 2p \tag{5}$$
$$\frac{m^2 + n^2}{n^2} y^2 = z^2. \tag{6}$$

De (5)
$$z^2 = 4p^2 - \frac{4p(m + n)}{n} y + \frac{(m + n)^2}{n^2} y^2.$$

Par suite,
$$\frac{(m + n)^2}{n^2} y^2 - \frac{4p(m + n)}{n} y + 4p^2 = \frac{m^2 + n^2}{n^2} y^2$$

ou
$$\frac{m}{n} y^2 - \frac{2p(m + n)}{n} y + 2p^2 = 0$$
$$my^2 - 2p(m + n)y + 2p^2 n = 0$$
$$y = \frac{p(m + n) \pm \sqrt{p^2(m + n)^2 - 2p^2 mn}}{m}$$
$$y = \frac{p}{m}\left(m + n \pm \sqrt{m^2 + n^2}\right).$$

On en tire
$$x = \frac{p}{n}\left(m + n \pm \sqrt{m^2 + n^2}\right)$$
$$z = 2p - \frac{m + n}{n} y = 2p - \frac{(m + n)p}{mn}\left(m + n \pm \sqrt{m^2 + n^2}\right).$$

1184. *Trouver les côtés d'un triangle rectangle dont le périmètre est 2 p, sachant que le rapport de l'hypoténuse à la somme des deux côtés de l'angle droit est* $\dfrac{m}{n}$.

Ce problème donne les trois équations

$$x + y + z = 2p \tag{1}$$
$$x^2 + y^2 = z^2 \tag{2}$$
$$\frac{z}{x+y} = \frac{m}{n} . \tag{3}$$

De (1) et de (3) on tire

$$\frac{2p - (x + y)}{x + y} = \frac{m}{n}$$
$$\frac{2p}{x + y} = \frac{m + n}{n}$$
$$x + y = \frac{2pn}{m + n} \tag{4}$$

et

$$z = \frac{m}{n}(x + y) = \frac{2pm}{m + n} \quad ; \quad z^2 = \frac{4p^2m^2}{(m + n)^2} . \tag{5}$$

De (4) au carré on a

$$x^2 + y^2 + 2xy = \frac{4p^2n^2}{(m + n)^2}$$

ou, en remplaçant $x^2 + y^2$ par $\dfrac{4p^2m^2}{(m + n)^2}$,

$$xy = \frac{2p^2(n^2 - m^2)}{(m + n)^2} = \frac{2p^2(n - m)}{m + n} . \tag{6}$$

Les relations (4) et (6) montrent que x et y sont les racines de l'équation

$$X^2 - \frac{2pn}{m + n} X + \frac{2p^2(n - m)}{(m + n)} = 0, \tag{7}$$

d'où l'on tire

$$\begin{aligned}
\frac{x}{y} &= \frac{pn}{m + n} \pm \sqrt{\frac{p^2n^2 - 2p^2a^2 + 2p^2m^2}{(m + n)^2}} \\
&= \frac{p\left(n \pm \sqrt{2m^2 - n^2}\right)}{m + n} .
\end{aligned}$$

Pour que le problème soit possible, il faut que les trois côtés du triangle soient réels et positifs. La première des équations (5) montre que z est réel et positif. Pour que les côtés x et y soient réels et positifs, il faut que l'on ait $2m^2 - n^2 \geqslant 0$ ou $\dfrac{m}{n} \geqslant \dfrac{1}{\sqrt{2}}$. L'équation (7) montre qu'ils sont positifs si $n > m$. Le rapport $\dfrac{m}{n}$ doit donc être compris entre 1 et $\dfrac{1}{\sqrt{2}}$.

1185. *Trouver les côtés d'un triangle rectangle, connaissant l'hypoténuse a et la hauteur correspondante h.*

Soient x et y les deux côtés de l'angle droit. On a les deux équations

$$x^2 + y^2 = a^2 \qquad (1)$$
$$xy = ah, \qquad (2)$$

d'où l'on tire

$$x + y = \sqrt{a^2 + 2ah}$$
$$x - y = \sqrt{a^2 - 2ah}$$
$$x = \frac{1}{2}\sqrt{a^2 + 2ah} + \frac{1}{2}\sqrt{a^2 - 2ah} \cdot$$
$$y = \frac{1}{2}\sqrt{a^2 + 2ah} - \frac{1}{2}\sqrt{a^2 - 2ah}.$$

Pour que le problème soit possible, on doit avoir

$$a^2 > 2ah \quad \text{ou} \quad a > 2h.$$

1186. *Trouver les côtés de l'angle d'un triangle rectangle dont l'hypoténuse est a, sachant que le produit des deux côtés de l'angle droit est égal à la différence de leurs carrés.*

Soient x et y les deux côtés de l'angle droit. On a

$$x^2 + y^2 = a^2 \qquad (1)$$
$$x^2 - y^2 = xy. \qquad (2)$$

Par addition, on obtient

$$2x^2 = a^2 + xy,$$

d'où

$$y = \frac{2x^2 - a^2}{x} \quad , \quad y^2 = \frac{4x^4 - 4a^2x^2 + a^4}{x^2} \cdot$$

Par suite,

$$\frac{4x^4 - 4a^2x^2 + a^4}{x^2} + x^2 = a^2$$
$$4x^4 - 4a^2x^2 + a^4 + x^4 = a^2x^2$$
$$5x^4 - 5a^2x^2 + a^4 = 0$$
$$x^2 = \frac{5a^2 \pm \sqrt{25a^4 - 20a^4}}{10} = \frac{a^2(5 \pm \sqrt{5})}{10}$$
$$x = a\sqrt{\frac{5 \pm \sqrt{5}}{10}}.$$

Si l'on prend le signe $+$ pour la valeur de x, la même formule avec le signe $-$ donnera la valeur de y. On a donc

$$x = a\sqrt{\frac{5 + \sqrt{5}}{10}} \quad , \quad y = a\sqrt{\frac{5 - \sqrt{5}}{10}} \cdot$$

1187. *Trouver les côtés de l'angle droit d'un triangle rectangle, sachant que leur différence est d et que l'hypoténuse est a.*

Les côtés de l'angle droit étant x et y, on a les équations

$$x^2 + y^2 = a^2 \qquad (1)$$
$$x - y = d \qquad (2)$$

(2) au carré donne

$$x^2 + y^2 - 2xy = d^2,$$

et on en tire
$$xy = \frac{a^2 - d^2}{2} \cdot \qquad (2)$$

Si l'on pose
$$y = -v,$$

les équations (2) et (3) deviennent

$$x + v = d \quad , \quad xv = -\frac{a^2 - d^2}{2} ;$$

x et v sont alors les racines de l'équation

$$X^2 - dX - \frac{a^2 - d^2}{2} = 0,$$

d'où
$$X = \frac{d}{2} \pm \sqrt{\frac{d^2}{4} + \frac{a^2 - d^2}{2}} = \frac{d \pm \sqrt{2a^2 - d^2}}{2} ;$$

x étant par hypothèse plus grand que y, on a
ou

$$x = \frac{d + \sqrt{2a^2 - d^2}}{2} \quad \text{et} \quad v = \frac{d - \sqrt{2a^2 - d^2}}{2} \quad \text{ou} \quad y = \frac{-d + \sqrt{2a^2 - d^2}}{2} \cdot$$

1188. *Trouver les côtés de l'angle droit d'un triangle rectangle dont l'ypoténuse est* a, *sachant que la somme qu'on obtient, en ajoutant à la somme des côtés de l'angle droit la hauteur correspondante à l'hypoténuse, est* b.

Représentons par x, y, h les deux côtés de l'angle droit et la hauteur du triangle. L'énoncé fournit les trois relations

$$x^2 + y^2 = a^2 \qquad (1)$$
$$x + y + h = b \qquad (2)$$
$$xy = ah. \qquad (3)$$

Les équations (2) et (3) donnent

$$xy = a[b - (x + y)] = ab - a(x + y). \qquad (4)$$

Posons
$$xy = u \quad , \quad x + y = v,$$

l'équation (4) devient
$$u = ab - av, \qquad (5)$$

et, en élevant v au carré,

$$x^2 + y^2 + 2xy = v^2$$

ou
$$a^2 + 2u = v^2. \qquad (6)$$

De ces deux équations on tire

$$a^2 + 2ab - 2av = v^2$$

ou
$$v^2 + 2av - (a^2 + 2ab) = 0$$
$$v = -a \pm \sqrt{a^2 + a^2 + 2ab}$$

et, comme v est positif,

$$v = - a + \sqrt{2a^2 + 2ab}$$

On en déduit

$$u = ab + a^2 - a\sqrt{2a^2 + 2ab}.$$

Connaissant u et v, on a le produit et la somme des deux inconnues x et y; ce sont, par conséquent, les racines de l'équation,

$$X^2 - vX + u = 0.$$

1189. *Trouver les côtés de l'angle droit d'un triangle rectangle dont l'hypoténuse est* a *et la surface* m².

Équations du problème :

$$x^2 + y^2 = a^2 \tag{1}$$
$$xy = 2m^2. \tag{2}$$

On en tire

$$x + y = \sqrt{a^2 + 4m^2}$$
$$x - y = \sqrt{a^2 - 4m^2}$$
$$x = \frac{1}{2}\sqrt{a^2 + 4m^2} + \frac{1}{2}\sqrt{a^2 - 4m^2}$$
$$y = \frac{1}{2}\sqrt{a^2 + 4m^2} - \frac{1}{2}\sqrt{a^2 - 4m^2}.$$

Pour que le problème soit possible, il faut que l'on ait

$$a^2 \geqslant 4m^2.$$

1190. *Calculer les côtés d'un triangle rectangle dont le rayon du cercle inscrit est* r *et le périmètre* 2 p.

Désignons par F, D, G les points de contact du cercle inscrit 0 avec les côtés du triangle rectangle (fig. 41).

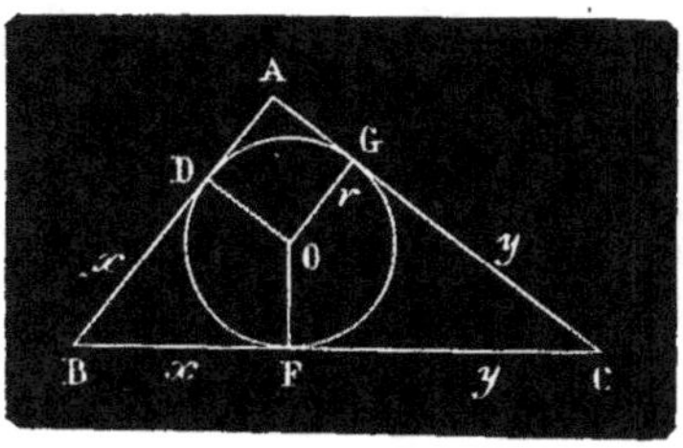

Représentons par x les tangentes égales BF et BD et par y les tangentes égales CF et CG. Les rayons OD et OG déterminent dans le triangle un carré ADOG, dont le côté est r. On a donc $AB = x + r$, $AC = y + r$, $BC = x + y$.

Le périmètre étant $2p$, on a une première équation

$$2x + 2y + 2r = 2p. \tag{1}$$

Fig. 41.

En écrivant que le triangle est rectangle, on obtient la deuxième équation

$$(x + y)^2 = (x + r)^2 + (y + r)^2. \tag{2}$$

De (1) on tire

$$x + y = p - r \tag{3}$$

et de (2)

$$2xy = 2rx + 2ry + 2r^2$$

ou
$$xy = r(x + y) + r^2 = pr - r^2 + r^2 = pr.$$

On a donc, pour déterminer x et y, l'équation

$$X^2 - (p - r)X + pr = 0, \qquad (4)$$

d'où
$$X = \frac{p - r \pm \sqrt{p^2 - 2pr + r^2 - 4pr}}{2}$$

ou
$$\begin{matrix}x\\y\end{matrix} = \frac{p - r \pm \sqrt{p^2 - 6pr + r^2}}{2}.$$

DISCUSSION. — L'équation (3) montre que $x + y$ est une quantité positive si l'on a $p - r > 0$ ou $p > r$, et l'équation (4) que x et y sont positifs s'ils sont réels. Pour que x et y aient des valeurs réelles, on doit avoir

$$p^2 - 6pr + r^2 \geqslant 0$$

ou
$$\frac{p^2}{r^2} - 6\frac{p}{r} + 1 \geqslant 0.$$

Les racines de l'équation $\dfrac{p^2}{r^2} - 6\dfrac{p}{r} + 1 = 0$ sont

$$\frac{p}{r} = 3 \pm \sqrt{9 - 1} = 3 \pm 2\sqrt{2}.$$

On doit donner à $\dfrac{p}{r}$ des valeurs non comprises entre ces racines. Or, les valeurs inférieures à $3 - 2\sqrt{2}$ doivent être rejetées, car elles sont en contradiction avec $p > r$. Le rapport $\dfrac{p}{r}$ peut donc recevoir toutes les valeurs supérieures à $3 + 2\sqrt{2}$. Sa valeur minimum est $\dfrac{p}{r} = 3 + 2\sqrt{2}$.

Donc le minimum de p, quand r est donné, est $p = r \times (3 + 2\sqrt{2})$, et le maximum de r, quand p est donné, est $r = \dfrac{p}{3 + 2\sqrt{2}}$.

1191. *Calculer les côtés d'un triangle rectangle dont le rayon du cercle inscrit est* r *est la surface* m².

Soient x et y les côtés de l'angle droit. On a d'abord

$$xy = 2m^2. \qquad (1)$$

Si l'on se reporte à la figure précédente, on voit que l'hypoténuse est égale à

$$x - r + y - r = x + y - 2r,$$

et le périmètre égal à

$$2(x + y) - 2r.$$

D'où la nouvelle égalité

$$(x + y - r)r = m^2. \tag{2}$$

De cette dernière on tire

$$x + y = \frac{m^2 + r^2}{r}$$

et l'on a pour déterminer x et y l'équation

$$X^2 - \frac{m^2 + r^2}{r} X + 2m^2 = 0$$

$$X = \frac{m^2 + r^2}{2r} \pm \sqrt{\frac{(m^2 + r^2)^2}{4r^2} - 2m^2}$$

$$\frac{x}{y} = \frac{m^2 + r^2 \pm \sqrt{(m^2 + r^2)^2 - 8m^2r^2}}{2r}$$

ou

$$\frac{x}{y} = \frac{m^2 + r^2 \pm \sqrt{(m^2 + r^2 + 2mr\sqrt{2})(m^2 + r^2 - 2mr\sqrt{2})}}{2r} .$$

DISCUSSION. — Pour que x et y soient réels, on doit avoir

$$m^2 - 2mr\sqrt{2} + r^2 \geqslant 0$$

ou

$$\frac{m^2}{r^2} - 2\sqrt{2}\frac{m}{r} + 1 \geqslant 0.$$

Les racines de ce trinôme sont

$$\frac{m}{r} = \sqrt{2} \pm 1.$$

Le rapport $\dfrac{m}{r}$ doit être non compris entre ces racines. Mais les valeurs inférieures à $\sqrt{2} - 1$ doivent être rejetées, car elles donneraient

$$\frac{m}{r} < \sqrt{2} - 1 \quad \text{ou} \quad m^2 < r^2(3 - 2\sqrt{2}) \quad , \quad m^2 < \pi r^2,$$

et la surface du triangle serait inférieure à celle du cercle inscrit, ce qui est absurde.

Donc, pour que le problème soit possible, il faut que l'on ait

$$\frac{m}{r} \geqslant \sqrt{2} + 1 \quad \text{ou} \quad m^2 \geqslant r^2(3 + 2\sqrt{2}).$$

Le minimum de m^2, quand r est donné, est $m^2 = r^2(3 + 2\sqrt{2})$, et le maximum de r^2, quand m est donné, est

$$r^2 = \frac{m^2}{3 + 2\sqrt{2}} \cdot$$

1192. *Trouver les côtés d'un triangle rectangle, connaissant la hauteur* h *et* *l'excès a de l'hypoténuse sur la différence des deux côtés de l'angle droit.*

Les côtés de l'angle droit étant x et y, l'hypoténuse, d'après les données, est $x - y + a$, et l'on a les égalités

$$(x - y + a)^2 = x^2 + y^2 \qquad (1)$$
$$(x - y + a)h = xy. \qquad (2)$$

De la première équation on tire

$$x^2 + y^2 + a^2 - 2xy + 2ax - 2ay = x^2 + y^2$$
$$a^2 + 2a(x - y) = 2xy \qquad (3)$$

et en comparant avec l'équation (2)

$$a^2 + 2a(x - y) = 2h(x - y) + 2ah$$
$$x - y = \frac{2ah - a^2}{2(a - h)} \cdot$$

On en déduit (équation 2)

$$xy = h(x - y) + ah = \frac{2ah^2 - a^2h}{2a - 2h} + ah = \frac{a^2h}{2(a - h)} \cdot$$

Si l'on pose $\qquad\qquad y = -v,$

on a $\qquad\qquad x + v = \dfrac{2ah - a^2}{2(a - h)}$

et $\qquad\qquad xv = -\dfrac{a^2h}{2(a - h)} \cdot$

D'où l'équation

$$X^2 - \frac{2ah - a^2}{2(a - h)} X - \frac{a^2h}{2(a - h)} = 0.$$

Or, $\qquad X = \dfrac{2ah - a^2 \pm \sqrt{(2ah - a^2)^2 + 4 \times 2(a - h) \times a^2h}}{4(a - h)}$

$\qquad \dfrac{x}{v} = \dfrac{2ah - a^2 \pm \sqrt{a^4 + 4a^3h - 4a^2h^2}}{4(a - h)} \cdot$

Si $\qquad x = \dfrac{2ah - a^2 + a\sqrt{a^2 + 4ah - 4h^2}}{4(a - h)}$

on a $\qquad v = \dfrac{2ah - a^2 - a\sqrt{a^2 + 4ah - 4h^2}}{4(a - h)}$

et, par suite, $\quad y = \dfrac{-2ah + a^2 + a\sqrt{a^2 + 4ah - 4h^2}}{4(a - h)} \cdot$

1193. *Partager un triangle en moyenne et extrême raison par une parallèle à la base.*

Soient ABC et DF (fig. 42) le triangle donné et la parallèle cherchée.

1° Supposons que le trapèze ABCD soit moyenne proportionnelle entre les triangles ABC et DCF.

Représentons AC par b et CD par x. Les triangles ABC et DCF, étant semblables, sont proportionnels aux carrés de leurs côtés homologues. On a

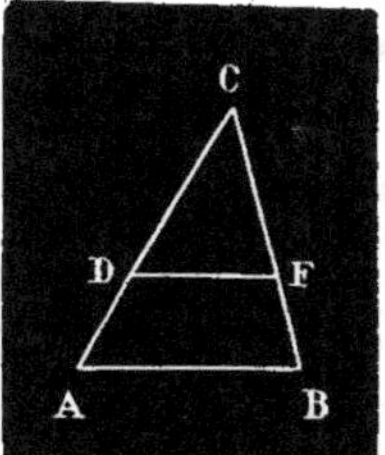
Fig. 42.

$$\frac{ABC}{b^2} = \frac{CDF}{x^2} = \frac{ABC - CDF}{b^2 - x^2}.$$

La relation qui existe entre les dénominateurs de ces rapports est la même que celle qui existe entre les numérateurs. On a donc

$$(b^2 - x^2)^2 = b^2 x^2. \qquad (1)$$

On tire de là

$$b^2 - x^2 = bx \quad \text{ou} \quad b^2 - x^2 = -bx.$$

La première de ces équations donne

$$x = \frac{b}{2}\left(-1 \pm \sqrt{5}\right)$$

Et la seconde, qui n'en diffère que par le signe de x, donne

$$x = \frac{b}{2}\left(1 \pm \sqrt{5}\right).$$

Ces quatre racines sont égales deux à deux et de signes contraires. Mais les racines négatives n'ont aucune signification dans cette question de géométrie. On doit les rejeter. Il n'y a donc qu'à considérer les racines positives

$$x = \frac{b}{2}\left(\sqrt{5} - 1\right) \quad \text{et} \quad x = \frac{b}{2}\left(\sqrt{5} + 1\right).$$

La première de ces racines représente le plus grand des segments additifs qui divisent la droite b en moyenne et extrême raison. Elle répond directement à la question de partage.

La deuxième racine est la droite qui, divisée en moyenne et extrême raison, donnerait b pour moyenne. Cette racine ne convient pas au problème tel qu'il est posé; mais elle est une solution du même problème, généralisé de la manière suivante :

Mener une parallèle à la base d'un triangle de manière que le trapèze qui en résulte soit moyenne proportionnelle entre les deux triangles.

2° *Le triangle* CDF *est la moyenne proportionnelle.*

On a, dans ce cas,

$$x^4 = b^2(b^2 - x^2); \qquad (1)$$

on en tire

$$x^4 + b^2 x^2 - b^4 = 0.$$

Posons

$$x^2 = by,$$

l'équation devient

$$b^2 y^2 + b^3 y - b^4 = 0 \quad \text{ou} \quad y^2 + by - b^2 = 0.$$

On en tire $$y = \frac{b}{2}(-1 \pm \sqrt{5}).$$

La racine négative doit être rejetée. On construira aisément y en divisant b en moyenne et extrême raison et on obtiendra x en construisant une moyenne proportionnelle entre y et b.

1194. *Mener par le sommet d'un triangle dont la base est* b *et la hauteur* h *une droite qui joigne cette même base et qui détermine deux triangles tels que leur somme soit double du rectangle des segments de la base.*

Posons $$AF = x$$

et, par conséquent,

$$FC = b - x.$$

On a l'équation :

$$\frac{hx}{2} + \frac{h(b-x)}{2} = 2x(b-x), \qquad (1)$$

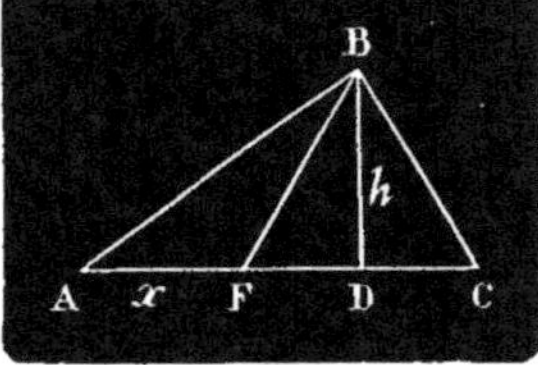

Fig. 43.

d'où $$4x^2 - 4bx + bh = 0$$

$$x = \frac{2b \pm \sqrt{4b^2 - 4bh}}{4} = \frac{b \pm \sqrt{b^2 - bh}}{2}.$$

Pour que le problème soit possible on doit avoir

$$b^2 > bh \quad \text{ou} \quad b > h.$$

Les deux valeurs de x représentent les deux segments AF et FC.

En effet, si $$x = \frac{b + \sqrt{b^2 - bh}}{2},$$

on a $$b - x = b - \frac{b + \sqrt{b^2 - bh}}{2} = \frac{b - \sqrt{b^2 - bh}}{2}.$$

1195. *Par un point* O *donné sur la bissectrice d'un angle droit* A, *mener une droite terminée aux côtés de l'angle, de manière que le triangle obtenu ait une surface donnée* $\frac{1}{2}$ m².

Soient BC la droite cherchée et BAC le triangle dont la surface est égale à $\frac{m^2}{2}$. Représentons par a les perpendiculaires égales abaissées du point O sur les côtés de l'angle droit; et par x la longueur DB.

La surface du triangle BOD est $\frac{ax}{2}$. Les triangles BOD et BAC, étant semblables, sont

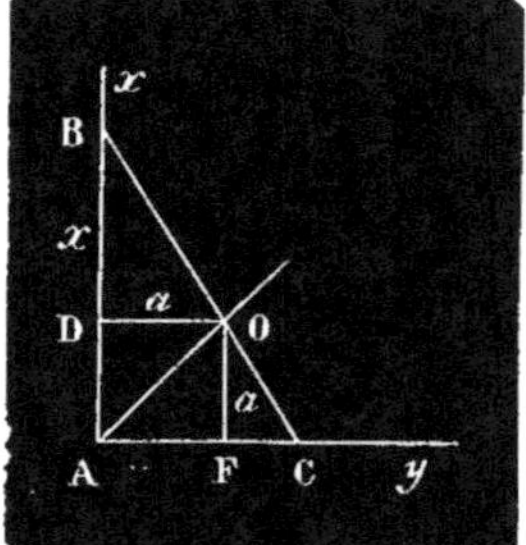

Fig. 44.

proportionnels aux carrés de leurs côtés homologues. **On peut donc écrire**

$$\frac{\dfrac{ax}{2}}{\dfrac{m^2}{2}} = \frac{x^2}{(a+x)^2} \quad \text{ou} \quad \frac{a}{m^2} = \frac{x}{(a+x)^2}, \qquad (1)$$

d'où l'on tire :
$$ax^2 + (2a^2 - m^2)x + a^3 = 9$$

$$x = \frac{m^2 - 2a^2 \pm \sqrt{(m^2 - 2a^2)^2 - 4a^4}}{2a} = \frac{m^2 - 2a^2 \pm \sqrt{m^2(m^2 - 4a^2)}}{2a}.$$

Pour que le problème soit possible, on doit avoir

$$m^2 > 4a^2 \quad \text{ou} \quad \frac{m^2}{2} > 2a^2.$$

Ce qui signifie que la surface du triangle BAC doit être au moins égale au double du carré AFOD, qui est son minimum. Dans ce cas, les deux valeurs de x sont réelles et positives et le problème a deux solutions.

1196. *Calculer la petite base* b *d'un tronc de pyramide dont la hauteur est* h, *la grande base* B *et le volume* V.

$$V = \frac{1}{3} h\left(B + b + \sqrt{Bb}\right)$$
$$3V = Bh + hb + h\sqrt{B}\sqrt{b}$$
$$hb + h\sqrt{B}\sqrt{b} + Bh - 3V = 0$$
$$\sqrt{b} = \frac{-h\sqrt{B} \pm \sqrt{h^2B - 4h(Bh - 3V)}}{2h} = \frac{-h\sqrt{B} \pm \sqrt{12hV - 3h^2B}}{2h}.$$

Pour que les valeurs de $\sqrt{b}$ soient réelles il faut que l'on ait

$$12hV > 3h^2B \quad \text{ou} \quad 4V > Bh.$$

La racine négative doit d'ailleurs être rejetée.

1197. *Calculer le rayon* r *de la base supérieure d'un cône circulaire droit dont le rayon de la grande base est* R, *la hauteur* h *et le volume* V.

$$V = \frac{1}{3}\pi h (R^2 + r^2 + Rr)$$
$$3V = \pi hR^2 + \pi hr^2 + \pi hRr$$
$$\pi hr^2 + \pi hRr + \pi hR^2 - 3V = 0$$
$$r = \frac{-\pi hR \pm \sqrt{\pi^2h^2R^2 - 4\pi h(\pi hR^2 - 3V)}}{2\pi h}$$

ou

$$r = \frac{-\pi hR \pm \sqrt{12\pi hV - 3\pi^2h^2R^2}}{2\pi h}.$$

La racine négative n'a aucune signification dans cette question de géométrie. Le problème n'est d'ailleurs possible que si

$$12\pi hV > 3\pi^2h^2R^2 \quad \text{ou} \quad 4V > \pi R^2h.$$

1198. *Couper un cylindre de révolution par un plan parallèle à la base, de manière qu'il divise la surface convexe en deux parties telles que la base soit moyenne proportionnelle entre elles.*

Considérons le cylindre AC (fig. 45), dont le rayon est R et la hauteur h. Soit FG la section cherchée et x sa distance à la base inférieure. L'énoncé conduit immédiatement à l'équation

$$(\pi R^2)^2 = 2\pi R x \times 2\pi R(h - x), \qquad (1)$$

d'où l'on tire

$$4x^2 - 4hx + R^2 = 0$$

$$x = \frac{h \pm \sqrt{h^2 - R^2}}{2}.$$

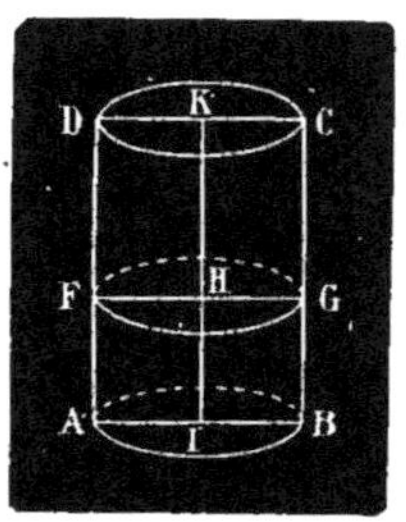
Fig. 45.

Pour que x soit réel, il faut que l'on ait $h > R$.

Les deux valeurs de x représentent alors les deux parties de la hauteur.

1199. *Quel est le rayon de la base d'un cône circulaire droit dont la surface latérale est* m^2 *et la hauteur* h ?

L'équation de ce problème est

$$\pi x \sqrt{x^2 + h^2} = m^2. \qquad (1)$$

En l'élevant au carré, on obtient

$$\pi^2 x^2(x^2 + h^2) = m^4$$

ou

$$\pi^2 x^4 + \pi^2 x^2 h^2 - m^4 = 0$$

$$x^2 = \frac{-\pi^2 h^2 \pm \sqrt{\pi^4 h^4 + 4\pi^2 m^4}}{2\pi^2} = \frac{-\pi h^2 \pm \sqrt{\pi^2 h^4 + 4m^4}}{2\pi}.$$

En ne prenant que la racine positive, on a pour x

$$x = \sqrt{\frac{\pi h^2 + \sqrt{\pi^2 h^4 + 4m^4}}{2\pi}}.$$

Le problème est toujours possible quelles que soient les données.

1200. *Calculer les rayons des bases d'un tronc de cône de révolution, connaissant sa hauteur* h, *son côté* a *et son volume* V.

Ce problème comporte les deux équations

$$V = \frac{1}{3}\pi h(x^2 + y^2 + xy) \qquad (1)$$

$$(x - y)^2 + h^2 = a^2, \qquad (2)$$

que l'on peut mettre sous la forme

$$x^2 + y^2 + xy = \frac{3V}{\pi h}$$

$$x^2 + y^2 - 2xy = a^2 - h^2,$$

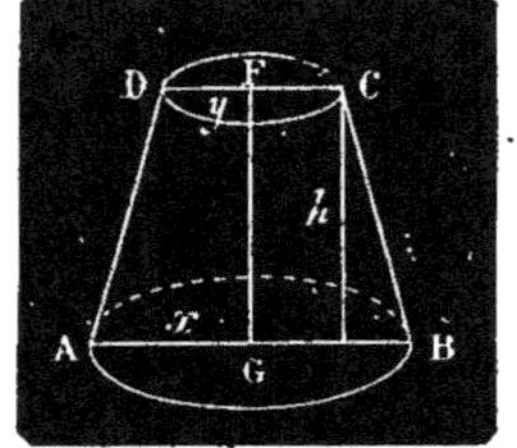
Fig. 46.

d'où
$$3xy = \frac{3V}{\pi h} - a^2 + h^2$$

$$xy = \frac{3V - \pi h a^2 + \pi h^3}{3\pi h}.$$

L'équation (2) donne d'ailleurs

$$x - y = \sqrt{a^2 - h^2}.$$

Les inconnus x et $-y$ sont donc les racines de l'équation

$$X^2 - \sqrt{a^2 - h^2}\, X - \frac{3V - \pi h a^2 + \pi h^3}{3\pi h} = 0$$

$$X = \frac{\sqrt{a^2 - h^2}}{2} \pm \sqrt{\frac{a^2 - h^2}{4} + \frac{3V - \pi h a^2 + \pi h^3}{3\pi h}}$$

ou

$$\begin{aligned} x \\ -y \end{aligned} = \frac{\sqrt{a^2 - h^2}}{2} \pm \sqrt{\frac{12V - \pi h a^2 + \pi h^3}{12\pi h}}.$$

Les conditions de réalité de x et de y sont :

$$1°\quad a > h \quad ; \quad 2°\quad V \geqslant \frac{\pi h (h^2 + a^2)}{12}$$

1201. *La hauteur d'un cône circulaire droit est de 10 mètres. A quelle distance de la base faut-il le couper par un plan parallèle à cette base pour que le volume du tronc soit moyen proportionnel entre le cône entier et le cône situé au-dessus du tronc ?*

Soient SAB (fig. 47) le cône donné et DC la section cherchée. Posons $SF = h$ et $SG = x$. On doit avoir

$$\frac{SAB}{SAB - SDC} = \frac{SAB - SDC}{SDC}.$$

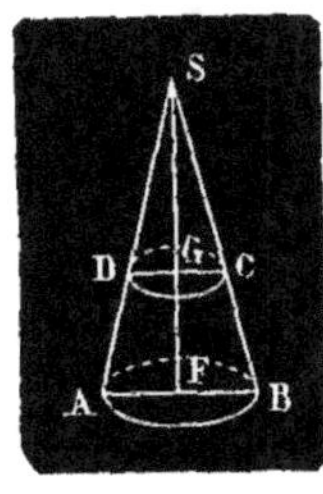

Les deux cônes semblables SAB et SDC étant proportionnels aux cubes de leurs hauteurs, cette égalité devient

$$\frac{h^3}{h^3 - x^3} = \frac{h^3 - x^3}{x^3}.$$

On en tire

$$x^6 - 3h^3 x^3 + h^6 = 0;$$

si l'on pose

$$x^3 = z,$$

Fig. 47.

on a

$$z^2 - 3h^3 z + h^6 = 0,$$

d'où

$$z = \frac{3h^3}{2} \pm \sqrt{\frac{9h^6}{4} - h^6} = \frac{h^3}{2}(3 \pm \sqrt{5})$$

$$z' = \frac{10^3}{2}(3 + \sqrt{5}) = 2618{,}033$$

$$z'' = \frac{10^3}{2}(3 - \sqrt{5}) = 381{,}966.$$

On a, par conséquent,

$$x' = \sqrt[3]{2618,033} = 13,7$$
$$x'' = \sqrt[3]{381,966} = 7,2.$$

La plus petite valeur de x répond seule à la question de partage. Quant à la seconde, elle est la deuxième solution du même problème énoncé de la manière suivante :

Couper un cône de révolution par un plan parallèle à la base, de manière que le tronc de cône soit moyen proportionnel entre les deux cônes qui en résultent.

1202. *Le rayon d'une sphère est de 0^m40. D'un point quelconque comme pôle on décrit, sur cette sphère, un cercle qui a 23 décimètres carrés de surface. Quelle est l'ouverture de compas que l'on a dû prendre?*

Représentons par R le rayon de la sphère, par x l'ouverture de compas PA et par m la surface du cercle de rayon AC.

Le triangle rectangle PAB donne

$$AB = \sqrt{4R^2 - x^2}$$
$$AC = \frac{x\sqrt{4R^2 - x^2}}{2R}.$$

On a donc la relation :

$$\pi AC^2 = \frac{\pi x^2 (4R^2 - x^2)}{4R^2} = m,$$

d'où

$$x^4 - 4R^2 x^2 + \frac{4R^2 m}{\pi} = 0$$

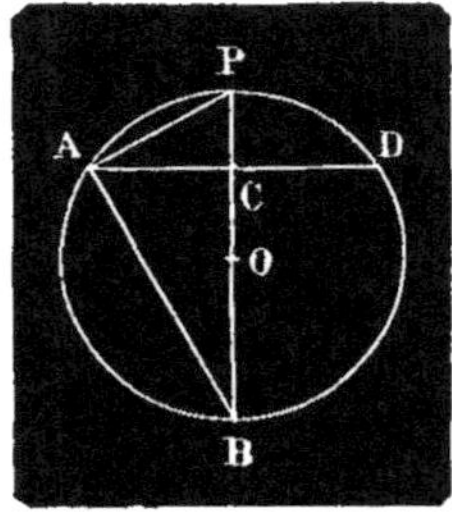

Fig. 48.

$$x^2 = 2R^2 \pm \sqrt{4R^2 - \frac{4R^2 m}{\pi}}$$

ou

$$x^2 = 32 \pm \sqrt{32^2 - \frac{1472}{\pi}} = 55,567, \text{ ou } 8,432$$

et, par suite,

$$x' = \sqrt{55,567} = 7^{dm},45 \quad x'' = \sqrt{8,432} = 2^{dm},9.$$

Ce problème a deux solutions positives, car il existe sur la sphère deux cercles de même surface situés à égale distance du centre.

1203. *Quelle ouverture de compas faut-il prendre pour obtenir dans la même sphère une circonférence de 1^m50 de longueur?*

Le rayon AC du cercle étant donné par la formule

$$AC = \frac{x\sqrt{4R^2 - x^2}}{2R},$$

on a

$$15 = \frac{2\pi x\sqrt{4R^2 - x^2}}{2R},$$

puis $\quad 30\,R = 2\pi x\sqrt{4\,R^2 - x^2}\quad,\quad 900\,R^2 = 16\pi^2R^2x^2 - 4\pi^2x^4$

$$4\pi^2x^4 - 16\pi^2R^2x^2 + 900\,R^2 = 0$$
$$x^4 - 4\,R^2x^2 + \frac{225\,R^2}{\pi^2} = 0.$$

Cette équation donne deux valeurs positives pour x^2. On en tire deux valeurs positives pour x, et qui sont

$$x' = \sqrt{2\,R^2 + \sqrt{4\,R^4 - \frac{225\,R^2}{\pi^2}}} = \sqrt{32 + \sqrt{32^2 - \frac{225\times 16}{\pi^2}}} = 7{,}59$$

$$x'' = \sqrt{2\,R^2 - \sqrt{4\,R^4 - \frac{225\,R^2}{\pi^2}}} = \sqrt{32 - \sqrt{32^2 - \frac{225\times 16}{\pi^2}}} = 2{,}51.$$

1204. *Les rayons de deux sections parallèles d'une même sphère sont* a *et* b *et la distance de ces sections est* d; *trouver le rayon de la sphère.*

L'équation de ce problème est évidemment.

$$\sqrt{x^2 - a^2} + \sqrt{x^2 - b^2} = d.$$

D'où l'on tire

$$x^2 - a^2 + x^2 - b^2 + 2\sqrt{(x^2 - a^2)(x^2 - b^2)} = d^2$$
$$2\sqrt{(x^2 - a^2)(a^2 - b^2)} = d^2 + a^2 + b^2 - 2x^2$$
$$4x^4 - 4(a^2 + b^2)x^2 + 4a^2b^2 = (d^2 + a^2 + b^2)^2 - 4(d^2 + a^2 + b^2)x^2 + 4x^4$$
$$4d^2x^2 = (d^2 + a^2 + b^2)^2 - 4a^2b^2$$
$$= (d^2 + a^2 + b^2 + 2ab)(d^2 + a^2 + b^2 - 2ab)$$
$$= [d^2 + (a + b)^2][d + (a - b)^2].$$

Si l'on pose

$$d^2 + (a + b)^2 = m^2\quad,\quad d^2 + (a - b)^2 = n^2,$$

ce qui permet de construire m et n, on a

$$x^2 = \frac{m^2n^2}{4d^2}\quad,\quad x = \frac{mn}{2d}$$

x est une 4ᵉ proportionnelle aux droites m, n et $2d$.

1205. *Diviser une sphère en deux zones dont la plus grande soit moyenne proportionnelle entre la surface de la sphère entière et la surface de la plus petite zone.*

Dans une même sphère, deux zones sont proportionnelles à leurs hauteurs. Si l'on désigne par x la hauteur de la plus grande zone et qu'on considère la sphère entière comme une zone dont la hauteur est $2R$, on aura l'égalité

$$\frac{2\,R}{x} = \frac{x}{2\,R - x},$$

qui montre que le diamètre doit être divisé en moyenne et extrême raison par le plan sécant.

En résolvant cette équation on trouve

$$x^2 + 2Rx - 4R^2 = 0$$
$$x = -R \pm \sqrt{R^2 + 4R^2}$$
$$x = R(-1 \pm \sqrt{5}).$$

On doit rejeter la racine négative et ne conserver que la racine positive qui donne pour x une valeur plus petite que $2R$.

1206. *Dans une sphère de 0^m15 de diamètre, on considère un segment à une base, dont la surface totale est de 1 dm. carré. Quelle est l'épaisseur de ce segment ?*

Représentons par d le diamètre de la sphère O (fig. 49) et par x la hauteur du segment DAF. La surface totale de ce segment est

$$\pi dx + \pi CD^2 \quad \text{ou} \quad \pi dx + \pi x(d-x).$$

On a donc l'égalité :

$$\pi\,dx + \pi\,dx - \pi x^2 = 1$$
$$x^2 - 2\,dx + \frac{1}{\pi} = 0$$
$$x = d \pm \sqrt{d^2 - \frac{1}{\pi}}$$

pour

$$d = 1,5, \quad x = 1,5 \pm \sqrt{2,25 - \frac{1}{\pi}} = 0,11 \text{ ou } 2,89.$$

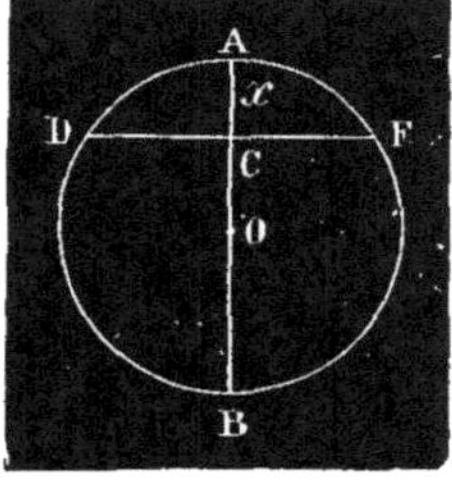

Fig. 49.

La plus grande racine, étant supérieure à d, doit être rejetée.

1207. *Par un point* M *pris sur la bissectrice d'un angle droit mener une droite telle que la partie interceptée entre cet angle ait une longueur donnée* l.

(Problème de Pappus.)

Soient yox l'angle droit et AB la ligne cherchée.

Prenons pour inconnue la longueur de la perpendiculaire OC abaissée du point O sur la droite AB.

En appliquant un théorème connu concernant le triangle rectangle, on a la relation

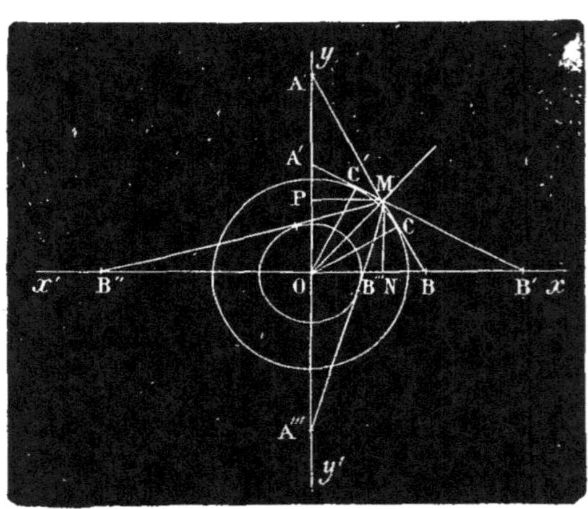

Fig. 50.

$$lx = OA \times OB. \tag{1}$$

Or, si l'on abaisse du point M sur ox et oy des perpendiculaires MN et MP, que nous représenterons par a, on obtient un triangle MNB semblable à AOB. On en tire

$$\frac{OA}{OB} = \frac{a}{OB - a} \quad , \quad \frac{OA + OB}{OA} = \frac{OB}{a}$$
$$OA \times OB = a\,(OA + OB).$$

Et, en élevant au carré,

$$(OA \times OB)^2 = a^2(OA^2 + OB^2 + 2\,OA \times OB).$$

Si on remplace $OA \times OB$ par lx, il vient

$$l^2x^2 = a^2(l^2 + 2\,lx)$$
$$lx^2 - 2\,a^2x - a^2l = 0. \qquad (3)$$

Cette équation a deux racines de signes contraires qui sont

$$x' = \frac{a^2 + a\sqrt{a^2 + l^2}}{l} \qquad x'' = \frac{a^2 - a\sqrt{a^2 + l^2}}{l} \ .$$

On peut construire graphiquement la valeur absolue de chacune de ces racines. En effet, $\sqrt{a^2 + l^2}$ est l'hypoténuse d'un triangle rectangle dont les côtés sont a et l; nous pouvons représenter cette hypoténuse par h; alors

$$x' = \frac{a^2 + ah}{l} = \frac{a(a + h)}{l}; \quad \text{et} \quad x'' = \frac{a(a - h)}{l} \ .$$

x' est une quatrième proportionnelle entre les droites connues a; $a + h$ et l et x'' une quatrième proportionnelle entre a, $h - a$ et l.

Si l'on décrit du point O comme centre des circonférences ayant x' et $-x''$ pour rayon et qu'on mène par le point M des tangentes à ces circonférences, on aura quatre sécantes répondant à la question.

La racine négative doit être prise en valeur absolue, car le signe *moins* indique que la sécante vient couper l'une des droites ox ou oy sur son prolongement; dans ce cas, en effet, le produit $OA \times OB$ ou son égal lx change de signe, et comme l est nécessairement positif, x prend le signe *moins*.

Pour que le problème soit possible, il faut que chaque valeur de x soit moindre que OM, qui est égal à $a\sqrt{2}$. Donc si dans l'équation (2) on remplace x par $a\sqrt{2}$, valeur non comprise entre les racines, le premier membre doit être positif. Donc

$$2a^2l - 2a^3\sqrt{2} - a^2l > 0,$$

d'où

$$l > 2a\sqrt{2}.$$

Cela signifie que la longueur l doit être plus grande que le double de la diagonale du carré MNOP.

Il faut aussi que la seconde racine, en valeur absolue, soit moindre que $a\sqrt{2}$. Le premier membre de l'équation doit donc devenir positif si l'on remplace x par $-a\sqrt{2}$. Ce qui donne

$$2a^2l + 2a^3\sqrt{2} - a^2l > 0$$

ou

$$a^2l + 2a^3\sqrt{2} > 0.$$

Relation qui a toujours lieu.

1208. *Par un point A, situé à une distance* d *du centre d'un cercle* O, *mener à ce cercle une sécante ABC telle que la somme des carrés des segments AC, BC de cette droite soit équivalente à un carré donné* m².

Posons $\quad AC = x \quad , \quad BC = y$.

On doit avoir

$$x^2 + y^2 = m^2. \qquad (1).$$

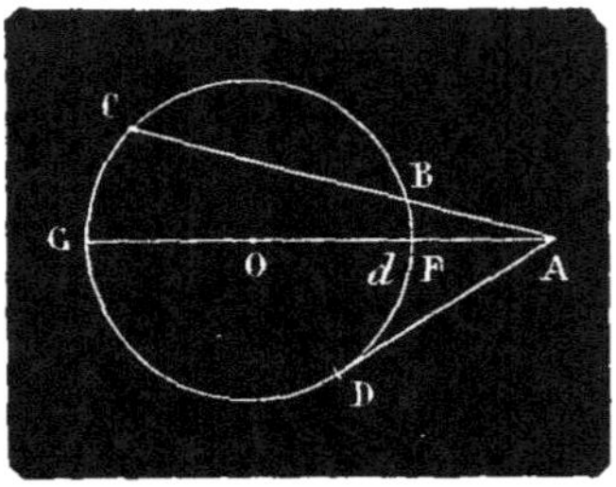

D'ailleurs, en appliquant un théorème connu on a

$$AB \times AC = AF \times AG = AD^2$$

ou

$$x(x - y) = (d + R)(d - R)$$
$$= d^2 - R^2 = l^2 \qquad (2)$$

en appelant l la tangente AD.

De cette dernière équation, on tire

$$x^2 - xy = l^2 \quad , \quad y = \frac{x^2 - l^2}{x} .$$

Portant cette valeur dans (1), on a

$$x^2 + \frac{x^4 - 2\,l^2 x^2 + l^4}{x^2} = m^2$$
$$2x^4 - (2\,l^2 + m^2)x^2 + l^4 = 0. \qquad (3)$$

Cette équation montre que les deux valeurs de x^2 sont positives si elles sont réelles ; et pour qu'elles soient réelles, il faut que l'on ait

$$(2\,l^2 + m^2)^2 - 8\,l^4 > 0 \quad \text{ou} \quad \left(2\,l^2 + m^2 + 2\,l^2 \sqrt{2}\right)\left(2\,l^2 + m^2 - 2\,l^2 \sqrt{2}\right) > 0,$$

d'où $\qquad 2\,l^2 + m^2 - 2\,l^2 \sqrt{2} > 0 \quad , \quad m^2 > 2\,l^2 \left(\sqrt{2} - 1\right).$

Les deux valeurs positives de x^2 représentent la première AC² et la seconde AB² ; on en tire

$$x = \sqrt{\frac{2\,l^2 + m^2 \pm \sqrt{(2\,l^2 + m^2)^2 - 8\,l^4}}{4}} .$$

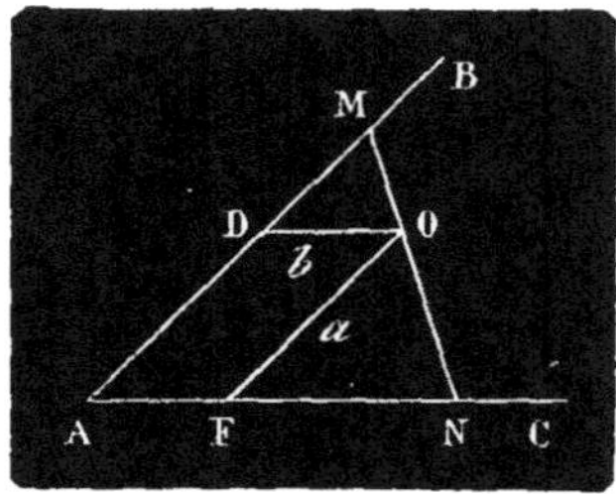
Fig. 51.

1209. *Par un point* O *pris dans l'intérieur d'un angle BAC, mener une droite qui coupe AB en un point M, AC en un point N et telle que le produit AM × AN soit égal au carré d'une droite donnée* m.

Menons par le point O des parallèles OF et OD aux côtés de l'angle et représentons-les par a et b.

Posons $AM = x$ et calculons AN.

Les triangles semblables DOM et ANM donnent

Fig. 52.

$$\frac{MD}{AM} = \frac{OD}{AN} \cdot \quad \text{ou} \quad \frac{x-a}{x} = \frac{b}{AN} \cdot$$

d'où
$$AN = \frac{bx}{x-a} \cdot$$

L'équation du problème est donc

$$\frac{bx^2}{x-a} = m^2, \tag{1}$$

d'où
$$bx^2 - m^2 x + am^2 = 0 \tag{2}$$

$$x = \frac{m^2 \pm \sqrt{m^4 - 4abm^2}}{2b}$$

$$x = \frac{m\left(m \pm \sqrt{m^2 - 4ab}\right)}{2b} \cdot$$

Les deux valeurs de x sont réelles et positives si l'on a

$$m^2 > 4ab,$$

et le problème a deux solutions.

1210. *Dans un triangle rectangle BAC, l'hypoténuse BC est le double du côté BA; on prolonge BC et BA dans le même sens d'une même longueur* x; *on obtient ainsi sur le prolongement de BA un point D et sur le prolongement de BC un point F; calculer* x *pour que DF soit égale à* 2x.

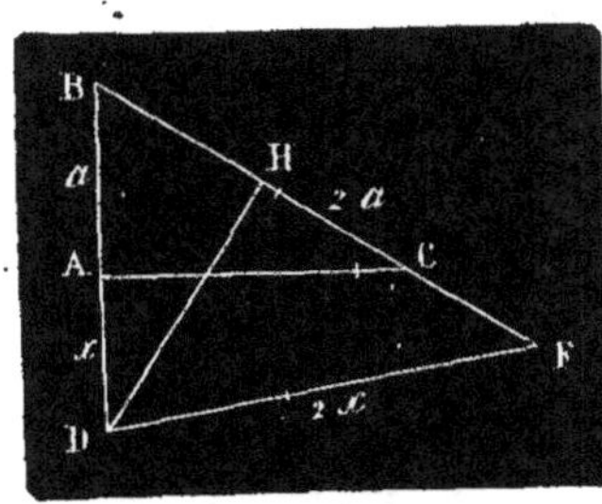

Fig. 53.

Représentons AB par a, BC par $2a$ et abaissons du point D la perpendiculaire DH sur BF. Le triangle DBH étant semblable à BAC, on a $BH = \dfrac{a+x}{2} \cdot$

Le triangle BDF donne

$$DF^2 = BD^2 + BF^2 - 2BF \times BH.,$$

ou
$$4x^2 = (a+x)^2 + (2a+x)^2 - 2(2a+x)$$
$$\times \frac{a+x}{2}$$

$$x^2 - ax - a^2 = 0 \tag{1}$$

$$\frac{a}{2} \pm \sqrt{\frac{a^2}{4} + a^2} = \frac{a}{2}\left(1 \pm \sqrt{5}\right).$$

On peut construire la valeur absolue de ces deux racines; la première est égale au plus petit des segments soustractifs et la seconde au plus grand des segments additifs qui divisent a en moyenne et extrême raison.

La racine positive convient au problème tel qu'il est posé; le signe — de la seconde racine indique que la longueur qu'elle représente doit être portée en sens contraire.

1211. *On donne deux côtés* b *et* c *d'un triangle et la surface* s; *trouver le troisième côté* a.

De la formule

$$S^2 = \frac{a + b + c}{2} \times \left(\frac{a + b + c}{2} - a \right) \left(\frac{a + b + c}{2} - b \right) \left(\frac{a + b + c}{2} - c \right)$$

on tire

$$16\,S^2 = (a + b + c)(b + c - a)(a + c - b)(a + b - c)$$
$$= [(b + c)^2 - a^2][a^2 - (b - c)^2]$$
$$= (b + c)^2 a^2 - a^4 - (b^2 - c^2)^2 + (b - c)^2 a^2$$
$$a^4 - 2(b^2 + c^2)a^2 + (b^2 - c^2)^2 + 16\,S^2 = 0 \qquad (1)$$
$$a^2 = b^2 + c^2 \pm \sqrt{(b^2 + c^2)^2 - (b^2 - c^2)^2 - 16\,S^2}$$
$$a^2 = b^2 + c^2 \pm 2\sqrt{b^2 c^2 - 4\,S^2}.$$

L'équation (1) montre que ces deux racines sont positives si elles sont réelles, c'est-à-dire si l'on a

$$b^2 c^2 \geqslant 4\,S^2 \quad \text{ou} \quad bc \geqslant 2\,S.$$

On obtiendra pour a quatre valeurs, deux à deux égales et de signes contraires ; les deux racines positives conviennent seules à la question ; si l'on donne $bc = 2\,S$, on a $a^2 = b^2 + c^2$, et le triangle est rectangle.

Si l'on fait $b = c$ et que $S = \dfrac{c^2 \sqrt{3}}{4}$, on trouve

$$a^2 = 2\,c^2 \pm 2\sqrt{c^4 - \frac{4c^4 \times 3}{16}} = 2\,c^2 \pm c^2$$

ou
$$a = c\sqrt{3} \quad \text{ou} \quad a = c.$$

1212. *Couper une sphère par un plan de manière que l'aire de la section soit égale à la moitié de la petite zone adjacente.*

Soit x la distance du centre à la section cherchée DF (fig. 54). En appelant R le rayon de la sphère, on a

$$DC^2 = (R + x)(R - x),$$

d'où cercle $\qquad DF = \pi(R + x)(R - x) \qquad (1)$

et zone $\qquad DAF = 2\pi R(R - x). \qquad (2)$

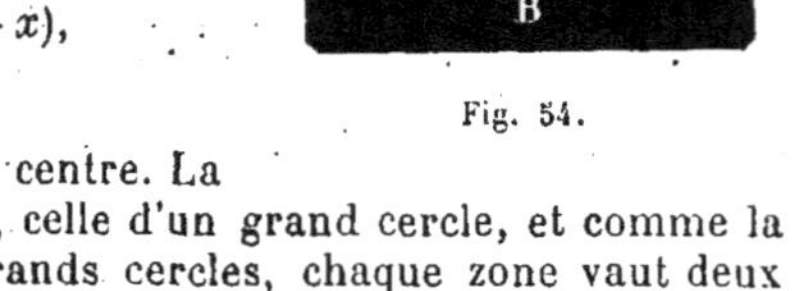

D'après l'énoncé, on a l'égalité

$$\pi(R + x)(R - x) = \pi R(R - x),$$

d'où $\qquad\qquad x = 0.$

Fig. 54.

Le plan sécant passe donc par le centre. La surface qu'il détermine est, en effet, celle d'un grand cercle, et comme la surface totale de la sphère vaut 4 grands cercles, chaque zone vaut deux grands cercles. La section est bien la moitié de chaque zone.

1213. *Couper une sphère par un plan de manière que l'aire de la section soit égale à la différence des deux zones déterminées.*

Dans la figure précédente, la différence des deux zones

$$2\pi R(R + x) - 2\pi R(R - x) = 2\pi R \times 2x.$$

L'aire de la section DF étant $\pi(R + x)(R - x)$, on a l'égalité

$$\pi(R + x)(R - x) = 4\pi Rx, \qquad (1)$$

d'où l'on tire,
$$R^2 - x^2 = 4Rx$$

ou
$$x^2 + 4Rx - R^2 = 0$$
$$x = -2R \pm \sqrt{4R^2 + R^2} = R\left(-2 \pm \sqrt{5}\right).$$

La racine, négative ayant une valeur absolue supérieure à R, n'est susceptible d'aucune interprétation. On a simplement

$$x = R\left(-2 + \sqrt{5}\right).$$

1214. *Inscrire dans un triangle donné un rectangle qui engendre, en tournant autour du côté commun, un cylindre de surface donnée ou de surface totale donnée.*

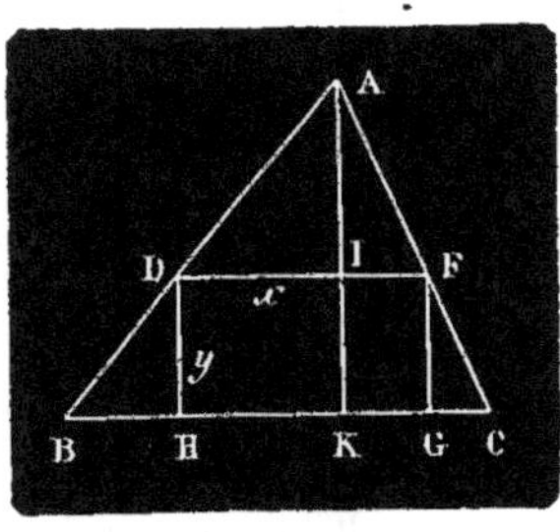

Fig. 55.

Soient x et y les dimensions du rectangle DFGH (fig. 55).

1° *La surface latérale doit être égale à* m^2.

On a les équations

$$2\pi yx = m^2 \qquad (1)$$
$$\frac{x}{a} = \frac{h - y}{h}, \qquad (2)$$

d'où l'on tire

$$2\pi ay^2 - 2\pi ahy + hm^2 = 0 \qquad (3)$$
$$y = \frac{\pi ah \pm \sqrt{\pi^2 a^2 h^2 - 2\pi ahm^2}}{2\pi a}.$$

Pour que les valeurs de y soient réelles, on doit avoir

$$\pi^2 a^2 h^2 - 2\pi ahm^2 \geqslant 0,$$

d'où
$$m^2 \geqslant \frac{\pi ah}{2}.$$

Les deux valeurs positives de y sont admissibles et correspondent à deux rectangles différents qui engendrent la même surface.

En effet, si la parallèle DF se meut depuis BC jusqu'à A, la surface convexe du cylindre, d'abord nulle, va en augmentant, mais elle finit par diminuer, puisqu'elle redevient égale à zéro. Elle passe donc deux fois par la même valeur avant et après son maximum, qui a lieu pour $m^2 = \frac{\pi ah}{2}$, et

qui correspond au cas ou $y = \frac{\pi ah}{2\pi a} = \frac{h}{2}.$

2° *La surface totale est égale à* m^2.

Les équations sont
$$2\pi yx + 2\pi y^2 = m^2 \qquad (1)$$
$$\frac{x}{a} = \frac{h - y}{h}. \qquad (2)$$

On en tire

$$\frac{2\pi ahy - 2\pi ay^2}{h} + 2\pi y^2 = m^2$$

$$2\pi ahy - 2\pi ay^2 + 2\pi hy^2 = hm^2$$

$$2\pi(a-h)y^2 - 2\pi ahy + hm^2 = 0$$

$$y = \frac{\pi ah \pm \sqrt{\pi^2 a^2 h^2 - 2\pi(a-h)hm^2}}{2\pi(a-h)}.$$

Le maximum de m^2 a lieu pour $m^2 = \dfrac{\pi a^2 h}{a-h}$.

Alors $\qquad\qquad y = \dfrac{\pi ah}{2\pi(a-h)} = \dfrac{ah}{2(a-h)}.$

1215. *Inscrire dans un cône donné un cylindre de surface convexe donnée ou de surface totale donnée.*

Supposons le problème résolu et faisons passer un plan par l'axe du cône ; ce plan coupe le cône suivant un triangle isocèle ASB (fig. 56) et le cylindre inscrit suivant un rectangle CDFG. Soient R et h le rayon de la base et la hauteur du cône, x le rayon de la base et y la hauteur du cylindre.

1° *La surface latérale du cylindre est* m².

Les deux équations du problème sont

$$2\pi xy = m^2 \qquad (1)$$

$$\frac{x}{R} = \frac{h-y}{h}, \qquad (2)$$

d'où l'on tire

$$Ry^2 - Rhy + \frac{hm^2}{2\pi} = 0$$

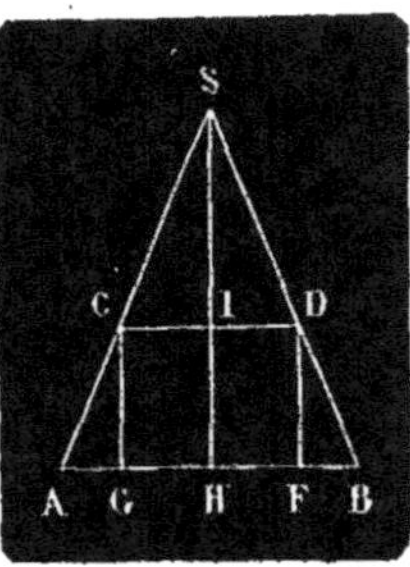

Fig. 56.

$$y = \frac{Rh \pm \sqrt{R^2 h^2 - \dfrac{2Rhm^2}{\pi}}}{2R}.$$

Condition de possibilité :

$$m^2 \leqslant \frac{\pi R^2 h^2}{2Rh} \quad \text{ou} \quad m^2 \leqslant \frac{\pi Rh}{2}.$$

Pour le maximum :

$$\frac{\pi Rh}{2} \quad , \quad y = \frac{Rh}{2R} = \frac{h}{2}.$$

2° *La surface totale du cylindre est* m^2.

Équations :

$$2\pi xy + 2\pi x^2 = m^2 \qquad (1)$$

$$\frac{x}{R} = \frac{1-y}{h}. \qquad (2)$$

On en tire

$$R(h - R)y^2 - Rh(h - 2R)y + \frac{h^2m^2 - 2\pi R^2 h^2}{2\pi} = 0$$

$$y = \frac{Rh(h - 2R) \pm h \sqrt{\dfrac{\pi R^2 h^2 - 2R(h - R)m^2}{\pi}}}{2R(h - R)} \cdot$$

Condition de possibilité :

$$m^2 \leqslant \frac{\pi R^2 h^2}{2R(h - R)} \quad \text{ou} \quad \leqslant \frac{\pi R h^2}{2(h - R)} \cdot$$

Maximum :
$$m^2 = \frac{\pi R h^2}{2(h - R)} \cdot$$

La valeur de y est alors
$$y = \frac{h(h - 2R)}{2(h - R)} \cdot$$

1216. *Couper une sphère par un plan tel que la moyenne géométrique des zones déterminées soit équivalente à un cercle donné.*

Soit x la distance de la section DF au centre O (fig. 57). En représentant le rayon de la sphère par R, on a

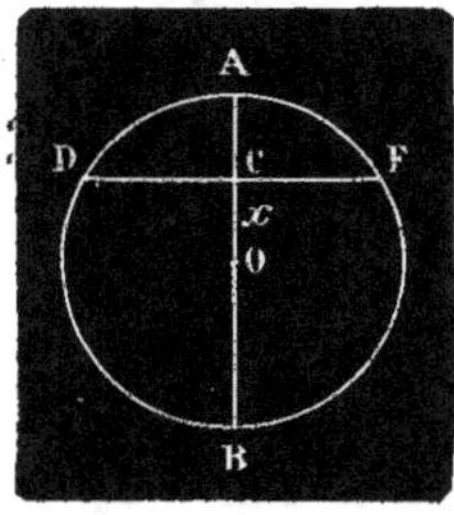

Fig. 57.

zone $\qquad$ DAF $= 2\pi R(R - x)$;

zone $\qquad$ DBF $= 2\pi R(R + x)$.

Si la moyenne géométrique de ces zones est égale à un cercle de rayon m, on a l'équation

$$\sqrt{2\pi R(R - x) \times 2\pi R(R + x)} = \pi m^2, \quad (1)$$

d'où
$$4\pi^2 R^2(R^2 - x^2) = \pi^2 m^4$$
$$4R^4 - 4R^2 x^2 = m^4.$$
$$x^2 = \frac{4R^4 - m^4}{4R^2}$$
$$x = \pm \frac{1}{2R} \sqrt{4R^4 - m^4}.$$

x a deux valeurs égales et de signes contraires lorsque ces valeurs sont réelles, c'est-à-dire quand on a

$$m^4 \leqslant 4R^4 \quad \text{ou} \quad m \leqslant R\sqrt{2}.$$

1217. *Couper une sphère par un plan tel que le plus petit segment sphérique déterminé et le cône de même base ayant son sommet au centre de la sphère soient équivalents.*

Soient R le rayon de la sphère et x la distance de la section au centre. On a
Segment

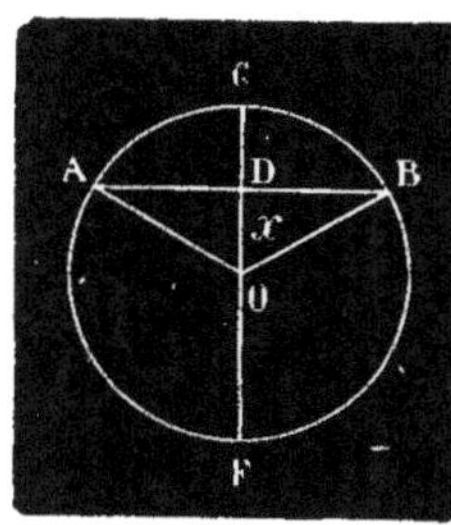

Fig. 58.

$$ACD = \frac{1}{6}\pi(R - x)^3 + \frac{1}{2}\pi AD^2 \times (R - x)$$
$$= \frac{1}{6}\pi(R - x)^2 + \frac{1}{2}\pi(R + x)(R - x)(R - x).$$

Cône
$$AOB = \frac{1}{3}\pi AD^2 \times x$$
$$= \frac{1}{3}\pi(R + x)(R - x)x$$

et, par suite, l'équation

$$\frac{1}{6}\pi(R - x)^3 + \frac{1}{2}\pi(R + x)(R - x)(R - x) = \frac{1}{3}\pi(R + x)(R - x)x \quad (1)$$

d'où
$$(R - x)^2 + 3(R^2 - x^2) = 2(R + x)x$$
$$x^2 + Rx - R^2 = 0$$
$$x = \frac{R}{2}\left(-1 \pm \sqrt{5}\right).$$

On doit rejeter la solution négative et ne conserver que la racine positive, qui n'est autre que le grand segment du rayon divisé en moyenne et extrême raison.

1218. *Circonscrire à une sphère donnée un cône de révolution dont la surface convexe soit double de la base.*

Soient x le rayon de la base et y la hauteur du cône circonscrit à la sphère O (fig. 59) dont le rayon est R. On doit avoir, d'après l'énoncé,

$$\pi x \sqrt{x^2 + y^2} = 2\pi x^2. \quad (1)$$

Des triangles semblables, SAC et SDO, on tire

$$\frac{AC}{OD} = \frac{SC}{SD}$$

ou
$$\frac{x}{R} = \frac{y}{\sqrt{y(y - 2R)}}. \quad (2)$$

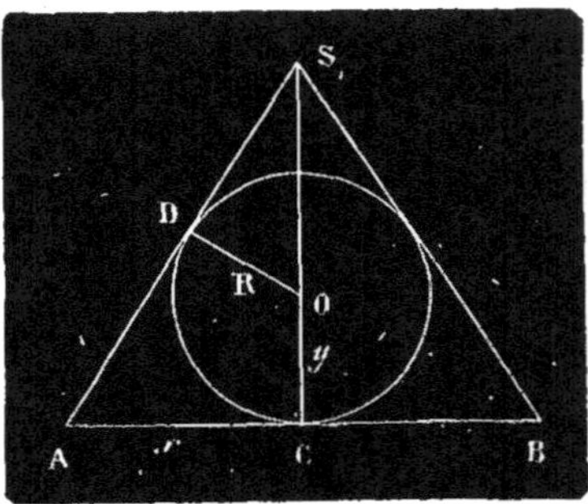

Fig. 59.

L'équation (1) élevée au carré donne, après simplification,

$$x^2 + y^2 = 4x^2 \quad , \quad y = x\sqrt{3}.$$

Élevons de même (2) au carré, simplifions et remplaçons x par sa valeur, il vient

$$\frac{x^2}{R^2} = \frac{x\sqrt{3}}{x\sqrt{3} - 2R} \quad ,\text{ou} \quad \frac{x}{R^2} = \frac{\sqrt{3}}{x\sqrt{3} - 2R}$$

et, finalement,

$$\sqrt{3}x^2 - 2Rx - R^2\sqrt{3} = 0,$$

d'où
$$x = \frac{R \pm \sqrt{R^2 + 3R^2}}{\sqrt{3}}.$$

En rejetant la racine négative, on a

$$x = \frac{3R}{\sqrt{3}} = R\sqrt{3}$$

et, par conséquent,

$$y = R\sqrt{3}\,\sqrt{3} = 3R.$$

La section du cône par un plan contenant son axe est donc le triangle équilatéral circonscrit à un grand cercle de la sphère.

1219. *Inscrire dans une sphère donnée un cylindre ayant un rapport donné* m *avec la somme des deux segments sphériques adjacents.*

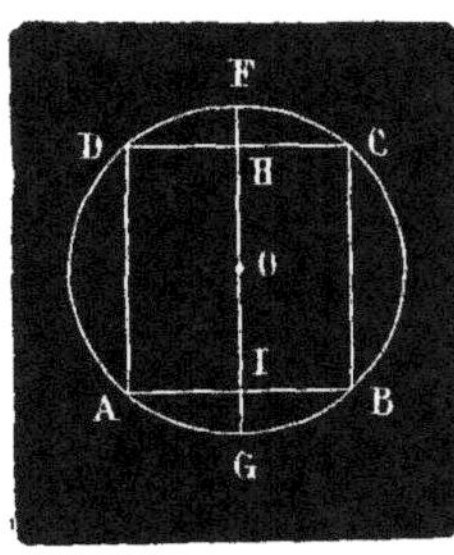

Fig. 60.

Le rayon de la sphère étant R et la hauteur du cylindre inscrit $2x$, le volume de ce cylindre est

$$\pi(R^2 - x^2) \times 2x \quad \text{ou} \quad 2\pi x(R^2 - x^2).$$

Le volume du segment DFC est égal à

$$\frac{1}{6}\pi(R - x)^3 + \frac{1}{2}\pi(R^2 - x^2)(R - x).$$

La somme des deux segments DFC et AGB est, par conséquent,

$$\frac{1}{3}\pi(R - x)^3 + \pi(R^2 - x^2)(R - x).$$

L'équation du problème est donc

$$\frac{2\pi x(R^2 - x^2)}{\frac{1}{3}\pi(R - x)^3 + \pi(R^2 - x^2)(R - x)} = m$$

ou

$$\frac{6x(R + x)}{(R - x)^2 + 3(R^2 - x^2)} = \frac{6Rx + 6x^2}{R^2 - 2Rx + x^2 + 3R^2 - 3x^2} = \frac{3Rx + 3x^2}{2R^2 - Rx - x^2} = m$$

d'où l'on tire

$$(3 + m)x^2 + R(3 + m)x - 2mR^2 = 0$$

$$x = \frac{-R(3 + m) \pm \sqrt{R^2(3 + m)^2 + 8mR^2(3 + m)}}{2(3 + m)}$$

$$= \frac{-R(3 + m) \pm R\sqrt{9m^2 + 30m + 9}}{2(3 + m)}.$$

Les racines du trinôme $9m^2 + 30m + 9$ placé sous le radical sont réelles et toutes deux négatives; ce trinôme sera de même signe que $9m^2$, c'est-à-dire positif, et les valeurs de x réelles pour toutes les valeurs de m non comprises entre ces racines. Or, en vertu de la nature de la question géométrique m ne peut recevoir que des valeurs positives. Le problème sera donc possible pour toutes valeurs positives de m, puisqu'aucune de ces valeurs ne sera comprise entre les racines du trinôme.

Ici la fonction algébrique est plus générale que la fonction géométrique.

1220. *Déterminer les dimensions d'un parallélipipède rectangle équivalent à un cube donné* a^3, *connaissant la somme de ses trois dimensions et sachant que l'une d'elles est moyenne proportionnelle entre les deux autres.*

Les équations de ce problème sont

$$x + y + y = b \qquad (1)$$
$$xyz = a^3 \qquad (2)$$
$$x^2 = yz. \qquad (3)$$

On en tire

$$x^3 = a^3 \quad , \quad x = a \quad , \quad yz = a^2 \quad ; \quad y + z = b - a.$$

Alors y et z sont les racines de l'équation

$$X^2 - (b - a)X + a^2 = 0$$

$$\frac{y}{z} = \frac{b - a \pm \sqrt{(b - a)^2 - 4a^2}}{2} = \frac{b - a \pm \sqrt{(b + a)(b - 3a)}}{2}.$$

Pour que le problème soit possible, on doit avoir $b > 3a$.

1221. *Trouver les arêtes d'un parallélipipède rectangle, connaissant sa surface totale* 2m², *la diagonale* d *d'une face et la somme* a *des arêtes.*

D'après l'énoncé, on a

$$2xy + 2xz + 2yz = 2m^2 \qquad (1)$$
$$x^2 + y^2 = d^2 \qquad (2)$$
$$x + y + z = a. \qquad (3)$$

(3) au carré donne

$$x^2 + y^2 + z^2 + 2xy + 2xz + 2yz = a^2. \qquad (4)$$

Si l'on en retranche l'équation (1), on a

$$x^2 + y^2 + z^2 = a^2 - 2m^2. \qquad (5)$$

Comparant avec (2), on trouve

$$z^2 = a^2 - 2m^2 - d^2.$$

Ce qui donne z; pour simplifier soit $z = h$.

De (3) on tire $\qquad x + y = a - h.$

En élevant cette équation au carré, on obtient

$$x^2 + 2xy + y^2 = (a - h)^2.$$

Retranchant (2), on a

$$2xy = (a - h)^2 - d^2$$
$$xy = \frac{(a - h)^2 - d^2}{2}.$$

Connaissant la somme et le produit des inconnues x et y, on peut les déterminer au moyen d'une équation du second degré.

1222. *Circonscrire à une sphère donnée un cône droit dont la surface totale soit équivalente à celle d'un cercle donné* πa².

Soient R le rayon de la sphère (fig. 61), x le rayon de la base et y la hauteur du cône circonscrit.

En écrivant que la surface totale de ce cône est équivalente au cercle πa^2, on a l'équation

$$\pi x \times SA + \pi x^2 = \pi a^2$$

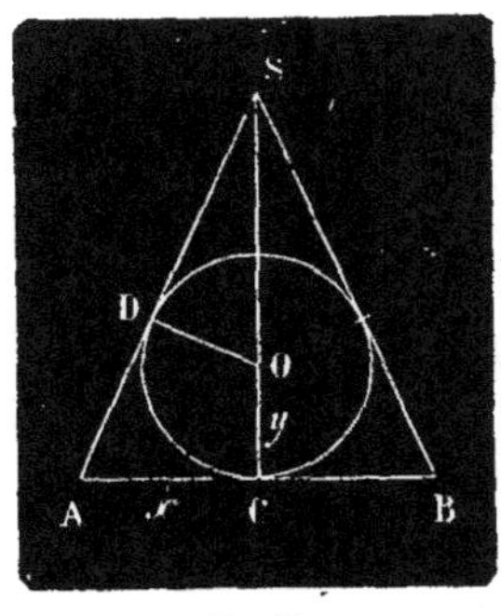

Fig. 61.

ou $\qquad x \times SA + x^2 = a^2.$ (1)

Si l'on écrit que le cône est circonscrit à la sphère, on a la nouvelle relation

$$\frac{SA}{SO} = \frac{SC}{SD} = \frac{AC}{OD}$$

ou $\qquad \dfrac{SA}{y - R} = \dfrac{y}{\sqrt{y(y - 2R)}} = \dfrac{x}{R} \cdot$ (2)

De (2) on tire $SA = \dfrac{x(y - R)}{R} \cdot$

En portant cette valeur dans (1), on a

$$\frac{x^2(y - R)}{R} + x^2 = a^2$$

ou $\qquad x^2 y = a^2 R.$

La relation (2) fournit également

$$x^2 = \frac{R^2 y}{y - 2R} \cdot$$

Donc, finalement, $\qquad \dfrac{R^2 y^2}{y - 2R} = a^2 R,$

d'où $\qquad R y^2 - a^2 y + 2a^2 R = 0$

$$y = \frac{a^2 \pm \sqrt{a^4 - 8a^2 R^2}}{2R} = \frac{a^2 \pm \sqrt{a^2(a^2 - 8R^2)}}{2R} \cdot$$

Pour que le problème soit possible, il faut que l'on ait

$$a^2 \geqslant 8R^2$$

Pour la valeur minimum de a^2 ou $8R^2$, on a

$$y = \frac{8R^2}{2R} = 4R.$$

1223. *Circonscrire à une sphère un cône de révolution ayant un volume donné.*

Dans la figure précédente, supposons que l'on ait

$$\frac{1}{3} \pi x^2 y = \frac{1}{3} \pi a^3$$

ou $\qquad x^2 y = a^3.$ (1)

Les triangles semblables SAC et SDO donnent

$$\frac{x}{R} = \frac{y}{\sqrt{y(y - 2R)}} \quad \text{ou} \quad \frac{x^2}{R^2} = \frac{y}{y - 2R} \cdot$$ (2)

Portant la valeur de x^2 dans (1), on a

$$\frac{R^2 y^2}{y - 2R} = a^3,$$

d'où
$$R^2 y^2 - a^3 y + 2 a^3 R = 0$$

$$y = \frac{a^3 \pm \sqrt{a^6 - 8 a^3 R^3}}{2R^2} = \frac{a^3 \pm \sqrt{a^3 (a^3 - 8R^3)}}{2R^2}.$$

Pour que le problème soit possible, il faut que l'on ait

$$a^3 \geqslant 8 R^3 \quad \text{ou} \quad a \geqslant 2R.$$

Pour
$$a^3 = 8 R^3 \quad , \quad y = \frac{8 R^3}{2 R^2} = 4R.$$

1224. *Circonscrire à une sphère un cône de révolution ayant une surface latérale donnée ou ayant une surface totale donnée.*

Soit πa^2 la surface convexe du cône SAB (fig. 62) circonscrit à la sphère O, dont le rayon est R. Posons $CA = x$ et $SC = y$. On a d'abord

$$\pi x \times SA = \pi a^2 \quad \text{ou} \quad x \times SA = a^2. \quad (1)$$

Les triangles semblables SAC et SOD donnent

$$\frac{SA}{SO} = \frac{SC}{SD} = \frac{AC}{OD}$$

ou
$$\frac{SA}{y - R} = \frac{y}{\sqrt{y(y - 2R)}} = \frac{x}{R}. \quad (2)$$

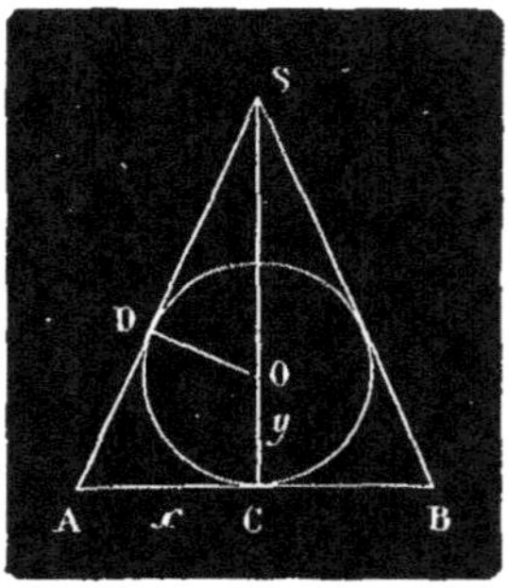

De (2) on tire
$$SA = \frac{x(y - R)}{R}.$$

Fig. 62.

Portant cette valeur dans (1), on obtient

$$\frac{x^2(y - R)}{R} = a^2. \quad (3)$$

La relation (2) donne également

$$\frac{x^2}{R^2} = \frac{y}{y - 2R}. \quad (4)$$

Divisons (3) par (4), il vient

$$R(y - R) = \frac{a^2(y - 2R)}{y},$$

d'où
$$Ry^2 - R^2 y = a^2 y - 2a^2 R$$
$$Ry^2 - (R^2 + a^2)y + 2a^2 R = 0.$$

Cette équation donne pour y deux valeurs positives acceptables et qui sont

$$y = \frac{R^2 + a^2 \pm \sqrt{(R^2 + a^2)^2 - 8a^2R^2}}{2R}$$

$$= \frac{R^2 + a^2 \pm \sqrt{(R^2 + a^2 + 2\sqrt{2}\,aR)(R^2 + a^2 - 2\sqrt{2}\,aR)}}{2R}\,.$$

Pour que le problème soit possible, on doit avoir

$$R^2 + a^2 - 2\sqrt{2}\,aR \gtrless 0$$

ou

$$\frac{a^2}{R^2} - 2\sqrt{2}\,\frac{a}{R} + 1 \gtrless 0.$$

Les racines de ce trinôme sont

$$\frac{a}{R} = \sqrt{2} \pm 1.$$

Ce trinôme sera positif pour toute valeur de $\frac{a}{R}$ non comprise entre ces racines; le minimum de $\frac{a}{R}$ est donc $\frac{a}{R} = \sqrt{2} + 1$. On en déduit que le minimum de a^2, quand R est donné, est $a^2 = R^2(3 + 2\sqrt{2})$, et que le maximum de R^2, quand a est donné, est $\dfrac{a^2}{3 + 2\sqrt{2}}$.

Dans ce cas

$$y = \frac{R^2 + R^2(3 + 2\sqrt{2})}{2R} = R(2 + \sqrt{2})\,.$$

Les valeurs de $\frac{a}{R}$ inférieures à $(\sqrt{2} - 1)$ doivent être rejetées, car elles donneraient pour y des valeurs inférieures à $2R$, ce qui est impossible.

Supposons maintenant que la surface totale du cône soit πa^2. On a les équations

$$\pi x(x + SA) = \pi a^2 \quad \text{ou} \quad x(x + SA) = a^2 \qquad (1)$$

$$\frac{SA}{y - R} = \frac{y}{\sqrt{y(y - 2R)}} = \frac{x}{R}\,. \qquad (2)$$

De (2) on tire

$$\frac{x + SA}{y} = \frac{x}{R} \quad , \quad x + SA = \frac{xy}{R}\,.$$

(1) devient alors $\qquad\qquad x^2 y = a^2 R. \qquad\qquad (3)$

De (2) on a également

$$\frac{x^2}{R^2} = \frac{y}{y - 2R}\,. \qquad (4)$$

Divisons (3) par (4), on a

$$R^2 y = \frac{a^2 R(y - 2R)}{y}\,,$$

d'où

$$Ry^2 - a^2y + 2a^2R = 0$$

$$y = \frac{a^2 \pm \sqrt{a^4 - 8a^2R^2}}{2R}.$$

Pour que le problème soit possible, il faut que l'on ait

$$a^4 \geqslant 8a^2R^2 \quad \text{ou} \quad a \geqslant 2R\sqrt{2}.$$

1225. *Étant donné un triangle isocèle ABC dont la base BC = a et la hauteur AD = h, on mène une parallèle EF à la base BC, on joint le milieu D de la base aux points E et F, où cette parallèle rencontre les côtés égaux du triangle, et l'on fait tourner la figure autour de la base BC. Calculer la longueur de cette parallèle EF de manière que le volume engendré par le triangle AEF soit égal à 2 fois le volume engendré par le triangle EDF.*

(Bacc. nov. 1880.)

Abaissons des points E et F les perpendiculaires EG et FH sur BC, et posons EF = x, EG = y.

Le volume engendré par le quadrilatère AEGHF est la somme de deux troncs
de cône; il est égal à

$$\frac{1}{3}\pi x(h^2 + y^2 + hy).$$

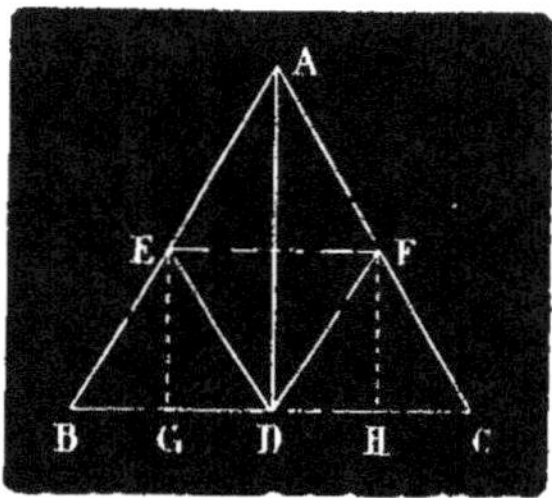

Les deux triangles EGD et DFH engendrent deux cônes dont la somme est

$$\frac{1}{3}\pi y^2 x.$$

Le volume décrit par le quadrilatère
AEDF est donc

Fig. 63.

$$\frac{1}{3}\pi x(h^2 + y^2 + hy) - \frac{1}{3}\pi y^2 x = \frac{1}{3}\pi x(h^2 + hy).$$

Or le triangle EDF décrit les $\frac{2}{3}$ du cylindre engendré par le rectangle EGHF ou

$$\frac{2}{3}\pi y^2 x.$$

Puisque le volume décrit par le triangle AEF est le double de celui que décrit le triangle EDF, le quadrilatère AEDF engendre le triple du triangle EDF ; on a donc l'égalité

$$\frac{1}{3}\pi x(h^2 + hy) = 2\pi y^2 x \qquad (1)$$

ou

$$6y^2 - hy - h^2 = 0,$$

d'où

$$y = \frac{h \pm \sqrt{h^2 + 24h^2}}{12}.$$

Si l'on rejette la racine négative, on trouve

$$y = \frac{h + 5h}{12} = \frac{h}{2} \cdot$$

On en déduit évidemment

$$x = \frac{a}{2} \cdot$$

1226. *On donne une sphère de rayon R ; sur le diamètre AB, on prend une longueur AC = x et l'on mène par le point C le plan DCE perpendiculaire au diamètre AB ; exprimer au moyen de R et de x :*

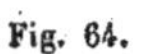

1° Le rapport du volume du segment ADCE à celui de la sphère qui aurait AC pour diamètre ;

2° Le rapport du volume du segment BDCE à celui de la sphère qui aurait CB pour diamètre.

Déterminer x de façon que le premier rapport soit triple du second.

(Bacc. juillet 1877.)

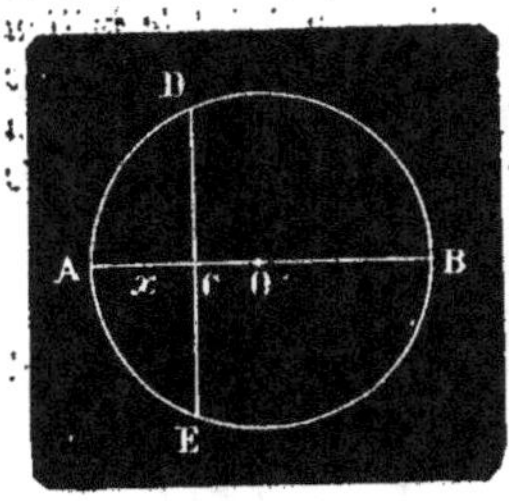

Fig. 64.

$$\frac{\text{Segment ADCE}}{\text{Sphère AC}} = \frac{\frac{1}{6}\pi x^3 + \frac{1}{2}\pi x^2(2R - x)}{\frac{1}{6}\pi x^3} = \frac{x + 3(2R - x)}{x} = \frac{6R - 2x}{x}$$

$$\frac{\text{Segment BDCE}}{\text{Sphère CB}} = \frac{\frac{1}{6}\pi(2R - x)^3 + \frac{1}{2}\pi x(2R - x)(2R - x)}{\frac{1}{6}\pi(2R - x)^3} = \frac{2R + 2x}{2R - x},$$

Si le premier rapport est triple du second, on a

$$\frac{6R - 2x}{x} = \frac{6R + 6x}{2R - x},$$

d'où

$$x^2 + 4Rx + 3R^2 = 0.$$

Cette équation a deux racines de signes contraires. La racine positive seule convient au problème ; elle est égale à

$$x = R(\sqrt{7} - 2).$$

1227. *A quelle distance du centre d'un cercle faut-il mener une corde, pour que cette corde, en tournant autour du diamètre qui lui est parallèle, engendre une surface égale à celle de la sphère dont le rayon serait la distance cherchée ?*   (Bacc. Paris 1873.)

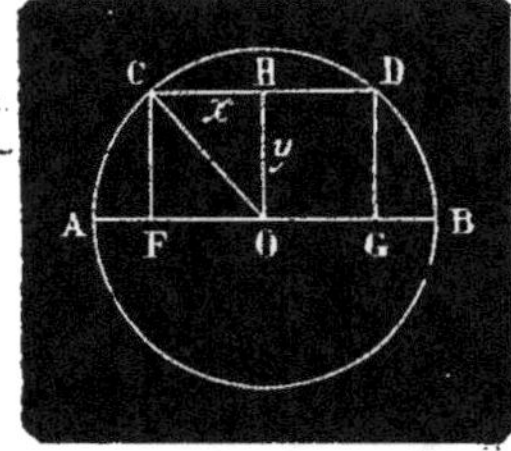

Fig. 65.

Soit CD une corde parallèle au diamètre AB dans le cercle O (fig. 65). Désignons sa longueur par $2x$ et sa distance au centre par y. En tournant autour du diamètre AB, cette corde engendre une surface cylindrique qui a pour mesure $4\pi xy$. On a donc l'égalité

$$4\pi xy = 4\pi y^2 \quad \text{ou} \quad x = y.$$

D'ailleurs $\quad x^2 + y^2 = R^2 \quad$ ou $\quad 2y^2 = R^2,$

d'où
$$y = \frac{R}{\sqrt{2}} = \frac{R\sqrt{2}}{2}.$$

La corde CD n'est autre que le côté du carré inscrit dans le cercle.

1228. *On donne l'hypoténuse* BC = a *d'un triangle rectangle; on lui circonscrit une demi-circonférence* BMANC; *on demande de déterminer la hauteur* AD = x *de manière que le volume engendré par les deux segments* BMA, ANC *soit égal à une sphère de rayon* R. *Condition de possibilité.*

(Bacc. Paris 1874.)

La somme des volumes engendrés par les segments de cercle AMB et ANC est égal à la différence entre la sphère ayant BC pour diamètre et le volume engendré par le triangle ABC. D'où l'égalité

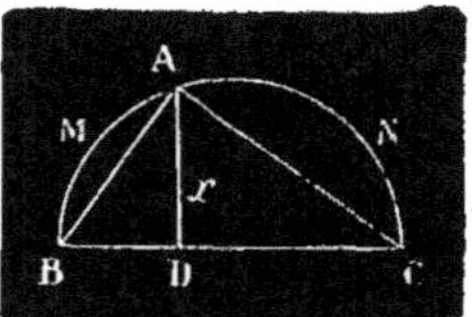

Fig 66.

$$\frac{1}{6}\pi a^3 - \frac{1}{3}\pi x^2 a = \frac{4}{3}\pi R^3,$$

d'où
$$x = \sqrt{\frac{a^3 - 8R^3}{2a}}.$$

Pour que le problème soit possible, il faut que l'on ait

$$8R^3 \leqslant a^3 \quad \text{ou} \quad R \leqslant \frac{a}{2}.$$

1229. *Connaissant les rayons* a *et* b *des deux bases d'un tronc de cône droit et sa hauteur* h, *déterminer sur la droite qui joint les centres des deux bases un point* M *tel que les deux cônes, ayant ce point pour sommet et pour bases respectives les deux bases du tronc du cône, aient leurs surfaces équivalentes.* (Bacc. Paris 1875.)

Représentons par x la distance du point M à la grande base et par y sa distance à la petite base. Les deux équations du problème sont

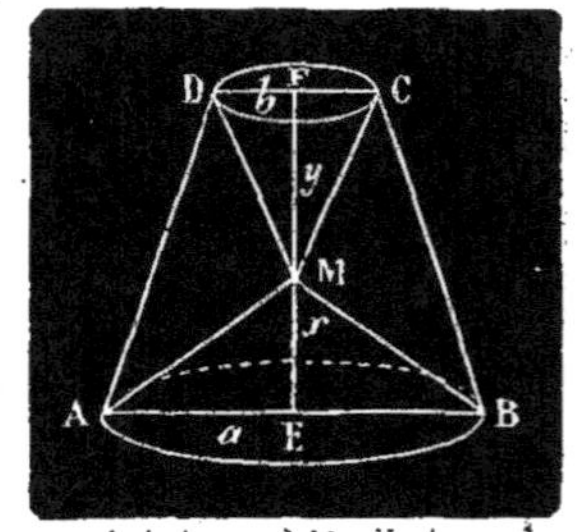

Fig. 67.

$$x + y = h \qquad (1)$$
$$\pi a\sqrt{x^2 + a^2} = \pi b\sqrt{y^2 + b^2}. \qquad (2)$$

De (2) on tire

$$a^2 x^2 + a^4 = b^2 y^2 + b^4 \qquad (3)$$

et de (1) $\qquad y = h - x.$

Portant cette valeur dans (3), on obtient

$$a^2 x^2 + a^4 = b^2 h^2 - 2b^2 hx + b^2 x^2 + b^4$$
$$(a^2 - b^2)x^2 + 2b^2 hx + a^4 - b^4 - b^2 h^2 = 0$$

$$x = \frac{-b^2h + \sqrt{a^3b^2h^2 + a^4b^2 + a^2b^4 - a^6 - b^6}}{a^2 - b^2}$$

On en déduit

$$y = \frac{a^2h - \sqrt{a^2b^2h^2 + a^4b^2 + a^2b^4 - a^6 - b^6}}{a^2 - b^2}.$$

1230. *Couper une sphère par un plan de manière que la calotte détachée ait une surface équivalente à la surface convexe du cône qui a pour base le cercle de section et pour sommet l'extrémité du diamètre perpendiculaire sur ce cercle.* (Bacc. Paris 1875.)

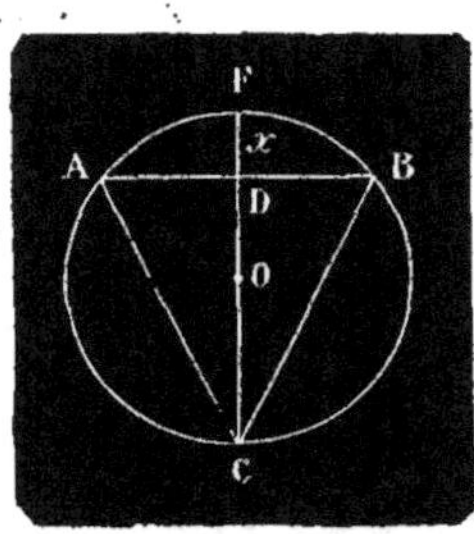

Fig. 68.

Soit x la hauteur de la zone (fig. 68). On a

$$\text{Zone AFD} = 2\pi R x.$$

Surface convexe du cône

$$\text{CAB} = \pi \text{AD} \times \text{AC}.$$

Or

$$\text{AD} = \sqrt{x(2R - x)} \quad ; \quad \text{AC} = \sqrt{2R(2R - x)}.$$

D'où l'équation

$$2\pi R x = \pi \sqrt{2R x (2R - x)^2},$$

qui donne

$$4R^2x^2 = 2R x (2R - x)^2$$
$$2R x = 4R^2 - 4R x + x^2$$
$$x^2 - 6R x + 4R^2 = 0.$$

Cette équation a deux racines positives, qui sont

$$x = 3R \pm \sqrt{9R^2 - 4R} = R\left(3 \pm \sqrt{5}\right).$$

La plus grande doit être rejetée; car elle donnerait pour x une valeur plus grande que $2R$. On a donc

$$x = R\left(3 - \sqrt{5}\right).$$

1231. *Calculer les côtés de l'angle droit d'un triangle BAC rectangle en A, connaissant l'hypoténuse BC et sachant que le volume engendré par le triangle en tournant autour du côté AB est double du volume engendré par ce même triangle en tournant autour du côté AC.* (Bacc. Paris 1874.)

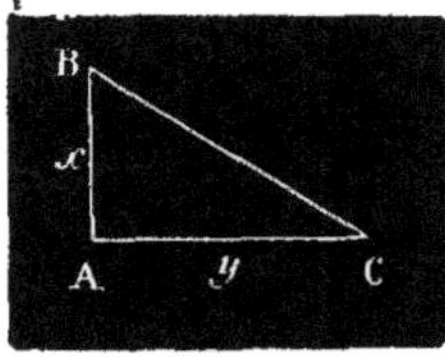

Fig. 69.

Posons

$$\text{BC} = a \quad , \quad \text{AB} = x \quad ; \quad \text{AC} = y.$$

D'après l'énoncé, on a les deux équations

$$\frac{\pi y^2 x}{3} = \frac{2\pi x^2 y}{3} \qquad (1)$$
$$x^2 + y^2 = a^2. \qquad (2)$$

La première équivaut à

$$xy(y - 2x) = 0.$$

Or cette équation peut être satisfaite de trois manières : 1° par $x = 0$; 2° par $y = 0$; 3° par $y = 2x$. Les deux premières solutions ne sont pas admissibles. On a donc à résoudre le système

$$y = 2x \qquad (3)$$
$$x^2 + y^2 = a^2. \qquad (4)$$

D'où l'on tire

$$\frac{x}{y} = \frac{1}{2} \quad , \quad \frac{x^2}{y^2} = \frac{1}{4} \quad , \quad \frac{x^2}{x^2 + y^2} = \frac{1}{5} \quad , \quad \frac{x^2}{a^2} = \frac{1}{5}$$

ou $$x = \frac{a}{\sqrt{5}} = \frac{a\sqrt{5}}{5} \quad \text{et, par suite,} \quad y = \frac{2a\sqrt{5}}{5}.$$

1232. *Calculer les deux côtés de l'angle droit d'un triangle rectangle, connaissant l'hypoténuse a et sachant que le volume engendré par le triangle tournant autour de l'hypoténuse est égal à celui d'une sphère de rayon R.*

(Bacc. Paris 1874.)

Soit ABC (fig. 70) le triangle rectangle donné. Menons la hauteur AD et posons

$$AB = x \quad , \quad AC = y \quad , \quad BC = a \quad , \quad AD = h.$$

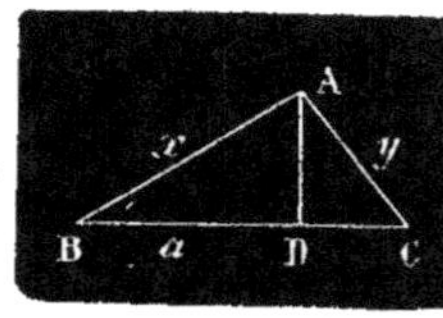

D'après l'énoncé, on a les équations

$$\frac{1}{3}\pi h^2 a = \frac{4}{3}\pi R^3 \qquad (1)$$
$$xy = ah \qquad (2)$$
$$x^2 + y^2 = a^2. \qquad (3)$$

Fig. 70.

L'équation (1) est équivalente à

$$h^2 a = 4R^3$$

ou, en tenant compte de (2);

$$x^2 y^2 = 4aR^3 \quad \text{ou} \quad xy = 2R\sqrt{aR}. \qquad (4)$$

Des relations (3) et (4) on tire

$$x + y = \sqrt{a^2 + 4R\sqrt{aR}} \quad , \quad x - y = \sqrt{a^2 - 4R\sqrt{aR}}$$

et, par conséquent,

$$x = \frac{\sqrt{a^2 + 4R\sqrt{aR}} + \sqrt{a^2 - 4R\sqrt{aR}}}{2}$$

$$y = \frac{\sqrt{a^2 + 4R\sqrt{aR}} - \sqrt{a^2 - 4R\sqrt{aR}}}{2}.$$

Pour que le problème soit possible, il faut que l'on ait

$$a^2 - 4R\sqrt{aR} \geqslant 0$$

ou $$R \leqslant \frac{a}{\sqrt[3]{16}}.$$

1233. *La différence des rayons de deux sphères est de 1ᵐ75 ; la diffé-*

rence de leurs volumes est de 47 mc.; calculer chacun des deux rayons à 0,001 près.   (Bacc. Paris 1858.)

Soient x et y les rayons des deux sphères. L'énoncé conduit aux deux équations

$$x - y = 1{,}75 \qquad (1)$$

$$\frac{4}{3}\pi(x^3 - y^3) = 47. \qquad (2)$$

En divisant (2) par (1), puis par $\frac{4}{3}\pi$, on a

$$x^2 + xy + y^2 = \frac{47 \times 3}{1{,}75 \times 4\pi} \cdot \qquad (3)$$

Remplaçant x par sa valeur $y + 1{,}75$ tirée de (1), on obtient

$$3y^2 + 5{,}25y - \frac{47 \times 3}{1{,}75 \times 4\pi} = 0.$$

D'où, en ne prenant que la racine positive,

$$y = 2^m{,}578 \qquad \text{et, par suite,} \qquad x = 4^m{,}328.$$

1234. *Étant donné un hémisphère, trouver le rayon CD d'un cercle DE parallèle à la base AB de l'hémisphère, et tel que le rapport du volume du tronc de cône ABDE à celui de la sphère qui a pour diamètre la distance OC des deux plans parallèles, soit égal à un nombre donné m.*

(Bacc. Paris 1872.)

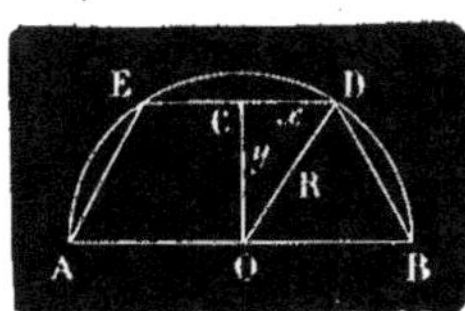

Fig. 71.

Si l'on pose

$$OD = R \quad , \quad CD = x \quad , \quad OC = y,$$

les deux équations de ce problème sont

$$\frac{\frac{1}{3}\pi y(R^2 + x^2 + Rx)}{\frac{1}{6}\pi y^3} = m \qquad (1)$$

$$x^2 + y^2 = R^2. \qquad (2)$$

L'équation (1) est équivalente à

$$\frac{2(R^2 + x^2 + Rx)}{y^2} = m$$

ou, en tenant compte de (2), à

$$\frac{2(R^2 + x^2 + Rx)}{R^2 - x^2} = m;$$

d'où

$$(m + 2)x^2 + 2Rx - R^2(m - 2) = 0$$

$$x = \frac{R(-1 + \sqrt{m^2 - 3})}{m + 2} \cdot$$

Pour que x soit réel, on doit avoir $m^2 \geqslant 3$ ou $m \geqslant \sqrt{3}$, et pour que x soit positif, il faut que

$$\sqrt{m^2 - 3} > \quad \text{ou} \quad 1 \quad m > 2.$$

Enfin il faut aussi que x soit moindre que R, et pour cela on doit avoir

$$-1 + \sqrt{m^2 - 3} < m + 2$$
$$m^2 - 3 < m^2 + 6m + 9,$$

ce qui a toujours lieu.

1235. *Étant donné un hémisphère, on propose de le couper par un plan parallèle à la base de façon que le volume compris entre ce plan et la surface sphérique soit égal à la demi-somme des cônes ayant pour base commune le cercle d'intersection et pour sommets le centre et l'extrémité du rayon perpendiculaire au plan.*
(Bacc. octobre 1878.)

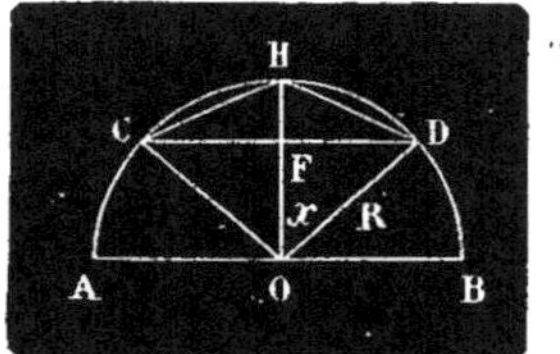

Fig. 72.

Soient R le rayon de la sphère, x la distance de la section au centre. On a

$$\text{Segment CHD} = \frac{1}{6}\pi(R - x)^3 + \frac{1}{2}\pi(R^2 - x^2)(R - x).$$

Demi-somme des cônes

$$\text{CHD} \quad \text{et} \quad \text{COE} = \frac{1}{6}\pi(R^2 - x^2)R.$$

D'où l'équation

$$\frac{1}{6}\pi(R - x)^3 + \frac{1}{2}\pi(R^2 - x^2)(R - x) = \frac{1}{6}\pi(R^2 - x^2)R, \quad (1)$$

qui se réduit à

$$2x^2 + 3Rx - 3R^2 = 0,$$

d'où

$$x = \frac{R(-3 + \sqrt{33})}{4}.$$

1236. *Connaissant la somme 4a des diagonales d'un losange et le rayon r du cercle inscrit, calculer les deux diagonales et la longueur du côté. — Cas particulier a = 17,5, r = 12.*
(Bacc. juillet 1879.)

Soient x et y les demi-diagonales et z le côté. L'énoncé donne l'équation

$$x + y = 2a \quad (1)$$

et la figure les deux équations

$$x^2 + y^2 = z^2 \quad (2)$$
$$xy = zr. \quad (3)$$

En élevant (1) au carré, et tenant compte des deux autres équations, on a

$$x^2 + y^2 + 2xy = 4a^2$$

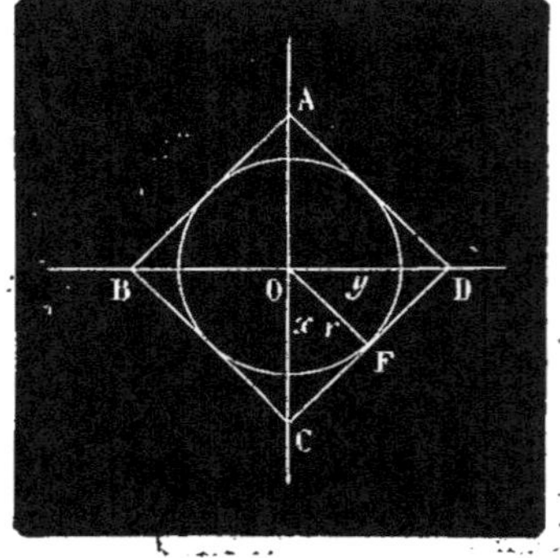

Fig. 73.

ou
$$z^2 + 2zr - 4a^2 = 0,$$

d'où
$$z = -r + \sqrt{r^2 + 4a^2}.$$

On connaît alors la somme $2a$ de x et y et leur produit zr; ce sont donc les racines de l'équation

$$X^2 - 2aX + zr = 0,$$

d'où
$$\begin{matrix} x \\ y \end{matrix} = a \pm \sqrt{a^2 - zr};$$

Pour
$$a = 17,5 \quad , \quad r = 12;$$

on a
$$z = -12 + \sqrt{144 + 4 \times 17,5^2} = 25$$
$$x = 17,5 + \sqrt{17,5^2 - 25 \times 12} = 20$$
$$y = 17,5 - \sqrt{17,5^2 - 25 \times 12} = 15.$$

Les diagonales du losange sont donc 40 et 30 et le côté 25.

1237. *Dans le triangle ABC, on donne deux côtés AC = b, AB = c, et l'on propose de calculer le 3ᵉ côté BC, sachant que le rapport des segments BD et DC déterminés sur le côté par la hauteur AD est égal au rapport de deux lignes m et n.*   (Bacc oct. 1880.)

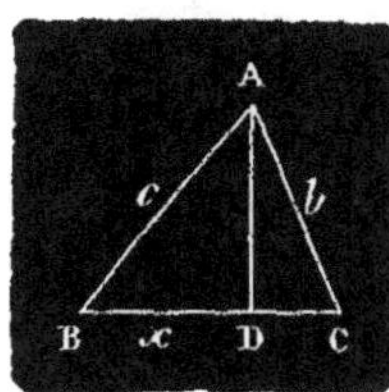

Fig. 74.

Soit x le 3ᵉ côté BC.

Des égalités
$$b^2 = c^2 + x^2 - 2x \times BD$$
$$c^2 = b^2 + x^2 - 2x \times CD$$

on tire
$$BD = \frac{c^2 + x^2 - b^2}{2x} \quad , \quad CD = \frac{b^2 + x^2 - c^2}{2x} .$$

D'où l'équation
$$\frac{c^2 + x^2 - b^2}{b^2 + x^2 - c^2} = \frac{m}{n} . \qquad (1)$$

On en tire
$$n(c^2 - b^2) + nx^2 = m(b^2 - c^2) + mx^2$$
$$x^2 = \frac{(m+n)(b^2 - c^2)}{n - m} \quad , \quad x = \sqrt{\frac{(m+n)(b+c)(b-c)}{n-m}} .$$

1238. *Étant donné un cercle de rayon R et un diamètre AB, mener à ce diamètre AB une parallèle CD telle que la surface du trapèze ABCD soit dans un rapport déterminé k avec le carré de la hauteur du trapèze.*   (Bacc. nov. 1880.)

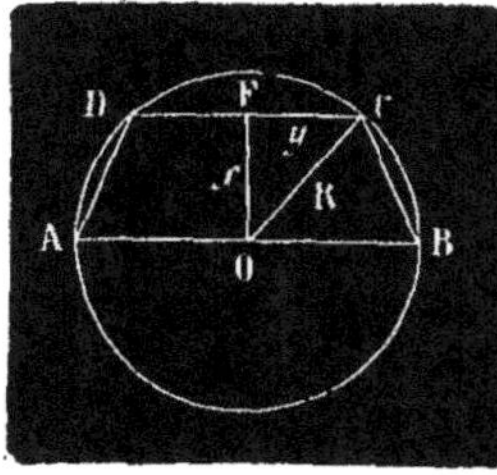

Fig. 75.

Posons
$$OF = x \quad , \quad FC = y.$$

On a les deux équations
$$\frac{(R + y)x}{x^2} = k \qquad (1)$$
$$y^2 = R^2 - x^2 \qquad (2)$$

desquelles on tire

$$R + y = kx \quad , \quad y = kx - R$$
$$y^2 = k^2x^2 - 2Rkx + R^2 = R^2 - x^2,$$

d'où
$$(k^2 + 1)x^2 - 2Rkx = 0$$
$$x[(k^2 + 1)x - 2Rk)] = 0.$$

x ne pouvant être nul, on a

$$(k^2 + 1)x - 2Rk = 0,$$

d'où
$$x = \frac{2Rk}{k^2 + 1}$$

et, par suite,
$$y = \frac{2Rk^2}{k^2 + 1} + R = \frac{R(k^2 - 1)}{k^2 + 1} .$$

1239. *On donne le rayon r d'un demi-cercle AOB, déterminer la distance AD au point A de la perpendiculaire CD au diamètre AOB de manière que le rapport des volumes décrits par les segments AmC, CnB au volume décrit par le triangle ACB dans la rotation autour de AB soit égal à un nombre donné.* (Bacc. nov. 80.)

Vol. sphère
$$ACB = \frac{4}{3}\pi r^3.$$

Vol. triangle
$$ACB = \frac{1}{3}\pi CD^2 \times 2R.$$
$$= \frac{2}{3}\pi rx(2r - x).$$

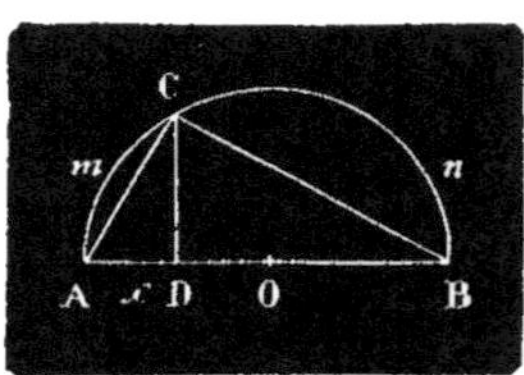

Vol. segments
$$(AMC + CMB) = \frac{4}{3}\pi r^3 - \frac{2}{3}\pi rx(2r - x).$$

Fig. 76.

Équation du problème :

$$\frac{\dfrac{4}{3}\pi r^3 - \dfrac{2}{3}\pi rx(2r - x)}{\dfrac{2}{3}\pi rx(2r - x)} = m.$$

On en tire

$$\frac{2r^2 - x(2r - x)}{x(2r - x)} = m \quad \text{ou} \quad \frac{2r^2}{x(2r - x)} = m + 1$$

et enfin
$$(m + 1)x^2 - 2r(m + 1)x + 2r^2 = 0$$
$$x = R\left(1 + \sqrt{\frac{m - 1}{m + 1}}\right) .$$

1240. *Calculer le rayon de la base et la hauteur d'un cône, connaissant le volume du cône $= \frac{4}{3}\pi a^3$ et la surface totale πb^2.*

(Bacc. août 1879.)

Soient x le rayon, y la hauteur et z l'apothème du cône donné (fig. 77). L'énoncé donne les trois équations

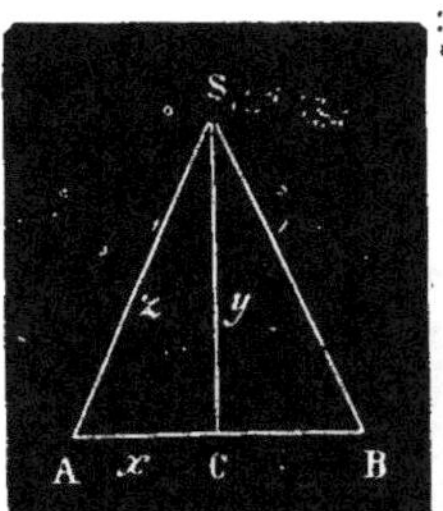

Fig. 77.

$$\frac{1}{3}\pi x^2 y = \frac{4}{3}\pi a^3 \qquad (1)$$
$$\pi x (z + x) = \pi b^2 \qquad (2)$$
$$x^2 + y^2 = z^2 \qquad (3)$$

Les premières équivalent à

$$x^2 y = 4 a^3 \qquad (4)$$
$$xz + x^2 = b^2. \qquad (5)$$

Dé cette dernière on tire

$$z = \frac{b^2 - x^2}{x}.$$

Portant cette valeur dans (3), on obtient

$$x^2 + y^2 = \frac{b^4 - 2b^2 x^2 + x^4}{x^2}. \qquad (6)$$

L'équation (4) donne

$$y = \frac{4a^3}{x^2} \quad \text{ou} \quad y^2 = \frac{16 a^6}{x^4}.$$

En substituant dans (6), on trouve

$$x^2 + \frac{16 a^6}{x^4} = \frac{b^4 - 2b^2 x^2 + x^4}{x^2},$$

ou

$$2 b^2 x^4 - b^4 x^2 + 16 a^6 = 0,$$

d'où

$$x = \frac{\sqrt{b^4 \pm b\sqrt{b^6 - 128 a^6}}}{2 b}$$

et, par suite,

$$y = \frac{4 a^3}{x^2} = \frac{4 a^3 \times 4 b^2}{b^4 \pm b\sqrt{b^6 - 128 a^6}} = \frac{b^4 \pm b\sqrt{b^6 - 128 a^6}}{8 a^3}.$$

1241. *Un cône de hauteur* H *est inscrit dans une sphère de rayon* R. *A quelle distance* x *du sommet du cône faut-il mener un plan parallèle à la base pour que l'aire de la section faite dans le cône soit le* $\frac{1}{3}$ *de l'aire de la section faite dans la sphère par le même plan ?*

(Bacc. juillet 1876.)

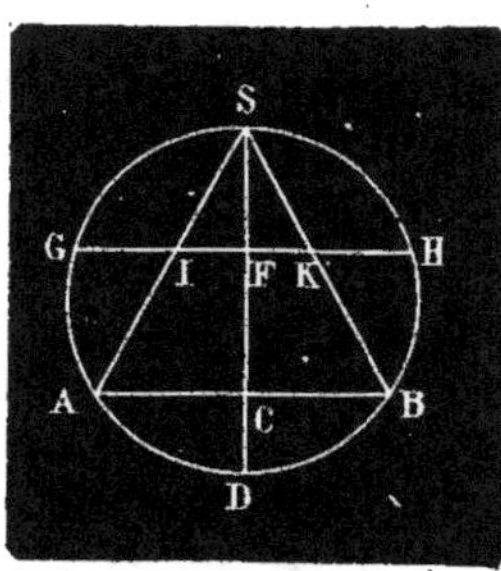

Fig. 78.

Cercle AB $= \pi AC^2 = \pi H (2R - H)$

Cercle IK $= \pi H (2R - H) \times \dfrac{x^2}{H^2} = \dfrac{\pi (2R - H) x^2}{H}$

Cercle GH $= \pi FG^2 = \pi x (2R - x).$

Équation du problème :

$$\frac{\pi (2R - H) x^2}{H} = \frac{\pi x (2R - x)}{3},$$

d'où
$$x = \frac{RH}{3R - H} \cdot$$

1242. *Étant donnée une demi-circonférence de diamètre* AB $= 2$R *et la tangente* AC *à l'extrémité* A *du diamètre, on prend un point* S *sur le prolongement du diamètre* AB *et l'on mène de ce point la tangente* SC *à la demi-circonférence ; on demande de déterminer la distance* AS *de manière que l'aire latérale du cône engendré par la rotation du triangle* SCA *autour du côté* SA *soit équivalente à* $\frac{3}{2}$ *de la surface engendrée dans cette rotation par la demi-circonférence.*

La surface latérale du cône SAC est πAC $\times$ SC.

La surface engendrée par la demi-circonférence est la surface d'une sphère de rayon R et qui vaut 4πR².

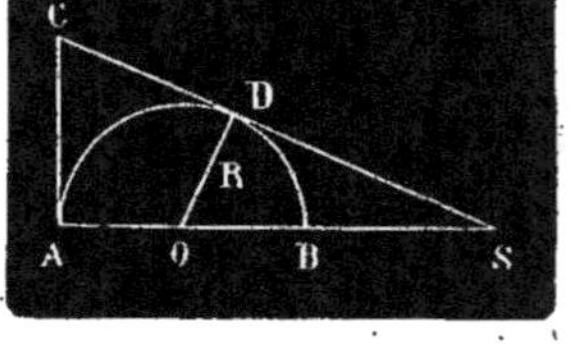

Fig. 79.

On doit donc avoir

$$\pi AC \times SC = \frac{3}{2} \times 4\pi R^2$$

ou
$$AC \times SC = 6R^2. \tag{1}$$

Or les triangles semblables SAC et SOD donnent

$$\frac{AC}{R} = \frac{SC}{x - R} = \frac{x}{\sqrt{x(x - 2R)}},$$

d'où
$$AC = \frac{Rx}{\sqrt{x(x - 2R)}} \quad , \quad SC = \frac{x(x - R)}{\sqrt{x(x - 2R)}} \cdot$$

On a, par conséquent,
$$\frac{Rx^2(x - R)}{x(x - 2R)} = 6R^2, \tag{2}$$

d'où
$$x^2 - 7Rx + 12R^2 = 0.$$

Cette équation a deux racines positives, toutes deux acceptables, et qui sont
$$x = 4R \quad , \quad x = 3R.$$

1243. *La hauteur d'un tronc de cône est égal à 10 mètres ; le rayon de la base inférieure est égal à 8 mètres, celui de la base supérieure à 3 mètres. A quelle distance de la base inférieure faut-il mener un plan parallèle aux bases pour que la section faite dans le tronc de cône par ce plan ait une aire quadruple de celle de la base supérieure?* (Bacc. avril 1878.)

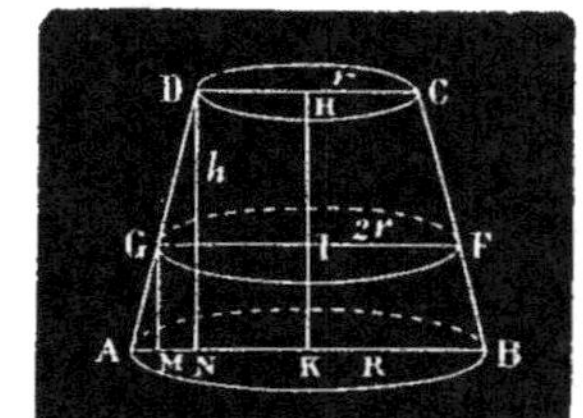

Fig. 80.

Soit ABCD (fig. 80) le tronc de cône donné.

Représentons sa hauteur par h et les rayons des bases par R et r. Soit GF la section cherchée et y sa distance à la grande base. Sa surface devant être quadruple de celle du cercle DC, son rayon sera égal à $2r$. Abaissons des points G et D les perpendiculaires GM et DN sur la grande base. Les triangles semblables AGM et ADN donnent

$$\frac{GM}{DN} = \frac{AM}{AN} \quad \text{ou} \quad \frac{x}{h} = \frac{R-2r}{R-r},$$

d'où
$$x = \frac{h(R-2r)}{R-r}.$$

Pour
$$h = 10 \quad , \quad R = 8 \quad , \quad r = 3,$$

on a
$$x = \frac{10(8-6)}{8-3} = 4.$$

1244. *Calculer le rayon de la base d'un cône circulaire droit, connaissant sa hauteur h et sachant que sa surface totale est égale à la surface latérale d'un cylindre droit de même base et de même hauteur.*

(Bacc. avril 1877.)

Soit x le rayon cherché. On a l'équation

$$\pi x\left(x + \sqrt{h^2 + x^2}\right) = 2\pi x h, \qquad \text{(1)}$$

d'où
$$x + \sqrt{h^2 + x^2} = 2h$$
$$h^2 + x^2 = 4h^2 - 4hx + x^2$$
$$x = \frac{3h}{4}.$$

La vérification est facile à faire.

1245. *La base inférieure d'un tronc de pyramide régulière à bases parallèles est un triangle équilatéral dont le côté a est donné; calculer le côté de la base supérieure, sachant que le volume du tronc de pyramide est égal au volume du prisme dont la base est la base inférieure du tronc et la hauteur la moitié de celle du tronc.* (Bacc. avril 77.)

Soit x le côté cherché. L'énoncé du problème donne immédiatement l'équation

$$\frac{1}{3}Bh\left(1 + \frac{x}{a} + \frac{x^2}{a^2}\right) = \frac{Bh}{2},$$

d'où
$$2 + \frac{2x}{a} + \frac{2x^2}{a^2} = 3.$$
$$2x^2 + 2ax - a^2 = 0.$$

En ne prenant que la racine positive, on a

$$x = \frac{-a + \sqrt{a^2 + 2a^2}}{2} = \frac{a}{2}(\sqrt{3} - 1).$$

1246. *On donne le rayon R du demi-cercle AOB; calculer le côté CD du trapèze inscrit ABCD, dans lequel la somme des bases est égale à la somme des deux autres côtés.* (Bacc. août 1879.)

Représentons par $2x$ la longueur de la corde CD et par y sa distance à AB. On aura

$$2R + 2x = 2AD$$

ou $$R + x = AD. \qquad (1)$$

Or, si on abaisse du point D la perpendiculaire DG sur AB, le triangle rectangle ADG donne

$$AD^2 = (R - x)^2 + y^2. \qquad (2)$$

On a, d'ailleurs,

$$x^2 + y^2 = R^2. \qquad (3)$$

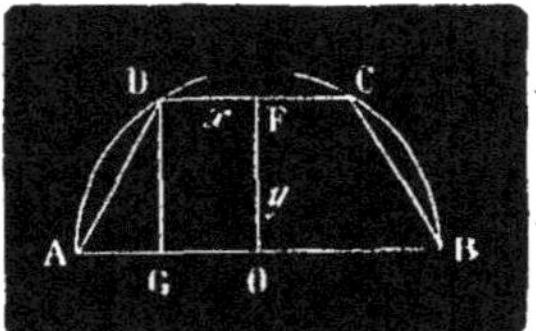
Fig. 81.

Élevant (1) au carré, et remplaçant AD^2 par sa valeur, on a

$$(R + x)^2 = (R - x)^2 + y^2$$

ou $$4Rx = y^2.$$

De (3) on tire

$$y^2 = R^2 - x^2;$$

on a finalement

$$4Rx = R^2 - x^2$$
$$x^2 + 4Rx - R^2 = 0$$
$$x = -2R \pm \sqrt{4R^2 + R^2}$$
$$x = R\left(\sqrt{5} - 2\right).$$

1247. *Étant données les deux bases parallèles a et b, et la hauteur* h *d'un trapèze, calculer la longueur de la parallèle aux bases qui divise le trapèze en moyenne et extrême raison.* (Bacc. avril 1880.)

Soient ABCD le trapèze donné et x la longueur de la parallèle cherchée. Si on prolonge les côtés non parallèles jusqu'à leur rencontre, on obtient des triangles semblables, qui sont entre eux comme les carrés des côtés homologues. On a donc

$$\frac{SAB}{a^2} = \frac{SFG}{x^2} = \frac{SDC}{b^2},$$

d'où

$$\frac{SAB - SFG}{a^2 - x^2} = \frac{SFG - SDC}{x^2 - b^2} = \frac{SAB - SDC}{a^2 - b^2}.$$

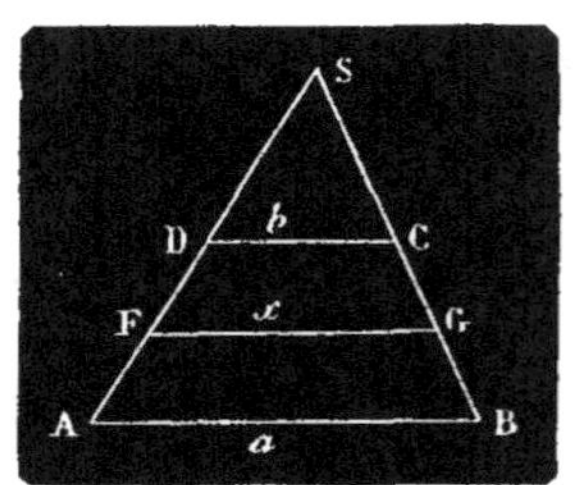
Fig. 82.

La relation qui doit exister entre les numérateurs de ces rapports égaux existe également entre les dénominateurs. On a donc

$$(a^2 - x^2)^2 = (a^2 - b^2)(x^2 - b^2)$$

ou $$a^4 - 2a^2x^2 + x^4 = (a^2 - b^2)x^2 - (a^2 - b^2)b^2,$$

d'où $$(x^4 - 3a^2 - b^2)x^2 + a^4 + (a^2 - b^2)b^2 = 0.$$

$$x^2 = \frac{3a^2 - b^2}{2} \pm \sqrt{\frac{(3a^2 - b^2)^2}{4} - a^4 - (a^2 - b^2)b^2}$$

$$x^2 = \frac{3a^2 - b^2}{2} \pm \frac{a^2 - b^2}{2}\sqrt{5} = \frac{3a^2 - b^2 \pm a^2\sqrt{5} \pm b^2\sqrt{5}}{2} = \frac{a^2(3 \pm \sqrt{5}) - b^2(1 \pm \sqrt{5})}{2}$$

$$x = \sqrt{\frac{a^2(3 \pm \sqrt{5}) - b^2(1 \pm \sqrt{5})}{2}}.$$

1248. *La hauteur* AB *d'un rectangle* ABCD *étant égale à 1 mètre, trouver une longueur* DF $<$ DC *telle que les volumes engendrés par le quadrilatère* AFCB *tournant* 1° *autour de* AD, 2° *autour de* BC, *soient dans le rapport de 26 à 19.*   (Bacc. juillet 1877.)

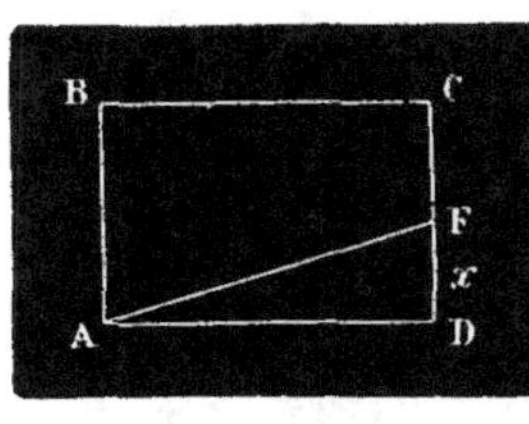

Fig. 83.

Posons   DF $= x$.

La hauteur AB étant égale à 1, on a

Vol. cylindre
$$ABCD = \pi AD.$$

Vol. cône
$$ADF = \frac{1}{3}\pi x^2 \times AD.$$

Vol. $ABCF = \pi AD\left(1 - \frac{x^2}{3}\right).$

Dans la rotation autour de BC, le quadrilatère ABCF engendre un tronc de cône dont le volume est

$$\frac{1}{3}\pi AD[1 + (1 - x)^2 + 1 - x] = \frac{1}{3}\pi AD(3 - 3x + x^2).$$

D'où l'équation

$$\frac{\pi AD\left(1 - \frac{x^2}{3}\right)}{\frac{1}{3}\pi AD(3 - 3x + x^2)} = \frac{26}{19},$$

qui donne

$$15x^2 - 26x + 7 = 0.$$

Cette équation a deux racines positives, dont la plus petite seule est admissible, car elle seule est moindre que 1. On a donc

$$x = \frac{13 - \sqrt{169 - 15 \times 7}}{15} = \frac{1}{3}.$$

CHAPITRE VIII

REPRÉSENTATION GRAPHIQUE DES FONCTIONS

1249. *Construire les équations*

$$3x = 12 \quad , \quad 5y = 10 \quad , \quad 4x - 3y = 0.$$

1° L'équation $3x = 12$ donne $x = 4$ et représente une parallèle MN à l'axe des y, qui coupe l'axe des x en un point A tel que OA = 4.

2° L'équation $5y = 10$ équivaut à $y = 2$, et représente une parallèle PQ à l'axe des x, et qui coupe l'axe des y en un point B tel que OB = 2.

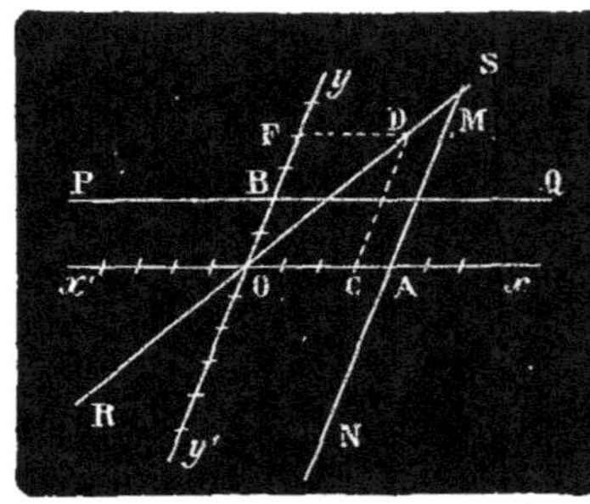

3° De l'équation $4x - 3y = 0$, on tire $\dfrac{y}{x} = \dfrac{4}{3}$. Cette équation représente une droite passant par l'origine O et telle que le rapport de l'ordonnée à l'abscisse d'un même point soit égal à $\dfrac{4}{3}$. Ce rapport étant positif, les coordonnées sont de même

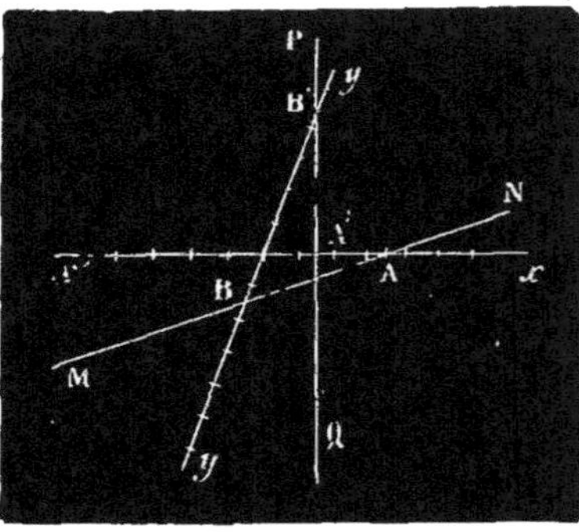

Fig. 84.

signe et tous les points de la droite sont dans les angles xoy et $x'oy'$. Prenons une abscisse OC égale à 3 et menons par le point C une ordonnée CD égale à 4, le point C sera un point de la droite. La droite cherchée est donc la droite RS déterminée par les deux points O et D.

1250. *Construire les équations*

$$2x - 5y = 7 \quad , \quad 6x + 2y = 9.$$

1° Soit l'équation

$$2x - 5y = 7.$$

Pour

$$x = 0 \quad , \quad y = -\frac{7}{5} = -1\frac{2}{5}.$$

Pour

$$y = 0 \quad , \quad x = \frac{7}{2} = 3\frac{1}{2}.$$

La ligne coupe donc l'axe des y en un point B dont l'ordonnée OB est égale à $-1\dfrac{2}{5}$, et l'axe des x en un point A dont l'abscisse est

$$OA = +3\frac{1}{2}.$$

Fig. 85.

2° Soit l'équation
$$6x + 2y = 9.$$

Pour $\qquad x = 0$, $y = \dfrac{9}{2} = 4\dfrac{1}{2}$.

Pour $\qquad y = 0$, $x = \dfrac{9}{6} = 1\dfrac{1}{2}$.

La droite coupe donc l'axe des y en un point B′ dont l'ordonnée OB′ est égale à $4\dfrac{1}{2}$, et l'axe des x en un point A′ dont l'abscisse OA′ est $1\dfrac{1}{2}$.

1251. *Résoudre graphiquement le système*

$$5x - 2y = 19 \quad (1)$$
$$2x + y = 4. \quad (2)$$

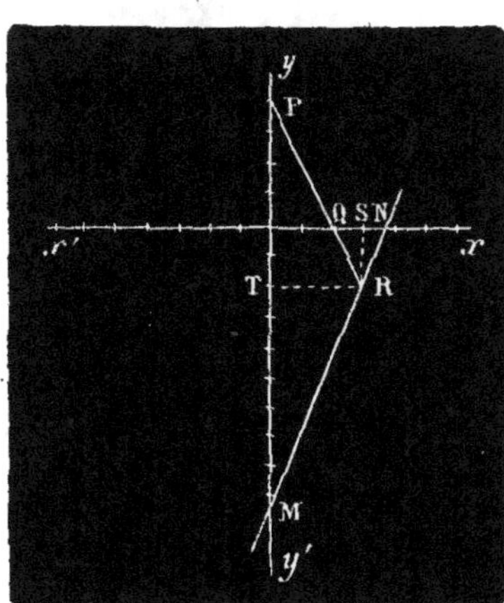
Fig. 86.

Traçons deux axes de coordonnées et déterminons les droites représentées par les équations données.

La première, pour $x = 0$, donne $y = -\dfrac{19}{2} = -9\dfrac{1}{2}$, et pour $y = 0$,

$x = \dfrac{19}{5} = 3\dfrac{4}{5}$.

On en déduit la droite MN.

La seconde, pour $x = 0$, donne $y = 4$, et pour $y = 0$, $x = 2$.

On en déduit la droite PQ.

Les deux droites MN et PQ se coupent en un point R dont les coordonnées mesurées à l'échelle du dessin sont $x = 3$ et $y = -2$.

Telles sont les valeurs des deux inconnues x et y.

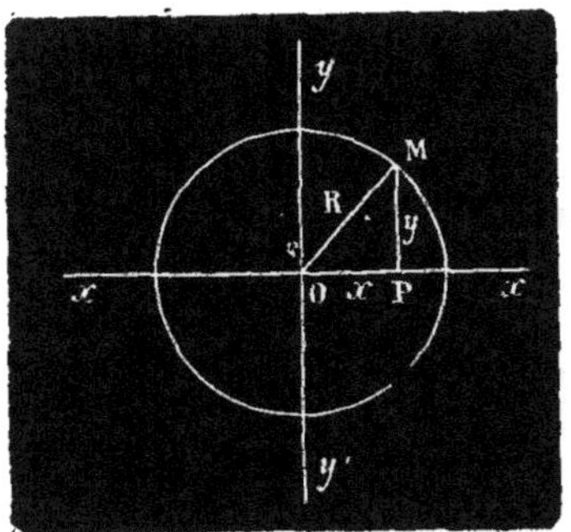
Fig. 87.

1252. *Trouver l'équation du cercle par rapport à deux axes rectangulaires passant par son centre.*

Trouver l'équation d'un courbe par rapport à un système d'axes de coordonnées, c'est déterminer la relation qui existe entre l'abscisse et l'ordonnée de l'un quelconque des points de cette courbe.

Soit un point quelconque de la circonférence d'un cercle de centre O et de rayon R ; traçons deux diamètres perpendiculaires entre eux et abaissons du point M l'ordonnée OP sur Ox. Les coordonnées du point M sont $OP = x$ et $PM = y$. Le triangle rectangle OMP donne

$$x^2 + y^2 = R^2.$$

Telle est l'équation de ce cercle.

1253. *Trouver l'équation de l'ellipse par rapport à ses axes.*

Soit une ellipse O (fig. 88) dont les axes sont AA' et BB' et le foyers F et F'. On sait que l'on a

$$AA' = 2a \quad , \quad BB' = 2b \quad , \quad FF' = 2c \quad , \quad b^2 = a^2 - c^2$$

et que la somme MF + MF' des rayons vecteurs d'un même point M est égale à $2a$.

Abaissons du point M la perpendiculaire MP sur AA', l'abscisse de ce point est $OP = x$, et son ordonnée $MP = y$.

Le triangle rectangle MPF' donne

$$MF'^2 = (c + x)^2 + y^2, \quad (1)$$

Et le triangle rectangle MPF

$$MF^2 = (c - x)^2 + y^2, \quad (2)$$

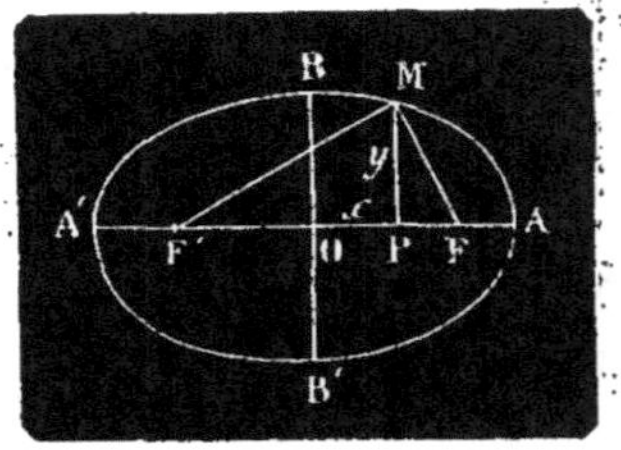

d'où

$$MF'^2 - MF^2 = (c + x)^2 - (c - x)^2 = 4cx$$

ou

$$2a(MF' - MF) = 4cx$$

$$MF' - MF = \frac{2cx}{a}.$$

Par suite,

$$MF' = \frac{2a + \dfrac{2cx}{a}}{2} = a + \frac{cx}{a}$$

$$MF = a - \frac{cx}{a}.$$

Portons, par exemple, la valeur de MF' dans (1), il vient

$$\left(a + \frac{cx}{a}\right)^2 = (c + x)^2 + y^2$$

$$a^2 + 2cx + \frac{c^2x^2}{a^2} = c^2 + 2cx + x^2 + y^2$$

$$a^4 + c^2x^2 = a^2c^2 + a^2x^2 + a^2y^2$$

ou

$$a^2y^2 + (a^2 - c^2)x^2 = a^2(a^2 - c^2).$$

Et si l'on remarque que $a^2 - c^2 = b^2$, cette équation devient

$$a^2y^2 + b^2x^2 = a^2b^2$$

ou

$$\frac{x^2}{a^2} + \frac{y^2}{b^2} = 1.$$

Fig. 88.

1254. *Trouver l'équation de l'hyperbole rapportée à ses axes.*

Soit une hyperbole (fig. 89) dont les axes sont AA' et BB' et les foyers F et F'. On sait que l'on a

$$AA' = 2a \quad , \quad BB' = 2b$$
$$FF' = 2c \quad , \quad b^2 = c^2 - a^2.$$

et que la différence $MF' - MF$ des rayons vecteurs d'un même point est constante et égale à $2a$.

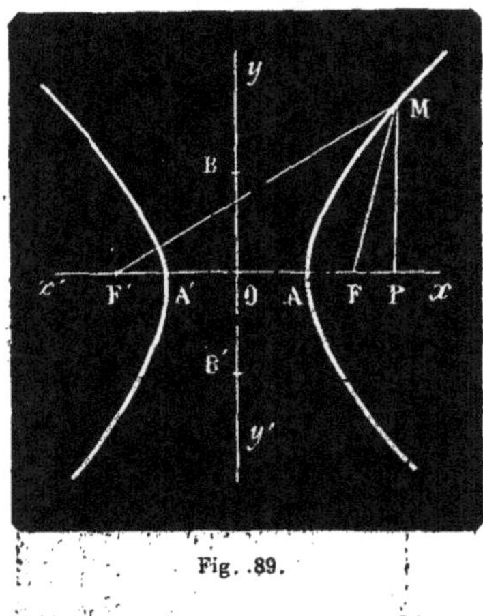
Fig. 89.

Abaissons du point M la perpendiculaire MP sur AA', l'abscisse de de ce point est $OP = x$, et son ordonnée $MP = y$.

Les triangles rectangles MPF' et MPF donnent

$$MF'^2 = (c + x)^2 + y^2 \quad (1)$$
$$MF^2 = (x - c)^2 + y^2, \quad (2)$$

d'où

$$(MF' + MF)(MF' - MF) = 4cx$$

ou

$$MF' + MF = \frac{4cx}{2a} = \frac{2cx}{a} .$$

Par suite,

$$MF' = \frac{2a + \dfrac{2cx}{a}}{2} = a + \frac{cx}{a} .$$

Portant cette valeur dans (1), on a

$$\left(a + \frac{cx}{a}\right)^2 = (c + x)^2 + y^2$$

$$a^2 + 2cx + \frac{c^2x^2}{a^2} = c^2 + 2cx + x^2 + y^2$$

$$a^4 + c^2x^2 = a^2c^2 + a^2x^2 + a^2y^2$$

$$a^2y^2 - (c^2 - a^2)x^2 = -a^2(c^2 - a^2).$$

Et si l'on remarque que

$$c^2 - a^2 = b^2,$$

cette équation devient

$$b^2x^2 - a^2y^2 = a^2b^2$$

ou

$$\frac{x^2}{a^2} - \frac{y^2}{b^2} = 1.$$

1255. *Trouver l'équation de la parabole rapportée à son axe et à la tangente au sommet.*

Soit la parabole MAN (fig. 90), dont l'axe est $x'x$, et la tangente au sommet yy', et le foyer F. Si on abaisse d'un point M l'or-

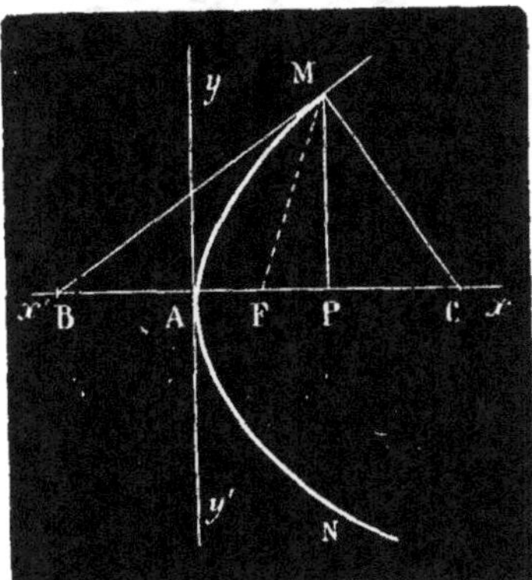
Fig. 90.

donnée MP $= y$ et qu'on mène en ce point la tangente MB et la normale MC, on sait que la sous-tangente PB $= 2$AP $= 2x$ et que la sous-normale PC $=$ le paramètre p. Le triangle rectangle BMC donne MP$^2 =$ BP $\times$ PC

ou
$$y^2 = 2px.$$

Telle est l'équation de la parabole rapportée à son axe et à sa tangente au sommet.

CHAPITRE IX

QUESTIONS DE MAXIMUM ET DE MINIMUM

1256. *Étudier les variations de la fonction*

$$x + \frac{1}{x} \cdot$$

Posons
$$x + \frac{1}{x} = m.$$

1° Cherchons le maximum et le minimum de m. On tire de cette équation

$$x^2 - mx + 1 = 0$$
$$x = \frac{m}{2} \pm \sqrt{\frac{m^2}{4} - 1} \cdot$$

Pour que x soit réel, on doit avoir

$$\frac{m^2}{4} - 1 \geqslant 0 \quad \text{ou} \quad m \geqslant \pm 2.$$

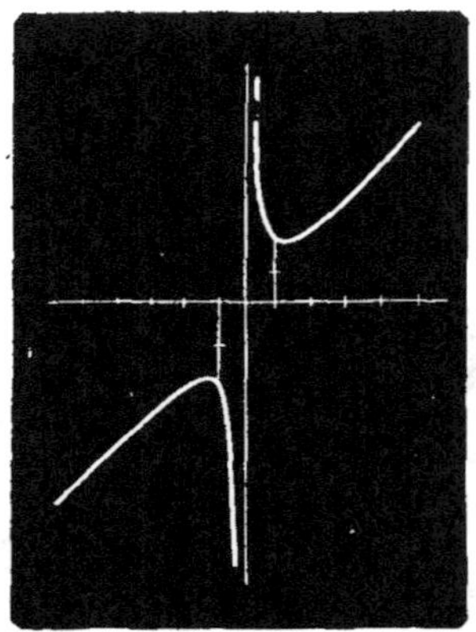

Fig. 91.

m peut donc prendre toutes les valeurs supérieures à 2, qui est son minimum, et toutes les valeurs inférieures à $- 2$, qui est son maximun.

La valeur de x qui correspond au minimum est $x = \frac{2}{2} = 1$.

2° Pour $x = -\infty$, $m = -\infty$ et pour $x = +\infty$, $m = +\infty$.

3° Pour $x = 0$, $m = \pm\infty$.

Voici le tableau des variations de la fonction :

x	$-\infty$	,	-1	,	0	,	1	,	$+\infty$
m	$-\infty$, croît; -2, décroît, $-\infty$								
					$+\infty$ décroît; 2, croît $+\infty$				

Courbe de la fonction (fig. 91) (*Cours d'algèbre*).

1257. *Étudier les variations de la fonction*

$$\frac{x^2 - 1}{x}$$

1° Posons

$$\frac{x^2 - 1}{x} = m.$$

De cette équation on tire

$$x^2 - mx - 1 = 0$$

$$x = \frac{m}{2} \pm \sqrt{\frac{m^2}{4} + 1}\,.$$

Pour que x soit réel, il faut que l'on ait

$$\frac{m^2}{4} + 1 \geqslant 0 \quad m^2 \geqslant -4,$$

condition toujours satisfaite; m peut donc prendre toutes les valeurs possibles et n'a ni maximum ni minimum.

2° Divisons les deux termes de la fonc- par x^2; elle devient

$$\frac{1 - \dfrac{1}{x^3}}{\dfrac{1}{x}}\,.$$

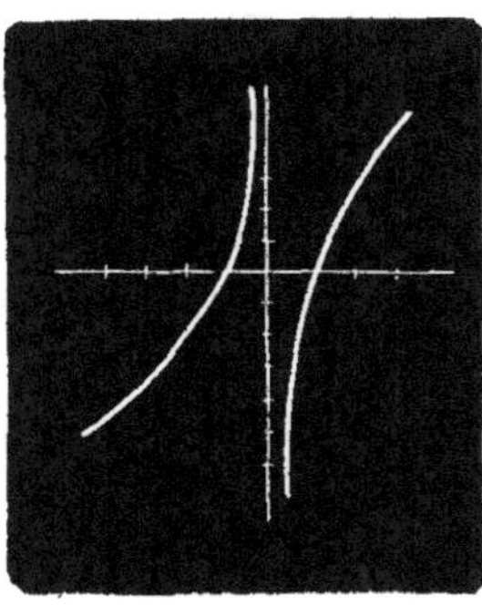

Fig. 92.

Pour $\quad x = -\infty \quad,\quad m = -\infty.$

Pour $\quad x = +\infty \quad,\quad m = +\infty.$

3° Pour $\qquad x = 0 \quad,\quad m = \pm\infty.$

4° Égalons la fonction à zéro. On obtient

$$\frac{x^2 - 1}{x} = 0 \quad x^2 - 1 = 0 \quad x = \pm 1.$$

Tableau des variations :

$$
\begin{array}{c|ccccc}
x & -\infty & , & -1 & , & 0 & , & 1 & , & +\infty \\
m & -\infty,\ \text{croît};\ 0,\ \text{croît};\ +\infty \\
 & & & & -\infty\ \text{croît};\ 0\ ,\ +\infty
\end{array}
$$

Courbe de la fonction (fig. 92).

1258. *Étudier les variations de la fonction*

$$\frac{x^2 + 3x + 5}{x^2 + 1}\,.$$

1° Déterminons le maximum et le minimum et, pour cela, résolvons l'équation

$$\frac{x^2 + 3x + 5}{x^2 + 1} = m.$$

On en tire

$$(1 - m)x^2 + 3x + 5 - m = 0$$

$$x = \frac{-3 \pm \sqrt{9 - 4(1 - m)(5 - m)}}{2(1 - m)} ,$$

ou

$$x = \frac{-3 \pm \sqrt{-4m^2 + 24m - 11}}{2(1 - m)} .$$

Pour que x soit réel, il faut que l'on ait

$$-4m^2 + 24m - 11 \geqslant 0.$$

En résolvant l'équation

$$-4m^2 + 24m - 11 = 0 \quad \text{ou} \quad 4m^2 - 24m + 11 = 0$$

on trouve

$$m' = 5\frac{1}{2} ., \quad m'' = \frac{1}{2} .$$

Pour que le trinôme considéré soit positif, c'est-à-dire de signe contraire à son premier terme, il faut donner à m des valeurs comprises entre les racines.

Le maximum de m est donc $m = 5\frac{1}{2}$ et la valeur de x qui lui correspond est

$$x = \frac{-3}{2\left(1 - 5\frac{1}{2}\right)} = \frac{1}{3} .$$

De même le minimum de m est $m = \frac{1}{2}$ et la valeur de x qui lui correspond est

$$x = \frac{-3}{2\left(1 - \frac{1}{2}\right)} = -3.$$

2° On a

$$m = \frac{x^2 + 3x + 5}{x^2 + 1} = \frac{1 + \dfrac{3}{x} + \dfrac{5}{x^2}}{1 + \dfrac{1}{x^2}} .$$

Pour

$$x = \pm \infty , \quad m = 1.$$

3° Les valeurs de x qui annulent la fonction sont les racines de l'équation $x^2 + 3x + 5 = 0$. Or, cette équation n'a que des racines imaginaires. La fonction n'est donc jamais nulle.

4° Les valeurs de x qui la rendent infinie sont les racines de l'équation $x^2 + 1 = 0$, qui n'a également que des racines imaginaires. D'où l'on conclut que la fonction ne devient jamais infinie.

5° Pour $x = 0$, on a $m = 5$.

Tableau des variations :

$$x \quad \bigg| \quad -\infty \;, \;\; -3 \;\; ; \quad 0 \;\; ; \;\; +\frac{1}{3} \quad , \quad +\infty$$

$$m \quad \bigg| \quad 1, \text{ décroît} ; \; \frac{1}{2}, \text{ croît} ; \; 5, \text{ croît} ; \; 5\frac{1}{2}, \text{ décroît} ; \; +1$$

Courbe de la fonction (fig. 93).

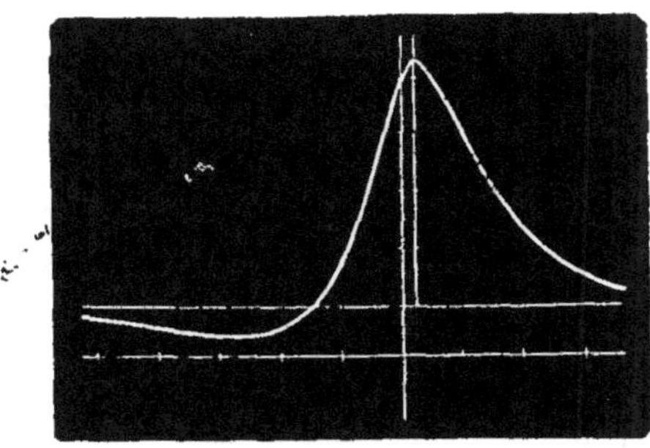

Fig. 93.

1259. *Étudier les variations de la fonction*

$$\frac{5x^2 + 8x - 1}{x^2 + 1}.$$

1° Déterminons le maximum et le minimum.

$$\frac{5x^2 + 8x - 1}{x^2 + 1} = m$$
$$(5 - m)x^2 + 8x - (1 + m) = 0$$
$$x = \frac{-4 \pm \sqrt{-m^2 + 4m + 21}}{5 - m}.$$

Pour que x soit réel, il faut que l'on ait

$$-m^2 + 4m + 21 \geqslant 0.$$

Les racines de l'équation

$$-m^2 + 4m + 21 = 0$$

sont $\qquad\qquad m' = 7 \;\; , \quad m'' = -3.$

Pour que le trinôme soit positif, c'est-à-dire de signe contraire au signe du terme $-m^2$, il faut donner à m des valeurs comprises entre lés racines; $m' = 7$ est donc le maximum de la fonction et $m'' = -3$ son minimum.

Les valeurs de x qui correspondent à ces grandeurs sont

$$x' = \frac{-4}{5 - 7} = 2 \quad , \quad x'' = \frac{-4}{5 + 3} = -\frac{1}{2}.$$

1° Valeur de la fonction pour $x = \pm\infty$.

On a
$$\frac{5x^2 + 8x - 1}{x^2 + 1} = \frac{5 + \dfrac{8}{x} - \dfrac{1}{x^3}}{1 + \dfrac{1}{x^2}}.$$

Pour $x = \pm\infty$, cette expression a pour valeur 5.

2° Aucune valeur de x ne rend l'expression infinie, puisque les racines du dénominateur sont imaginaires.

3° Les valeurs de x qui l'annulent sont les racines de
$$5x^2 + 8x - 1 = 0$$
ou
$$x = \frac{-4 \pm \sqrt{16 + 5}}{5}, \quad x' = 0,116 \quad \text{et} \quad x'' = -1,71.$$

4° Pour $\quad x = 0, \quad m = -1.$

Tableau des variations :

$$x \quad \left|\quad -\infty, \quad -1,71, \quad -\frac{1}{2} \qquad 0, \qquad 0,116, \quad 2 \qquad +\infty \right.$$
$$m \quad \left|\quad 5, \text{décroit}; 0, \text{décroit}; -3, \text{croît}; -1, \text{croît}; 0, \text{croît}; 7, \text{décroît}; 5. \right.$$

Courbe de la fonction (fig. 94).

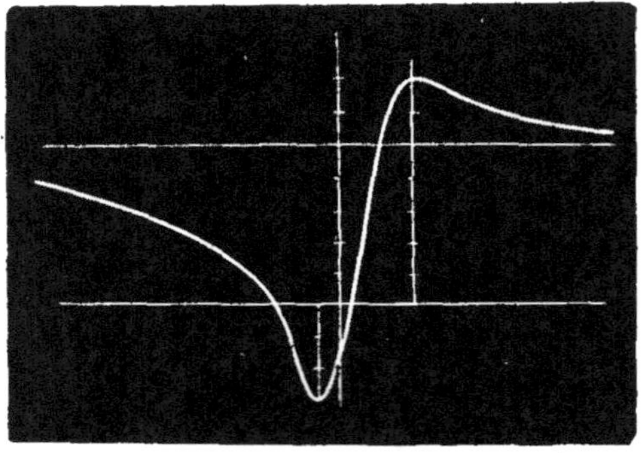

Fig. 94.

1260. *Étudier les variations de l'expression*
$$\frac{x^2 + 1}{x^2 - 4x + 3} = m.$$

1° Maximum et minimum
$$\frac{x^2 + 1}{x^2 - 4x + 3} = m$$
$$(m-1)x^2 - 4mx + 3m - 1 = 0$$
$$x = \frac{2m \pm \sqrt{m^2 + 4m - 1}}{m - 1}.$$

Pour que x soit réel, on doit avoir

$$m^2 + 4m - 1 \geqslant 0.$$

Les racines de l'équation $m^2 + 4m - 1 = 0$ sont

$$m' = -2 + \sqrt{5} \quad , \quad m'' = -2 - \sqrt{5} = -(2 + \sqrt{5}).$$

Les valeurs de m doivent être non comprises entre ces racines; le minimum est donc $m = -2 + \sqrt{5}$ et le maximum $m = -(2 + \sqrt{5})$. La valeur de x qui correspond au minimum est

$$x = \frac{-4 + 2\sqrt{5}}{-2 + \sqrt{5} - 1} = -0{,}617$$

et celle qui correspond au maximum est

$$x = \frac{-2(2 + \sqrt{5})}{-(2 + \sqrt{5}) - 1} = 1{,}618.$$

On a

$$m = \frac{x^2 + 1}{x^2 - 4x + 3} = \frac{1 + \dfrac{1}{x^2}}{1 - \dfrac{4}{x} + \dfrac{3}{x^2}}$$

et pour $x = \pm \infty$, $m = 1$.

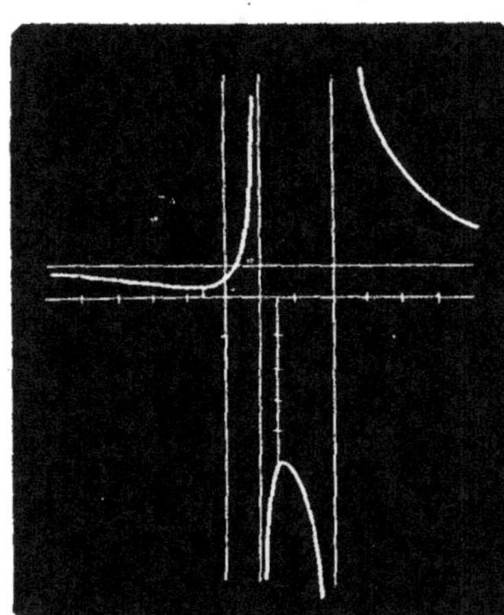

Fig. 95.

$2°$ Aucune valeur de x n'annule le numérateur.

$3°$ Les valeurs de x qui annulent le dénominateur, ou qui rendent la fonction infinie, sont les racines de l'équation

$$x^2 - 4x + 3 = 0,$$

d'où $\qquad x = 2 \pm \sqrt{4 - 3} \quad , \quad x' = 3 \quad , \quad x'' = 1.$

$4°$ Enfin, pour $x = 0$, $m = \dfrac{1}{3}$.

Tableau des variations :

x | $-\infty$, $-0{,}617$, 0 , 1 , $1{,}618$, 3 , $+\infty$

m | 1, décroît; $-2+\sqrt{5}$, croît; $\dfrac{1}{3}$, croît; $+\infty$,

$\qquad\qquad\qquad -\infty$, croît; $-(2+\sqrt{5})$, décroît; $-\infty$

$\qquad\qquad\qquad\qquad\qquad\qquad +\infty$, décroît; 1

Courbe de la fonction (fig. 95).

1261. *Étudier les variations de la fonction*

$$\frac{3x^2}{2x + 1}$$

1° Maximum et minimum

$$\frac{3x^2}{2x+1} = m$$

$$3x^2 - 2mx - m = 0$$

$$x = \frac{m \pm \sqrt{m^2 + 3m}}{3} = \frac{m \pm \sqrt{m(m+3)}}{3}.$$

Pour que x soit réel, il faut que la quantité placée sous le radical ne soit pas négative, et pour cela que les deux facteurs m et $m + 3$ soient de même signe.

Si $m > 0$, le facteur $m + 3$ est aussi supérieur à zéro, et si $m < 0$, il faut que $m < -3$; m ne peut donc recevoir aucune valeur comprise entre 0 et -3. Son minimum est donc zéro et son maximum -3.

La valeur de x qui correspond au minimum et $x = 0$, et celle qui correspond au maximun est

$$x = \frac{-3}{3} = -1.$$

2° Une seule valeur de x donne à la fonction une valeur infinie; c'est la racine de l'équation

$$2x + 1 = 0 \quad , \quad x = -\frac{1}{2}.$$

3° Pour $x = \pm \infty$, elle prend une valeur égale à $\pm \infty$.

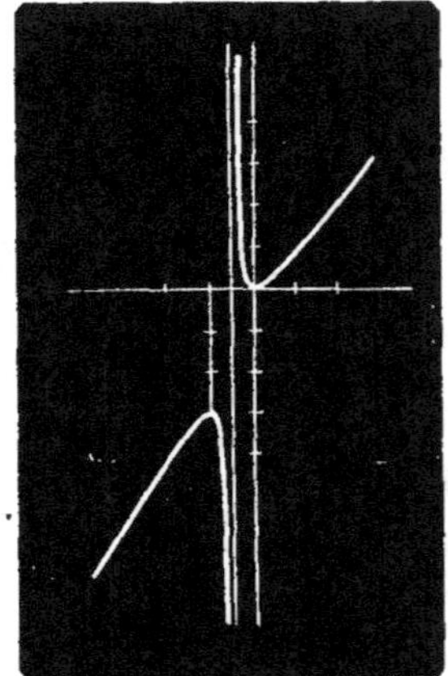

Fig. 96.

Tableau des variations :

$$
\begin{array}{c|ccccc}
x & -\infty & -1 & -\dfrac{1}{2} & 0 & +\infty \\
\hline
m & -\infty,\ \text{croit};\ -3,\ \text{décroit};\ -\infty & & & & \\
 & & & +\infty,\ \text{décroit};\ 0,\ \text{croit};\ +\infty & &
\end{array}
$$

Courbe de la fonction (fig. 96).

1262. *Étudier les variations de la fonction*

$$\frac{x^2 - 3x - 10}{x^2 + 1}.$$

1° Posons

$$\frac{x^2 - 3x - 10}{x^2 + 1} = m.$$

On en tire

$$(1 - m)x^2 - 3x - (10 + m) = 0$$

$$x = \frac{3 \pm \sqrt{-4m^2 - 36m + 49}}{2(1 - m)}.$$

L'équation

$$-4m^2 - 36m + 49 = 0$$

donne $m' = 1,200$, $m'' = -10,200$ à $0,001$ près.

Le maximum est 1,200, et la valeur de x correspondante est

$$x = \frac{3}{2(1-1,2)} = -\frac{3}{0,4} = -7,5 \cdot$$

Le minimum est — 10,200, et la valeur de x correspondante

$$x = \frac{3}{2(1+10,2)} = 0,133.$$

2° **Valeurs de x qui annulent la fonction**

$$x^2 - 3x - 10 = 0 \quad , \quad x' = 5 \quad , \quad x'' = -2.$$

3° Aucune valeur ne la rend infinie.

4° Pour $x = \pm \infty$, $m = 1$.

Tableau des variations :

x|—∞ ,   —7,5   ,   —2   ,   0   ,   0,133 ,   5,   +∞
m| 1, croit; 1, 2, décroit; 0, décroit; — 10, décroit; —10,2 croit; 0, croit; 1

Courbe (fig. 97).

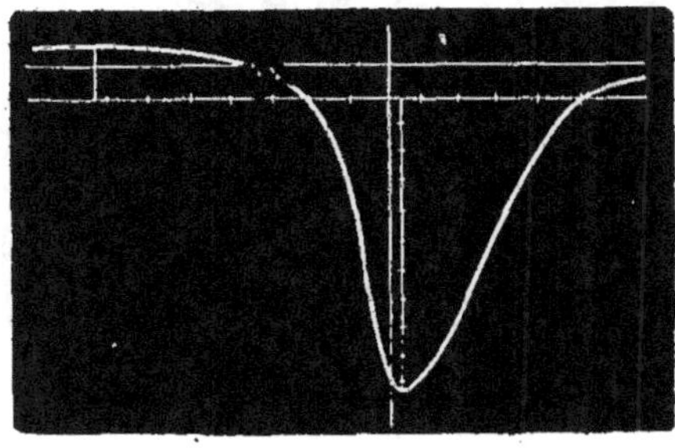

Fig. 97.

1263. *Étudier les variations de la fonction*

$$\frac{x^2 - 5x}{x^2 + x - 6} \cdot$$

1° De

$$\frac{x^2 - 5x}{x^2 + x - 6} = m$$

on tire

$$x = \frac{-(m+5) \pm \sqrt{25m^2 - 14m + 25}}{2(m-1)} \cdot$$

Le trinôme placé sous le radical, ayant visiblement des racines imaginaires, est positif pour toutes les valeurs que l'on peut attribuer à m ; la fonction n'a donc ni maximum ni minimum.

2° Elle est nulle pour $x = 0$ et pour $x = 5$.

3° Elle devient infinie pour les racines de l'équation

$$x^2 + x - 6 = 0$$

ou pour $\qquad x = 2$ et pour $x = 3$.

4° Elle tend vers l'unité lorsque x devient infiniment grand ou infiniment petit.

Tableau des variations :

$$
\begin{array}{c|cccccc}
x & -\infty , & -3 , & 0 , & 2 , & 5 , & +\infty \\
m & 1,\ \text{croît};\ +\infty \\
& & -\infty,\ \text{croît};\ & 0,\ \text{croît};\ & +\infty \\
& & & & -\infty,\ \text{croît};\ & 0,\ \text{croît};\ & 1
\end{array}
$$

Courbe (fig. 98).

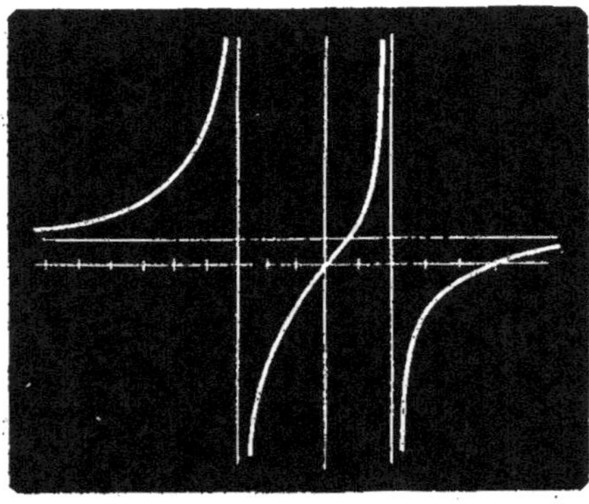

Fig. 98.

1264. *Étudier les variations de la fonction*

$$\frac{6x^2 - 4x + 3}{x^2 - 4x + 1} .$$

1°
$$\frac{6x^2 - 4x + 3}{x^2 - 4x + 1} = m$$
$$(6 - m)x^2 - 4(1 - m)x + 3 - m = 0$$
$$x = \frac{2(1 - m) \pm \sqrt{3m^2 + m - 14}}{6 - m}$$
$$3m^2 + m - 14 = 0$$
$$m' = \frac{-1 + \sqrt{1 + 12 \times 14}}{6} = 2 \quad \text{(minimum)}$$
$$m'' = \frac{-1 - \sqrt{1 + 12 \times 14}}{6} = -\frac{7}{3} \quad \text{(maximum)}.$$

Les valeurs de x correspondantes sont

pour le minimum
$$x = \frac{2(1-2)}{6-2} = -\frac{1}{2}$$

et pour le maximum
$$x = \frac{2\left(1 + \frac{7}{3}\right)}{6 + \frac{7}{3}} = \frac{4}{5}.$$

2° Pour $x = 0$, la fonction devient égale à 3.

3° Elle ne devient nulle pour aucune valeur de x.

4° Elle devient infinie pour les racines de l'équation

$$x^2 - 4x + 1 = 0,$$

qui sont $\quad x' = 2 + \sqrt{3} = 3{,}732 \quad , \quad x'' = 2 - \sqrt{3} = 0{,}268$

Pour $x = \pm\infty$ elle tend vers la limite $+\,6$.

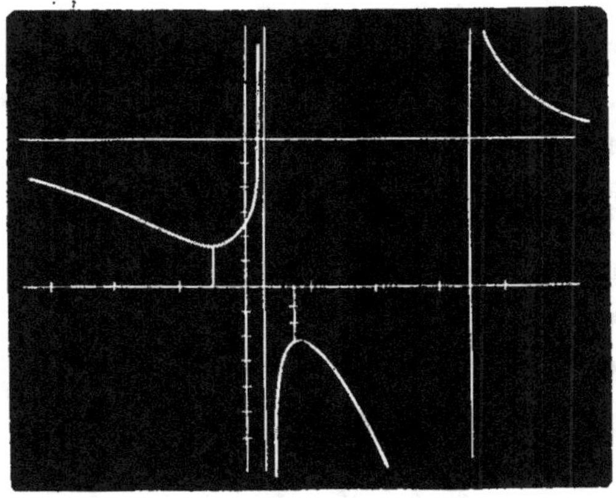

Fig. 99.

Tableau des variations :

x	$-\infty$	$-\dfrac{1}{2}$	0	$0{,}268$	$\dfrac{4}{5}$	$3{,}732$	$+\infty$

m $\;+6$, décroît; 2, croît; 3, croît; $+\infty$

$\qquad\qquad\qquad -\infty$, croît; $-\dfrac{7}{3}$, décroît; $-\infty$

$\qquad\qquad\qquad\qquad\qquad\qquad +\infty$, décroît $+\,6$

Courbe de la fonction (fig. 99).

1265. *Étudier les variations de la fonction*

$$\frac{3x^2 - 4x - 1}{x^2 + 2}$$

1° Posons
$$\frac{3x^2 - 4x - 1}{x^2 + 2} = m$$

d'où
$$(3 - m)x^2 - 4x - (1 + 2m) = 0$$
$$x = \frac{2 \pm \sqrt{-2m^2 + 5m + 7}}{3 - m}.$$

L'équation $2m^2 - 5m - 7 = 0$, donne

$$m' = \frac{5 + \sqrt{25 + 56}}{4} = \frac{7}{2} \quad \text{(maximum)}$$

$$m'' = \frac{5 - \sqrt{25 + 56}}{4} = -1. \quad \text{(minimum)}$$

Les valeurs de x correspondantes sont

Pour le maximum
$$x = \frac{2}{3 - \frac{7}{2}} = -4$$

pour le minimum
$$x = \frac{2}{3 + 1} = \frac{1}{2}.$$

2° La fonction s'annule quand on donne à x des valeurs égales aux racines de l'équation $3x^2 - 4x - 1 = 0$ qui sont

$$x' = \frac{2 + \sqrt{7}}{3} = 1,548 \quad , \quad x'' = \frac{2 - \sqrt{7}}{3} = -0,215 \quad \text{à} \quad 0,001 \text{ près.}$$

3° Aucune valeur de x ne la rend infinie.

4° Pour $x = 0$, elle devient égale à $-\frac{1}{2}$.

5° Pour $x = \pm\infty$ elle tend vers la limite $+3$.

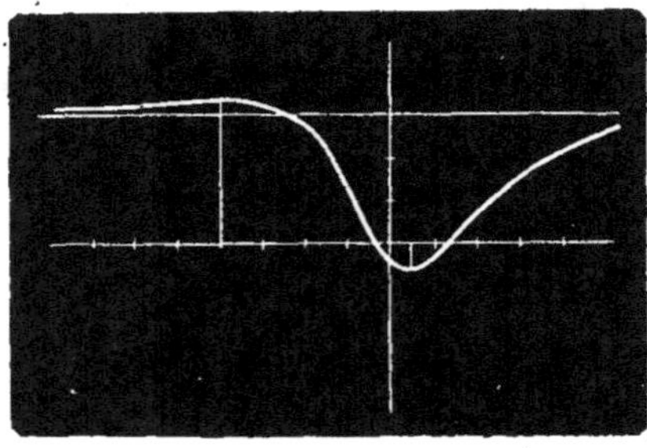

Fig. 100.

Tableau des variations :

x	$-\infty$	-4	$-0,215$	0	$\frac{1}{2}$	$1,548$	$+\infty$
m	$+3$, croît;	$\frac{7}{2}$, décroît;	0, décroît;	$-\frac{1}{2}$, décroît;	-1, croît;	0, croît	$+3$

Courbe de la fonction (fig. 100).

1266. *Étudier les variations de la fonction :*

$$\frac{x^2 + 14x + 9}{x^2 + 2x + 3}.$$

1° De l'équation

$$\frac{x^2 + 14x + 9}{x^2 + 2x + 3} = m$$

on tire

$$(m - 1)x^2 + 2(m - 7)x + (3m - 9) = 0$$

$$x = \frac{-(m - 7) \pm \sqrt{-2m^2 - 2m + 40}}{m - 1}.$$

Les racines de l'équation $2m^2 + 2m - 40 = 0$, sont

$$m' = \frac{-1 + \sqrt{1 + 80}}{2} = 4 \quad \text{(maximum)}$$

$$m'' = \frac{-1 - \sqrt{1 + 80}}{2} = -5. \quad \text{(minimum)}$$

Les valeurs de x correspondantes sont

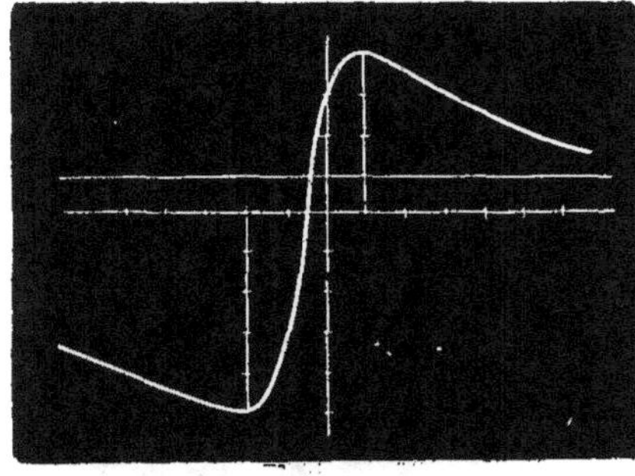

Fig. 101.

pour le maximum

$$x = \frac{-(4 - 7)}{4 - 1} = 1$$

pour le minimum

$$x = \frac{-(-5 - 7)}{-5 - 1} = -2.$$

2° Aucune valeur de x ne rend la fonction infinie, car l'équation $x^2 + 2x + 3 = 0$ n'a que des racines imaginaires.

3° Pour $x = 0$, elle devient égale à $\dfrac{9}{3} = 3$.

4° La fonction devient nulle quand on donne à x des valeurs égales aux racines de l'équation

$$x^2 + 14x + 9 = 0$$

qui sont $x' = -0,676$ et $x'' = -13,324$ à 0,001 près.

5° Lorsque x croît ou décroît au delà de toute limite la fonction tend vers la limite fixe 1.

Tableau des variations :

x	$-\infty$	$-13,324$	-2	$-0,676$	0	1	$+\infty$
m	$+1$, décroît;	0, décroît;	-5, croît;	0, croît;	3, croît;	4, décroît;	$+1$

Courbe de la fonction (fig. 101).

1267. *Étudier les variations de la fonction :*

$$\frac{14 - 9x^2}{9 - 6x}.$$

1° De l'équation

$$\frac{14 - 9x^2}{9 - 6x} = 0$$

on tire

$$9x^2 - 6mx + 9m - 14 = 0$$

$$x = \frac{m \pm \sqrt{m^2 - 9m + 14}}{3} .$$

Les racines de l'équation $m^2 - 9m + 14 = 0$, sont

$$m' = \frac{9}{2} + \frac{5}{2} = 7 \qquad \text{(minimum)}$$

$$m'' = \frac{9}{2} - \frac{5}{2} = \frac{4}{2} = 2 \ \text{(maximum)}.$$

Les valeurs de x correspondantes sont

pour le minimum

$$x = \frac{7}{3}$$

pour le maximum

$$x = \frac{2}{3} .$$

2°-La fonction devient infinie pour

$$x = \frac{9}{6} = \frac{3}{2} .$$

3° Elle est égale à zéro pour les racines de l'équation

$$14 - 9x^2 = 0$$

ou

$$x' = + \sqrt{\frac{14}{9}} = 1{,}24$$

et

$$x'' = - \sqrt{\frac{14}{9}} = - 1{,}24.$$

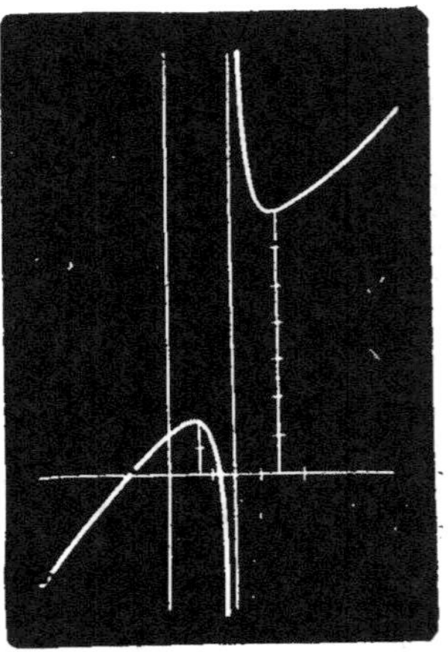

Fig. 102.

4° Pour $x = 0$, elle vaut $\frac{14}{9}$.

5° Enfin pour $x = - \infty$ elle devient égale à $- \infty$ et pour $x = + \infty$ elle devient $+ \infty$.

Tableau des variations :

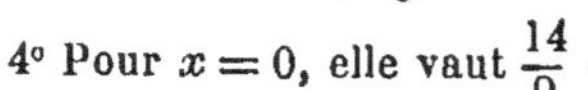

$$x \mid -\infty \ , \ -1{,}24 \ , \ 0 \ , \ \frac{2}{3} \ , \ 1{,}24 \ , \ \frac{3}{2} \ , \ \frac{7}{3} \ , \ +\infty$$

$$m \mid -\infty, \text{croît}; 0, \text{croît}; \frac{14}{9}, \text{croît}; 2, \text{décroît}; 0, \text{décroît}; -\infty,$$
$$+\infty, \text{décroît}; 7, \text{croît}; +\infty$$

Courbe de la fonction (fig. 102).

1268. *Partager le nombre 27 en deux parties telles que la somme de 4 fois le carré de la première et 5 fois le carré de la seconde soit minimum.*

(Bacc. Paris.)

Réponse : 15 et 12.

Soient x la première partie, et, par suite, $27 - x$, la seconde partie.

Posons
$$4x^2 + 5(27 - x)^2 = m.$$

On en tire
$$9x^2 - 270x + 3645 - m = 0$$
$$x = \frac{45 \pm \sqrt{m - 1620}}{3}.$$

Pour que x soit réel, on doit avoir
$$m \geqslant 1620.$$

Le minimum de m est donc $m = 1620$, et la valeur correspondante de x est $\frac{45}{3} = 15$. La deuxième partie est alors 12.

1269. *Partager un nombre* a *en deux parties telles, que la somme de leurs rapports direct et inverse soit minimum.*

Réponse : chaque partie est $\frac{a}{2}$.

Soient x et $a - x$ les deux parties du nombre.

Posons
$$\frac{x}{a - x} + \frac{a - x}{x} = m.$$

On en déduit
$$(2 + m)x^2 - a(2 + m)x + a^2 = 0$$
$$x = \frac{a(2 + m) \pm a\sqrt{m^2 - 4}}{2(2 + m)}.$$

Pour que x soit réel, il faut que l'on ait $m^2 \geqslant 4$ ou $m \geqslant 2$.
Le minimum de m est donc $m = 2$, et la valeur de x qui lui correspond est $x = \frac{4a}{2 \times 4} = \frac{a}{2}$.

1270. *Partager un nombre* a *en deux parties telles que la somme de leurs racines carrées soit maximum.*

Réponse : chaque partie est $\frac{a}{2}$.

Écrivons
$$\sqrt{x} + \sqrt{a - x} = m.$$

Cette équation donne
$$x + a - x + 2\sqrt{ax - x^2} = m^2$$
$$4ax - 4x^2 = (m^2 - a)^2$$
$$4x^2 - 4ax + (m^2 - a)^2 = 0$$
$$x = \frac{2a \pm \sqrt{4a^2 - 4(m^2 - a)^2}}{4} = \frac{a \pm \sqrt{a^2 - (m^2 - a)^2}}{2}.$$

Pour que x soit réel, on doit avoir

$$(m^2 - a)^2 \leqslant a^2 \quad \text{ou} \quad m^2 \leqslant 2a \quad , \quad m \leqslant \sqrt{2a}$$

Le maximum de la somme est donc $m = \sqrt{2a}$ et dans ce cas, $x = \dfrac{a}{2}$. La deuxième partie est donc aussi égale à $\dfrac{a}{2}$.

1271. *Les nombres* x *et* y *étant assujettis à vérifier l'équation* ax + by = c *(où* a, b, c *désignent des quantités données positives) on propose de les déterminer de manière que le produit* xy *soit le plus grand possible.*

(Bacc. Paris.)

Réponse : $\mathbf{x = \dfrac{c}{2a}}$, $\mathbf{y = \dfrac{c}{2b}}$.

Si l'on pose $xy = m$, on a à résoudre les deux équations

$$ax + by = c \qquad (1)$$
$$xy = m. \qquad (2)$$

De (1) on tire

$$y = \frac{c - ax}{b}$$

et (2) devient, par substitution

$$\frac{cx - ax^2}{b} = m$$

ou

$$ax^2 - cx + bm = 0$$

d'où

$$x = \frac{c \pm \sqrt{c^2 - 4abm}}{2a} \cdot$$

Le maximum de m est donc $m = \dfrac{c^2}{4ab}$; et, dans ce cas,

$$x = \frac{c}{2a}$$

et par suite

$$y = \frac{c - \dfrac{c}{2}}{b} = \frac{c}{2b} \cdot$$

1272. *Étant donnés les trois nombres positifs* a, b, c, *trouver deux nombres positifs* x *et* y, *tels que l'on ait* ax + by = c, *et que la somme* x² + y² *soit la plus petite possible.*

(Bacc. Paris.)

D'après les données, on peut poser

$$ax + by = c \qquad (1)$$
$$x^2 + y^2 = m. \qquad (2)$$

L'équation (1) donne

$$v = \frac{c - ax}{b}$$

(2) devient

$$x^2 + \frac{c^2 - 2acx + a^2x^2}{b^2} = m$$

ou
$$(a^2 + b^2)x^2 - 2acx + c^2 - b^2m = 0$$

d'où
$$x = \frac{ac \pm \sqrt{a^2c^2 - (a^2 + b^2)(c^2 - b^2m)}}{a^2 + b^2}$$

$$x = \frac{ac \pm \sqrt{(a^2 + b^2)b^2m - b^2c^2}}{a^2 + b^2}.$$

Le minimum de m est donc $m = \dfrac{c^2}{a^2 + b^2}$. Dans ce cas

$$x = \frac{ac}{a^2 + b^2} \qquad \text{et par suite} \qquad y = \frac{bc}{a^2 + b^2}.$$

1273. *Trouver le maximum de* $x^2 + y^2$, *sachant que* $x + y = a$.

Résolvons les équations

$$\begin{aligned} x + y &= a & (1) \\ x^2 + y^2 &= m. & (2) \end{aligned}$$

(1) au carré donne

$$x^2 + y^2 + 2xy = a^2.$$

Retranchant (2), il vient

$$2xy = a^2 - m \quad \text{ou} \quad xy = \frac{a^2 - m}{2}.$$

On a donc l'équation

$$X^2 - aX + \frac{a^2 - m}{2} = 0$$

d'où
$$\begin{matrix} x \\ y \end{matrix} = \frac{a}{2} + \sqrt{\frac{a^2}{4} - \frac{a^2 - m}{2}} = \frac{a \pm \sqrt{2m - a^2}}{2}.$$

Pour que x et y soient réels, on doit avoir

$$2m - a^2 = 0 \quad \text{d'où} \quad m = \frac{a^2}{2}.$$

Le minimum de m est donc $\dfrac{a^2}{2}$. On a alors $x = y = \dfrac{a}{2}$. La somme $x^2 + y^2$ n'a pas de maximum si l'on convient que l'un des nombres x ou y peut être négatif. Mais si ces deux quantités doivent être positives, la somme $x^2 + y^2$ a un maximum égale à a^2.

En effet, en élevant (1) au carré, on a

$$x^2 + y^2 + 2xy = a^2$$

d'où
$$x^2 + y^2 = a^2 - 2xy.$$

Le premier membre est d'autant plus grand que $2xy$ est plus petit; or le minimum de $2xy$ est 0 quand l'un des facteurs x ou y est nul, donc le maximum de $x^2 + y^2$ est a^2.

1274. *Partager le nombre 10 en deux parties telles, que le carré de la première, multiplié par le cube de la seconde, soit maximum.*

Réponse : 4 et 6.

Il s'agit de rendre maximum le produit

$$x^2(10 - x)^3.$$

La somme des facteurs x et $10 - x$ étant constante, le produit donné sera maximum lorsque ces facteurs seront proportionnels à leurs exposants : on aura donc

$$\frac{x}{2} = \frac{10 - x}{3}, \quad \text{d'où} \quad x = 4.$$

1275. *Trouver la valeur de* x *qui rend maximum le produit*

$$(3a - 2x)(3x - b).$$

Si on multiplie le premier facteur par 3 et le second par 2, on a

$$(9a - 6x)(6x - 2b).$$

Le produit a été multiplié par 6; et l'on sait que la valeur de x qui rend le second produit maximum rend aussi le premier aussi grand que possible. Or la somme des facteurs du second produit est constante car on a

$$9a - 6x + 6x - 2b = 9a - 2b$$

le produit est donc maximum quand ces facteurs sont égaux, c'est-à-dire quand on a

$$9a - 6x = 6x - 2b$$

ou

$$x = \frac{9a + 2b}{12}.$$

1276. *Les quantités* x *et* y *étant assujetties à vérifier l'équation* x² + y² + xy = k², *assigner les valeurs de* x *et de* y *qui font prendre à l'expression* ax + by *sa plus grande valeur, et donner cette valeur maximum.*

(Bacc. Paris.)

En posant $\quad ax + by = m$

on a à résoudre les équations

$$x^2 + y^2 + xy = k^2 \tag{1}$$
$$ax + by = m. \tag{2}$$

De (2), on tire

$$y = \frac{q}{ax - m}.$$

En portant cette valeur dans (1), on a

$$x^2 + \frac{m^2 - 2amx + a^2x^2}{b^2} + \frac{mx - ax^2}{b} = k^2$$
$$b^2x^2 + m^2 - 2amx + a^2x^2 + bmx - abx^2 = b^2k^2.$$
$$(a^2 + b^2 - ab)x^2 - m(2a - b)x + m^2 - b^2k^2 = 0$$

$$x = \frac{m(2a - b) \pm \sqrt{m^2(2a - b)^2 - 4(a^2 + b^2 - ab)(m^2 - b^2k^2)}}{2(a^2 + b^2 - ab)}$$

ou

$$x = \frac{m(2a - b) \pm b\sqrt{4k^2(a^2 + b^2 - ab) - 3m^2}}{2(a^2 + b^2 - ab)}.$$

Pour que x soit réel, il faut que l'on ait

$$m^2 \leqslant \frac{4k^2(a^2 + b^2 - ab)}{3} \quad \text{ou} \quad m \leqslant \pm 2k\sqrt{\frac{a^2 + b^2 - ab}{3}}.$$

Le maximum de m est donc

$$m = 2k\sqrt{\frac{a^2 + b^2 - ab}{3}}.$$

La valeur de x correspondante est

$$x = \frac{\pm k(2a-b)\sqrt{\dfrac{a^2+b^2-ab}{3}}}{a^2 + b^2 - ab} = \frac{\pm k(2a-b)\sqrt{3(a^2+b^2-ab)}}{3(a^2 + b^2 - ab)} = \frac{\pm k(2a - b)}{\sqrt{3(a^2+b^2 - ab)}}$$

on en déduit

$$y = \frac{\pm k(2b - a)}{\sqrt{3(a^2 + b^2 - ab)}}.$$

1277. *Partager un nombre* a *en deux parties telles, que si l'on multiplie respectivement ces deux parties par deux nombres donnés* m *et* n, *la somme des carrés des produits ainsi obtenus soit minimum.*

(Bacc. Paris.)

Soit x l'une des parties ; l'autre sera $a - x$.

Posons $\qquad\qquad m^2x^2 + n^2(a - x)^2 = y.$ \hfill (1)

On en tire $\quad (m^2 + n^2)x^2 - 2an^2x + a^2n^2 - y = 0$

$$x = \frac{an^2 \pm \sqrt{a^2n^4 - (m^2 + n^2)(a^2n^2 - y)}}{m^2 + n^2}$$

ou

$$x = \frac{an^2 \pm \sqrt{(m^2 + n^2)y - a^2 m^2n^2}}{m^2 + n^2}.$$

Le minimum de y est évidemment

$$y = \frac{a^2m^2n^2}{m^2 + n^2}.$$

La première partie du nombre est alors

$$x = \frac{an^2}{m^2 + n^2}$$

et la seconde

$$\frac{am^2}{m^2 + n^2}.$$

1278. *Deux mobiles pesants sont lancés de bas en haut au même instant, l'un avec la vitesse* a, *l'autre avec la vitesse* b ; *on demande après combien de secondes la somme des carrés de leurs vitesses aura sa valeur minimum.*

Soit x le nombre de secondes au bout duquel la somme des carrés des vitesses est égale à m. La vitesse du premier mobile au bout de ce temps est $a - gx$ et celle du second $b - gx$. On a donc

$$(a - gx)^2 + (b - gx)^2 = m$$

d'où
$$2g^2x^2 - 2g(a + b)x + a^2 + b^2 = 0.$$

$$x = \frac{g(a + b) \pm \sqrt{g^2(a + b)^2 - 2g^2(a^2 + b^2 - m)}}{2g^2}$$

$$= \frac{a + b \pm \sqrt{2m - (a - b)^2}}{2g}.$$

Le minimum de m est évidemment $m = \dfrac{(a - b)^2}{2}$, et la valeur de x correspondante $\dfrac{a - b}{2g}$.

1279. *Étant donnée une droite* AB *(fig. 103) dont la longueur est* 575^m, *partager cette droite en deux parties* AO *et* BO, *telles que la valeur de* $AO^2 + 3BO^2$ *soit la moindre possible.*

(Bacc. Paris.)

Représentons par a la longueur de la droite, et par x et $a - x$ les deux parties de cette ligne déterminées par le point O. Posons :

$$x^2 + 3(a - x)^2 = m.$$

On en déduit
$$4x^2 - 6ax + 3a^2 - m = 0$$

$$x = \frac{3a \pm \sqrt{9a^2 - 4(3a^2 - m)}}{4}$$

ou
$$x = \frac{3a \pm \sqrt{4m - 3a^2}}{4}.$$

Minimum de m, $\dfrac{3a^2}{4}$. Valeur correspondante de x, $\dfrac{3a}{4}$.

Pour $a = 575$. On a

$$m = \frac{3 \times 575^2}{4} = 247973\frac{3}{4} \quad ; \quad x = \frac{3 \times 575}{4} = 431\frac{1}{4}.$$

1280. *Sur la ligne* AB $= 1^m$ *(fig. 103), on prend un point* O *entre* A *et* B ; *on construit le triangle équilatéral* AOE *sur la partie* AO *et le carré* OBCD *sur la partie* OB. *Cela posé, la surface du pentagone* ABCDE *dépend de la position du point* O *sur* AB, *et l'on demande :* 1° *de déterminer la position du* *point O qui convient au maximum ou au minimum du pentagone; 2° de calculer ce maximum et ce minimum à 0,001 près.*

(Bacc., Paris.)

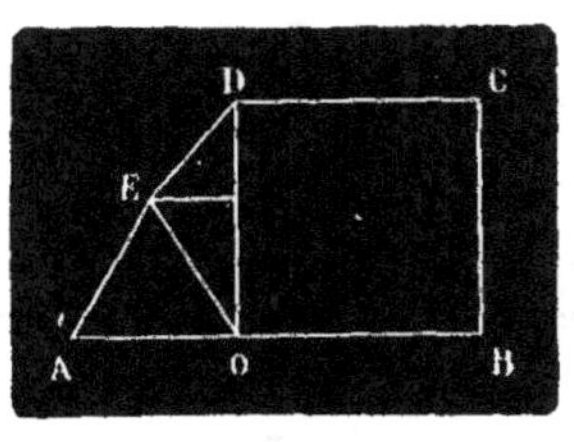

Fig. 103.

Posons $AO = x$, et, par suite $OB = 1 - x$.

Triangle équilatéral

$$AOE = \frac{x^2\sqrt{3}}{4}.$$

Carré

$$OBCD = (1 - x)^2$$

triangle

$$ODE = \frac{(1 - x)x}{4}.$$

En égalant à m la surface ABCDE, on a l'équation

$$\frac{x^2\sqrt{3}}{4} + (1 - x)^2 + \frac{(1 - x)x}{4} = m$$

d'où

$$(3 + \sqrt{3})x^2 - 7x + 4(1 - m) = 0 \qquad (1)$$

$$x = \frac{7 \pm \sqrt{49 - 16(3 + \sqrt{3})(1 - m)}}{2(3 + \sqrt{3})}$$

$$x = \frac{7 \pm \sqrt{16(3 + \sqrt{3})m + 1 - 16\sqrt{3}}}{2(3 + \sqrt{3})}.$$

Pour que x soit réel, on doit avoir

$$m \geqslant \frac{16\sqrt{3} - 1}{16(3 + \sqrt{3})}.$$

Le minimum de m est donc

$$m = \frac{16\sqrt{3} - 1}{16(3 + \sqrt{3})} = \frac{(16\sqrt{3} - 1)(3 - \sqrt{3})}{16 \times 6} = 0,352$$

et la valeur de x correspondante

$$x = \frac{7}{2(3 + \sqrt{3})} = \frac{7(3 - \sqrt{3})}{2 \times 6} = 0,739.$$

Il faut en outre que la valeur de x, quand m est supérieur à son minimum soit comprise entre 0 et 1.

Or l'équation (1) montre que le produit des racines est du signe de $1 - m$. Si l'on a $m > 1$, les racines sont de signes contraires; il est évident que la racine négative ne convient pas. Quant à la racine positive, elle ne convient pas non plus; en effet, si l'on remplace x par 1 dans le premier membre de l'équation, on a pour résultat $\sqrt{3} - 4m$, quantité négative, donc 1 est compris entre les racines; la racine positive doit donc être rejetée comme étant plus grande que 1.

Le problème est donc impossible quand la surface donnée ne se trouve pas comprise entre

$$\frac{49\sqrt{3}-51}{49} \text{ et } 1.$$

1 est donc le maximum de m, et dans ce cas $x = 0$.

1281. *Circonscrire à un cercle de rayon R un triangle isocèle de surface minimum.*

Soit ABC (fig. 104) le triangle isocèle cherché. Représentons sa hauteur par y et la base par $2x$.

Sa surface est xy. On peut calculer x en fonction de y et de R. En effet, des triangles semblables ACD et OFC, on tire

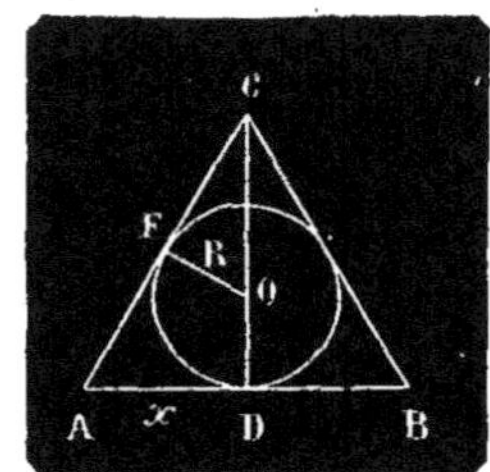

Fig. 104.

$$\frac{x}{R} = \frac{y}{\sqrt{y(y-2R)}} \quad \text{d'où} \quad x = \frac{Ry}{\sqrt{y(y-2R)}}.$$

On a donc

$$xy = \frac{Ry^2}{\sqrt{y(y-2R)}}.$$

Ce produit sera minimum en même temps que son carré

$$\frac{R^2y^3}{y-2R} \quad \text{ou} \quad \frac{R^3}{\dfrac{1}{y^2}-\dfrac{2R}{y^3}} \quad \text{ou} \quad \frac{R^3}{\dfrac{1}{y^2}\left(1-\dfrac{2R}{y}\right)} \quad \text{ou} \quad \frac{R^2}{2R\times\dfrac{1}{y^2}\left(\dfrac{1}{2R}-\dfrac{1}{y}\right)}.$$

Or le minimum de cette expression fractionnaire dont le numérateur est constant correspond au maximum de son dénominateur; ce maximum a lieu en même temps que celui de la partie variable

$$\frac{1}{y^2}\left(\frac{1}{2R}-\frac{1}{y}\right).$$

Or, si l'on remarque que la somme des facteurs $\dfrac{1}{y}$ et $\left(\dfrac{1}{2R}-\dfrac{1}{y}\right)$ est constante, le maximum du produit du carré du premier par la première puissance du second a lieu lorsque ces facteurs sont proportionnels à leurs exposants. On a donc

$$\frac{\dfrac{1}{y}}{2} = \frac{1}{2R} = \frac{1}{y}$$

d'où
$$y = 3R$$

par suite
$$x = \frac{R\times 3R}{\sqrt{3R(3R-2R)}} = R\sqrt{3}.$$

Le triangle est donc équilatéral.

1282. *Circonscrire à un cercle de rayon R un triangle isocèle de périmètre minimum.*

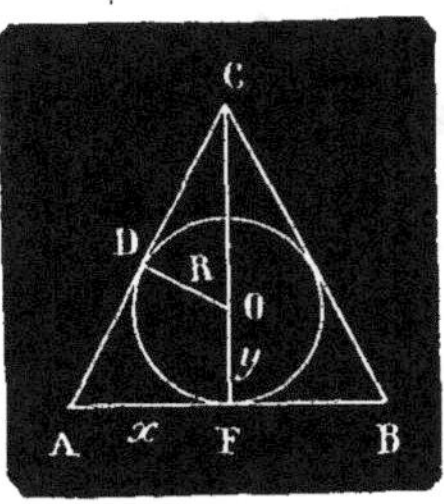

Fig. 105.

Adoptons la même notation que dans le problème précédent et désignons le périmètre par $2p$. On a

$$4x + 2\,CD = 2p$$

ou

$$2x + CD = p.$$

Or

$$CD = \sqrt{y(y - 2R)} \quad , \quad x = \frac{Ry}{\sqrt{y(x - 2R)}} .$$

Donc

$$\frac{2Ry}{\sqrt{y(y - 2R)}} + \sqrt{y(y - 2R)} = p$$

ou

$$\frac{2Ry + y(y - 2R)}{\sqrt{y(y - 2R)}} = p \quad , \quad \frac{y^2}{\sqrt{y(y - 2R)}} = p,$$

d'où

$$p^2 = \frac{y^3}{y - 2R} = \frac{1}{\dfrac{1}{y^2}\left(1 - \dfrac{2R}{y}\right)} = \frac{1}{2R \times \dfrac{1}{y^2}\left(\dfrac{1}{2R} - \dfrac{1}{y}\right)} .$$

Le minimum de p^2 a lieu en même temps que le maximum du dénominateur ou de l'expression

$$\frac{1}{y^2}\left(\frac{1}{2R} - \frac{1}{y}\right) .$$

On a vu (n° 1281) que ce maximum a lieu pour $y = 3R$, on en déduit $x = R\sqrt{3}$. Le triangle isocèle de périmètre minimum circonscrit au cercle est donc le triangle équilatéral.

1283. *Inscrire le carré minimum dans un carré donné.*

Soit a le côté du carré donné ABCD (fig. 106).

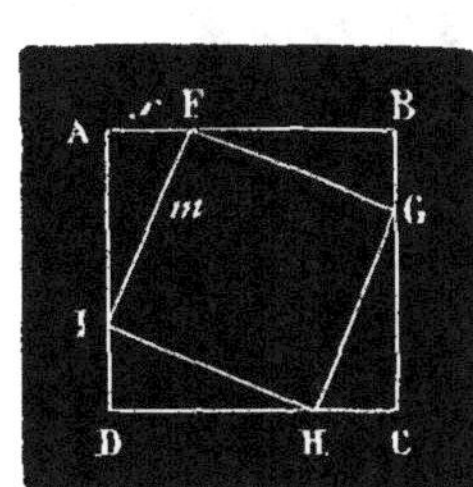

Fig. 106.

Désignons par x et par $a - x$ les segments déterminés par les sommets du carré inscrit sur les côtés du premier; soit en outre m le côté de ce carré. Le triangle rectangle AIF, donne

$$x^2 + (a - x)^2 = m^2$$

d'où

$$2x^2 - 2ax + a^2 - m^2 = 0$$

$$x = \frac{a \pm \sqrt{a^2 - 2a^2 + 2m^2}}{2} = \frac{a \pm \sqrt{2m^2 - a^2}}{2} .$$

Le minimum de m est évidemment $m = \dfrac{a\sqrt{2}}{2}$,

et la valeur de x qui lui correspond est $x = \dfrac{a}{2}$.

Le carré minimum est celui dont les quatre sommets sont au milieu des côtés du carré donné.

1284. *L'hypoténuse d'un triangle rectangle ayant une longueur de 33ᵐ50, on propose de calculer à un centimètre près les deux côtés de l'angle droit de manière à rendre la surface du triangle maximum.*

(Bacc. Nancy.)

Appelons a l'hypoténuse, x et y les deux côtés de ce triangle rectangle. Le produit xy exprime le double de la surface, et il est maximum en même temps que son carré x^2y^2; or on a l'égalité $x^2 + y^2 = a^2$. Le produit x^2y^2 est donc maximum lorsque.

$$x^2 = y^2 \quad \text{ou} \quad x = y.$$

On a dans ce cas

$$2x^2 = a^2 \quad , \quad x = \frac{a\sqrt{2}}{2} \,.$$

Pour
$$a = 33,50$$

on a
$$x = \frac{33,50\sqrt{2}}{2} = 16,75 \times 1,4142 = 23^m,69 \text{ à } 0,01 \text{ près.}$$

1285. *Trouver le rectangle maximum circonscrit à un rectangle donné.*

(Voir le problème n° 1175.)

1286. *Sur chaque côté d'un rectangle comme hypoténuse on construit, en dehors du rectangle un triangle rectangle isocèle, trouver le maximum des valeurs que peut prendre l'aire de la figure totale lorsqu'on fait varier les côtés du rectangle de manière que la diagonale de celui-ci conserve une longueur constante 2a.* (Bacc. Paris.)

Soient x et y les côtés du rectangle donné ABCD (fig. 107). En faisant la construction indiquée on obtient un carré circonscrit au rectangle donné et dont le côté est

$$\frac{x}{\sqrt{2}} + \frac{y}{\sqrt{2}} \quad \text{ou} \quad \frac{x + y}{\sqrt{2}} \,.$$

Si l'on écrit que la surface de ce carré est égale à m, on a l'égalité

$$\frac{(x + y)^2}{2} = m. \qquad (1)$$

D'ailleurs le triangle rectangle ACD donne
$$x^2 + y^2 = 4a^2. \qquad (2)$$

De ces équations on tire aisément

$$x + y = \sqrt{2m} \quad , \quad xy = m - 2a^2.$$

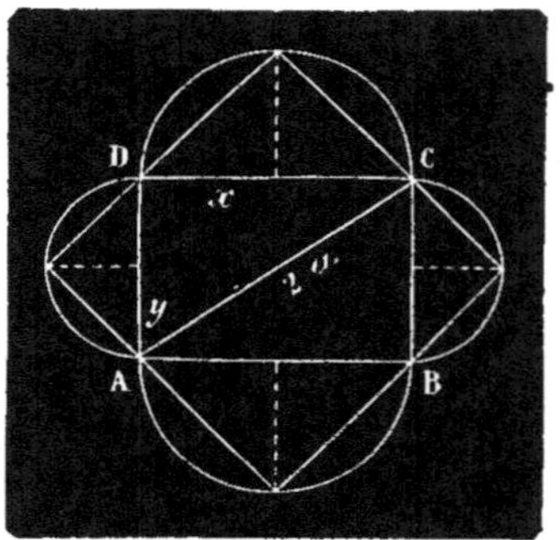

Fig. 107.

D'où l'équation
$$X^2 - \sqrt{2m}\,X + m - 2a^2 = 0$$

$$X = \frac{\sqrt{2m}}{2} \pm \sqrt{\frac{2m}{4} - m + 2a^2}$$

ou
$$\genfrac{}{}{0pt}{}{x}{y} = \frac{\sqrt{2m}}{2} \pm \sqrt{8a^2 - 2m}.$$

Le maximum de m est donc $m = 4a^2$, et dans ce cas

$$x = y = \frac{\sqrt{8a^2}}{2} = \frac{2a\sqrt{2}}{2} = a\sqrt{2}.$$

Le rectangle donné est donc le carré qui a pour diagonale $2a$.

1287. *Le périmètre d'un rectangle étant constant, on construit, en dehors de ce rectangle, des demi-cercles ayant pour diamètres les côtés de la figure, on demande le maximum et le minimum de la surface totale.*

Soient x et y les côtés et $2p$ le périmètre du rectangle donné ABCD (fig. 108), on a

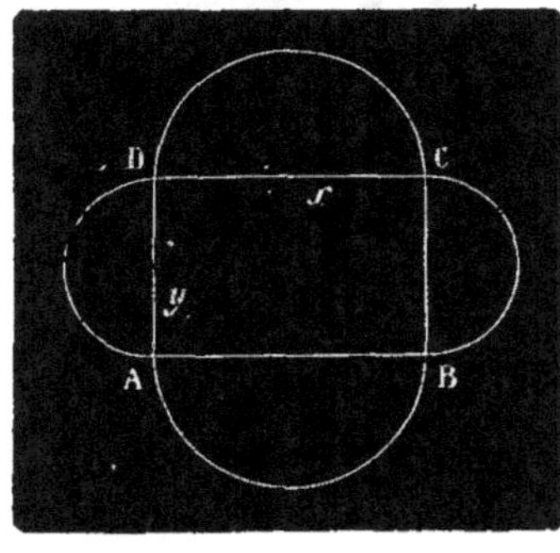

Fig. 108.

$$2x + 2y = 2p$$

ou $$x + y = p. \qquad (1)$$

Écrivons que la surface totale de la figure est égale à m, il vient

$$xy + \frac{\pi x^2}{4} + \frac{\pi y^2}{4} = m \qquad (2)$$

ou

$$4xy + \pi(x^2 + y^2) = 4m. \qquad (3)$$

De (1) on tire

$$x^2 + y^2 = p^2 - 2xy;$$

remplaçant dans (3) on a

$$4xy + \pi p^2 - 2\pi xy = 4m \quad \text{ou} \quad xy = \frac{\pi p^2 - 4m}{2(\pi - 2)}$$

et par suite, l'équation

$$X^2 - pX + \frac{\pi p^2 - 4m}{2(\pi - 2)} = 0. \qquad (4)$$

d'où $$X = \frac{p}{2} \pm \sqrt{\frac{p^2}{4} - \frac{\pi p^2 - 4m}{2(\pi - 2)}} = x \quad \text{ou} \quad y.$$

Pour que ces valeurs soient réelles, on doit avoir.

$$\frac{p^2}{4} - \frac{\pi p^2 - 4m}{2(\pi - 2)} \geqslant 0 \quad \text{d'où} \quad m \geqslant \frac{p^2(\pi + 2)}{8}.$$

Le minimum de m est donc $m = \frac{p^2(\pi + 2)}{8}$, et dans ce cas $x = y = \frac{p}{2}$ et le rectangle donné est un carré.

Pour déterminer le maximum de m, observons que les valeurs de x et de y doivent être positives. Leur somme étant p, leur produit $\frac{\pi p^2 - 4m}{2(\pi - 2)}$ doit être plus grand que zéro. On a donc

$$4m \leqslant \pi p^2 \quad \text{ou} \quad m \leqslant \frac{\pi p^2}{4}.$$

Le maximum de m est donc $m = \dfrac{\pi p^2}{4}$. Dans ce cas

$$X = \frac{p}{2} \pm \sqrt{\frac{p^2}{4}} = x \quad \text{ou} \quad y.$$

L'une des inconnues est égale à p et l'autre égale à zéro.

1288. *Étant donné un triangle AOB (fig. 109), rectangle en O, déterminer sur l'hypoténuse un point M, tel que la différence* MP² — MQ² *entre les carrés des distances de ce point aux deux côtés de l'angle droit soit la plus petite possible en valeur absolue.* (Bacc. Paris.)

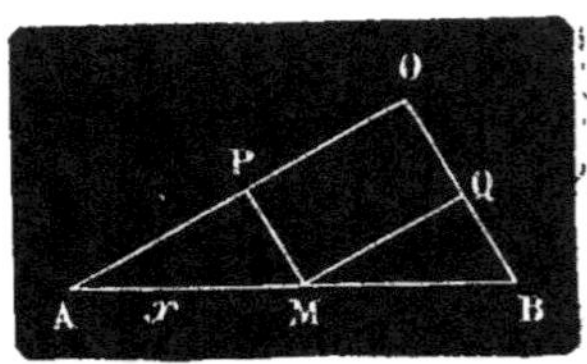
Fig. 109

Désignons les côtés AB, OB et OA du triangle donné par h, a et b, et appelons x la distance du point A au point M.

Les triangles semblables AMP et ABO donnent

$$\frac{MP}{a} = \frac{x}{h} \quad \text{ou} \quad MP = \frac{ax}{h}.$$

Les triangles semblables BMQ et AOB donnent de même

$$\frac{MQ}{b} = \frac{h - x}{h} \quad \text{ou} \quad MQ = \frac{b(h - x)}{h}.$$

Posons

$$\frac{a^2 x^2}{h^2} - \frac{b^2(h - x)^2}{h^2} = m.$$

On en déduit

$$(a^2 - b^2)x^2 + 2b^2 hx - (b^2 h^2 + mh^2) = 0$$

$$x = \frac{-b^2 h \pm \sqrt{b^4 h^2 + (a^2 - b^2)(b^2 h^2 + mh^2)}}{a^2 - b^2}$$

ou

$$x = \frac{-b^2 h \pm \sqrt{(a^2 - b^2)mh^2 + a^2 b^2 h^2}}{a^2 - b^2}.$$

Pour que x soit réel, on doit avoir

$$m \geqslant \frac{a^2 b^2}{b^2 - a^2}.$$

Le minimum de m est $\dfrac{a^2 b^2}{b^2 - a^2}$ et la valeur correspondante de x est

$$x = \frac{b^2 h}{b^2 - a^2}.$$

1289. *Étant donné un angle droit OAB et un point M dont les distances aux côtés de l'angle droit sont connues, mener par le point M une droite qui fasse avec les deux côtés de l'angle, un triangle de surface minimum.*

(Bacc. Paris.)

Soit la droite CD qui, passant par le point M, forme le triangle COD de surface m.

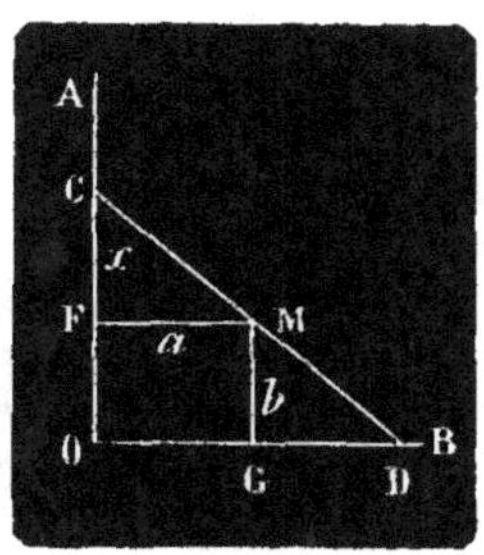

Fig. 110.

Posons

$$MF = a \quad , \quad MG = b \quad , \quad FC = x$$

Les surfaces des deux triangles semblables OCD et FCM étant proportionnelles aux carrés de leurs côtés homologues, on a l'équation

$$\frac{m}{\frac{ax}{2}} = \frac{(b + x)^2}{x^2}$$

d'où

$$ax^2 - 2(m - ab)x + ab^2 = 0$$

$$x = \frac{(m - ab) \pm \sqrt{(m - ab)^2 - a^2 b^2}}{a}.$$

ou

$$x = \frac{(m - ab) \pm \sqrt{m(m - 2ab)}}{a}.$$

Le minimum de m est $m = 2ab$, et la valeur correspondante de x est égale à b.

1290. *On considère un triangle ABC, le point D milieu de BC et la médiane AD, trouver sur cette médiane un point M tel que $MA^2 + MB^2 + MC^2$, soit un minimum.*   (Bacc. Paris).

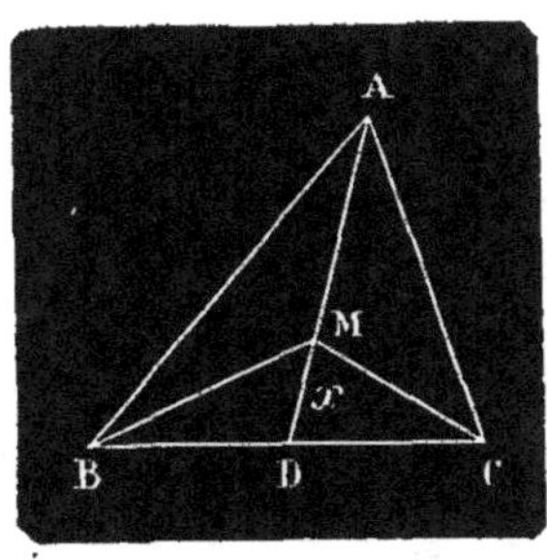

Fig. 111.

Posons

$$BC = a \quad , \quad AD = \alpha \quad , \quad MD = x.$$

D'après un théorème connu, le triangle BMC donne

$$MB^2 + MC^2 = 2x^2 + 2\frac{a^2}{4} = 2x^2 + \frac{a^2}{2}.$$

D'ailleurs

$$MA^2 = (\alpha - x)^2.$$

Résolvons donc l'équation

$$2x^2 + \frac{a^2}{2} + (\alpha - x)^2 = m.$$

On en tire

$$3x^2 - 2\alpha x + \frac{a^2}{2} + \alpha^2 - m = 0$$

$$x = \frac{\alpha \pm \sqrt{\alpha^2 - \dfrac{3a^2}{2} - 3\alpha^2 + 3m}}{3} = \frac{\alpha \pm \sqrt{3m - \dfrac{3a^2}{2} - 2\alpha^2}}{3}.$$

Pour que x soit réel, il faut que l'on ait

$$m \geqslant \frac{3a^2 + 4\alpha^2}{6}.$$

Le minimum de m est donc $m = \dfrac{3a^2 + 4\alpha^3}{6}$, et la valeur de x, qui lui correspond, est $x = \dfrac{\alpha}{3}$. Le point M, dans ce cas, est le point d'intersection des trois médianes.

1291. *Construire un rectangle maximum tel qu'une base soit tangente à une circonférence donnée, et que la base opposée soit inscrite dans la même circonférence.*

Soit ABCD (fig. 112) le rectangle cherché. Appelons x la distance de la base CD au centre O. La hauteur de ce rectangle est $R + x$. On a d'ailleurs

$$DF = \sqrt{R^2 - x^2} \quad , \quad DC = 2\sqrt{R^2 - x^2}.$$

La surface est donc

$$2(R + x)\sqrt{R^2 - x^2}.$$

Elle sera maximum en même temps que son carré

$$4(R + x)^2 (R^2 - x^2) \quad \text{ou que le produit} \quad (R + x)^3 (R - x).$$

Or, la somme des facteurs $R + x$ et $R - x$ est constante; le maximum aura donc lieu pour

$$\frac{R + x}{3} = R - x \quad \text{ou} \quad x = \frac{R}{2}.$$

Le rectangle maximum a donc pour base le côté du triangle équilatéral inscrit dans le cercle.

1292. *Un cercle est tangent aux deux côtés d'un angle droit; on propose de mener une tangente de manière que le triangle formé par les trois tangentes soit minimum.*

Soit un cercle O de rayon R (fig. 113) tangent aux deux côtés de l'angle droit BAC, soit en outre BC la tangente qui détermine un triangle ABC de surface m.

Posons

$$AB = x \quad , \quad AC = y.$$

La surface étant égale à la moitié du produit des deux côtés de l'angle droit, on a

$$xy = 2M. \qquad (1)$$

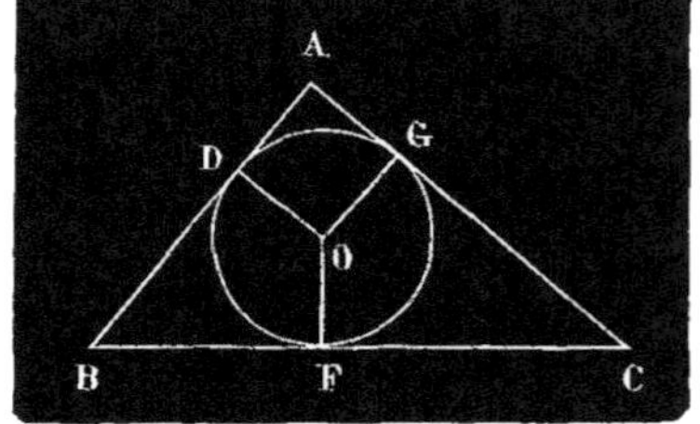

Fig. 113.

Si l'on abaisse du centre O des perpendiculaires OD et OG sur les côtés AB et AC, les longueurs AD et AG sont égales à R; le périmètre du triangle est donc

$$x + y + x - R + y - R = 2(x + y - R). \qquad (2)$$

Sa surface étant m, on a la deuxième relation

$$(x + y - \text{R})\,\text{R} = m, \qquad (1)$$

D'où
$$x + y = \frac{m}{\text{R}} + \text{R} = \frac{m + \text{R}^2}{\text{R}}.$$

Les équations (1) et (3) donnent, pour déterminer x et y,

$$\text{X}^2 - \frac{m + \text{R}^2}{\text{R}}\,\text{X} + 2\,m = 0.$$

Cette équation a deux racines positives si elles sont réelles, savoir

$$\begin{aligned}x \\ y\end{aligned} = \frac{m + \text{R}^2 \pm \sqrt{(m + \text{R}^2)^2 - 8\,\text{R}^3 m}}{2\,\text{R}} = \frac{m + \text{R}^2 \pm \sqrt{m^2 - 6\,\text{R}^2 m + \text{R}^4}}{2\,\text{R}}.$$

Pour qu'elles soient réelles on doit avoir

$$m^2 - 6\,\text{R}^2 m + \text{R}^4 \geqslant 0.$$

Les racines de l'équation $m^2 - 6\,\text{R}^2 m + \text{R}^4 = 0$ sont

$$m' = \text{R}^2\big(3 + 2\sqrt{2}\big) \quad \text{et} \quad m'' = \text{R}^2\big(3 - 2\sqrt{2}\big).$$

Les valeurs de m ne doivent pas être comprises entre ces racines. Son minimum est donc $m = \text{R}^2\big(3 + 2\sqrt{2}\big)$ et pour cette valeur

$$x = y = \frac{\text{R}^2\big(3 + 2\sqrt{2}\big) - \text{R}^2}{2\,\text{R}} = \text{R}\big(2 + \sqrt{2}\big).$$

Les valeurs de m inférieures à $\text{R}^2\big(3 - 2\sqrt{2}\big)$ ne sont pas admissibles, car la surface du triangle serait inférieure à la surface du cercle, ce qui n'est pas possible.

1293. *Par le centre d'un cercle* O *(fig.* 114*), on mène deux droites perpendiculaires entre elles, et d'un point* M *de la circonférence on abaisse sur ces droites des perpendiculaires* MP *et* MQ*; on demande si la somme de ces droites est susceptible d'un maximum ou d'un minimum. Si la réponse est affirmative, on déterminera la position du point* M *qui convient au maximum ou au minimum.*

(Bacc. Paris.)

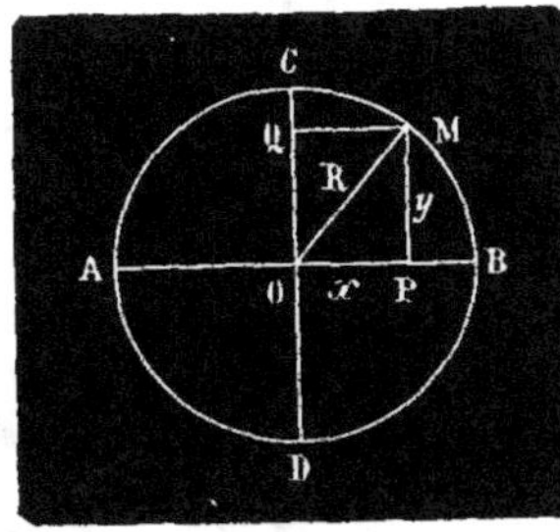

Fig. 114.

Posons
$$\text{OP} = x \quad, \quad \text{MP} = y.$$

On a à résoudre les deux équations
$$x + y = m \qquad (1)$$
$$x^2 + y^2 = \text{R}^2. \qquad (2)$$

On en tire aisément
$$xy = \frac{m^2 - \text{R}^2}{2}$$

et, par suite, l'équation
$$\text{X}^2 - m\text{X} + \frac{m^2 - \text{R}^2}{2} = 0,$$

d'où
$$X = \frac{m}{2} \pm \sqrt{\frac{m^2}{4} - \frac{m^2 - R^2}{2}} = \frac{m \pm \sqrt{2R^2 - m^2}}{2}.$$

Pour que les valeurs de x et de y soient réelles il faut que l'on ait
$$m^2 < 2R^2 \quad \text{ou} \quad m < R\sqrt{2}.$$

Dans ce cas $x = y = \dfrac{R\sqrt{2}}{2}$. Chacune de ces quantités est alors égale à la moitié du côté du carré inscrit dans le cercle.

Les longueurs x et y étant toujours considérées comme positives, leur produit $\dfrac{m^2 - R^2}{2}$ est positif, et l'on a $m^2 \geqslant R^2$ ou $m \geqslant R$. Le minimum de m est donc R; dans ce cas, le produit xy est nul; l'une de ces quantités est égale à zéro et le point M est en B ou en C.

1294. *Trouver le rectangle de périmètre maximum inscrit dans un cercle de rayon R.*

Soient x et y les côtés d'un rectangle ABCD inscrit dans le cercle O (fig. 115) et dont le périmètre est $2m$. On a les deux équations
$$x + y = m \qquad (1)$$
$$x^2 + y^2 = 4R^2. \qquad (2)$$

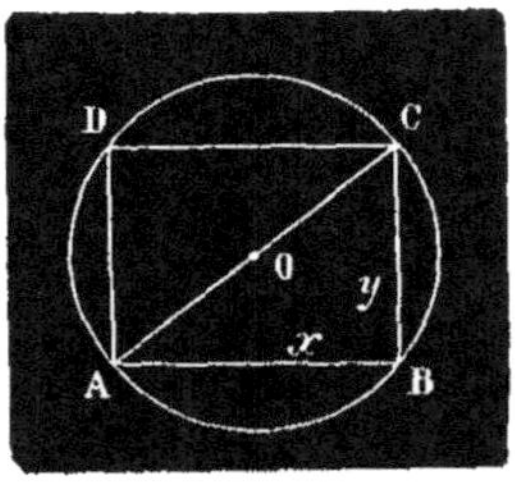

On en tire
$$xy = \frac{m^2 - 4R^2}{2}$$
$$X^2 - mX + \frac{m^2 - 4R^2}{2} = 0.$$

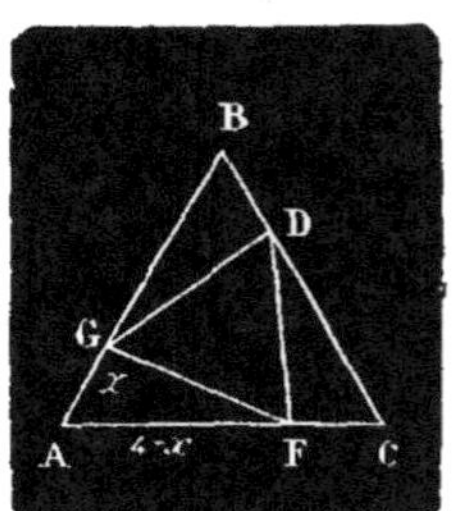
Fig. 115.

$$X = \frac{m}{2} \pm \sqrt{\frac{m^2}{4} - \frac{m^2 - 4R^2}{2}} = \frac{m}{2} \pm \sqrt{\frac{8R^2 - m^2}{4}}$$

Le maximum de m est $m = 2R\sqrt{2}$. Alors $x = y = R\sqrt{2}$. Le rectangle est le carré inscrit.

On doit avoir aussi $m^2 \geqslant 4R^2$ ou $m \geqslant 2R$. Tel est le minimum de m.

1295. *Dans un triangle équilatéral inscrire un triangle équilatéral minimum.*

Soit un triangle équilatéral ABC de côté a (fig. 116).

Si l'on porte sur les côtés, à partir des sommets et dans le même sens des longueurs égales AG, BD et CF, on obtient les sommets G,D,F d'un triangle équilatéral inscrit dans le premier, car les triangles AGF,GBD et DCF sont égaux comme ayant un angle égal compris entre des côtés égaux, et on en déduit

$$FG = GD = DF.$$

Fig. 116.

Posons
$$AG = x$$

et, par suite,
$$AF = a - x.$$

Les deux triangles AGF et ABC ayant un angle commun, sont entre eux comme les produits des côtés qui comprennent cet angle. On a donc

$$\frac{AGF}{ABC} = \frac{x(a - x)}{a^2}.$$

On en tire

$$\frac{3\,AGF}{ABC} = \frac{3x(a - x)}{a^2} \quad \text{et} \quad \frac{ABC - 3\,AGF}{ABC} = \frac{a^2 - 3x(a - x)}{a^2}$$

ou

$$GDF = \frac{ABC\,[a^2 - 3x(a - x)]}{a^2} = \frac{a^2\sqrt{3}\,[a^2 - 3x(a - x)]}{4a^2}.$$

Si l'on simplifie et qu'on écrive que la surface de ce triangle est égale à m, on obtient

$$\frac{\sqrt{3}}{4}\,[a^2 - 3x(a - x)] = m,$$

d'où

$$x^2 - ax + \frac{a^2}{3} - \frac{4m}{3\sqrt{3}} = 0$$

$$x = \frac{a}{2} = \sqrt{\frac{4m}{3\sqrt{3}} - \frac{a^2}{12}}.$$

Pour que x soit réel, il faut que l'on ait

$$\frac{4m}{3\sqrt{3}} - \frac{a^2}{12} \geqslant 0 \quad \text{ou} \quad m \geqslant \frac{a^2\sqrt{3}}{4^2}.$$

La valeur de x correspondant au minimum $\dfrac{a^2\sqrt{3}}{4^2}$ de m est $x = \dfrac{a}{2}$. Le triangle équilatéral minimum est donc celui qu'on obtient en joignant les milieux des trois côtés du triangle donné.

1296. *Dans un cercle de rayon R, on mène une corde perpendiculaire à un diamètre, on joint les extrémités de la corde aux extrémités du diamètre, et l'on demande le maximum de la différence des deux triangles ayant la corde comme base commune.*

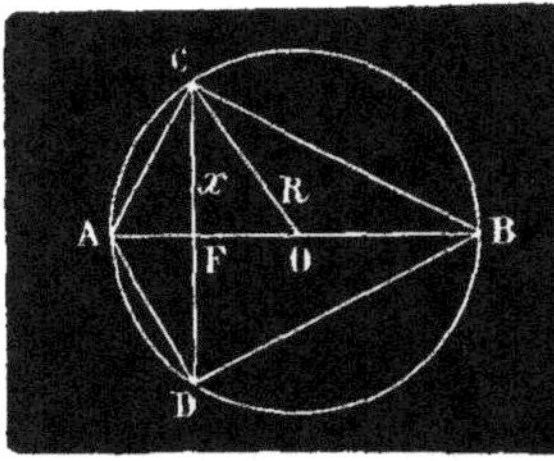

Fig. 117.

Soit CFD (fig. 117) une corde perpendiculaire au diamètre AB.

Posons
$$CF = x.$$

On a
$$FO = \sqrt{R^2 - x^2}$$
$$FB = R + \sqrt{R^2 - x^2}$$
$$AF = R - \sqrt{R^2 - x^2}.$$

Triangle
$$CDB = x\left(R + \sqrt{R^2 - x^2}\right).$$

Triangle $\qquad ACD = x\left(R - \sqrt{R^2 - x^2}\right).$

Différence $\qquad CDB - ACD = 2x\sqrt{R^2 - x^2}.$

Cette différence sera maximum en même temps que le produit

$$x^2(R^2 - x^2).$$

Or, la somme de ces facteurs est constante, le produit est maximum pour

$$x^2 = R^2 - x^2$$

ou pour

$$x = \frac{R\sqrt{2}}{2}.$$

Dans ce cas, la corde CD est le côté du carré inscrit dans le cercle.

1297. *Décomposer* a *en* n *facteurs :* x, y, z, t, *tels que :* $x^m + y^n + z^p + t^q$ *soit minimum.*

Réponse : $mx^m = ny^n = pz^p = qt^q.$

1° Considérons d'abord le cas de deux facteurs.

Sachant que $xy = a$, déterminer la condition pour que $x^m + y^n$ soit minimum.

Décomposons x^m en n parties égales $\dfrac{x^m}{n}$ et y^n en m parties égales à $\dfrac{y^n}{m}$, nous aurons

$$x^m + y^n = \frac{x^m}{n} + \frac{x^m}{n} + \frac{x^m}{n} \ldots + \frac{y^n}{m} + \frac{y^n}{m} + \frac{y^n}{m} \ldots$$

Le produit de ces $n + m$ parties est

$$\frac{x^{mn}}{n^n} \times \frac{y^{nm}}{m^m} = \frac{(xy)^{mn}}{n^n \times m^m} = \frac{a^{mn}}{n^n \times m^m}.$$

Ce produit est donc constant. Or, lorsque le produit de plusieurs facteurs est constant, leur somme est minimum quand ces facteurs sont égaux. Ainsi, pour que la somme $x^m + y^n$ soit minimum, on doit avoir

$$\frac{x^m}{n} = \frac{y^n}{m} \quad \text{ou} \quad mx^m = ny^n.$$

2° Considérons n facteurs, soit 4 par exemple.

Décomposons x^m en npq parties égales à $\dfrac{x^m}{npq}$, y^n en mpq parties égales à $\dfrac{y^n}{mpq}$, etc. ; nous aurons ainsi

$$x^m + yn + z^p + t^q = \frac{x^m}{npq} + \frac{x^m}{npq} \ldots + \frac{y^n}{mpq} + \frac{y^n}{mpq} \ldots + \frac{z^p}{mnq} + \frac{z^p}{mnq} \ldots$$
$$+ \frac{t^q}{mnp} + \frac{t^q}{mnp} \ldots$$

Le produit de toutes ces parties est

$$\frac{(xyzt)^{mnpq}}{k} = \frac{a^{mnpq}}{k}$$

en désignant par k la quantité constante du dénominateur.

Ce produit étant constant, la somme est minimum quand ces facteurs sont égaux, c'est-à-dire quand on a

$$\frac{x^m}{npq} = \frac{y^n}{mpq} = \frac{z^p}{mnq} = \frac{t^q}{mnq} \quad,$$

ou, en réduisant au même dénominateur

$$mx^m = ny^n = pz^p = qt^q.$$

1298. *De tous les cylindres de même volume πa^3, trouver celui qui a la plus petite surface totale?*

Soient x le rayon de la base et y la hauteur, ou

$$\pi x^2 y = \pi a^3 \quad \text{ou} \quad x^2 y = a.$$

La surface totale de ce cylindre est

$$2\pi x^2 + 2\pi xy = 2\pi(x^2 + xy).$$

Le minimum de cette surface aura donc lieu en même que celui de

$$x^2 + xy \quad \text{ou} \quad (x)^2 + xy.$$

Or le produit $\qquad x \times xy \quad \text{ou} \quad x^2 y$

est égal à a^3, quantité constante. Le minimum de $(x)^2 + xy$ aura donc lieu pour

$$2x^2 = xy,$$

d'où $\qquad\qquad y = 2x.$

Ainsi la hauteur doit être égale au diamètre de la base.

1299. *De tous les cylindres de même volume πa^3, quel est celui dont le rayon de la sphère circonscrite est minimum.*

Le rayon de la base étant x et la hauteur y, on a

$$\pi x^2 y = \pi a^3 \quad \text{ou} \quad x^2 y = a^3.$$

Soit R le rayon de la sphère circonscrite; on a

$$R^2 = x^2 + \frac{y^2}{4} \quad \text{ou} \quad 4R^2 = 4x^2 + y^2.$$

Le minimum de $4R^2$ sera donc celui de

$$(y)^2 + 4x^2.$$

Or $\qquad\qquad y \times 4x^2 = 4a^3,$

quantité constante, le minimum cherché aura donc lieu pour

$$2y^2 = 4x^2, \quad \text{d'où} \quad y = x\sqrt{2}.$$

1300. *Parmi tous les cônes de même volume $\dfrac{1}{3}\pi a^3$, quel est celui dont le rayon de la sphère circonscrite est minimum?*

Soit R le rayon de la sphère circonscrite au cône CAB dont la hauteur est y et le rayon de la base x. On a d'abord

$$\frac{1}{3}\pi x^2 y = \frac{1}{3}\pi a^3 \quad \text{ou} \quad x^2 y = a^3.$$

Or $\qquad x^2 = y(2R - y)$

d'où $\qquad 2R = \dfrac{x^2 + y^2}{y} = \dfrac{x^2}{y} + y.$

Mais $\qquad \dfrac{x^2}{y} = \left(\sqrt{\dfrac{x^2}{y}}\right)^2$

et $\qquad \left(\sqrt{\dfrac{x^2}{y}}\right) \times y = \sqrt{x^2 y} = \sqrt{a^3}.$

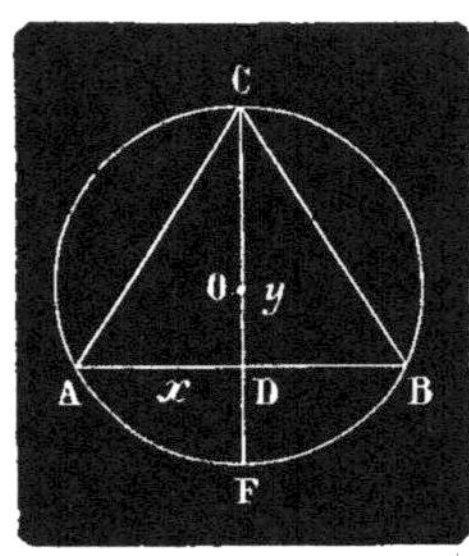
Fig. 118.

Donc le minimum de $2R$ ou de $\dfrac{x^2}{y} + y$, est, en appliquant la condition $mx^m = ny^n$,

$$2\sqrt{\frac{x^2}{y}} = y \quad \text{d'où} \quad y = x\sqrt{2}.$$

1301. *Parmi tous les triangles isocèles de même surface a^2, quel est celui dont le rayon du cercle circonscrit est minimum?*

Soient ABC (fig. 119) le triangle isocèle donné et R le rayon du cercle circonscrit. Représentons la base du triangle par $2x$ et la hauteur par y, on a

$$xy = a^2 \qquad (1)$$

et $\qquad x^2 = y(2R - y). \qquad (2)$

De (2) on tire

$$2R = \frac{x^2}{y} + y$$

Remplaçant dans cette équation x^2 par sa valeur $\dfrac{a^4}{y^2}$ tirée de (1) on obtient

$$2R = \frac{a^4}{y^3} + y = a\left(\frac{a^3}{y^3} + \frac{y}{a}\right).$$

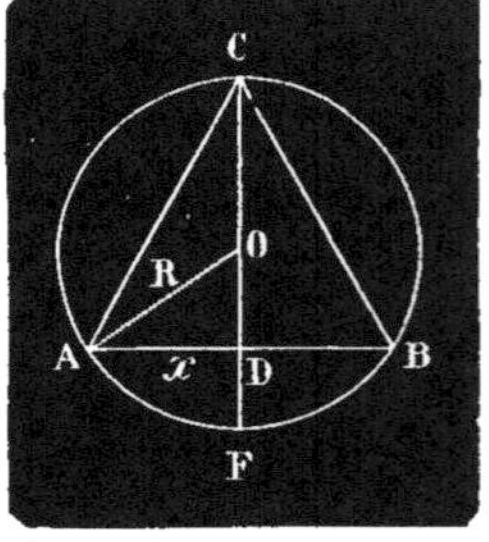
Fig. 119.

Or le produit $\dfrac{a}{y} \times \dfrac{y}{a} = 1$, quantité constante; appliquant la formule

$$mx^m = ny^n.$$

on·trouve que le minimum de $\left(\dfrac{a^3}{y^3} + \dfrac{y}{a}\right)$ et par suite de $a\left(\dfrac{a^3}{y^3} + \dfrac{y}{a}\right)$

a lieu pour
$$3\left(\frac{a}{y}\right)^3 = \frac{y}{a},$$

d'où l'on tire
$$3a^4 = y^4 \quad \text{ou} \quad y = a\sqrt[4]{3}$$

et, par suite,
$$x = \frac{a}{\sqrt[4]{3}} \cdot$$

1302. *Quel est le maximum du volume engendré par un rectangle de périmètre constant* 4p, *tournant autour de l'un de ses côtés?*

Soient x et y les dimensions du rectangle dont le périmètre est $4p$. On a la relation
$$x + y = 2p. \qquad (1)$$

Si l'on fait tourner ce rectangle autour du côté y, il engendre un cylindre dont le volume est $\pi x^2 y$.

Il est maximum, en même temps que le produit $x^2 y$; or, la somme $x + y$ étant constante, le produit $x^2 y$ est minimum, si ces facteurs sont proportionnels à leurs exposants, c'est-à-dire si l'on a
$$\frac{x}{2} = y, \quad \text{d'où} \quad x = 2y.$$

Alors
$$3y = 2p \quad , \quad y = \frac{2p}{3} \quad , \quad x = \frac{4p}{3} \cdot$$

1303. *Inscrire dans un cercle un triangle isocèle tel que le volume engendré par ce triangle, en tournant autour de sa base, soit maximum.*

Soit ABC (fig. 120) un triangle isocèle inscrit dans le cercle O de rayon R. Désignons sa base par $2x$ et sa hauteur par y. Le volume engendré par ce triangle tournant autour de la base est
$$V = \frac{2}{3}\pi y^2 x. \qquad (1)$$

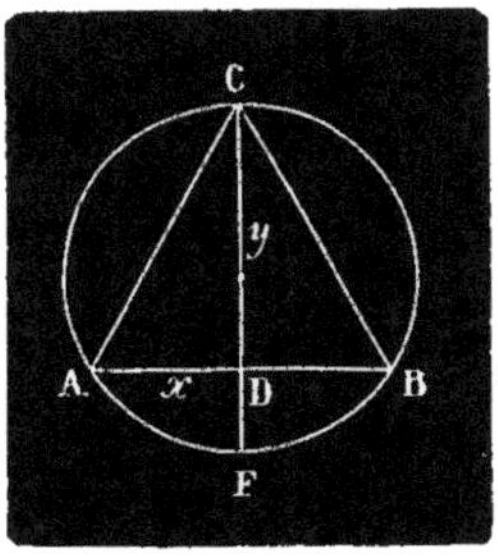

On a, d'ailleurs,
$$x^2 = y(2R - y). \qquad (2)$$

Le volume V est maximum en même temps que le produit $y^2 x$ ou que son carré $y^4 x^2$, qui est égal à
$$y^5(2R - y).$$

Fig. 120.

Or la somme $y + 2R - y$ est égale à $2R$, le maximum du produit a lieu pour
$$\frac{y}{5} = 2R - y,$$

d'où
$$y = \frac{5R}{3} \quad \text{et} \quad x = \frac{R}{3}\sqrt{5}.$$

1304. *Inscrire dans un cône de révolution un cylindre de volume maximum.*

Soit DG (fig. 121) un cylindre inscrit dans un cône de révolution SAB. Appelons h la hauteur et R le rayon de la base du cône, x et y le rayon et la hauteur du cylindre inscrit. Le volume de ce cylindre est

$$V = \pi x^2 y. \qquad (1)$$

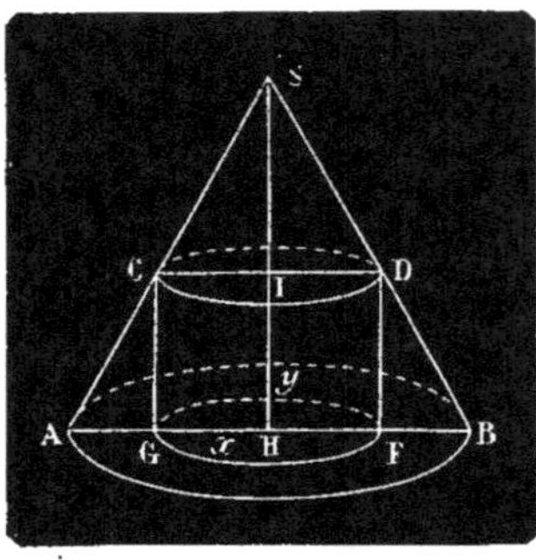

Des triangles semblables SAH et SCI on tire

$$\frac{x}{R} = \frac{h - y}{h} \quad \text{ou} \quad y = \frac{h(R - x)}{R}. \qquad (2)$$

Portant cette valeur dans (1) on obtient

$$V = \frac{\pi h}{R} x^2 (R - x).$$

Fig. 121.

Ce volume est maximum en même temps que le produit $x^2(R - x)$. La somme des facteurs x et $R - x$ étant constante, le maximum du produit a lieu pour

$$\frac{x}{2} = R - x,$$

d'où $\qquad x = \dfrac{2R}{3}$, et, par suite, $y = \dfrac{h}{3}$.

1305. *Inscrire dans une sphère de rayon R un cylindre de surface latérale maximum.*

Désignons le rayon du cylindre inscrit par x et la hauteur par $2y$. La surface latérale de ce cylindre est

$$S = 4\pi xy.$$

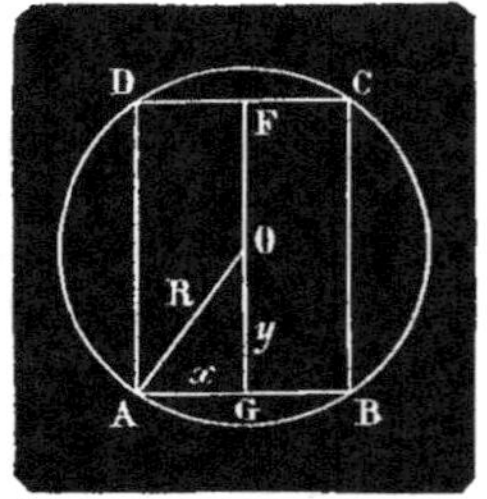

Elle est maximum en même temps que le produit xy ou que son carré $x^2 y^2$.

Or $\qquad x^2 + y^2 = R^2.$

Le maximum du produit $x^2 y^2$ a donc lieu pour

$$x^2 = y^2 \quad \text{ou} \quad x = y.$$

Fig. 122.

1306. *Inscrire dans une sphère de rayon R un cylindre de surface totale maximum.*

Adoptons la notation de l'exercice précédent et écrivons que la surface totale est égale à m, nous aurons l'équation

$$4\pi xy + 2\pi x^2 = m. \qquad (1)$$

Nous avons, d'ailleurs,

$$x^2 + y^2 = R^2. \qquad (2)$$

De (1) on tire

$$y = \frac{m - 2\pi x^2}{4\pi x} \quad , \quad y^2 = \frac{m^2 - 4\pi m x^2 + 4\pi^2 x^4}{16\pi^2 x^2} .$$

Portant cette valeur dans (2), on obtient

$$16\pi^2 x^4 + m^2 - 4\pi m x^2 + 4\pi^2 x^4 = 16\pi^2 R^2 x^2$$

ou

$$20\pi^2 x^4 - 4\pi(m + 4\pi R^2) x^2 + m^2 = 0,$$

d'où

$$x^2 = \frac{2\pi(m + 4\pi R^2) \pm \sqrt{4\pi^2(m + 4\pi R^2)^2 - 20\pi^2 m^2}}{20\pi^2}$$

ou

$$x^2 = \frac{m + 4\pi R^2 \pm 2\sqrt{-m^2 + 2\pi R^2 m + 4\pi^2 R^4}}{10\pi} .$$

Pour que x^2 soit réel, il faut que l'on ait

$$-m^2 + 2\pi R^2 m + 4\pi^2 R^4 \geqslant 0.$$

Les racines de l'équation

$$m^2 - 2\pi R^2 m - 4\pi^2 R^4 = 0$$

sont

$$m' = \pi R^2 + \sqrt{\pi^2 R^4 + 4\pi^2 R^4} = \pi R^2(1 + \sqrt{5})$$
$$m'' = \pi R^2(1 - \sqrt{5})$$

m devant être compris entre ces racines, a pour maximum

$$\pi R^2(1 + \sqrt{5}).$$

On a alors

$$x^2 = \frac{\pi R^2(1 + \sqrt{5}) + 4\pi R^2}{10\pi} = \frac{R^2(5 + \sqrt{5})}{10}$$

$$x = R\sqrt{\frac{5 + \sqrt{5}}{10}} .$$

On en tire

$$y^2 = R^2 - \frac{R^2(5 + \sqrt{5})}{10} = \frac{10R^2 - R^2(5 + \sqrt{5})}{10}$$

$$y = R\sqrt{\frac{5 - \sqrt{5}}{10}} .$$

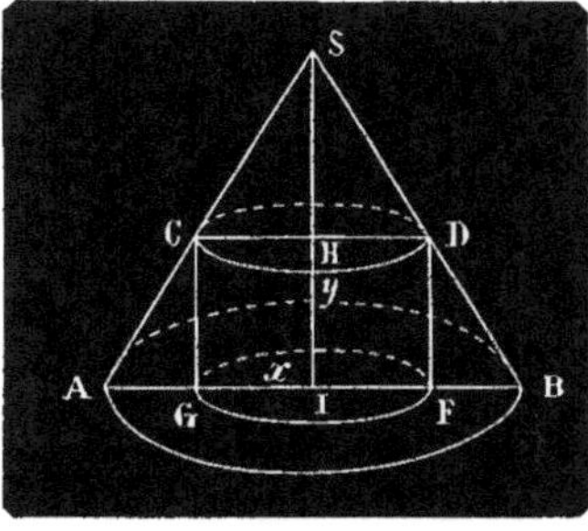

Fig. 123.

1307. *Inscrire dans un cône un cylindre de surface convexe maximum.*

Représentons la hauteur et le rayon de la base du cône donné (fig. 123) par h et R. Soient en outre x le rayon de la base et y la hauteur d'un cylindre quelconque CDFG inscrit dans ce cône; sa surface latérale est

$$S = 2\pi x y.$$

Or, à cause des triangles semblables SAI et SCH, on a

$$\frac{x}{R} = \frac{h-y}{h} \quad \text{ou} \quad x = \frac{R(h-y)}{h}.$$

Par conséquent
$$S = \frac{2\pi R}{h} y(h-y).$$

Le maximum de S a lieu en même temps que le maximum du produit $y(h-y)$ et comme la somme de ces facteurs est constante, ce maximum a lieu pour

$$y = h - y \quad \text{ou} \quad y = \frac{h}{2}.$$

1308. *Trouver le maximum du volume d'un cylindre dont la surface totale est donnée.*

Soient x et y le rayon et la hauteur d'un cylindre dont la surface totale est $2\pi a^2$. On a l'égalité

$$2\pi xy + 2\pi x^2 = 2\pi a^2$$

ou
$$xy + x^2 = a^2. \tag{1}$$

Le volume est
$$V = \pi x^2 y. \tag{2}$$

De (1) on tire
$$y = \frac{a^2 - x^2}{x},$$

d'où
$$V = \pi \frac{x^2(a^2 - x^2)}{x} = \pi x(a^2 - x^2).$$

Ce volume est maximum en même temps que le produit $x(a^2 - x^2)$ ou que son carré $x^2(a^2 - x^2)^2$.

La somme des facteurs x^2 et $a^2 - x^2$ étant constante, le produit est maximum lorsque ces facteurs sont proportionnels à leurs exposants, ce qui donne

$$\frac{x^2}{1} = \frac{a^2 - x^2}{2}$$

d'où
$$x^2 = \frac{a^2}{3} \quad , \quad x = \frac{a\sqrt{3}}{3}$$

puis
$$y = \frac{a^2 - \dfrac{a^2}{3}}{\dfrac{a\sqrt{3}}{3}} = \frac{2a\sqrt{3}}{3}.$$

1309. *Parmi tous les cônes droits de même volume $\dfrac{1}{3}\pi a^3$, quel est celui dont la surface latérale est minimum ?*

Soient x le rayon de la base et y la hauteur du cône, et S sa surface latérale. L'énoncé fournit immédiatement les égalités

$$\frac{1}{3}\pi x^2 y = \frac{1}{3}\pi a^3 \quad \text{ou} \quad x^2 y = a^3. \tag{1}$$

$$S = \pi x \sqrt{x^2 + y^2}. \tag{2}$$

Le minimum de S correspond à celui du carré $x^2(x^2 + y^2)$, que l'on peut écrire, en tenant compte de (1)

$$\frac{a^3}{y}\left(\frac{a^3}{y} + y^2\right) = a^3\left(\frac{a^3}{y^2} + y\right) = a^4\left(\frac{a^2}{y^2} + \frac{y}{a}\right).$$

Le produit $\frac{a}{y} \times \frac{y}{a}$ étant constant, puisqu'il est égal à l'unité, on peut appliquer la formule $mx^m = ny^n$, et l'on a pour le minimum de la somme $\frac{a^2}{y^2} + \frac{y}{a}$, c'est-à-dire pour le minimum de S,

$$2\frac{a^2}{y^2} = \frac{y}{a}$$

d'où $\qquad y = a\sqrt[3]{2}, \quad$ et, par suite, $\quad x^2 = \dfrac{a^3}{a\sqrt[3]{2}}$

ou $\qquad\qquad x = \dfrac{a}{\sqrt[6]{2}}$.

1310. *Parmi tous les cônes droits qui ont même surface latérale, quel est celui qui a le volume maximum?*

Représentons par x le rayon de la base, par y la hauteur, par πa^2 la surface latérale donnée et par V le volume. On a

$$x\sqrt{x^2 + y^2} = a^2 \qquad (1)$$

$$V = \frac{1}{3}\pi x^2 y. \qquad (2)$$

Il s'agit de rendre maximum le volume V ou le produit $x^2 y$, ou encore son carré $x^4 y^2$. De (1) on tire $y^2 = \dfrac{a^4 - x^4}{x^2}$. Le carré $x^4 y^2$ devient donc

$$\frac{x^4(a^4 - x^4)}{x^2} = x^2(a^4 - x^4).$$

Ce produit sera maximum en même temps que son carré $x^4(a^4 - x^4)^2$, c'est-à-dire, puisque la somme des facteurs est constante, quand on aura

$$\frac{x^4}{1} = \frac{a^4 - x^4}{2}, \quad \text{d'où} \quad x = \frac{a}{\sqrt[4]{3}}$$

Par suite $\qquad y^2 = \dfrac{a^4 - \dfrac{a^4}{3}}{\dfrac{a^2}{\sqrt{3}}} = a^2 \times \dfrac{2\sqrt{3}}{3} \quad, \quad y = a\sqrt{\dfrac{2\sqrt{3}}{3}}$.

1311. *Parmi tous les cônes de même côté, trouver celui qui a la surface convexe maximum.*

Soient a le côté du cône, x le rayon de la base, y sa hauteur, s sa surface latérale. On a les relations

$$x^2 + y^2 = a^2 \qquad (1)$$

$$s = \pi x a. \qquad (2)$$

Cette surface est maximum en même temps que son carré

$$s^2 = \pi^2 x^2 a^2 \quad \text{ou} \quad \pi(a^2 - y^2)a^2.$$

Ce produit est évidemment maximum pour $y = 0$. Alors $x = a$ et la surface maximum est celle d'un cercle de rayon a.

1312. *Parmi tous les cônes de même côté, trouver celui qui a la surface totale maximum.*

Désignons la surface totale par s, le côté par a, et le rayon de la base et la hauteur par x et y. On a

$$s = \pi x (a + x) \tag{1}$$
$$x = \sqrt{a^2 - y^2} \tag{2}$$

d'où
$$s = \pi \sqrt{a^2 - y^2} \left(a + \sqrt{a^2 - y^2} \right).$$

Le maximum de s a évidemment lieu pour $y = 0$. Alors

$$s = 2\pi a^2.$$

1313. *Trouver le maximum du volume d'un cône dont le côté est donné.*

Il s'agit de chercher le maximum de

$$V = \frac{1}{3} \pi x^2 y$$

Sachant que
$$x^2 = a^2 - y^2$$

on peut écrire
$$V = \frac{1}{3} \pi (a^2 - y^2) y.$$

Ce volume est maximum en même temps que le carré $(a^2 - y^2)^2 y^2$. La somme des facteurs y^2 et $a^2 - y^2$ étant constante, le produit sera maximum pour

$$\frac{a^2 - y^2}{2} = y^2 \quad \text{d'où} \quad y = \frac{a\sqrt{3}}{3}$$

On en déduit
$$x^2 = a^2 - \frac{a^2}{3} = \frac{2a^2}{3} \quad , \quad x = a\sqrt{\frac{2}{3}}.$$

1314. *On donne une feuille de carton carrée (fig. 124), dont le côté est* a, *aux quatre coins de laquelle on supprime des carrés égaux* m, n, p, q; *déterminer le côté de ces carrés de manière que la boîte rectangulaire ayant pour fond le carré* f, *et pour faces latérales les rectangles* r, s, t, u, *ait un volume maximum.*

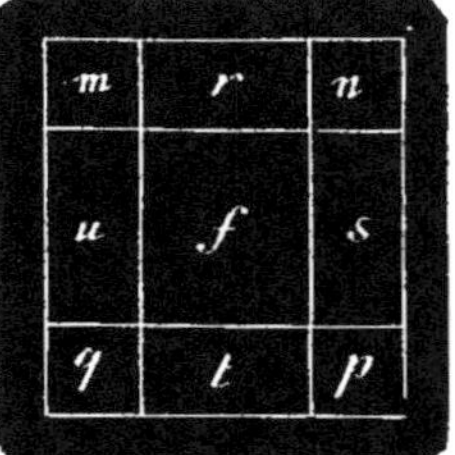

Fig. 124.

Soit x le côté de l'un des petits carrés; le côté du carré f est $a - 2x$; la profondeur de la boîte étant x, son volume est

$$V = (a - 2x)^2 x.$$

Ce volume est maximum en même temps

que son double $(a-2x)^2 \times 2x$. Or la somme de ces facteurs est constante;
le produit est donc maximum pour

$$\frac{a-2x}{2} = 2x \quad \text{d'où} \quad x = \frac{a}{6} \cdot$$

Le volume maximum est

$$\frac{4a^2}{9} \times \frac{a}{6} = \frac{2a^3}{27} \cdot$$

1315. *On donne les hauteurs* h, h' *de deux cylindres; on propose de
déterminer les rayons de leurs bases de manière que la somme de leurs surfaces latérales soit égale à celle d'une sphère de rayon* R, *et que la somme
de leurs volumes soit la plus petite possible.*   (Bacc. Paris.)

Soient x et y les rayons cherchés et m la somme des deux volumes.
L'énoncé donne les deux équations

$$2\pi hx + 2\pi h'y = 4\pi R^2 \tag{1}$$
$$\pi hx^2 + \pi h'y^2 = m. \tag{2}$$

De (1) on tire

$$y = \frac{2R^2 - hx}{h'} \cdot$$

Portant cette valeur dans (2) on obtient

$$\pi hx^2 + \frac{\pi h'(4R^4 - 4R^2 hx + h^2 x^2)}{h'^2} = m$$

d'où

$$\pi hh'x^2 + 4\pi R^4 - 4\pi R^2 hx + \pi h^2 x^2 = mh'$$
$$\pi h(h+h')x^2 - 4\pi R^2 hx + 4\pi R^4 - mh' = 0$$
$$x = \frac{2\pi R^2 h \pm \sqrt{4\pi^2 R^4 h^2 - \pi h(h+h')(4\pi R^4 - mh')}}{\pi h(h+h')}$$
$$x = \frac{2\pi R^2 h \pm \sqrt{m\pi hh'(h+h') - 4\pi^2 R^4 hh'}}{\pi h(h+h')} \cdot$$

Le minimum de m est donc

$$m = \frac{4\pi^2 R^4 hh'}{\pi hh'(h+h')} = \frac{4\pi R^4}{h+h'} \cdot$$

Et pour cette valeur

$$x = \frac{2\pi R^2 h}{\pi h(h+h')} = \frac{2R^2}{h+h'}$$
$$y = \frac{2R^2 - \dfrac{2R^2 h}{h+h'}}{h'} = \frac{2R^2}{h+h'} \cdot$$

1316. *Une sphère de rayon* R *et un cône de hauteur* h *et de rayon* 2R
*reposent sur un même plan; on coupe ces deux corps par un plan parallèle
au premier; calculer le maximum de la somme des aires des sections obtenues.*

Soit x la distance du plan sécant au plan donné. La section déterminée
dans la sphère a pour rayon $\sqrt{x(2R-x)}$ et pour surface $\pi x(2R-x)$.

La section déterminée dans le cône a pour rayon $\dfrac{2\,R(h-x)}{h}$ et pour surface $\dfrac{4\pi R^2(h-x)^2}{h^2}$. Écrivons donc

$$\pi x(2\,R-x)+\frac{4\pi R^2(h-x)^2}{h^2}=m.$$

On en tire

$$2\,Rh^2x-h^2x^2+4R^2h^2-8R^2hx+4R^2x^2-\frac{mh^2}{\pi}=0$$

$$(4R^2-h^2)x^2-2\,Rh(4R-h)x+4R^2h^2-\frac{mh^2}{\pi}=0$$

$$x=\frac{Rh(4R-h)\pm\sqrt{R^2h^2(4R-h)^2-(4R^2-h^2)\left(4R^2h^2-\dfrac{mh^2}{\pi}\right)}}{4R^2-h^2}.$$

ou

$$x=\frac{Rh(4R-h)\pm h\sqrt{R^2h(5h-8R)+\dfrac{m}{\pi}(4R^2-h^2)}}{4R^2-h^2}.$$

Le maximum de m est

$$m=\frac{\pi R^2 h(5h-8R)}{4R^2-h^2}.$$

Et pour cette valeur

$$x=\frac{Rh(4R-h)}{4R^2-h^2}.$$

1317. *Soit un cercle de rayon* R *; on construit un triangle équilatéral ayant son centre au centre du cercle; sur chaque côté de ce triangle, on con-*
*struit un triangle isocèle dont
le sommet est sur la circonférence du cercle, puis on forme
un tétraèdre ayant pour base le
triangle équilatéral, et pour
faces latérales les trois triangles isocèles. On demande de
déterminer le triangle équilatéral de telle façon que le volume
du tétraèdre soit maximum.*

Soit ABC (fig. 125), le triangle équilatéral ayant pour centre le centre O du cercle donné.
Prolongeons les hauteurs de
ce triangle jusqu'à la circonférence O et joignons aux sommets A, B, C, les trois points
obtenus D; F, G, nous aurons

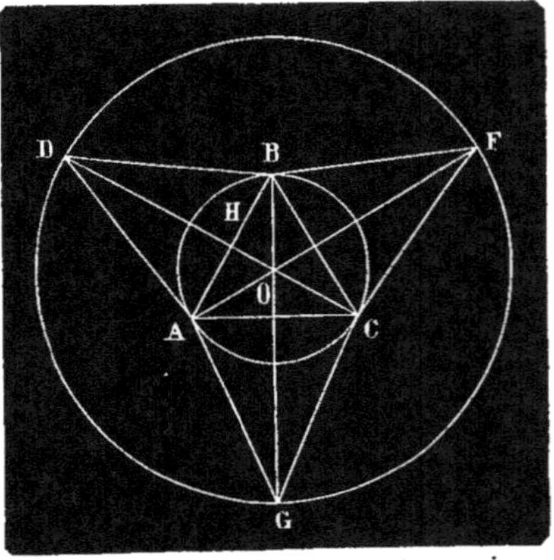

Fig. 125.

les triangles isocèles demandés. La droite OD coupe AB en un point H.
Si on relève les triangles isocèles jusqu'à ce qu'ils aient pour sommet un
même point de l'espace, on obtient un tétraèdre dont la hauteur est le côté
d'un triangle rectangle ayant HD pour hypoténuse et OH pour autre côté.

Posons
$$AB = x$$

On a
$$OA = \frac{x}{\sqrt{3}} \quad , \quad OH = \frac{x}{2\sqrt{3}} \cdot$$

et
$$HD = R - \frac{x}{2\sqrt{3}} = \frac{2R\sqrt{3} - x}{2\sqrt{3}} \cdot$$

et si l'on appelle h la hauteur du tétraèdre, il vient

$$h^2 = \frac{(2R\sqrt{3} - x)^2}{12} - \frac{x^2}{12} = \frac{12R^2 - 4R\sqrt{3}x}{12} = \frac{3R^2 - R\sqrt{3}x}{3}$$

$$h = \frac{\sqrt{3R^2 - R\sqrt{3}x}}{\sqrt{3}} \cdot$$

La surface du triangle ABC étant d'ailleurs $\dfrac{x^2\sqrt{3}}{4}$, le volume du tétraè-dre est

$$V = \frac{1}{3}\frac{x^2\sqrt{3}}{4} \times \frac{\sqrt{3R^2 - R\sqrt{3}x}}{\sqrt{3}} = \frac{1}{12}x^2\sqrt{3R^2 - R\sqrt{3}x}.$$

Ce volume est maximum en même temps que le produit $x^2\sqrt{3R^2 - R\sqrt{3}x}$ ou que son carré $x^4(3R^2 - R\sqrt{3}x)$, qui peut s'écrire $Rx^4(3R - \sqrt{3}x)$. On ne change pas les conditions du maximum si on multiplie le facteur x^4 par $(\sqrt{3})^4$. On a alors, pour la partie variable

$$(\sqrt{3})^4 x^4 (3R - \sqrt{3}x).$$

Mais la somme des facteurs $(\sqrt{3})x$ et $3R - \sqrt{3}x$ est constante ; on a donc pour le maximum la condition

$$\frac{\sqrt{3}x}{4} = 3R - \sqrt{3}x,$$

d'où
$$x = \frac{12R}{5\sqrt{3}} \cdot$$

1318. *A l'intérieur d'un carré de côté* 2 a, *on forme un autre carré ayant ses côtés parallèles aux diagonales du premier ; on joint chaque sommet du nouveau carré aux deux sommets les plus voisins du premier ; on forme ainsi 4 triangles isocèles égaux. On demande :* 1° *le maximum du volume de la pyramide ayant pour faces latérales ces 4 triangles ;* 2° *le maximum de la surface latérale.*

La construction de la figure 126 se comprend aisément. Désignons par $2x$ le côté IF, et par suite OK par x. On a d'ailleurs
$$OA = \frac{1}{2}2a\sqrt{2} = a\sqrt{2},$$

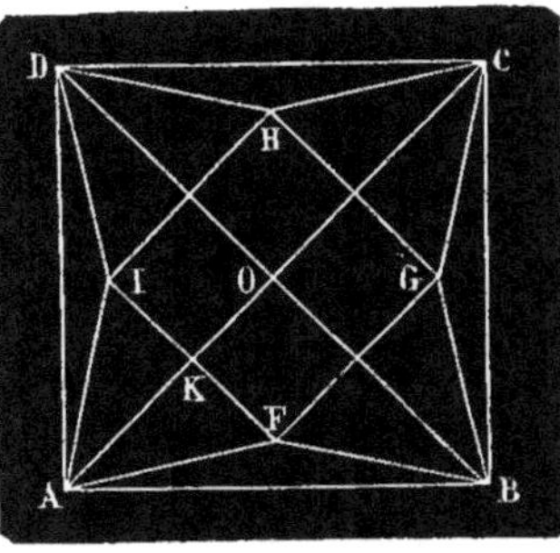

Fig. 126.

et
$$AK = a\sqrt{2} - x.$$

Si on appelle h la hauteur du tétraèdre, il vient

$$h^2 = AK^2 - OK^2 = (a\sqrt{2} - x)^2 - x^2 = 2a^2 - 2a\sqrt{2}x$$
$$h = \sqrt{2a^2 - 2a\sqrt{2}x}.$$

Le volume du tétraèdre est donc

$$V = \frac{1}{3}\,4x^2\sqrt{2a^2 - 2a\sqrt{2}x}.$$

Il est maximum en même temps que $x^2\sqrt{2a^2 - 2a\sqrt{2}x}$ ou que $x^4(2a^2 - 2a\sqrt{2}x)$ ou encore que $(\sqrt{2})'x^4(a - \sqrt{2}x)$, c'est-à-dire si l'on a

$$\frac{\sqrt{2}x}{4} = a - \sqrt{2}x,$$

d'où
$$x = \frac{a}{5\sqrt{2}}.$$

La surface latérale du tétraèdre est

$$S = 8x(a\sqrt{2} - x).$$

Elle est maximum en même temps que le produit $x(a\sqrt{2} - x)$. En d'autres termes, quand on a

$$x = a\sqrt{2} - x \quad \text{ou} \quad x = \frac{a\sqrt{2}}{2}.$$

Dans ce cas, le côté du carré IFGH est la moitié de la diagonale du carré donné et les sommets sont situés au milieu des côtés de celui-ci.

1319. *A l'intérieur d'un cercle dont le centre est O, déterminer une corde CD parallèle au diamètre fixe AB, telle que la surface engendrée par le périmètre du triangle OCD, en tournant autour du diamètre AB, soit maximum.*

Représentons par $2x$ la corde CD et par y sa distance au centre. La surface engendrée par le périmètre du triangle OCD se compose de la surface cylindrique décrite par la corde CD et de la surface convexe de deux cônes égaux décrits par les triangles rectangles ODH et OCG. Cette surface a donc pour expression

$$S = 4\pi yx + 2\pi Ry = 2\pi y(R + 2x)$$
$$= 2\pi\sqrt{R^2 - x^2}\,(R + 2x).$$

Elle sera maximum en même temps que le produit $\sqrt{R^2 - x^2}\,(R+2x)$ ou que son carré

$$(R + x)(R - x)(R + 2x)(R + 2x).$$

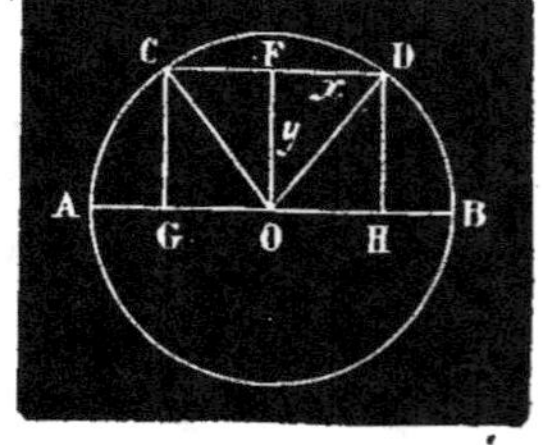

Fig. 127.

On pourrait aisément rendre constante la somme de ces facteurs en multipliant par 5 le second facteur; mais il ne serait pas possible, de suite, de les rendre égaux.

Multiplions tous les facteurs *distincts*, à l'exception d'un, par deux nombres indéterminés α et β, nous aurons

$$(\alpha R + \alpha x)(\beta R - \beta x)(R + 2x)(R + 2x).$$

Écrivons ensuite que la somme de ces facteurs est constante en égalant à zéro le coefficient de x. Nous avons ainsi la relation

$$4 + \alpha - \beta = 0. \tag{1}$$

Si nous égalons ces facteurs nous obtenons les deux autres relations

$$R + 2x = \alpha R + \alpha x \tag{2}$$
$$R + 2x = \beta R - \beta x. \tag{3}$$

De (2) et de (3) on tire

$$\alpha = \frac{R + 2x}{R + x} \quad , \quad \beta = \frac{R + 2x}{R - x}.$$

Portant ces valeurs dans (1), on a

$$4 + \frac{R + 2x}{R + x} - \frac{R + 2x}{R - x} = 0,$$

d'où
$$4x^2 + Rx - 2R^2 = 0.$$

La racine positive qui seule convient ici est

$$x = \frac{-R + \sqrt{33 R^2}}{8} = \frac{R(\sqrt{33} - 1)}{8}.$$

On en déduit

$$y^2 = R^2 - \frac{R^2(\sqrt{33} - 1)^2}{64} = \frac{R^2(30 - 2\sqrt{33})}{64}$$
$$y = \frac{R}{8}\sqrt{30 - 2\sqrt{33}}.$$

1320. *Deux points A et O sont donnés; du point O on décrit une circonférence de rayon R, et du point A on mène une tangente à cette circonférence. On demande pour quelle valeur de R sera maximum :*

1° La surface engendrée par la révolution autour de OA de la tangente terminée au point de contact;

2° Le volume du cône qui a pour surface latérale la surface considérée.

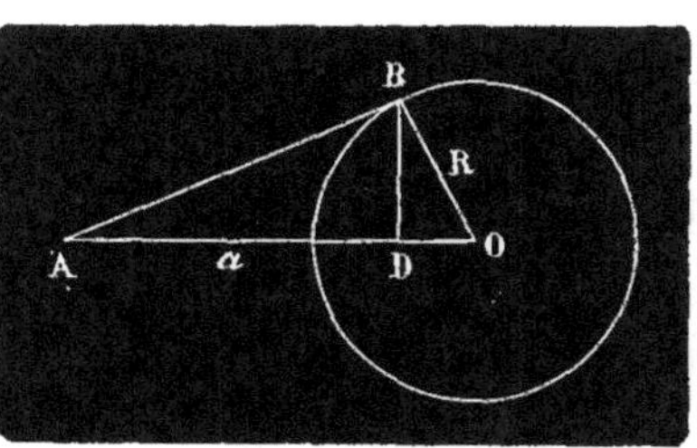

Fig. 128.

Soient AB (fig. 128) la tangente menée du point A à la circonférence O, BD la perpendiculaire abaissée du point de contact B sur OA, et A la longueur de OA.

En appliquant les théorèmes connus concernant le triangle rectangle, on a

$$AB = \sqrt{a^2 - R^2} \quad , \quad BD = \frac{R}{a}\sqrt{a^2 - R^2} \quad , \quad AD = \frac{AB^2}{a} = \frac{a^2 - R^2}{a} \cdot$$

La surface convexe du cône engendré par le triangle rectangle est

$$S = \pi BD \times AB = \pi\frac{R}{a}\sqrt{a^2 - R^2} \times \sqrt{a^2 - R^2} = \frac{\pi}{a} R(a^2 - R^2).$$

Elle est maximum en même temps que le produit $R(a^2 - R^2)$ ou que son carré $R^2(a^2 - R^2)^2$, c'est-à-dire lorsqu'on a l'égalité

$$R^2 = \frac{a^2 - R^2}{2} \quad \text{ou} \quad R = \frac{a\sqrt{3}}{3} \cdot$$

Le volume du même cône est donné par la formule

$$V = \frac{1}{3}\pi BD^2 \times AD$$
$$= \frac{1}{3}\pi\frac{R^2}{a^2}(a^2 - R^2)\frac{(a^2 - R^2)}{a}$$
$$= \frac{\pi}{3a^2}R^2(a^2 - R^2)^2.$$

On voit donc que le volume du cône devient maximum dans les mêmes circonstances que sa surface convexe.

LIVRE IV

PROGRESSIONS — LOGARITHMES
INTÉRÊTS COMPOSÉS — ANNUITÉS

CHAPITRE PREMIER

PROGRESSIONS

1321. *Calculer le 21e terme de la progression ÷ 4 . 7 . 10. . . .*

Réponse : 64.

Appliquons la formule
$$l = a + (n-1)r$$
et faisons
$$a = 4,\ n = 21,\ r = 3,\ \text{on a}$$
$$l = 4 + 20 \times 3 = 64.$$

1322. *Calculer le 32e terme de la progression* $\div 46,5\ .\ 45\ .\ 43,5 \ldots\ldots$

Rép. : Zéro.

Cette progression étant décroissante, on a la formule
$$l = a - (n-1)r$$
$$a = 46,5,\ n = 32,\ r = 1,5,$$
d'où
$$l = 46,5 - 31 \times 1,5 = 0.$$

1323. *Calculer le premier terme d'une progression par différence dont la raison est* $3\frac{1}{4}$ *et le* 12e *terme* $38\frac{3}{4}$.

Rép. : 3.

De la formule
$$l = a + (n-1)r$$
on tire
$$a = l - (n-1)r$$
$$l = 38\frac{3}{4},\ n = 12,\ r = 3\frac{1}{4},$$
d'où
$$a = 38\frac{3}{4} - 11 \times 3\frac{1}{4} = 3.$$

1324. *Insérer 16 moyens arithmétiques entre 5 et 73.*

Il s'agit de trouver la raison d'une progression ayant $(16+2)$ termes et dont les extrêmes soient 5 et 73.

Cette raison est donnée par la formule
$$r = \frac{l-a}{m+1}$$
$$l = 73,\ a = 5,\ m = 16.$$
d'où
$$r = \frac{73-5}{17} = 4.$$

La progression est donc
$$\div 5.\ 9.\ 13.\ 17.\ 21.\ 25.\ 29.\ 33.\ 37.\ 41.\ 45.\ 49.\ 53.\ 57.\ 61.\ 65.\ 69.\ 73.$$

1325. *Calculer la somme des 50 premiers termes de la progression* $5\frac{1}{2}\ .\ 7\ .\ 8\frac{1}{2}\ .\ 10 \ldots\ldots$

Rép. : 2112,5

Formule
$$S = \frac{[2a + (n-1)r]\,n}{2}$$
$$a = 5\frac{1}{2},\ n = 50,\ r = 1\frac{1}{2}.$$

Donc
$$S = \frac{\left[11 + 49 \times \frac{3}{2}\right] \times 50}{2} = \frac{169 \times 25}{2} = 2112,5$$

1326. *Un corps en tombant parcourt, dans la première seconde de chute* 4^m,9044, *dans la* 2e, 3 *fois cette distance, dans la* 4e, 5 *fois cette distance, et ainsi de suite. On demande combien ce corps aura parcouru en 10 secondes.*

Rép. : 490^m,44.

Représentons par a le nombre 4^{m}9044. L'espace total parcouru par le corps en 10 secondes sera

$$e = a + 3a + 5a + 7a + 9a + 11a + 13 + 15a + 17a + 19a$$

ou

$$e = a(1 + 3 + 5 + 7 + 9 + 11 + 13 + 15 + 17 + 19).$$

Or la quantité comprise entre parenthèses est la somme des 10 premiers nombres impairs ou 10^2. On a donc

$$e = a \times 100 = 490^m44.$$

1327. *Dans les conditions du problème précédent, un corps en tombant a parcouru* 176^m,5584. *Combien de temps a duré sa chute ?*

Rép. : 6 secondes.

Soit x le nombre de secondes cherché. On a, d'après le problème précédent,

$$e = a \times x^2,$$

d'où

$$x = \sqrt{\frac{e}{a}}$$

Or

$$e = 176,5584. \quad a = 4,9044$$

donc

$$x = \sqrt{\frac{176,5584}{4,9044}} = \sqrt{36} = 6$$

1328. *Des ouvriers se présentent pour creuser un puits ; ils demandent* 3 *fr.* 20 *c. pour le* 1er *mètre,* 5 *fr. pour le* 2e, 0 *fr.* 80 *pour le* 3e, *etc., en augmentant toujours de* 1 *fr.* 80 *par mètre. Que leur devra-t-on si le puits doit avoir* 20 *mètres de profondeur ?*

Rép. : 406 fr.

Le prix demandé par ces ouvriers est la somme des termes d'une progression arithmétique croissante dont le premier terme est 3,20, la raison 1,80 et le nombre des termes 20. On a la formule

$$S = \frac{[2a + (n-1)r] \times n}{2}$$

ou

$$S = \frac{[2 \times 3,20 + 19 \times 180] \times 20}{2} = 406 \text{ fr.}$$

1329. *Un voiturier doit conduire* 250 *mètres de pierre sur une route. La carrière est à* 420 *mètres du lieu où doit être déposé le premier mètre cube, et deux mètres cubes consécutifs doivent être distants de* 20 *mètres. Le voiturier peut conduire* 1 *mètre à chaque voyage. On demande le nombre de jours qu'il mettra pour conduire cette pierre, sachant qu'il travaille* 8 *heures par jour et que le temps de charger et de décharger ne lui permet pas de faire plus de* 4 *kilomètres à l'heure.*

Rép. : 45^j 3^h $\dfrac{3}{4}$

Le premier voyage sera de $420^m \times 2 = 840^m$, le second de $840 + 40 = 880$, le troisième de $880 + 40 = 920^m$, et ainsi de suite. Le nombre des voyages étant égal au nombre des mètres cubes à transporter, c'est-à-dire de 250, la distance totale que devra parcourir le voiturier est la somme des termes d'une progression arithmétique croissante, dont le premier terme est 840, la raison 40 et le nombre des termes 250. Appliquons la formule

$$S = \frac{[2a + (n-1)r] \times n}{2}$$

on a

$$S = \frac{[840 \times 2 + 249 \times 40] \times 250}{2} = 1455000^m \text{ ou } 1455 \text{ kilom.}$$

Le voiturier travaillant 8 heures par jour et faisant 4 kilom. à l'heure, emploiera pour ce travail

$$\frac{1455}{32} = 45^j 3^h \frac{3}{4}.$$

1330. *Un journalier est chargé de transporter une brouettée de terreau au pied de chacun des arbres d'une double allée. Il y a 75 arbres de chaque côté, espacés de $8^m,40$; le tas de terreau est hors de l'allée, à 32 mètres du premier arbre. On demande le chemin parcouru par le journalier et le temps qu'il mettra pour accomplir sa tâche, en sachant qu'il parcourt en moyenne 1625 mètres à l'heure et qu'il travaille 9 heures par jour, déduction faite du temps des repas.*

Rép. : $7^j 0^h 17^m$.

L'espace total que devra parcourir ce journalier est le double de la somme des termes d'une progression arithmétique croissante dont le premier terme est $32 \times 2 = 64$, la raison $8,40 \times 2 = 16,80$ et le nombre des termes 75. En appelant e cet espace, on a

$$e = [64 \times 2 + 74 \times 16,80] \times 75 = 102840^m$$

En un jour il parcourt $1625 \times 9 = 14625^m$.

Il mettra donc

$$\frac{102840}{14625} = 7^j 0^h 17^m.$$

1331. *Une personne doit 12 billets de 300 fr. chacun et payables le 2 de chaque mois de la même année. Quelle somme devrait-elle donner le 2 janvier pour s'acquitter entièrement si on lui tient compte des intérêts à 6 pour 100 ?*

Rép. : 3501 fr.

L'intérêt de 300 fr. à 6 °/₀ pendant 1 mois est de $\frac{18}{12} = \frac{3}{2}$ fr.

Le premier billet ne subit aucun escompte ; le deuxième billet a un escompte de $\frac{3}{2}$ fr., le troisième de 2 fois $\frac{3}{2}$ fr. ou $\frac{6}{2}$ fr., ... et le douzième un escompte de 11 fois $\frac{3}{2}$ fr.

La somme des valeurs de tous ces billets au 2 janvier est donc la somme des 12 termes d'une progression arithmétique décroissante, dont le premier terme est 300 et le dernier. $300 - \frac{3 \times 11}{2} = \frac{567}{2}$, ou

$$\left(300 + \frac{567}{2}\right) \times \frac{12}{2} = 3501 \text{ fr.}$$

1332. *Calculer le 9ᵉ terme de la progression*
$$\div 15 : 45 : 135 \ldots$$

Rép. : 98415

Appliquons la formule
$$l = aq^{n-1}$$
en faisant $a = 15$, $q = 3$, $n = 9$, on a
$$l = 15 \times 3^8 = 15 \times 6561 = 98415.$$

1333. *Le 9ᵉ terme d'une progression géométrique est 2048; la raison est 2; quel est le premier terme?*

Rép. : 8

De la formule
$$l = aq^{n-1}$$
on tire
$$a = \frac{l}{q^{n-1}}$$
or
$$l = 2048, \quad q = 2, \quad n = 9,$$
donc
$$a = \frac{2048}{2^8} = \frac{2048}{256} = 8.$$

1334. *Le 9ᵉ terme d'une progression géométrique croissante est 45927, le premier terme est 7 ; quelle est la raison?*

Rép. : 3

De la formule
$$l = aq^{n-1}$$
on tire
$$q = \sqrt[n-1]{\frac{l}{a}}$$
Or
$$l = 45927, \quad a = 7, \quad n = 9,$$
d'où
$$q = \sqrt[8]{\frac{45927}{7}} = \sqrt[8]{6561} = \sqrt{\sqrt{\sqrt{6561}}}$$
$$\sqrt{6561} = 81, \quad \sqrt{81} = 9, \quad \sqrt{9} = 3$$
donc
$$q = 3.$$

1335. *Insérer 5 moyens géométriques entre les nombres 15 et 61760.*

L'inconnue du problème est la raison de la progression, donnée par la formule
$$q = \sqrt[m+1]{\frac{l}{a}}.$$
$$m = 5, \quad l = 61760, \quad a = 15,$$
d'où
$$q = \sqrt[6]{\frac{61440}{15}} = \sqrt[6]{4096}$$
ou
$$q = \sqrt[3]{\sqrt{4096}} = \sqrt[3]{64} = 4.$$

La progression cherchée est donc
$$\div 15 : 60 : 240 : 960 : 3840 : 15360 : 61440.$$

1336. *Insérer 3 moyens géométriques entre les nombres 3,2 et 62,23392.*

La raison de la progression cherchée est donnée par la formule

$$q = \sqrt[m+1]{\frac{l}{a}}$$

$$m = 3, \quad l = 62,23392, \quad a = 3,2,$$

d'où

$$q = \sqrt[4]{\frac{62,23392}{3,2}} = \sqrt[4]{19,4481}$$

ou

$$q = \sqrt{\sqrt{19,4481}} = 2,1$$

La progression cherchée est donc

$$\div 3,2 : 6,72 : 14,112 : 29,6352 : 62,23392$$

1337. *Calculer la somme des 20 premiers termes de la progression*

$$\div 8 : 24 : 72 : \ldots \ldots$$

Rép. : 13947137600.

Appliquons la formule

$$S = \frac{a\,(q^{n} - 1)}{q - 1}.$$

$$a = 8, \quad q = 3, \quad n = 20,$$

d'où

$$S = \frac{8 \times (3^{20} - 1)}{2} = 4 \times 3486784400 = 13947137600.$$

1338. *Calculer la somme des 12 premiers termes de la progression.*

$$\div 7 ; \frac{14}{5} : \frac{28}{25} : \frac{52}{125} \ldots \ldots ?$$

Rép. : 11 $\dfrac{32542526}{48828125}$

Cette progression étant décroissante, on a

$$S = \frac{a\,(1 - q^{n})}{1 - q}.$$

$$a = 7, \quad q = \frac{2}{5}, \quad n = 12,$$

d'où

$$S = \frac{7\left[1 - \left(\frac{2}{5}\right)^{12}\right]}{1 - \frac{2}{5}}$$

Or

$$\left(\frac{2}{5}\right)^{12} = \frac{4096}{244140625}, \quad 1 - \left(\frac{2}{5}\right)^{12} = \frac{244136529}{244140625}$$

donc

$$S = 7 \times \frac{244136529}{244140625} : \frac{3}{5} = \frac{56965190}{48828125}$$

ou

$$11\frac{32542526}{48828125}.$$

1339. *Quelle est la limite de la somme des termes de la progression.*

$$\div 1 : \frac{1}{3} : \frac{1}{9} : \frac{1}{27} \dots \dots ?$$

Rép. : $\dfrac{3}{2}$

La limite de la somme des termes d'une progression décroissante est donnée par la formule

$$S = \frac{a}{1-q}.$$

$$a = 1, \quad q = \frac{1}{3}$$

d'où

$$S = \frac{1}{1 - \frac{1}{3}} = \frac{1}{\left(\frac{2}{3}\right)} = \frac{3}{2}$$

1340. *Quelle est la limite de la somme des termes de la progression*

$$\div 1 : \frac{1}{2} : \frac{1}{4} : \frac{1}{8} : \dots \dots ?$$

Rép. : 2

Comme dans le problème précédent, on a la formule

$$S = \frac{a}{1-q}.$$

$$a = 1, \quad q = \frac{1}{2},$$

d'où

$$S = \frac{1}{1 - \frac{1}{2}} = \frac{1}{\left(\frac{1}{2}\right)} = 2$$

1341. *Trouver la fraction ordinaire génératrice de la fraction périodique*

$$0,364\,364\,364 \dots \dots$$

Rép. : $\dfrac{364}{999}$

Cette fraction périodique peut s'écrire

$$\frac{364}{1000} + \frac{364}{1000^2} + \frac{364}{1000^3} + \frac{364}{1000^4} \dots \dots$$

Elle équivaut donc à la limite de la somme des termes d'une progression géométrique décroissante, dont le premier terme est $\dfrac{364}{1000}$ et la raison $\dfrac{1}{1000}$. En représentant cette limite par S, on a

$$S = \frac{a}{1-q} = \frac{364}{1000} : \frac{999}{1000} = \frac{364}{999}.$$

1342. *Quelle est la limite de la somme des fractions*

$$\frac{1}{2} + \frac{2}{4} + \frac{3}{8} + \frac{4}{16} + \frac{5}{32} \dots \dots ?$$

Rép. : 2.

Cette somme peut se diviser en un nombre infini de séries, savoir :

$$\frac{1}{2}+\frac{1}{4}+\frac{1}{8}+\frac{1}{16}+\frac{1}{32}+\frac{1}{64}\ldots\ldots$$

$$\frac{1}{4}+\frac{1}{8}+\frac{1}{16}+\frac{1}{32}+\frac{1}{64}\ldots\ldots$$

$$\frac{1}{8}+\frac{1}{16}+\frac{1}{32}+\frac{1}{64}\ldots\ldots$$

La première série a pour limite $\dfrac{\frac{1}{2}}{1-\frac{1}{2}}=1$

La deuxième —   — $\dfrac{\frac{1}{4}}{1-\frac{1}{2}}=\frac{1}{2}$

La troisième —   — $\dfrac{\frac{1}{8}}{1-\frac{1}{2}}=\frac{1}{4}$.

La somme des fractions données a donc même limite que la progression décroissante

$$\div 1:\frac{1}{2}:\frac{1}{4}:\frac{1}{8}:\frac{1}{16}\ldots\ldots$$

ou

$$\frac{1}{1-\frac{1}{2}}=2.$$

1343. *On propose de vendre un cheval à raison de 1 centime pour le 1ᵉʳ clou de ses fers, 2 centimes pour le 2ᵉ clou, 4 centimes pour le 5ᵉ, et ainsi de suite en doublant toujours, jusqu'au 32ᵉ clou. L'acheteur doit-il accepter le marché ?*

Rép. : Le cheval coûterait 42.949.672 fr. 95

Le prix du cheval sera la somme des 32 premiers termes d'une progression géométrique croissante, dont le premier terme serait 1 centime et la raison 2. Si l'on applique la formule

$$S=\frac{a\,(q^n-1)}{q-1}$$

et qu'on fasse $a=1$, $q=2$, $n=32$, on a

$$S=\frac{2^{32}-1}{1}=2^{32}-1=4294967295 \text{ centimes}$$

ou   42.949.672 fr. 95.

1344. *Des ouvriers se présentent pour creuser un puits. Ils demandent 1 centime pour le premier mètre de profondeur, 2 pour le 2ᵉ, 4 pour le 3ᵉ, 8 pour le 4ᵉ, et ainsi de suite. On accepte leur proposition. Combien coûtera le forage du puits, l'eau ayant été trouvée à 18 mètres de profondeur ?*

Rép. : 655 fr. 35.

Le forage du puits coûtera un nombre de centimes égal à la somme des termes d'une progression géométrique croissante, dont le premier terme est 1, la raison 2 et le nombre des termes 16.

Cette somme est

$$S = \frac{a\,(q^n - 1)}{q - 1} = 2^{16} - 1 = 65535 \text{ centimes ou } 655 \text{ fr. } 35.$$

1345. *L'inventeur du jeu d'échecs demanda, dit-on, comme récompense, 1 grain de blé pour la première case de l'échiquier, 2 grains pour la 2ᵉ, 4 pour la 3ᵉ, et ainsi de suite en doublant toujours jusqu'à la 64ᵉ case. Quel est le total du nombre des grains demandés ?*

Rép. : 18.446.600 trillions de grains.

Le total est la somme des 64 premiers termes d'une progression géométrique croissante dont le premier terme est 1 et la raison 2. On a

$$S = \frac{a\,(q^n - 1)}{q - 1} = 2^{64} - 1$$

ou $\qquad S = 18.446.600.000.000.000.000$

1346. *Deux courriers A et B suivent une même ligne droite ; A est en arrière de 240 mètres, mais il va deux fois plus vite ; prouver que pour rencontrer B, il devrait faire un chemin égal à* $240^m + \dfrac{240^m}{2} + \dfrac{240^m}{4} \ldots$ *et calculer ce chemin.*

Rép. : 480 mètres.

Pendant que A fera 240 mètres, B en fera $\dfrac{240}{2}$

$$- \qquad A - \frac{240}{2} \qquad - \quad B - \frac{240}{4}$$

$$- \qquad A - \frac{240}{4} \qquad - \quad B - \frac{240}{8}$$

. . . .

Le chemin parcouru par A pour atteindre B sera donc la limite de la somme des termes de la progression géométrique décroissante

$$\div 240 : \frac{240}{2} : \frac{240}{4} : \frac{240}{8} \ldots$$

ou

$$S = \frac{240}{1 - \frac{1}{2}} = 240 \times 2 = 480 \text{ mètres}$$

1347. *Déterminer la condition pour que trois nombres donnés a, b, c fassent partie d'une même progression arithmétique.*

Supposons que ces nombres soient rangés par ordre de grandeur et qu'ils fassent partie d'une même progression arithmétique, a et b sont séparés par un nombre de termes que l'on peut représenter par $m - 1$ et b et c par un autre nombre de termes égal à $n - 1$. On a, en désignant par r la raison de la progression,

$$\frac{b - a}{m} = r \quad , \quad \frac{c - b}{n} = r$$

et, par suite,

$$\frac{b - a}{m} = \frac{c - o}{n} .$$

La condition cherchée est donc qu'*il existe deux nombres entiers* m *et* n, *proportionnels aux différences* b — a *et* c — b.

Cette condition est toujours remplie quand les nombres a, b, c sont commensurables ; car si les nombres $b - a$ et $c - b$ sont fractionnaires, il suffira de les réduire au même dénominateur, et de prendre m et n égaux aux numérateurs. En multipliant les deux résultats par un même nombre entier quelconque on aura d'autres valeurs pour m et n; de sorte que le problème a, dans ce cas, une infinité de solutions.

1348. *On donne les deux formules :*

$$l = a + (n - 1)r \qquad (1)$$

$$S = \frac{(a + l)n}{2} . \qquad (2)$$

Calculer	n	*et*	S,	*connaissant*	a	,	l	,	r
—	r	,	S	—	a	,	l	,	n
—	r	,	n	—	a	,	l	,	S
—	l	,	S	—	a	,	r	,	*n*
—	l	,	n	—	a	,	r	,	S
—	l	,	r	—	a	,	n	,	S
—	a	,	S	—	l	,	r	,	n
—	a	,	n	—	l	,	r	,	S
—	a	,	r	—	l	,	n	,	S
—	a	,	l	—	r	,	n	,	S

1° *Calculer* n *et* S *connaissant* a, l, r.

De (1) on tire

$$n = \frac{l - a + r}{r} .$$

Portant cette valeur dans (2), on a

$$S = \frac{(a + l)(l - a + r)}{2r} .$$

2° *Calculer* r, S, *connaissant* a, l, n.

$$r = \frac{l - a}{n - 1} .$$

$$S = \frac{(a + l)n}{2} .$$

3° *Calculer* r, n, *connaissant* a, l, S.

L'équation (2) donne

$$n = \frac{2S}{a + l} .$$

Portant cette valeur dans (1), on obtient

$$l = a + \left(\frac{2S}{a+l} - 1 \right) r,$$

d'où
$$r = \frac{(l-a)(l+a)}{2S-(l+a)} = \frac{l^2 - a^2}{2S-(l+a)} \ .$$

4° *Calculer* l *et* S, *connaissant* a, r, n.

La formule (1) donne directement l. En remplaçant l par sa valeur dans (2) on a

$$S = \frac{[a + a + (n-1)r]\,n}{2} = \frac{[2a + (n-1)r]\,n}{2} \ .$$

5° *Calculer* l *et* n, *connaissant* a, r, S.

L'équation (1) étant résolue par rapport à l, remplaçons l par sa valeur dans l'équation (2) ; il vient

$$S = \frac{[2a + (n-1)r]n}{2} \quad \text{ou} \quad 2S = 2an + rn^2 - rn$$

$$rn^2 + (2a - r)n - 2S = 0$$

$$n = \frac{-(2a-r) \pm \sqrt{(2a-r)^2 + 6rS}}{2r}$$

On tire de là

$$(n-1) = \frac{-(2a+r) \pm \sqrt{(2a-r)^2 + 8rS}}{2r}$$

$$l = a + (n-1)r = \frac{2a - 2a - r \pm \sqrt{(2a-r)^2 + 8rS}}{2}$$

$$= \frac{-r \pm \sqrt{(2a-r)^2 + 8rS}}{2} \ .$$

6° *Calculer* l *et* r, *connaissant* a, n, S.

L'équation (2) donne

$$l = \frac{2S - an}{2} \ .$$

En remplaçant l dans (2), on a

$$r = \frac{l - a}{n - 1} = \frac{2S - 2an}{n(n-1)} \ .$$

7° *Calculer* a *et* S, *connaissant* l, r, n.

. L'équation (1) donne
$$a = l - (n-1)r.$$

D'où
$$S = \frac{[2l - (n-1)r]n}{2} \ .$$

8° *Calculer* a *et* n, *connaissant* l, r, S.

De (2) on tire

$$n = \frac{2S}{a+l}.$$

Portant la valeur de n dans (1) on a

$$a = l - \left(\frac{2S}{a+l} - 1\right)r,$$

d'où

$$a^2 + al = al + l^2 - 2rS + ar + lr$$
$$a^2 - ar + 2rS - lr - l^2 = 0$$
$$a = \frac{r \pm \sqrt{r^2 - 4(2rS - lr - l^2)}}{2}.$$

9° *Calculer* a *et* r, *connaissant* l, n, S.

L'équation (2) donne

$$a = \frac{2S - ln}{n}$$

et si on porte cette valeur dans (1), il vient

$$r = \frac{l-a}{n-1} = \frac{l - \dfrac{2S-ln}{n}}{n-1} = \frac{2ln - 2S}{n(n-1)} = \frac{2(ln-S)}{n(n-1)}.$$

10° *Calculer* a *et* l, *connaissant* r, n, S.

La première équation donne

$$l - a = (n-1)r.$$

Et la deuxième

$$l + a = \frac{2S}{n},$$

d'où

$$l = \frac{\dfrac{2S}{n} + (n-1)r}{2} = \frac{2S + n(n-1)r}{2n}$$

$$a = \frac{\dfrac{2S}{n} - (n-1)r}{2} = \frac{2S - n(n-1)r}{2n}.$$

1349. *Les trois côtés d'un triangle rectangle forment une progression arithmétique dont la raison est 6. Trouver ces trois côtés.*

Si le côté moyen est x, les deux autres côtés sont $x - 6$ et $x + 6$. Et l'on a

$$(x + 6)^2 - (x - 6)^2 = x^2$$

ou

$$x^2 - 24x = 0.$$

Cette équation donne

$$x = 0 \quad \text{et} \quad x = 24.$$

La première racine est évidemment inadmissible.

D'où l'on conclut que les trois côtés du triangle sont 18, 24 et 30.

1350. *Trouver quatre nombres en progression arithmétique, sachant que le produit des extrêmes est 40 et le produit des moyens 48.*

Soit x le premier nombre et r la raison de la progression, les quatre nombres seront

$$x \quad , \quad x + r \quad , \quad x + 2r \quad \text{et} \quad x + 3r.$$

D'après les données, nous aurons

$$x(x + 3r) = x^2 + 3rx = 40 \qquad \qquad (1)$$
$$(x + r)(x + 2r) = x^2 + 3rx + 2r^2 = 48, \qquad (2)$$

d'où, par soustraction,

$$r^2 = 4 \quad , \quad r = \pm 2.$$

La valeur de r portée dans (1) donne

$$x^2 + 6x - 40 = 0 \qquad \text{ou} \qquad x^2 - 6x - 40 = 0,$$

d'où $\qquad x = -3 \pm 7 = \begin{cases} 4 \\ -10 \end{cases}$ ou $x = 3 \pm 7 = \begin{cases} 10 \\ -4 \end{cases}$

Les nombres cherchés sont donc

$$1° \quad 4 \;,\; 6 \;,\; 8 \;,\; 10 \quad ; \quad 2° \quad -10 \;,\; -8 \;,\; -6 \;,\; -4$$
$$3° \quad 10 \;,\; 8 \;,\; 6 \;,\; 4 \quad ; \quad 4° \quad -4 \;,\; -6 \;,\; -8 \;,\; -10.$$

1351. *Quatre nombres forment une progression arithmétique dont la raison est 2; leur produit est 384. Quels sont ces nombres?*

Représentons les termes intermédiaires par $x - 1$ et $x + 1$, les deux extrêmes seront $x - 3$ et $x + 3$. On aura donc

$$(x - 3)(x - 1)(x + 1)(x + 3) = 384, \qquad (1)$$

d'où $\qquad (x^2 - 9)(x^2 - 1) = 384$

ou $\qquad x^4 - 10x^2 - 375 = 0.$

Cette équation donne pour x^2 deux racines de signes contraires; la racine positive seule est admissible. On a donc

$$x^2 = 5 + \sqrt{25 + 375} = 5 + 28 = 25,$$

d'où $\qquad x = \pm 5.$

Les nombres cherchés sont donc

$$2 \;,\; 4 \;,\; 6 \;,\; 8 \quad \text{ou} \quad -8 \;,\; -6 \;,\; -4 \;,\; -2.$$

1352. *Trouver la somme des carrés des n premiers nombres entiers.*

Écrivons les égalités suivantes :

$$1^3 = \ldots\ldots\ldots\ldots\ldots$$
$$2^3 = (1 + 1)^3 = 1^3 + 3.1^2 + 3.1 + 1$$
$$3^3 = (2 + 1)^3 = 2^3 + 3.2^2 + 3.2 + 1$$
$$4^3 = (3 + 1)^3 = 3^3 + 3.3^2 + 3.3 + 1$$
$$5^3 = (4 + 1)^3 = 4^3 + 3.4^2 + 3.4 + 1$$
$$\ldots\ldots\ldots\ldots\ldots\ldots\ldots$$
$$(n + 1)^3 = \ldots\ldots n^3 + 3.n^2 + 3.n + 1$$

Ajoutons ces égalités membre à membre et retranchons les quantités communes aux deux membres. On obtient

$$(n + 1)^3 = 3(1^2 + 2^2 + 3^2 \ldots + n^2) + 3(1 + 2 + 3 + 4 \ldots + n) + n + 1.$$

Représentons par S_2 la somme des carrés des n premiers nombres; l'égalité précédente devient

$$n^3 + 3n^2 + 3n + 1 = 3S^2 + 3\frac{(1 + n)n}{2} + n + 1$$

ou
$$2n^3 + 6n^2 + 6n + 2 = 6S^2 + 3n + 3n^2 + 2n + 2$$
$$S_2 = \frac{2n^3 + 3n^2 + n}{6} = \frac{n(2n^2 + 3n + 1}{6}.$$

ou
$$S_2 = \frac{n(n + 1)(2n + 1)}{6}.$$

1353. *Trouver la somme des cubes des n premiers nombres entiers.*

Désignons la somme cherchée par S_3 et écrivons les égalités suivantes :

$$1^4 = \ldots\ldots\ldots\ldots\ldots$$
$$2^4 = (1 + 1)^4 = 1^4 + 4.1^3 + 6.1^2 + 4.1 + 1$$
$$3^4 = (2 + 1)^4 = 2^4 + 4.2^3 + 6.2^2 + 4.2 + 1$$
$$4^4 = (3 + 1)^4 = 3^4 + 4.3^3 + 6.3^2 + 4.3 + 1$$
$$\ldots\ldots\ldots\ldots\ldots\ldots$$
$$(n + 1)^4 \ldots\ldots = n^4 + 4.n^3 + 6.n^2 + 4.n + 1$$
$$\overline{(n + 1)^4 \ldots\ldots = 4S_3 + 6.S_2 + 4 + (1+2+3+ \ldots +n)+n+1}$$

ou
$$n^4 + 4n^3 + 6n^2 + 4n + 1 = 4S_3 + 2n^3 + 3n^2 + n + 2n(n + 1) + n + 1$$
$$S_3 = \frac{n^4 + 2n^3 + n^2}{4} = \frac{n^2(n + 1)^2}{4}$$

ou
$$S_3 = \left[\frac{n(n + 1)}{2}\right]^2.$$

1354. *Dans une progression géométrique de 4 termes la somme des moyens est a et celle des extrêmes b. Quelle est la raison de cette progression ?*

Soient x le premier terme et q la raison de cette progression ; les différents termes sont

$$x \quad , \quad xq \quad , \quad xq^2 \quad , \quad xq^3$$

et l'on a, d'après les données

$$xq + xq^2 = a \qquad\qquad (1)$$
$$x + xq^3 = b. \qquad\qquad (2)$$

Par division, il vient

$$\frac{q + q^2}{1 + q^3} = \frac{a}{b} \quad \text{ou} \quad \frac{q(1 + q)}{1 + q^3} = \frac{a}{b}$$

ou encore

$$\frac{q}{1 - q + q^2} = \frac{a}{b}$$

d'où

$$aq^2 - (a + b)q + a = 0$$

$$q = \frac{a + b \pm \sqrt{(a + b)^2 - 4a^2}}{2a} = \frac{a + b \pm \sqrt{(3a + b)(b - a)}}{2a}.$$

1355. *Dans une progression géométrique composée de $2n$ termes, la somme des termes de rang pair est a, et la somme des termes de rang impair est b. Déterminer la progression.*

Soient x le premier terme et q la raison de la progression. On a, d'après les données,

$$a = xq + xq^3 + xq^5 \ldots \ldots \quad (1)$$
$$b = x + xq^2 + xq^4 \ldots \ldots \quad (2)$$

Si on multiplie les deux membres de la seconde équation par q, il vient

$$bq = xq + xq^3 + xq^5 \ldots \ldots = a,$$

d'où

$$q = \frac{a}{b}.$$

1356. *On joint les milieux des côtés d'un carré, puis les milieux des côtés du nouveau carré, et ainsi de suite indéfiniment. Exprimer en fonction du côté du carré donné la limite de la somme des aires de tous ces carrés inscrits.*

Soit a le côté du carré donné. Le côté du carré inscrit ayant ses sommets aux milieux des côtés du premier est égal à la moitié de la diagonale ou à $\frac{a\sqrt{2}}{2}$; sa surface est donc $\frac{2a^2}{4}$ ou $\frac{a^2}{2}$; le 3e carré sera $\frac{a^2}{4}$, le 4e $\frac{a^2}{8}$, et ainsi de suite. La somme S de tous ces carrés est donc la limite de la somme des termes d'une progression décroissante dont le terme est a^2 et la raison $\frac{1}{2}$. On a donc

$$S = \frac{a^2}{1 - \frac{1}{2}} = 2a^2.$$

CHAPITRE II

LOGARITHMES

1357. *Trouver les logarithmes des nombres* 465, 2976, 85493, 7646486.

$$\text{Log. } 465 = 2,66745.$$
$$\text{Log. } 2976 = 3,47363.$$

log 8549	=	93192	5
—	0,3 =	1	0,3
log 8549 3	= 4,93193		1,5
log 7646	=	88343	6
—	0,486 =	3	0,486
log 7646486	= 6,88346		2,916

1358. *Trouver les logarithmes des nombres* 38,465, 2,77597, 0,46827, 0,00086432.

log 3846	=	58501	11
—	0,5 =	5	0,5
log 38,465	= 1,58506		5,5
			16
log 2775	=	44326	0,97
—	0,97 =	16	112
log 2,77597	= 0,44342		144
			1552
log. 4682	=	67043	9
—	0,7 =	6	0,7
log 0,46827	= $\overline{1}$,67049		6,3
log 8643	=	93666	5
—	0,2 =	1	0,2
log 0,00086432	= $\overline{4}$,93667		1,0

1359. *Trouver les nombres correspondant aux logarithmes.*
3,56432, 1,26384, 0,56478, $\overline{3}$,26378, $\overline{1}$,77546.

56431 = log. 366		100	12
1 = — 0,08		4	0,08
3,56432 = log. 3667,08			
26364 = log. 1835		200	23
20 = — 0,8		16	0,8
1,26384 = log. 18,358			
0,56478 = log. 3,671.			
26364 = log. 1835		140	23
14 = — 0,6		2	0,6
$\overline{3}$,25378 = log. 0,0018356			
27531 = log. 1885		150	23
15 = — 0,6		12	0,6
$\overline{1}$,27546 = log. 0,18856			

1360. *Calculer par logarithmes*
$$x = \frac{2,365 \times 27,3842}{0,0649^2}$$

log 2738   =   43743   16
 —   0,3   5   0,3
log 27,383 = 1,43748   4,8

log 0,0649 = $\overline{2},81224$
2 log 0,0649 = $\overline{3},62448$

18667 = log. 1537   160 | 29
  16   0,5°   15 | 0,5
4,18683 = log. 15375

log 2,365 = 0,37383
log 27,3842 = 1,43748
— 2 log 0,0649 = 2,37552

log. x = 4,18683
x = 15375

1361. —   —
$$x = \frac{\sqrt[7]{36,275^3} \times \sqrt[4]{3859}}{\sqrt[3]{649,37}}$$

log 3627   =   55955   12
 —   0,5 =   6   0,5
log 36,275 = 1,55961   6,0
3 log 36,275 = 4,67883
$\frac{3}{7}$ log 36,275 = 0,66840

log 3859 = 3,58647
$\frac{1}{4}$ log 3859 = 0,89661

log 6493   =   81245   6
 —   0,7 =   4   0,7
log 649,37 = 2,81249   4,2
$\frac{1}{3}$ log 649,37 = 0,70312
$-\frac{1}{3}$ log 649,37 = $\overline{1},29688$

0 , 86189 = log. 7,276

$\frac{3}{7}$ log 36,275 = 0,66840
$\frac{1}{4}$ log 3859 = 0,89661
$-\frac{1}{3}$ log 649,37 = $\overline{1},29688$

log x = 0,86189
x = 7,276

1362. —   —
$$x = \left(\sqrt[2]{85934 \times \frac{5}{8}} \right)^3$$

log 8593   =   93414   6
   0,4 =   2   0,4
log 85934 = 4,93416   2,4

15320 = log. 1423   160 | 31
  16 = log.   0,5   .5 | 0,5
3,15336 = log. 1423,5

log 85934 = 4,93416
log 5   = 0,69897
— log 8   = $\overline{1},09691$
$\frac{3}{2}$ log x = 4,73004
$\frac{1}{2}$ log x = 1,57668
log x = 3,15336
x = 1423,5

1363. — —
$$x = \sqrt[5]{\frac{1}{468} \times 0,036749}$$

$$
\begin{array}{lll}
\log \quad 3674 = & 56514 & 12 \\
- \qquad 0,9 = & 11 & 0,9 \\
\hline
\log. \; 0,036749 = \overline{2},56525 & & 10,8
\end{array}
$$

$$
\begin{array}{l}
\log \; 468 = 2,67025 \\
- \log \; 468 = \overline{3},32975
\end{array}
$$

$$
\begin{array}{ll}
17898 = \log. \; 1510 & 200 \;|\; 26 \\
2 = \log \quad 0,07 & \overline{\;\;|0,07} \\
\hline
\overline{1},17900 = \log. \; 0,151007
\end{array}
$$

$$
\begin{array}{ll}
\log \; 0,036749 = \overline{2},56525 \\
- \log \quad 468 \; = \overline{3},32975 \\
\hline
5 \log \quad x \; = \overline{5},89500 \\
\log \quad x \; = \overline{1},17900 \\
x \; = 0,151007
\end{array}
$$

1364. — —
$$x = \frac{0,75 \sqrt[3]{0,02789^2}}{11 \sqrt[4]{86 \times \frac{1}{13}}}$$

$$
\begin{array}{l}
\log \quad 2789 = 44545 \\
\log \; 0,02789 = \overline{2},44545 \\
2 \log \; 0,02789 = \overline{4},89090 \\
\frac{2}{3} \log \; 0,02789 = \overline{2},96363
\end{array}
$$

$$
\begin{array}{l}
\log \; 86 = 2,93450 \\
- \log \; 13 = \overline{2},88606 \\
\log \; \frac{86}{13} = 1,82056 \\
- \log \; \frac{86}{13} = \overline{2},17044
\end{array}
$$

$$
\begin{array}{ll}
\log \quad 0,75 \; = \overline{1},87506 \\
\frac{2}{3} \log \; 0,02789 = \overline{2},96363 \\
- \log \quad 11 \; = \overline{2},95861 \\
-\frac{1}{4} \log \; \frac{86}{13} = \overline{2},17944 \\
\hline
\log \quad x \; = \overline{5},97674 \\
x \; = 0,00009544
\end{array}
$$

1365. — —
$$x = \sqrt[3]{0,0056978}$$

$$
\begin{array}{lll}
\log \quad 5697 = & 75565 & 7 \\
0,8 & 6 & 0,8 \\
\hline
\log \; 0,0056978 = \overline{3},75571 & & 5,6
\end{array}
$$

$$
\begin{array}{ll}
25188 = \log. \; 1786 & 20 \;|\; 24 \\
25190 = \log. \; 1786,0 & \overline{\;\;|0,0}
\end{array}
$$

$$
\begin{array}{l}
3 \log \; x = \log. \; 0,0056978 = \overline{3},75571 \\
\log. \quad x = \overline{1},25190 \\
x = 0,1786
\end{array}
$$

1366. — —
$$x = \sqrt[5]{0,0092675^2}$$

$$
\begin{array}{lll}
\log \quad 9267 = & 96694 & 5 \\
0,5 = & 2 & 0,5 \\
\hline
\log \; 0,0092675 = \overline{3},96696 & & 2,5
\end{array}
$$

$$
\begin{array}{lll}
18667 = \log. \; 1537 & 110 \;|29 \\
11 = \qquad 0,4 & 230 \;\overline{|0,37} \\
\hline
\overline{1},18678 = \log. \; 0,15374 & 27
\end{array}
$$

$$
\begin{array}{l}
\log \; 0,0092675 = \overline{3},96096 \\
2 \log \; 0,0092675 = \overline{5},93392 \\
\log \; x = \frac{2}{5} \log \; 0,0092675 = \overline{1},18678 \\
x = 0,15374
\end{array}
$$

1367. *La somme de deux nombres est 25; la somme de leurs logarithmes est 2; quels sont ces nombres?*

Les équations de ce problème sont :

$$x + y = 25 \qquad (1)$$
$$\log x + \log y = 2. \qquad (2)$$

La deuxième équation équivaut à

$$\log xy = 2 \ , \quad \text{ou} \quad xy = 100,$$

d'où l'équation

$$X^2 - 25X + 100 = 0,$$

qui donne pour x et y les valeurs 20 et 5.

1368. *La somme des carrés de deux nombres est 29; la somme de leurs logarithmes est 1. Quels sont ces nombres?*

$$x^2 + y^2 = 29 \qquad (1)$$
$$\log x + \log y = 1. \qquad (2)$$

De (2) on tire

$$\log xy = 1 \quad \text{ou} \quad xy = 10. \qquad (3)$$

En combinant (1) et (3), on trouve

$$x + y = \sqrt{29 + 20} = 7$$
$$x - y = \sqrt{29 - 20} = 3,$$

d'où

$$x = \frac{7 + 3}{2} = 5 \ , \quad y = \frac{7 - 3}{2} = 2.$$

1369. *On sait que le logarithme de 2 est 0,30103, le logarithme de 3 = 0,47712. Calculer sans le secours des tables les logarithmes des nombres 4, 12, 36 et 108.*

1° $4 = 2^2$
$$\log 4 = 2 \log 2 = 0,30103 \times 2 = 0,60206.$$
2° $12 = 2^2 \times 3$
$$\log 12 = 2 \log 2 + \log 3 = 0,60206 + 0,47712 = 1,07918.$$
3° $36 = 2^2 \times 3^2$
$$\log 36 = 2 \log 2 + 2 \log 3 = 1,55630.$$
4° $108 = 2^2 \times 3^3$
$$\log 108 = 2 \log 2 + 3 \log 3 = 2,03342.$$

1370. *Résoudre les équations*

$$2 \log x - \log y = 0,55284 \qquad (1)$$
$$\log x + 3 \log y = 3,23427 \qquad (2)$$

Ajoutons ces équations membre à membre après avoir multiplié la première par 3, il vient

$$7 \log x = 0,55284 \times 3 + 3,23427 = 4,89279$$
$$\log x = \frac{4,89279}{7} = 0,69897,$$

d'où

$$x = 5.$$

Retranchons la première équation de la seconde après avoir multiplié celle-ci par 2, on obtient

$$7 \log y = 3{,}23427 \times 2 - 0{,}55284 = 5{,}91570$$
$$\log y = \frac{5{,}91570}{7} = 0{,}84510,$$

d'où $\qquad\qquad y = 7.$

1371. *Résoudre les équations*

$$\log x + \log y = 2 \qquad\qquad (1)$$
$$x^2 + y^2 = 425. \qquad\qquad (2)$$

La première équation donne

$$\log xy = 2 \quad , \quad xy = 100. \qquad\qquad (3)$$

On a donc

$$x + y = \sqrt{425 + 200} = 25$$
$$x - y = \sqrt{425 - 200} = 15$$

d'où $\qquad x = \dfrac{25 + 15}{2} = 20 \quad , \quad y = \dfrac{25 - 15}{2} = 5.$

1372. *Résoudre les équations*

$$\log x + \log y = 1{,}17609 \qquad\qquad (1)$$
$$5x - 2y = 5. \qquad\qquad (2)$$

L'équation (1) équivaut à

$$\log xy = 1{,}17609,$$

et au moyen des tables, on en tire

$$xy = 15. \qquad\qquad (3)$$

Résolvant (2) et (3), on trouve

$$x = 3 \quad , \quad y = 5.$$

1373. *Résoudre les équations*

$$\log x + \log y = 3 \qquad\qquad (1)$$
$$x + y = 133. \qquad\qquad (2)$$

De (1) on tire

$$\log xy = 3 \quad , \quad xy = 1000.$$

On a donc l'équation

$$X^2 - 133X + 1000 = 0,$$

d'où $\qquad\qquad X = \dfrac{133}{2} \pm \sqrt{\dfrac{133^2}{4} - 1000}$

ou $\qquad\qquad \dfrac{x}{y} = \dfrac{133 \pm 117}{2} = 125 \quad \text{ou} \quad 8.$

1374. *Résoudre les équations*

$$\log x + \log y = 3 \qquad (1)$$
$$3x^2 - y^2 = 275. \qquad (2)$$

La première donne

$$xy = 1000.$$

On en tire

$$y^2 = \frac{1000000}{x^2}.$$

Portant cette valeur dans (2), on trouve

$$3x^2 - \frac{1000000}{x^2} = 275$$

d'où

$$3x^4 - 275x^2 - 1000000 = 0$$
$$x^2 = \frac{275^2 + \sqrt{275^2 + 12000000}}{6} = 625,$$

d'où

$$x = \sqrt{655} = 25,$$

et, par suite,

$$y = \frac{1000}{25} = 40.$$

1375. *Résoudre les équations*

$$\log \sqrt{x} + \log \sqrt{y} = 0,77815 \qquad (1)$$
$$2 \log x - \log y = 0,24988. \qquad (2)$$

De l'équation (1) on tire

$$\log \sqrt{xy} = 0,77815 \quad \text{ou} \quad \log xy = 1,55630 \qquad (3)$$

et de l'équation (2)

$$\log \frac{x^2}{y} \, 0,24988, \qquad (4)$$

d'où

$$\log \left[xy \times \frac{x^2}{y} \right] = 1,55630 + 0,24988 = 1,80618$$
$$\log x^3 = 1,80618$$
$$\log x = 0,60206$$
$$x = 4.$$

De (2) on tire alors

$$\log y = 2 \log x - 0,24988$$
$$= 0,60206 - 0,24988 = 0,95424,$$

d'où

$$y = 9.$$

1376. — *Résoudre l'équation exponentielle*

$$5^x = 78125.$$

Cette équation donne

$$x \log 5 = \log 78125$$
$$x = \frac{\log 78125}{\log 5} = \frac{4,89279}{0,69897} = 7.$$

1377. *Résoudre le système*

$$3^{x+y} = 243 \qquad (1)$$
$$xy = 6. \qquad (2)$$

L'équation (1) donne

$$(x + y) \log 3 = \log 243$$
$$x + y = \frac{\log 243}{\log 3} = \frac{2,38560}{0,47712} = 5.$$

On a alors l'équation du second degré

$$X^2 - 5X + 6 = 0,$$

qui donne pour x et y les valeurs 3 et 2.

1378. *Résoudre les équations*

$$\sqrt[x]{4096} = 8 \quad , \quad \sqrt[x]{a} = b \quad , \quad a^{-x} = c.$$

La première de ces équations donne

$$\frac{\log 4096}{x} = \log 8$$
$$x = \frac{\log 4096}{\log 8} = \frac{3,61236}{0,90309} = 4.$$

La deuxième

$$\frac{\log a}{x} = \log b.$$
$$x = \frac{\log a}{\log b} .$$

La troisième peut s'écrire

$$\frac{1}{a^x} = c \quad , \quad a^x = \frac{1}{c} ,$$

d'où

$$x \log a = - \log c$$
$$x = - \frac{\log c}{\log a} .$$

1379. *Résoudre l'équation*

$$5^{2x} - 7 \times 5^x = 450.$$

On remarque que 5^{2x} est le carré de 5^x. L'équation donnée est donc une équation du second degré dont l'inconnue est 5^x, et que l'on peut écrire

$$5^{2x} - 7 \times 5^x - 450 = 0,$$

d'où

$$5^x = \frac{7}{2} \pm \sqrt{\frac{49}{4} + 450} = \begin{cases} 25 \\ -18 \end{cases}.$$

La racine négative doit être rejetée parce que les nombres négatifs n'ont pas de logarithmes. On a donc

$$5^x = 25$$

ou
$$x \log 5 = \log 25$$
$$x = \frac{\log 25}{\log 5} = \frac{1,39794}{0,69897} = 2.$$

1380. *Résoudre l'équation*

$$a^{x+1} + \frac{b}{a^{x-1}} = ac.$$

Si l'on chasse le dénominateur, on a

$$a^{2x} + b = a^x c$$

ou
$$a^{2x} - ca^x + b = 0,$$

d'où
$$a^x = \frac{c}{2} \pm \sqrt{\frac{c^2}{4} - b} \cdot$$

Par suite

$$x \log a = \log \left[\frac{c}{2} \pm \sqrt{\frac{c^2}{4} - b} \right]$$

$$x = \frac{\log \left[\frac{c}{2} \pm \sqrt{\frac{c^2}{4} - b} \right]}{\log a} \cdot$$

1381. *Une ville sujette aux inondations a été successivement abandonnée par ses habitants; tous les ans la population diminue d'environ $\frac{1}{90}$. Aujourd'hui cette ville n'a plus que 30,000 habitants. Quelle était sa population il y a 40 ans ?*

La population d'une année est les $\frac{89}{90}$ de celle de l'année précédente, ou, ce qui est la même chose, la population de l'année précédente est les $\frac{90}{89}$ de celle de cette année. Donc

Il y a un an, la population était de $30000 \times \frac{90}{89}$.

Il y a 2 ans, — — de $30000 \times \frac{90^2}{89^2}$.

. . . .

Il y a 40 ans, la population était de $30000 \times \frac{90^{40}}{89^{40}}$.

Calculons cette expression à l'aide des logarithmes

$$\begin{aligned}
\log 30000 \ldots \ldots \ldots &= 4,47712 \\
40 \log 90 = \quad 1,95424 \times 40 &= 78,16960 \\
- 40 \log 89 = - 1,94939 \times 40 &= \overline{78,02440} \\
\log x &= 4,67112 \\
x &= 46895.
\end{aligned}$$

Il y a 40 ans la population de cette ville était donc de 46,895 habitants.

1382. *La population d'un État était de H habitants, il y a n années ; elle est aujourd'hui de H'. De quelle fraction s'est-elle accrue chaque année en supposant l'accroissement constant?*

Soit $\dfrac{1}{\alpha}$ la fraction cherchée. La population d'une année est une fraction $\dfrac{\alpha + 1}{\alpha}$ de la population de l'année précédente. La population, qui était primitivement H est devenue

Au bout d'un an $\quad H \times \dfrac{\alpha + 1}{\alpha}$.

Au bout de 2 ans $\quad H \times \dfrac{\alpha + 1}{\alpha} \times \dfrac{\alpha + 1}{\alpha} = H \times \left(\dfrac{\alpha + 1}{\alpha}\right)^2$.

. . . .

Au bout de n années $\quad H \times \left(\dfrac{\alpha + 1}{\alpha}\right)^n$.

On a donc l'égalité

$$H \times \left(\dfrac{\alpha + 1}{\alpha}\right)^n = H'$$

d'où
$$\log H + n \log \dfrac{\alpha + 1}{\alpha} = \log H'$$

$$\log \dfrac{\alpha + 1}{\alpha} = \dfrac{\log H' - \log H}{n}$$

égalité qui donne la fraction

$$\dfrac{\alpha + 1}{\alpha} \quad \text{ou} \quad 1 + \dfrac{1}{\alpha}$$

En retranchant l'unité on obtient $\dfrac{1}{\alpha}$.

CHAPITRE III

INTÉRÊTS COMPOSÉS

1383. *Un capital de 9300 fr. est placé à intérêts composés. Que devient-il au bout de 20 ans si le taux de l'intérêt est 5 pour 100 ?*

Rép. : 24676 fr.

On a la formule $\qquad A = a(1 + r)^n$

or $\qquad\qquad a = 9300, \; r = 0,05, \; n = 20.$

$$\log \; 1,05 = 0,02119$$
$$20 \log \; 1,05 = 0,42380$$

$$392170 = \log \; 2467 \quad 110|18$$
$$11 = \log \; 0,6 \quad 2|\overline{0,6}$$
$$\overline{4,39228} = \log \; 24676$$

$$\log \; a = 3,96848$$
$$n \log \; (1 + r = 0,42380$$
$$\log \; A = \overline{4,39228}$$
$$A = 24676 \; fr.$$

1384. *Que deviendront 12000 fr. placés pendant 30 ans à intérêts composés à 6 pour 100 ?*

Rép. : 68941 fr.

$$A = a(1 + r)^n$$
$$a = 12000, \; r = 0,06, \; n = 30$$

$$\log \; 1,06 = 0,02531$$
$$30 \log \; 1,06 = 0,75930$$

$$83847 = \log \; 6894 \quad 10|6$$
$$1 = \log \; 0,1 \quad 4|\overline{0,1}$$
$$\overline{4,83848} = \log \; 68941$$

$$\log \; a = 4,07918$$
$$n \log. \; (1 + r) = 0,75930$$
$$\log \; A = \overline{4,83848}$$
$$A = 68941 \; fr.$$

1385. *Que deviendront 8960 fr. placés à intérêts composés pendant 18 ans, 5 mois, 12 jours à 5 pour 100 ?*

Rép. : 22049 fr.

Appliquons la formule

$$A = \frac{a(1 + r)^n(360 + kr)}{360}$$

et faisons

$$a = 8960, \; n = 18, \; r = 0,05, \; k = 5 \times 30 + 12 \text{ ou } 162.$$

et, par suite,

$$360 + kr = 360 + 162 \times 0,05 = 368.10.$$

$$\log \; 1,05 = 0,02119$$
$$18 \log \; 1,05 = 0,38142$$

$$\log. \; 368,10 = 2,56597$$

$$\log \; 360 = 2,55630$$
$$- \log \; 360 = \overline{3},44370$$

$$34321 = \log \; 2204 \quad 190|20$$
$$19 = - \quad 0,9 \quad 10|\overline{0,9}$$
$$\overline{4,34340} = \log \; 22049$$

$$\log \; a = 3,95231$$
$$n \log \; (1 + r) = 0,38142$$

$$\log \; (360 + kr) = 2,56597$$
$$- \log \; 360 = \overline{3},44370$$
$$\log \; A = \overline{4,34340}$$

$$A = 22049$$

1386. *Quel est le capital qui, placé à intérêts composés à* $4\frac{1}{2}$ *pour* 100, *deviendrait* 15000 *fr. au bout de* 9 *ans ?*

Rép. : 10092.

De la formul

$$A = a(1 + r)^n$$

on tire

$$a = \frac{A}{(1 + r)^n}$$

Faisons $\qquad A = 15000,\ r = 0,045,\ n = 9.$

log 1,045 = 0,01912
9 log 1,045 = 0,17208
— 9 log 1,045 = $\overline{1}$,82792

$$\qquad 00389 = \text{log. } 1009 \qquad 120|43$$
$$\qquad\quad 12 = -\qquad 0,2 \qquad 34\overline{|0,2}$$
$$\overline{4,00389} = \text{log. } \overline{10092}$$

iog A = 4,17609
— n log. (1 + r) = $\overline{1}$,82792
log a = 4,00401

$$a = 10092$$

1387. *Quel est le capital qui, placé à intérêts composés à* 5 *pour* 100, *deviendrait* 26300 *fr. au bout de* 12 *ans,* 7 *mois,* 13 *jours ?*

Rép. : 14204 fr.

De la formule

$$A_, \frac{a(1 + r)^n(360 + kr)}{360}$$

on tire

$$a = \frac{360\,A}{1 + r)^n(360 + kr)}$$

or

$$A = 26300,\ r = 0.05 \text{ ou } 1 + r = 1,05,\ n = 12$$
$$k = 7 \times 30 \times 13 = 223, \text{ et, par suite, } 360 + kr = 371,15$$

log 1,05 = 0,02119
12 log 1,05 = 0,25428
— 12 log 1,05 = $\overline{1}$,74572

log 3711 = 56949   12
—   0,5 =   6   0,5
log $\overline{371,15}$ 2,56955 $\overline{6,0}$

— log 371,15 = $\overline{3}$,43045

$$\qquad 15229 = \text{log } 1420 \qquad 140\ 30$$
$$\qquad\quad 14 = -\qquad 0,4 \qquad 20\ \overline{0,4}$$
$$\overline{4,15243} = \text{log } \overline{14204}$$

log 360 = 2,55630
13g. A = 4,41996
— n log (1 + r) = $\overline{1}$,74572
— log (360 + kr) = $\overline{3}$,43045
log. a = 4,15243

$$a = 14204$$

1388. *Au bout de combien de temps* 8930 *fr. placés à intérêts composés à* 4 *pour* 100 *deviendraient-ils* 20000 *fr.?*

Rép. : 20 ans 6 mois 20 jours.

On a la formule

$$n = \frac{\log A - \log a}{\log. (1 + r)}$$

or

$$A = 20000,\ a = 8930,\ r = 0,04$$

$$\text{log. A} = 4,30103$$
$$\text{log. } a = 3,95085$$
$$\text{log A} - \text{log. } a = 0,35018$$
$$\text{log } (1 + r) = \text{log. } 1,04 = 0,01703.$$

La division de 0,35018 par 0,01703 donne 20 pour la partie entière du quotient et 958 pour reste, le temps cherché se compose donc de 20 années entières, plus un nombre de jours donné par la relation.

$$3501.8 \mid 1703$$
$$..95\ 8 \mid 20$$

d'où

$$\log \left(1 + \frac{kr}{360}\right) = 0,00958$$

$$1 + \frac{kr}{360} = 1,0223$$

$$\frac{kr}{360} = 0,0223$$

$$k = \frac{0,0224 \times 360}{0,04} = 200.$$

Le temps exact est donc

20 ans, 200 jours, ou 20 ans, 6 mois, 20 jours.

1389. *Deux capitaux sont placés à intérêts composés: l'un de 38000 fr. à $4\frac{1}{2}$ p. %; l'autre de 99388 fr., à $3\frac{1}{2}$ p. %; en combien de temps s'élèveront-ils à la même somme?*

$$\textbf{Rép. : 99 ans } \frac{\textbf{373}}{\textbf{418}}$$

Soit n le nombre d'années cherché. On a la relation

$$38000 \times 1,045^n = 99388 \times 1,035^n$$

d'où

$$\log 38000. + n \log 1,045 = \log 99388 + n \log. 1,035$$

ou

$$n (\log 1,045 - \log 1,035) = \log 99388 - \log 38000$$

$$n = \frac{\log 99388 - \log 38000}{\log 1,045 - \log 1,035} = 99 \frac{373}{418}.$$

1390. *Combien de temps un capital de 3500 fr. doit-il être placé à 5 p. %, pour s'élever à la même somme que 4300 fr. placés à 4 p. % pendant 18 ans?*

Rép. : 10 ans 2 mois 7 jours.

Valeur acquise de 4300 fr. à 4 % rendant 18 ans

$$4300 \times 1,04^{18}$$

En représentant par n le temps cherché, on a

$$n = \frac{\log. A - \log. a}{\log. (1 + r)}$$

$$A = 4300 \times 1,04^{18}, \quad a = 3500, \quad r = 0,05$$
$$\log A = \log 4300 + 18 \log 1,04 = 3,76004$$
$$\log 3500 = 3,54407$$
$$\log A - \log a = 0,21597$$

$$\log 1,05 = 0,02119$$

$$\begin{array}{c|c} 21597 & 2119 \\ 00407 & \overline{10} \end{array}$$

La division de $0,21597$ par $0,02119$ donne 10 ans pour la partie entière du temps, et l'on a

$$\log \left(1 + \frac{kr}{350}\right) = 0,00407$$

d'où

$$1 + \frac{kr}{360} = 1,0094$$

$$\frac{kr}{360} = 0,0094$$

$$k = \frac{0,0094 \times 360}{0,05} = 67.$$

Le temps cherché est donc 10 ans, 2 mois, 7 jours.

1391. *Un oncle donne 15000 fr. à ses trois neveux âgés de 5 ans, 9 ans et 11 ans. Il leur partage cette somme de manière que, si l'on plaçait immédiatement à intérêts composés à 5 p. °/₀ la part de chaque enfant, tous les trois recevraient la même somme à leur majorité. Comment le partage a-t-il été effectué ?*

Rép. : Parts, 4218 f. 69 ; 5127 f. 82 ; 5651 f. 49.

Soient x, y, z les trois parts ; la majorité des neveux ayant lieu à 21 ans, on a les relations

$$x + y + z = 15000 \qquad (1)$$
$$x (1 + r)^{16} = y (1 + r)^{12} \qquad (2)$$
$$x (1 + r)^{16} = z (1 + r)^{10} \qquad (3)$$

De (2) et de (3), on tire

$$y = \frac{x (1 + r)^{16}}{(1 + r)^{12}} = x (1 + r)^{4} \qquad (4)$$

$$z = \frac{x (1 + r)^{16}}{(1 + r)^{10}} = x (1 + r)^{6} \qquad (5)$$

Si l'on porte ces valeurs dans l'équation (1), il vient :

$$x + x (1 + r)^{4} + x (1 + r)^{6} = 15000$$

d'où

$$x [1 + (1 + r)^{4} + (1 + r)^{6}] = 15000$$

$$x = \frac{15000}{1 + (1 + r)^{4} + (1 + r)^{6}}$$

pour $r = 0,05$, on a

$$x = \frac{15000}{1 + 1,05^{4} + 1,05^{6}} = 4218 \text{ fr. } 69$$

$$y = 4218,69 \times 1,05^{4} = 5127 \text{ , } 82$$

$$z = 4218,69 \times 1,05^{6} = 5651 \text{ , } 49$$

1392. *Un capital de 10000 fr. placé à intérêts composés s'est élevé au bout de 3 ans à 11576 f. 25. A quel taux a-t-il été placé?* (Besançon, brevet de capacité).

Rép. : 5 O/O.

En représentant le taux par r, on a

$$1000 (1 + r)^{3} = 11576,25$$

d'où

$$(1 + r)^{3} = 1,157625$$

$$1 + r = \sqrt[3]{1,157625} = 1,05.$$

d'où

$$r = 0,05.$$

le taux est donc de 5 %.

1393. *Un particulier laisse à ses héritiers les $\frac{2}{3}$ de sa fortune. Il en donne $\frac{1}{5}$ aux pauvres et il ordonne que le reste soit placé à 4 p. % pendant trois ans à intérêts composés, au profit du bureau de bienfaisance. Au bout de 3 ans, le bureau se trouve ainsi possesseur de 740 fr. 88. On demande la fortune du défunt, la part des héritiers et la part des pauvres (Poitiers, brevet de capacité).*

Rép. : Fortune 5029 fr. 20 ; part des héritiers, 3352 fr. 80 ; part des pauvres, 1005 fr. 84.

Après que les héritiers et les pauvres ont prélevé ce qui leur est attribué, il reste

$$1 - \left(\frac{2}{3} + \frac{1}{5}\right) = \frac{2}{15} \text{ de la fortune.}$$

Ce reste, placé à intérêts composés à 4 % pendant trois ans, devient 740 fr. 88; il est donc égal à

$$\frac{740,88}{1,04^3} = 670 \text{ f. } 56.$$

La fortune totale, dont les $\frac{2}{15}$ égalent 670 fr. 56, vaut

$$670 \text{ fr. } 56 : \frac{2}{15} = \frac{670,56 \times 15}{2} = 5029 \text{ fr. } 20.$$

La part des héritiers est donc

$$5029,20 \times \frac{2}{3} = 3352 \text{ fr. } 80$$

et celle des pauvres

$$5029,20 \times \frac{1}{5} = 1005 \text{ fr. } 84$$

1394. *On a deux billets, l'un de 1500 fr. payable dans un an, l'autre de 3350 fr., payable dans 5 ans. On veut les remplacer par un seul billet payable dans 3 ans. Quel en devra être le montant, les intérêts composés étant calculés à 5 p. % par an ? (Caen, brevet de capacité).*

Rép. : 5053 fr. 90

Soit x le montant du billet unique ; on a l'égalité

$$x \times 1,05^3 = 1500 \times 1,05 + 3350 \times 1,05^5.$$

d'où

$$x = \frac{1500 \times 1,05 + 3350 \times 1,05^5}{1,05^3}$$

où

$$x = \frac{1500 + 3350 \times 1,05^4}{1,05^2} = 5053 \text{ fr. } 90.$$

1395. *Une somme de 40 000 fr., placée pendant 2 ans à intérêts composés, a produit 81 fr. de plus que si elle eût été placée pendant le même temps à intérêts simples; on demande le taux de l'intérêt.*

Rép. : 4,5 °/₀.

Soit r l'intérêt de 1 fr. pendant 1 an ; on a l'égalité

$$40\,000\,(1 + r)^2 - 40\,000\,(1 + 2r) = 81$$

ou

$$40000\,(1 + 2r + r^2 - 1 - 2r) = 81$$

$$40000\,r^2 = 81$$

$$r^2 = \frac{81}{40000} = 0,002025$$

$$r = \sqrt{0,002025} = 0,045.$$

Le taux est donc 4,5 °/₀.

1396. *Une somme placée pendant 3 ans à intérêts composés aurait produit le même capital si elle eût été placée à intérêts simples pendant 3 ans 1 mois 25 jours. Quel était le taux de l'intérêt ?*

1 fr. placé pendant 3 ans, à intérêts composés au taux r devient

$$(1 + r)^3$$

1 fr. placé à intérêts simples pendant 3 ans 1 mois 25 jours ou 1135 jours, au même taux, supporte $\dfrac{1135\,r}{360}$ et devient $1 + \dfrac{1135\,r}{360}$.

On a donc l'égalité

$$(1 + r)^3 = 1 + \frac{1135\,r}{360}$$

d'où

$$1 + 3\,r^2 + r^3 = 1 + \frac{1135\,r}{360}$$

$$3 + 3r + r^2 = \frac{1135}{360}$$

$$r^2 + 3r - \frac{11}{72} = 0$$

$$r = -\frac{3}{2} \pm \sqrt{\frac{9}{4} + \frac{11}{72}}$$

Et, comme r est positif, on a

$$r = -\frac{3}{2}\sqrt{\frac{173}{72}} = 0,05.$$

Le taux cherché est donc 5 °/₀.

1397. *On a placé à intérêts composés : 1° une somme de 30000 fr. pendant 7 ans ; 2° une somme de 2000) fr. pendant 14 ans, et la somme des capitaux définitifs a été de 77864 fr. 75. On demande quel était le taux de l'intérêt ?*

Rép. : 4,50 °/₀.

Soit r l'intérêt de 1 fr. pour un an. On a la relation

$$3000 (1 + r)^7 + 20000 (1 + r)^{14} = 77864,75.$$

Si l'on pose

$$(1 + r)^7 = y, \quad \text{et, par suite} \quad (1 + r)^{14} = y^2,$$

cette équation devient

$$20000\,y^2 + 30000\,y - 77864,75 = 0$$

ou

$$2\,y^2 + 3\,y - 7,786475 = 0,$$

d'où

$$y = \frac{-3 = \sqrt{9 + 4 \times 7,786475}}{4} = 1,3608.$$

On a donc

$$(1 + r)^7 = 1,3608,$$

d'où

$$7 \log (1 + r) = \log 1,3608$$

$$\log (1 + r) = \frac{\log 1,3608}{7} = \frac{0,13354}{7} = 0,01907$$

$$(1 + r) = 1,045$$

$$r = 0,045.$$

Le taux cherché est donc 4 fr. 50 p. $^0/_0$.

1398. *Une somme de* 60000 *fr. a été placée à intérêts composés pendant un certain nombre d'années. Si elle était restée placée 1 an de moins, le capital définitif eût été inférieur de* 3996 *fr.. 12; si, au contraire, elle était restée placée un an de plus, le capital définitif eût été supérieur de* 4156 *fr.* 02. *On demande quel était le taux de l'intérêt et quelle a été la durée du placement?*

Rép. : 4 $^0/_0$ et 14 ans.

Représentons par n le nombre d'années et par r le taux de 1 fr. D'après les données du problème, on a les relations :

$$60000 (1 + r)^n - 60000 (1 + r)^{n-1} = 3996,12$$

ou en mettant en facteur $60000 (1 + r)^{n-1}$

$$60000 (1 + r)^{n-1}\, r = 3996,12 \qquad (1)$$

$$60000 (1 + r)^{n+1} - 60000 (1 + r)^n = 4156,02$$

ou en mettant au facteur $60000 (1 + r)^n$

$$60000 (1 + r)^n\, r = 4156,02 \qquad (2)$$

Si l'on divise (2) par (1), il vient

$$1 + r = \frac{4156,02}{3996,12} = 1,04$$

et, par conséquent, $r = 0,04$.

Portons maintenant la valeur de r dans l'équation (2), on a

$$60000 (1,04)^n \times 0,04 = 4156,02$$

d'où

$$1,04^n = \frac{4156,05}{60000 \times 0,04} = \frac{4156,02}{2400} = 1,731675$$

$$n \log 1,04 = \log 1,731675$$

$$n = \frac{\log 1,731675}{\log 1,04} = \frac{0,23847}{0,01703} = 14 \text{ ans.}$$

1399. *Une personne place au commencement de chaque année une somme de 300 fr. à intérêts composés à 4 1/2 pour 100. Quelle somme recevra-t-elle au bout de 10 ans ?*

Rép. : 3853 fr. 30.

Appliquons la formule

$$A = \frac{a (1 + r) [(1 + r)^n - 1]}{r}$$

on a :

$$a = 300, \ r = 0,045, \ n = 10$$

Calculons d'abord $(1 + r)^n - 1$

$$\log (1 + r) = \log. 1,045 = 0,01912$$
$$\log (1 + r)^n = 10 \log. 1,045 = 0,19120$$
$$(1 + r)^n = 1,5531$$
$$(1 + r)^n - 1 = 0,5531$$
$$\log. [(1 + r,^n - 1] = \overline{1},74280$$

Calculons maintenant A

$$\log. a = \log. 300 = 2,47712$$
$$\log. (1 + r) = \log. 1,045 = 0,01912$$
$$\log. [(1 + r)^n - 1] = \overline{1},74280$$
$$- \log. r = - \log. 0,045 = 1,34679$$
$$\log. A = \overline{3,58583}$$
$$A = 3853 \text{ f. } 30$$

1400. *Quelle somme annuelle faut-il placer à 4 1/2 pour 100 et à intérêts composés, à dater de la naissance d'un enfant, pour lui constituer à l'âge de 21 ans, le capital nécessaire à l'achat au pair de 3000 fr. de rente 4 1/2 pour 100 ?*

Rép. : 1931 fr. 80.

3000 fr. de rente 4 1/2 $^0\backslash_0$ au pair c'est-à-dire au cours de 100 fr. coûtent $\dfrac{100 \times 3000}{4,5}$ fr.

De la formule

$$A = \frac{a (1 + r) [(1 + r)^n - 1]}{r}$$

on tire

$$a = \frac{A r}{1 + r) [(1 + r)^n - 1]}$$

or

$$A = \frac{300000}{4,5}, \ Ar = \frac{300000 \times 0,045}{4,5} = 3000 ; \ n = 21.$$

Calculons d'abord log $[(1 + r)^n - 1]$

$$\log\ (1 + r) = \log\ 1{,}045 = 0{,}01912$$
$$\log\ (1 + r)^n = 21 \log\ 1{,}045 = 0{,}40152$$
$$(1 + r)^n = 2{,}5207$$
$$(1 + r)^n - 1 = 1{,}5207$$
$$\log\ [(1 + r)^n - 1] = 0{,}18204$$

Calculons ensuite a

$$\log.\ Ar = \log\ 3000 = 3{,}47712$$
$$- \log\ (1 + r) = - \log\ 1{,}045 = \overline{1}{,}98088$$
$$- \log\ [(1 + r)^n - 1] = \overline{1}{,}82796$$
$$\log\ a = 3{,}28596$$
$$a = 1931\ f.\ 80$$

1401. *Pendant combien d'années consécutives faut-il placer une somme annuelle de* 500 *fr. à* 3 *pour* 100 *et à intérêts composés pour former, au moment du dernier placement, un capital définitif de* 30000 *fr.*

Rép. : 36 ans.

De la formule

$$A = \frac{a\,(1 + r)\,[(1 + r)^n - 1]}{r}$$

on tire

$$[(1 + r)^n - 1] = \frac{Ar}{a\,(1 + r)}$$

d'où

$$\log\ [(1 + r)^n - 1] = \log\ Ar - \log\ a\,(1 + r)$$
$$A = 30000, r = 0{,}03,\ Ar = 900,\ a = 500,\ (1 + r) = 1{,}03.$$
$$\log\ Ar = \log\ 900 = 2{,}95424$$
$$- \log\ a = - \log\ 500 = \overline{3}{,}30103$$
$$- \log\ (1 + r) = - \log\ 1{,}03 = \overline{1}{,}98716$$
$$\log\ [(1 + r)^n - 1] = 0{,}26243$$
$$(1 + r)^n - 1 = 1{,}8299$$
$$(1 + r)^n = 2{,}8299.$$
$$n \log\ (1 + r) = \log\ 2{,}8299$$
$$n = \frac{\log\ 2{,}8299}{\log\ (1 + r)} = \frac{0{,}45177}{0{,}01284} = 36\ \text{ans.}$$

1402. *Une personne a placé, pendant* 12 *années consécutives, une somme annuelle de* 3600 *fr. à intérêts composés ; au bout de ce temps, elle a touché* 57301 *fr.* 63. *On demande quel était le taux de l'intérêt ?*

Rép. : Le taux est compris entre 4.25 et 4.50.

Dans la formule générale

$$A = \frac{a\,(1 + r)\,[(1 + r)^n - 1]}{r}$$

on a A = 57301 fr. 63, $a = 3600$, $n = 12$, et, par suite,

$$57301{,}63 = \frac{3600\,(1 + r)\,[(1 + r)^{12} - 1]}{r}.$$

Il est évident que la somme produite par l'accumulation des capitaux augmente avec le taux. Donnons donc à r diverses valeurs et calculons le second nombre.

1° Supposons que $r = 0,04$ et posons

$$A' = \frac{3600 \times 1,04\,[1,04^{12} - 1]}{0,04}$$

$$\log\ 1,04 = 0,01704$$
$$\log\ 1,04^{12} = 0,20448$$
$$1,04^{12} = 1,6013$$
$$1,04^{12} - 1 = 0,6013$$
$$\log\ [1,04^{12} - 1] = \overline{1},77909$$

D'ailleurs

$$\log\ 3600 = 3,55630$$
$$\log\ 1,04 = 0,01704$$
$$\log\ [1,04^{12} - 1] = \overline{1},77909$$
$$- \log\ 0,04 = 1,39794$$
$$\log\ A' = \overline{4,75037}$$
$$A' = 56282$$

Ce résultat étant inférieur à 57301 fr. 63, le taux cherché est plus grand que 4 %.

2° Supposons que le taux soit 5 % et posons

$$A'' = \frac{3600 \times 1,05\,[1,05^{12} - 1]}{0,05}$$

$$\log.\ 1,05 = 0,02119$$
$$\log\ 1,05^{12} = 0,25428$$
$$1,05^{12} = 1,7958$$
$$1,05^{12} - 1 = 0,7958$$
$$\log\ [1,05^{12} - 1] = \overline{1},90080$$
$$\log\ 3600 = 3,55630$$
$$\log\ 1,05 = 0,02119$$
$$\log\ [1,05^{12} - 1] = \overline{1},90080$$
$$- \log\ 0,05 = 1,30103$$
$$\log\ A'' = \overline{4,77932}$$
$$A'' = 60160$$

La valeur de A'' étant supérieure à 57301 fr. 63, le taux cherché est inférieur à 5 %.

3° Supposons qu'il soit.$4\frac{1}{2}$ % et posons

$$A''' = \frac{3600 \times 1,045\,[1,045^{12} - 1]}{0,045}$$

$$\log\ 1,045 = 0,01912$$
$$\log\ 1,045^{12} = 0,22944$$
$$1,045^{12} = 1,697$$
$$1,045^{12} - 1 = 0,697$$
$$\log\ [1,045^{12} - 1 = \overline{1},84323$$
$$\log\ 3600 = 3,55630$$
$$\log\ 1,045 = 0,01912$$
$$\log\ [1,045^{12} - 1] = \overline{1},84323$$
$$- \log\ 0,045 = 1,34679$$
$$\log\ A''' = \overline{4,76544}$$
$$A''' = 58270$$

Cette somme étant encore supérieure à 57301,63, le taux est inférieur à 4,5.

4° Soit 4,25 le taux

$$A_{IV} = \frac{3600 \times 1,0425\,[1,0425^{12} - 1]}{0,0425}$$

$$\log\ 1,0425 = 0,01807$$
$$\log\ 1,0425^{12} = 0,21684$$
$$1,0425^{12} = 1,6475$$
$$1,0425^{12} - 1 = 0,6475$$
$$\log\ [1,0425^{12} - 1] = \overline{1},81124$$

$$\log\ 3600 = 3,55630$$
$$\log\ 1,0425 = 0,01807$$
$$\log\ [1,0425^{12} - 1] = \overline{1},81124$$
$$-\log\ 0,0425 = 1,37161$$
$$\log\ A_{IV} = \overline{4,75722}$$
$$A_{IV} = 57180.$$

Cette somme est inférieure à 57301,63. Le taux est donc supérieur à 4,25; et comme il est d'ailleurs inférieur à 4 fr. 5, il est compris entre ces deux nombres.

1404 *Un fonctionnaire dont le traitement est de 4200 fr. économise les $\frac{2}{7}$ de ce traitement et les place, à la fin de chaque année, à intérêts composés au taux de $4\frac{1}{2}$ pour 100. Au bout de la cinquième année, il emploie les sommes qu'il a économisées à acheter de la rente 5 pour 100 au cours de 115 fr. Quel revenu annuel se fera-t-il ainsi (Nantes, brevet de capacité)?*

Rép. : 285 fr. 45.

Les $\frac{2}{7}$ de 4200 fr. = 1200 fr.

La première somme au bout de la 5e année vaudra $1200 \times 1,045^4$.
La deuxième — — $1200 \times 1,045^3$.
La troisième — — $1200 \times 1,045^2$.
La quatrième — — $1200 \times 1,045$.
La cinquième — — 1200×1.

D'après la formule

$$S = \frac{a\,(q^n - 1)}{q - 1}$$

le total de ces sommes vaut

$$\frac{1200\,[1,045^5 - 1]}{0,045}$$

Or avec 115 fr. on a 5 fr. de rente, avec $\dfrac{1200\,[1,045^5 - 1]}{0,045}$ on aura

$$\frac{5 \times 1200\,(1,045^5 - 1)}{115 \times 0,045} = \frac{80(1,045^5 - 1)}{0,069} = 235\ \text{fr. } 45.$$

1403. *Quelqu'un achète un bois où l'on vient de faire une coupe. Il l'exploite en taillis, c'est-à-dire en y faisant une coupe tous les 6 ans. Il paye 10 000 fr. d'achat et débourse chaque année 80 fr. pour impôts et entretien. Que devra rapporter chaque coupe pour que toutes les sommes qu'il a dépensées portent intérêts composés à 5 pour 100* (Grenoble, brevet de capacité).

Rép. : 3492 fr. 36.

10000 fr. à intérêts composés à 5 $^0/_0$, au bout de 6 ans valent
$$10000 \times 1,05^6 = 13401$$
Ces 10000 fr. ont donc rapporté 3401 fr

80 placés au commencement de chaque année, pendant 6 ans, produiraient un capital égal à la somme des termes d'une progression géométrique dont le 1er terme serait $80 \times 1,05$, la raison 1,05 et le nombre des termes 6. La formule
$$S = \frac{a\,(q^n - 1)}{q - 1}, \text{ donne}$$
$$S = \frac{80 \times 1,05\,[1,05^6 - 1]}{0,05} = 571 \text{ fr. } 36$$

Si l'on retranche de cette somme 6 fois 80 fr. ou 480 fr., les différentes sommes auraient rapporté $571,36 - 480 = 91$ fr. 36.

Chaque coupe devra donc rapporter
$$3401 + 91 \text{ fr. } 36 = 3492 \text{ fr. } 36.$$

1405. *A quel taux était placé un capital de 455 fr. qui a produit en deux ans, à intérêts composés, la somme de 56 fr. ?*

Rép. : 5 fr. 97 $^0/_0$.

Soit r l'intérêt de 1 fr. pour un an ; le capital de 455 fr. ayant rapporté en deux ans 56 fr. d'intérêts est devenu au bout de ce temps
$$455 + 56 = 511 \text{ fr.}$$
On a donc l'égalité
$$511 = 455\,(1 + r)^2$$
d'où l'on tire
$$(1 + r)^2 = \frac{511}{455}$$
$$1 + r = \sqrt{\frac{511}{455}} = 1,0597 \text{ à } 0,0001 \text{ près.}$$
$$r = 0,0597.$$
Le taux cherché est donc de 5 fr. 97 $^0/_0$.

1406. *Donner la formule qui exprime le capital définitif* A *en fonction du capital primitif* a, *du taux* r *et du nombre* n *de semestres composant la durée du placement, les intérêts étant capitalisés par semestres.*

1 fr. rapportant r fr. pendant 6 mois devient, au bout de ce temps, $1 + r$., a fr. deviendront au bout du même temps $a\,(1 + r)$.

Le capital placé au commencement du deuxième semestre sera $a\,(1 + r)$ et deviendra au bout de cette période
$$a\,(1 + r)\,(1 + r) = a\,(1 + r)^2.$$
Le capital placé au commencement du troisième semestre sera $a(1 + r)^2$ et deviendra au bout de cette période
$$a\,(1 + r)^2 \times (1 + r) = a\,(1 + r)^3$$
et, ainsi de suite ; au bout de n semestres, le capital a sera devenu
$$A = a\,(1 + r)^n.$$

Si r désignait l'intérêt de 1 fr. pendant 1 an et n le nombre d'années, on aurait la formule

$$A = a \left(1 + \frac{r}{2}\right)^{2n}.$$

1407. *On demande de comparer les capitaux définitifs produits par une somme* a, *placée pendant* n *années au taux* r *et à intérêts composés, suivant que ces intérêts se capitalisent par années ou par semestres.*

Soient r l'intérêt de 1 fr. pendant 1 an, et n le nombre d'années ; en représentant par A la valeur acquise du capital a lorsque la capitalisation a lieu à la fin de chaque année et par A′ la valeur acquise du même capital lorsque les intérêts se capitalisent après chaque semestre. On a les deux formules

$$A = a(1+r)^n$$
$$A' = a\left(1+\frac{r}{2}\right)^{2n}$$

d'où

$$\frac{A'}{A} = \frac{\left(1+\frac{r}{2}\right)^{2n}}{(1+r)^n}.$$

CHAPITRE IV

ANNUITÉS — AMORTISSEMENTS

1408. *Une compagnie qui emprunte* 800 000 *fr. pour une entreprise industrielle, veut amortir sa dette en* 20 *années ; le taux de l'intérêt étant de* 5 p. °/₀, *quel devra être le montant de l'annuité?*

Rép. : 64195 fr.

De la formule générale

$$Ar(1+r)^n = a\left[(1+r)^n - 1\right]$$

on tire

$$a = \frac{Ar(1+r)^n}{(1+r)^n - 1}$$

$A = 800000$, $r = 0,05$, $Ar = 40000$, $n = 20$

calculons d'abord log. $[(1+r)^n - 1)]$

$$\log(1+r) = \log 1,05 = 0,02119$$
$$\log(1+r)^n = 20 \log. 1,05 = 0,42380$$
$$(1+r)^n = 2,6533$$
$$(1+r)^n - 1 = 1,6533$$
$$\log[(1+r)^n - 1] = 0,21835$$

Calculons maintenant a

$$\log Ar = \log 40000 = 4,60206$$
$$\log(1+r)^n = \log 1,25^{20} = 0,42380$$
$$-\log[(1+r)^n - 1] = \overline{1},78165$$
$$\log a = \overline{4,80751}$$
$$a = 64195 \text{ fr.}$$

1409. *Une personne s'est acquittée d'une dette au moyen de 15 paie-ments égaux de 400 fr. chacun ; les intérêts composés étant calculés à $4\frac{1}{2}$ p. $^0/_0$, on demande quel était le montant de la dette.*

Rép. : 4296,20.

Appliquons la formule

$$A = \frac{a\,[(1+r)^n - 1]}{r\,(1+r)^n}$$

$$a = 400, \quad r = 0,045, \quad n = 15.$$
$$\log\ (1+r) = \log\ 1,045 = 0,01912$$
$$\log\ (1+r)^n = 15 \log\ 1,045 = 0,28680$$
$$(1+r)^n = 1,9355$$
$$(1+r)^n - 1 = 0,9355$$
$$\log\ [(1+r)^n - 1) = \overline{1},97104$$
$$\log\ a = \log\ 400 = 2,60206$$
$$\log\ [(1+r)^n - 1] = \overline{1},97104$$
$$-\log\ r = -\log\ 0,045 = \overline{1},34679$$
$$-\log\ (1+r)^n = \overline{1},71320$$
$$\log\ A. = \overline{3,63309}$$
$$A = 4296\ \text{fr. } 20$$

1410. *Combien faut-il payer d'annuités de 3800 fr. pour amortir une dette de 50000 fr., les intérêts composés étant calculés à 5 p. $^0/_0$?*

Rép. : 21 annuités, plus 3641 fr

Appliquons la formule

$$n = \frac{\log\ a - \log\ (a - Ar)}{\log.\ (1+r)}$$

en faisant
$$a = 3800, \quad r = 0,05, \quad A = 50000$$
$$Ar = 50000 \times 0,05 = 2500, \quad a - Ar = 1300$$
$$\log\ a = 3,57978$$
$$\log.\ (a - Ar) = 3,11394$$
$$\log.\ a - \log\ (a - Ar) = \overline{0,46584}$$
$$\log\ (1+r) = 0,02119$$
$$n = \frac{0,46584}{0,02119} = 21, \ldots$$

La division donnant un reste, on en conclut que 21 annuités ne suffi-ront pas pour éteindre la dette, mais que 22 annuités seraient plus que suffisantes.

La valeur de 21 annuités est de

$$A' = \frac{3800 \times [1,05^{21} - 1]}{0,05}$$
$$\log\ 1,05 = 0,02119$$
$$\log\ 1,05^{21} = 0,44499$$
$$1,05^{21} = 2,786$$
$$1,05^{21} - 1 = 1,786$$
$$\log\ [1,05^{21} - 1] = 0,25164$$
$$\log\ 3800 = 3,57978$$
$$\log\ [1,05^{21} - 1]\quad 0,25164$$
$$-\log\ 0,05 = \overline{1,30103}$$
$$\log\ A' = \overline{5,13245}$$
$$A' = 135550\ \text{fr.}$$

La valeur de 50000 fr. au bout de 21 ans est de

$$A = 50000 \times 1{,}05^{21}$$
$$\log 50000 = 4{,}69897$$
$$\log 1{,}05^{21} = 0{,}44499$$
$$\overline{\log. A = 5{,}14396}$$
$$A = 139300$$

Après la 21ᵉ annuité, il restera donc à payer une somme de
$$139300 \text{ fr.} - 135659 \text{ fr.} = 3641 \text{ fr.}$$

1411. *Une personne a amorti une dette de* 10 000 *fr. au moyen de* 6 *annuités de* 1907 *fr.* 62 *chacune; quel était le taux de l'intérêt?*

Rép. : 4 $^0{}_0$.

Sachant que le nombre d'annuités augmente avec le taux, appliquons la formule

$$n = \frac{\log. a - \log. (a - Ar)}{\log. (1 + r)}$$

et donnons aux taux diverses valeurs

1° Soit $r = 0{,}05$. On a $a = 1907{,}62$, $A = 10000$
$$Ar = 10000 \times 0{,}05 = 500, \quad a - Ar = 1907{,}62 - 500 = 1407{,}62$$
$$\log a = 3{,}28050$$
$$\log (a-Ar) = 3{,}14848$$
$$\overline{\log a - \log (a - Ar) = 0{,}13202}$$
$$\log. 1{,}05 = 0{,}02119$$
$$n = \frac{0{,}13202}{0{,}02119} = 6 \ldots$$

La division donnant au quotient 6 unités plus une fraction, le taux 5 est trop fort.

2° Soit $r = 0{,}035$. On a $Ar = 10000 \times 0{,}035 = 350$
$$a - Ar = 1907{,}62 - 350 = 1557{,}62$$
$$\log. a = 3{,}28050$$
$$\log (a - Ar) = 3{,}19246$$
$$\overline{\log a - \log (a - Ar) = 0{,}08804}$$
$$\log 1{,}035 = 0{,}01494$$
$$n = \frac{0{,}08804}{0{,}01494} = 5 \ldots$$

On conclut de là que le taux est supérieur à 3,50 $^0|_0$.

2° Soit $r = 0{,}04$. On a $Ar = 10000 \times 0{,}04 = 400$
$$a - Ar = 1907{,}62 - 400 = 1507{,}62$$
$$\log a = 3{,}28950$$
$$\log (a - Ar) = 3{,}17829$$
$$\overline{\log. a - \log (a - Ar) = 0{,}10221}$$
$$\log 1{,}04 = 0{,}01703$$
$$n'' = \frac{0{,}10221}{0{,}01703} = 6.$$

Le taux cherché est donc 4 $^0/_0$.

1412. *Une personne vient d'emprunter une certaine somme, qu'elle acquittera en* 3 *paiements égaux de* 1000 *fr. chacun, le premier dans* 1 *an, le second dans* 2 *ans, le troisième dans* 3 *ans. On demande quelle est la somme empruntée. L'intérêt est de* 4 *p.* $^0/_0$ *et l'on a égard aux intérêts composés (Paris, diplôme d'études).*

Rép. : 2773 fr. 60.

De la formule générale des annuités,

$$A(1 + r)^n = \frac{a[(1 + r)^n - 1]}{r}$$

on tire

$$A = \frac{a[(1 + r)^n - 1]}{r(1+r)^n}.$$

Or,

$$a = 1000, \quad r = 0,04, \quad n = 3.$$

Calculons d'abord log. $[(1 + r)^n - 1]$

$$\log (1 + r) = \log 1,04 = 0,01703$$
$$\log (1 + r)^n = 3 \log 1,04 = 0,05109$$
$$(1 + r)^n = 1,1248$$
$$(1 + r)^n - 1 = 0,1248$$
$$\log [(1 + r)^n - 1] = \overline{1},09621$$

On a maintenant :

$$\log a = \log 1000 = 3$$
$$\log [(1 + r)^n - 1] = \overline{1},09621$$
$$- \log r = - \log 0,04 = 1,39794$$
$$- \log (1 + r)^n = \overline{1},94871$$
$$\log A = 4,44306$$
$$A = 2773 \text{ fr. } 60$$

1413. *Une compagnie emprunte* 300000 *fr. et s'engage à opérer le remboursement de cette somme en 10 annuités, dont la première ne sera payable que 5 ans après la date de l'emprunt; quel devra être le montant de l'annuité, les intérêts étant calculés à 5 p. °/₀.*

Rép. : 39578 fr.

La dette ne sera éteinte que dans 15 ans. Si la compagnie ne remboursait rien avant cette époque, elle devrait

$$300\,000 \times 1,05^{15}.$$

Or, dans les 10 dernières annuités, elle paye 10 annuités dont nous représentons la valeur commune par a. La somme des valeurs de ces 10 annuités est

$$\frac{a(1,05^{10} - 1)}{0,05}$$

On a donc l'égalité

$$300\,000 \times 1,05^{15} = \frac{a(1,05^{10} - 1)}{0,05}$$

d'où l'on tire

$$a = \frac{300\,000 \times 0,05 \times 1,05^{15}}{(1,05^{10} - 1)} = \frac{15000 \times 1,05^{15}}{1,05^{10} - 1}.$$

Calculons d'abord log $(1,05^{10} - 1)$

$$\log 1,05 = 0,02119$$
$$\log 1,05^{10} = 0,21190$$
$$1,05^{10} = 1,629$$
$$1,05^{10} - 1 = 0,629$$
$$\log (1,05^{10} - 1) = \overline{1},79865$$

On a maintenant

$$\log\ 15000 = 4,17609$$
$$\log\ 1,05^{15} = 0,31785$$
$$- \log.\ (1,05^{10} - 1) = 0.20135$$
$$\overline{\log.\ a = 4,69529}$$
$$a = 49578\ \text{fr.}$$

1414. *Une commune veut construire une maison d'école dont le devis s'élève à la somme de 48000 fr. L'État lui assure un secours de 8000 fr. et le département s'engage à payer 1/12 de la dépense totale. Elle emprunte le surplus et s'engage à acquitter la somme empruntée et les intérêts composés à 5 p. %/₀ en 12 annuités, la première devra être payée un an après l'emprunt. On demande la valeur de chaque annuité* (Montpellier, brevet de capacité).

Rép. : 4062 fr.

Cette commune devra emprunter une somme de

$$48000\ \text{f.} - \left(\frac{48000}{12} + 8000\right) = 36000\ \text{fr.}$$

Si l'on représente par a l'annuité à payer pour amortir cette dette en 12 ans, en tenant compte des intérêts composés à 5 %/₀, on a la relation

$$36000 \times 1,05^{12} = \frac{a(1,05^{12} - 1)}{0,05}$$

d'où

$$a = \frac{36000 \times 0,05 \times 1,05^{12}}{1,05^{12} - 1} = \frac{1800 \times 1,05^{12}}{1,05^{12} - 1}$$
$$\log\ 1,05 = 0,02119$$
$$\log\ 1,05^{12} = 0,25428$$
$$1,05^{12} = 1,7958$$
$$1,05^{12} - 1 = 0,7958$$
$$\log\ (1,05^{12} - 1) = \overline{1},90080$$

On a alors

$$\log\ 1800 = 3,25527$$
$$\log\ 1,05^{12} = 0,25428$$
$$- \log\ (1,05^{12} - 1) = 0,09920$$
$$\overline{\log\ a = 3,60875}$$
$$a = 4062\ \text{fr.}$$

1415. *Si l'on a amorti une dette de 10000 fr. au moyen de 6 annuités de 1907 fr. 62 chacune, quelle annuité faudra-t-il payer pendant le même temps pour amortir une dette de 84600 fr., le taux de l'intérêt étant supposé le même?*

Rép. : 16138 fr. 46.

La formule générale des annuités,

$$\text{A}r(1 + r)^n = a\,[(1 + r)^n - 1]$$

que l'on peut écrire

$$a = \frac{\text{A}r\,(1 + r)^n}{(1 + r)^n - 1}$$

montre que l'annuité a est proportionnelle à la somme empruntée A, le aux et le nombre d'annuités étant d'ailleurs les mêmes.

Donc si l'on paie 6 annuités de 1907 fr. 62 pour amortir une dette de 10000 fr., on paiera, pour amortir une dette de 84600 fr., 6 annuités de chacune

$$1907 \text{ fr. } 62 \times \frac{84600}{10000} = 16138 \text{ fr. } 46.$$

TABLE DES MATIÈRES

SCEAUX. IMP. CHARAIRE ET FILS.

RÉSOLUTION UNIFORME

DES

ÉQUATIONS

DES QUATRE PREMIERS DEGRÉS

PAR

M.-N. GOFFART

Chef d'institution, Agrégé de l'Université.

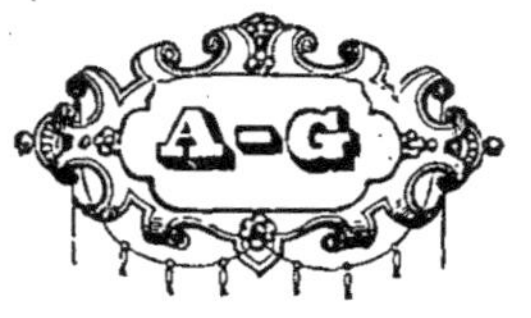

PARIS

LIBRAIRIE CLASSIQUE DE F.-E. ANDRÉ-GUÉDON

15, RUE SÉGUIER, 15

Près la Fontaine Saint-Michel.

1885

Notre but, en écrivant ces notes, est uniquement de donner la résolution des équations des quatre premiers degrés. Ce n'est donc pas un sujet
nouveau. Mais nous voulons donner la forme complète et explicite des racines; la discussion de leurs valeurs, la signification de certaines fonctions
tant des coefficients que des coefficients et de l'inconnue, la transformation de l'équation et la réduction à la forme la plus simple.

Nous emploierons dans ce but des équations dont les termes soient
affectés des coefficients numériques binomiaux, et nous écrirons :

$$1^{er} \text{ degré} \qquad ax + b = o ;$$
$$2^e \text{ degré} \qquad ax^2 + 2bx + c = o ;$$
$$3^e \text{ degré} \qquad ax^3 + 3bx^2 + 3cx + d = o ;$$
$$4^e \text{ degré} \qquad ax^4 + 4bx^3 + 6cx^2 + 4dx + e = o$$

C'est la méthode de Lagrange qui nous servira, et le problème se pose
dès lors ainsi : Étant donnée l'équation de degré n, trouver n équations du
premier degré |desquelles| dépendent les racines.

En réalité, nous admettons les principes fondamentaux de la théorie
des équations; et, si nous les rappelons ici, ce n'est que pour avoir l'occasion de donner les définitions de quelques termes que nous aurons à employer dans la suite. Les quelques principes que nous établirons dans le chapitre consacré au premier degré seront donnés au même titre, c'est-à-dire
en prévision de l'usage que nous pourrons avoir à en faire dans la résolution des trois degrés suivants, résolution qui fait véritablement le sujet
de ce petit travail.

RÉSOLUTION UNIFORME
DES ÉQUATIONS
DES QUATRE PREMIERS DEGRÉS

CHAPITRE PREMIER

NOTIONS GÉNÉRALES

I. Considérons l'équation suivante, dont nous représenterons le premier membre par F :

$$F = ax^m + bx^{m-1} + \ldots\ldots + e = 0. \qquad (1)$$

Si x' est une racine de cette équation, cela signifie que

$$ax'^m + bx'^{m-1} + \ldots\ldots + e = 0.$$

Or, supposons qu'on divise le premier membre par la différence $x - x'$; le dernier dividende partiel employé étant celui qui ne contient plus x qu'à la première puissance, il en résulte que le reste R est indépendant de x et ne contient plus que les coefficients a, b, ... et la racine x'. On a donc, en appelant Q le quotient :

$$ax^m + bx^{m-1} + \ldots\ldots + e = Q.(x - x') + R.$$

Et si l'on fait $x = x'$, il résulte de ce qui précède que $R = 0$. Donc

$$(x - x') Q = ax^m + bx^{m-1} + \ldots\ldots + e.$$

Pareillement le polynôme Q, qui est du $(m - 1)^e$ degré, peut être remplacé par $(x - x'') Q'$, x'' étant une racine de l'équation $Q = 0$. Ainsi de suite. On peut donc écrire définitivement

$$ax^m + bx^{m-1} + \ldots\ldots + e = a (x - x') (x - x'') \ldots\ldots (x - x^{(m)}), \qquad (2)$$

où x', x'', x''' . . . sont les racines des équations $F = 0$, $Q = 0$, $Q' = 0$, etc. . . ., et en nombre m. Il résulte évidemment de l'égalité (2) que ce sont aussi des racines de l'équation (1), puisque le remplacement de x par x', x'', etc. . ., annule toujours le second membre de (2) et, par suite, le premier membre de (1).

En outre, ce sont les seules racines de l'équation, car s'il existait d'autres racines x_1, x_2 . . . x_n, il faudrait qu'on pût écrire pour toutes les valeurs d'x :

$$a(x - x') (x - x'') \ldots\ldots (x - x^{(m)}) = a(x - x_1) (x - x_2) \ldots\ldots (x - x_m).$$

Or, si l'on fait $x = x'$, le premier membre s'annule, et non le second, ce qui est impossible. Il faut donc que l'on ait, par exemple, $x' = x_1$; et pareillement $x'' = x_2$; etc.

II. L'égalité (2) a lieu identiquement, pour toutes les valeurs d'x. Si l'on effectue le produit du second membre, on en tire donc :

$$a \, \Sigma \, x' \ldots \ldots \ldots = a(x' + x'' + \ldots \ldots \ldots + x^{(m)}) = \ldots - b$$

$$a \, \Sigma \, x'x'' \ldots \ldots = a(x'x'' + x'x''' + \ldots + x^{(m-1)} x^{(m)}) = \ldots c$$

$$a \, \Sigma \, x'x''x''' \ldots \ldots = a(x'x''x''' + x'x''x^{iv} + \ldots \ldots) = \ldots - d \qquad (3)$$

$$\ldots \ldots \ldots \ldots \ldots \ldots \ldots \ldots \ldots \ldots \ldots \ldots$$

$$ax'x''x''' \ldots \ldots x^{(m)} \ldots \ldots \ldots \ldots \ldots = (-1)^m e$$

C'est à ces m relations de tous les degrés qu'il s'agit de substituer m équations du premier degré entre les racines.

III. Quand n racines deviennent égales, à x' par exemple, un facteur $(x - x')$ figure à la n^e puissance dans F. On dit alors que la racine x' est $n$uple. Et il est évident que cette circonstance doit tenir à des particularités dans la composition de F, ou autrement à quelques conditions auxquelles sont assujettis les coefficients.

Soit h la différence entre deux racines; par exemple posons $x'' = x' + h$. On a, en supprimant les accents :

$$ax^m + bx^{m-1} + \ldots \ldots \ldots \ldots + c = 0 \, .$$

$$a(x + h)^m + b(x + h)^{m-1} + \ldots \ldots + c = 0 \, .$$

La seconde de ces équations résulte évidemment de la substitution de $x + h$ à x dans la première. Une telle opération porte le nom de *substitution linéaire*.

Si l'on développe les puissances et qu'on ordonne ensuite par rapport aux puissances croissantes de h, on écrira :

$$(ax^m + bx^{m-1} + \ldots \ldots \ldots \ldots \ldots \ldots + e)$$

$$+ \frac{h}{1} (max^{m-1} + (m-1)bx^{m-2} + \ldots \ldots \ldots + d)$$

$$+ \frac{h^2}{1 \cdot 2} m(m-1)ax^{m-2} + (m-1)(m-2)bx^{m-3} + \ldots \ldots) \, .$$

$$+ \ldots \ldots \ldots \ldots \ldots \ldots \ldots \ldots \ldots$$

$$+ \frac{h^m}{1 \cdot 2 \ldots m} \cdot m(m-1) \ldots \ldots 2 \cdot 1 = 0 \, .$$

Les coefficients successifs de $\dfrac{h}{1}$, $\dfrac{h^2}{1.2}$, $\dfrac{h^3}{1.2.3}$ $\ldots$, que nous désignerons par F', F'', F''' $\ldots$, prennent les noms de *dérivée première, seconde, troisième*, etc. de F. Leur formation se découvre aisément : on voit, en effet, que la *dérivée première* ou simplement la *dérivée* de F se forme en multipliant chaque terme dans F par l'exposant de l'x de ce terme, exposant qu'on abaisse ensuite d'une unité. Et il résulte de cette règle que F'' est la dérivée de F', F''' celle de F'', etc., ainsi que le montrent les développements ci-dessus.

En particulier, nous écrirons pour les quatre premiers degrés, en supprimant les facteurs constants communs à tous les termes :

(1er degré) $F = ax + b$, $F' = a$

(2e degré) $F = ax^2 + 2bx + c$, $F' = ax + b$, $F'' = a$

(3e degré) $F = ax^3 + 3bx^2 + 3cx + d =$, $F' = ax^2 + 2bx + c$, $F'' = ax + b$, $F''' = a$

(4e degré) $F = ax^4 + 4bx^3 + 6cx^2 + 4dx + e$, $F' = ax^3 + 3bx^2 + 3cx + d$, $F'' = ax^2 + 2bx + c$, $F''' = ax + b$, $F^{iv} = a$.

IV. Si du polynôme en $x + h$ on retranche le polynôme en x, il reste un polynôme divisible par h. Si l'on supprime le facteur h dans ce polynôme, le polynôme restant se compose de la dérivée F' et d'un polynôme contenant le facteur h. Dans le cas où h devient nul, la différence en question, divisée par h, se réduit donc à F'. Ce qui permet de considérer la dérivée sous ce point de vue, c'est la limite vers laquelle tend le rapport entre la différence du polynôme en $x + h$ au polynôme en x, et h, lorsque h tend vers zéro. Si on appelle h l'accroissement de la variable, la différence dont nous parlons sera l'accroissement de la fonction F, et *la dérivée la limite du rapport de l'accroissement de la fonction a celui de la variable lorsque ce dernier tend vers zéro.*

Si nous désignons par $F_{x'}$ et $F_{x''}$ ce que devient F par la substitution de x' et x'' à x, on pourra écrire, P étant un polynôme en x du degré $m - 2$,

$$F_x = F_{x'} + h[F_x + hP_{x'}] \cdot \cdot$$

Or, quand x' et x'' sont des racines, $F_x = F_{x''} = 0$. Donc

$$F'_{x'} + h \cdot P_{x'} = 0$$

Mais h deviendra nul pour $x' = x''$. Donc, dans ce cas

$$F'_{x'} = 0.$$

C'est-à-dire que quand l'équation $F = 0$ a deux racines égales, ou une racine *double*, cette racine annule aussi la dérivée F' de son premier membre. Et en général : Si $F = 0$ a une racine $n$uple, elle annule aussi les $(n - 1)$ premières dérivées. Nous retrouverons ces conséquences plus loin, par le seul moyen de la résolution de l'équation.

V. Considérons maintenant le polynôme binomial

$$F = ax^m + \frac{m}{1} bx^{m-1} + \frac{m}{1} \cdot \frac{m-1}{2} cx^{m-2} + \ldots \cdot e.$$

La substitution de $x + h$ à x, fournit, en ordonnant par rapport à x, le polynôme transformé

$$ax^m + \frac{m}{1}(ah + b)x^{m-1} + \frac{m}{1} \cdot \frac{m-1}{2} \cdot (ah^2 + 2bh + h^2)x^{m-2} + \ldots$$

$$\ldots + (ah^m + \frac{m}{1} \cdot bh^{m-1} + \ldots e).$$

Dans le cas de nos quatre équations, on a les quatre polynômes transformés :

$$ax + (ah + b);$$

$$ax^2 + 2(ah + b)x + (ah^2 + 2bh + c);$$

$$ax^3 + 3(ah + b)x^2 + 3(ah^2 + 2bh + c)x + (ah^3 + 3bh^3 + 3ch + d);$$

$$ax^4 + 4(ah+b)x^3 + 6(ah^2+2bh+c)x^2 + 4(ah^3+3bh^2+3ch+d)x + (ah^4+4bh^3+6ch^2+4dh+e).$$

Les nouveaux coefficients d'x sont des fonctions de h et des anciens coefficients. Or, on voit immédiatement que les racines étant des fonctions des coefficients, les différences $x' - x''$ et $x - x'$ seront les mêmes que $(x' + h) - (x'' + h)$ et $(x + h) - (x' + h)$. Et qu'en conséquence *certaines* fonctions de ces différences ne sont pas altérées par la substitution de $x + h$ à x.

Or, si dans ces fonctions des différences $(x' - x'')$ on remplace les racines x', x'', x''' . . . . . par leurs valeurs en fonction des coefficients, on obtiendra une fonction des coefficients seuls que n'altérera pas la substitution linéaire de $x + h$ à x. La fonction identique des différences $(x - x')$ deviendrait une fonction des coefficients et de x à la fois, inaltérable aussi par la substitution de $x + h$ à x dans l'équation proposée.

Ces considérations nous conduisent à la conception de certaines fonctions que nous pouvons définir ainsi. On appelle *invariant* une fonction des coefficients *seuls* telle que si l'on fait une substitution linéaire ($x + h$ à x), la fonction, semblablement composée des coefficients de la transformée, soit égale à la fonction primitive. On appelle *covariant* une fonction identique à la précédente, mais composée des coefficients et de la variable x.

Si ces définitions sont données à priori en dehors de ce que nous avons dit plus haut, on peut regarder comme évident, à cause de la substitution de $x + h$ à x, que l'invariant est *nécessairement* une fonction des différences des racines, ne comprenant pas dans les facteurs de ses termes les coefficients de l'équation primitive, sauf le premier a, dont il est toujours aisé de fixer le rôle.

Ces dénominations et ces propriétés sont empruntées à la théorie des formes algébriques, qui n'est pas l'objet de notre étude. Nous avons voulu seulement faire connaître la signification et la portée de certains termes que nous aurons à employer et dont le rôle s'imposera, comme conséquence, dans le mode de calculer que nous emploierons.

L'expression de *discriminant* provient de la même source. Elle désigne une certaine fonction des coefficients, jouissant de l'*invariance*, qui *caractérise* des racines égales. Ce sera donc, d'après ce qu'on a vu plus haut à propos des dérivées, la condition que $F = 0$ et $F' = 0$ aient une racine commune, et par conséquent la relation entre coefficients qui résulte de l'élimination de cette racine commune ou de x entre les deux équations.

VI. Il convient peut-être, avant de terminer ce court exposé, de remarquer que la substitution de $\alpha x + \beta$ à x, linéaire aussi, mais plus générale que la précédente, amène la différence $\alpha(x' - x'')$ au lieu de $(x' - x'')$. En sorte que le nouvel invariant, au lieu d'être égal à l'ancien, se trouvera multiplié par une certaine puissance de α. On pourrait donner ainsi une définition plus générale de l'invariant, et il en résulterait pour sa composition qu'il devrait être formé de termes du même degré. Le nombre α prend le nom de *module* de la transformation.

On doit aussi, et nous rencontrerons ce cas dans les équations des troisième et quatrième degrés, considérer comme linéaire la substitution de $\dfrac{\alpha x + \beta}{\alpha' x + \beta'}$ à x.

Car si, cette substitution faite, on chasse les dénominateurs, la transformée aura le même degré que la primitive. Or, si l'on remarque que la différence $x' - x''$ est remplacée par

$$\frac{\alpha x' + \beta}{\alpha' x' + \beta'} - \frac{\alpha x'' + \beta}{\alpha' x'' + \beta'} = \frac{\alpha \beta' - \alpha' \beta}{(\alpha' x' + \beta')(\alpha' x'' + \beta')}(x' - x''),$$

on en conclura que le module de la transformation est ici $(\alpha \beta' - \alpha' \beta)$, le dénominateur $(\alpha' x' + \beta')(\alpha' x'' + \beta')$ devant disparaître ici, comme dans l'équation transformée.

On peut considérer cette transformation linéaire comme la plus générale. Et il résulte de ce que nous venons de dire, que l'invariant devra comprendre chaque racine un même nombre de fois. En effet, la présence, dans un terme, du facteur $\alpha' x' + \beta'$ au dénominateur (avant la disparition des dénominateurs de la transformée), implique la présence de x', et par conséquent d'une différence qui contient x', au numérateur. En conséquence, le produit $(\alpha' x' + \beta')(\alpha' x'' + \beta')$ $\ldots (\alpha' x^{(n)} + \beta')$, qui doit se trouver au dénominateur de chaque terme, implique la présence de x', x'', $\ldots x^{(n)}$ au numérateur de ce même terme, et cela, chacun autant de fois qu'il y aurait d'unités dans l'exposant de la puissance que le dénominateur-produit précédent aurait acquise d'après la nature de l'invariant. Par suite, il s'y trouvera autant de différences analogues à $x' - x''$, l'accent du second x variant seul. Le même raisonnement se tient à l'égard du covariant.

Ce sera exclusivement sous ce dernier rapport que nous signalerons les invariants résultant de notre calcul.

CHAPITRE II

ÉQUATION DU PREMIER DEGRÉ

I. L'équation est

$$ax + b = 0. \tag{1}$$

La racine est égale au quotient de $-b$ par a. Elle est positive ou négative quand b est négatif ou positif, a ayant toujours, dans l'équation, le signe $+$, par convention. Si a et b étaient tous deux nuls, on pourrait substituer à x une valeur quelconque. La racine serait *indéterminée*.

II. Nous admettons également que le problème de la résolution de n équations à n inconnues est suffisamment connu, et qu'il nous suffit de le rappeler en ces termes :

On résout, par rapport à la première inconnue, la première équation, et l'on porte la valeur ainsi obtenue dans chacune des autres. Il en résulte $n-1$ équations à $n-1$ inconnues, auxquelles on applique l'opération précédente. Après $n-1$ opérations semblables, on aura une équation à une inconnue. Ce qui fournira la valeur de cette dernière. Puis, substituant sa valeur dans l'expression de l'avant-dernière inconnue, et ainsi de suite de proche en proche, on exprimera ainsi toutes les racines.

Soient, pour fixer les idées, les équations :

$$a_1 x_1 + b_1 x_2 + c_1 x_3 + \ldots\ldots c_1 x_n = h_1$$
$$a_2 x_1 + b_2 x_2 + c_2 x_3 + \ldots\ldots c_2 x_n = h_2$$
$$\ldots\ldots\ldots\ldots\ldots\ldots\ldots\ldots\ldots$$
$$a_n x_1 + b_n x_2 + c_n x_3 + \ldots\ldots c_n x_n = h_n. \tag{2}$$

Toutes les racines auront un dénominateur commun, composé de tous les coefficients, sauf les h. On écrit symboliquement ce dénominateur ainsi :

$$\begin{vmatrix} a_1 & b_1 & \ldots\ldots & e_1 \\ a_2 & b_2 & \ldots\ldots & e_2 \\ \ldots & \ldots & \ldots\ldots & e_2 \\ a_n & b_n & \ldots\ldots & e_n \end{vmatrix} \tag{3}$$

On lui donne le nom de *déterminant* des équations (2). Si, dans ce déterminant, on substitue les h aux coefficients d'une inconnue, on formera le numérateur de la valeur de cette inconnue. Si, par exemple, aux a on substitue les h, on aura :

$$x_1 = \frac{\begin{vmatrix} h_1 & b_1 & \ldots\ldots & e_1 \\ h_2 & b_2 & \ldots\ldots & e_2 \\ \ldots & \ldots & \ldots\ldots & \ldots \\ h_n & b_n & \ldots\ldots & e_n \end{vmatrix}}{\begin{vmatrix} a_1 & b_1 & \ldots\ldots & e_1 \\ a_2 & b_2 & \ldots\ldots & e_2 \\ \ldots & \ldots & \ldots\ldots & \ldots \\ a_n & b_n & \ldots\ldots & e_n \end{vmatrix}} \tag{4}$$

On remarquera que le déterminant (3) est composé de $1.2.3\ldots\ldots n$ termes sans coefficients numériques autres que ± 1 et dont les facteurs, au nombre de n, sont tous différents dans chaque terme, une lettre n'y étant exprimée qu'une fois, ainsi qu'un même indice. Toutes les lettres, a, b, ... e, ainsi que leurs indices 1, 2 . . . . . n figurent donc dans chaque terme. Si, dès lors, une même lettre (avec ses indices) est partout nulle, le déterminant est nul. Il en est de même si toutes les lettres affectées d'un même indice sont nulles. Pareillement, si l'on change tous les signes d'une même lettre, le signe du déterminant change.

III. Or, imaginons que tous les h deviennent nuls. Les numérateurs de toutes les racines seront nuls. Ce qui ferait supposer que toutes ces racines sont nécessairement nulles. Ce qui n'est pas. En effet, si après avoir divisé les n équations par x_n on considère les $n-1$ premières, on aura :

$$a_1 \frac{x_1}{x_n} + b_1 \frac{x_2}{x_n} + \ldots + d_1 \frac{x_{n-1}}{x_n} + e_1 = 0 ,$$

$$a_2 \frac{x_1}{x_n} + b_2 \frac{x_2}{x_n} + \ldots + d_2 \frac{x_{n-1}}{x_n} + e_2 = 0 ,$$

$$\ldots \ldots \ldots \ldots \ldots \ldots \ldots \ldots \ldots \ldots$$

$$a_{n-1} \frac{x_1}{x_n} + b_{n-1} \frac{x_2}{x_n} + \ldots + d_{n-1} \frac{x_{n-1}}{x_n} + e_{n-1} = 0$$

On peut tirer de là toutes les valeurs des rapports $\dfrac{x_1}{x_n}$, $\dfrac{x_2}{x_n}$ . . . . . et les porter ensuite dans la dernière équation.

$$a_n \frac{x_1}{x_n} + b_n \frac{x_2}{x_r} + \ldots + d_n \frac{x_{n-1}}{x_n} + e_n = 0 . \qquad (5)$$

Il en résultera une relation entre les coefficients a_1, b_2 . . . . . e_n qui exprimera que les n équations écrites en dernier lieu ont les racines

$$\frac{x_1}{x_n} , \quad \frac{x_2}{x_n} \ldots \ldots \frac{x_{n-1}}{x_n}$$

que nous venons de déterminer. On voit donc que x_1, x_2 . . . . . x_{n-1}, n'ont pas nécessairement des valeurs nulles. Elles seront déterminées, au contraire, quand la condition (5) sera satisfaite et qu'on aura donné x_n.

Or, puisque le rapport $\dfrac{x_1}{x_n}$, par exemple, aura dans ce cas une valeur finie, il faut que x_1 puisse prendre toutes les valeurs possibles, et, par conséquent, que la fraction (4) ait une valeur indéterminée. Son numérateur étant nul, il faut aussi que le dénominateur le soit, car il n'y a que le produit $0 . x_1$ qui puisse donner zéro pour résultat. Donc

$$\begin{vmatrix} a_1 & b_1 & \ldots \ldots & e_1 \\ a_2 & b_2 & \ldots \ldots & e_2 \\ \ldots & \ldots \ldots & \ldots \\ a_n & b_2 & \ldots \ldots & e_n \end{vmatrix} = 0. \qquad (6)$$

est la condition équivalente à (5). Le calcul développé des premiers membres (5) et (6), montre, du reste, qu'ils sont identiques. Et l'on en tirerait une règle pour le calcul des déterminants. Mais nous supposerons connues les notions premières relatives à cet algorithme.

Nous voulions seulement établir que la condition (6) exprime que les n équations

$$a_1 x_1 + b_1 x_2 + \ldots \ldots d_1 x_{n-1} + e_1 = 0 ,$$

$$a_2 x_1 + b_2 x_n + \ldots \ldots d_2 x_{n-1} + e_2 = 0 ,$$

$$\ldots \ldots \ldots \ldots \ldots \ldots \ldots \ldots \ldots$$

$$a_n x_1 + b_n x_2 + \ldots \ldots d_n x_{n-1} + e_n = 0$$

ont leurs $n-1$ racines communes.

CHAPITRE III

ÉQUATION DU SECOND DEGRÉ

I. L'équation du second degré s'écrit

$$ax^2 + 2bx + c = 0 .$$

Soient x' et x'' ses racines, on a

$$a(x' + x') = -2b \qquad (1)$$

$$ax'x' = c \qquad (2)$$

Élevons la première au carré, il vient :

$$a^2(x'^2 + x''^2) + 2a^2 x'x'' = 4b^2$$

ou

$$a^2(x'^2 + x''^2) = 4b^2 - 2ac .$$

II. Dans l'esprit de la méthode que nous suivons, il s'agit de remplacer (2) par une équation du premier degré. Soit donc

$$z = Mx' + Nx''$$

la relation à substituer à (2). Les coefficients M et N restent ici indéterminés; mais x' et x'' étant deux quantités parfaitement déterminées, z se trouve être fonction de M et de N. En outre, comme rien ne distingue M de N ou plutôt x' de x'', il en résulte que z est susceptible de prendre les deux valeurs

$$z_1 = Mx' + Nx''$$
$$z_2 = Mx'' + Nx' ,$$

c'est-à-dire que, d'après les relations fondamentales (1) et (2), z_1 et z_2 sont racines de l'équation

$$z^2 - z(z_1 + z_2) + z_1 z_2 = 0 .$$

Cette équation est du second degré, comme la proposée ; par conséquent elle ne résout pas le problème. Mais si nous profitons de l'indétermination de M et N pour annuler la somme $z_1 + z_2$, l'équation ci-dessus s'abaissera au 1er degré.

On aura donc

$$z_1 + z_2 = (M + N) (x' + x'') = 0 .$$

c'est-à-dire, x' et x'' étant donnés,

$$M + N = 0 .$$

Et l'on peut écrire $\qquad M = -N = a .$

III. On a donc

$$z_1 = a(x' - x') = -z_2$$

et

$$z_1 z_2 = -a^2(x' - x'')^2$$
$$= -a^2(x'^2 + x''^2) + 2a^2 x x$$
$$= -4b^2 + 2ac + 2ac$$
$$= -4(b^2 - ac) .$$

Et si l'on pose

$$\Delta^2 = b^2 - ,$$

on aura

$$z^2 = 4\Delta^2$$

c'est-à-dire

$$z_1 = 2\Delta = -z_2 .$$

On peut donc, pour déterminer x' et x'', prendre indifféremment les deux systèmes

$$a(x' + x'') = -2b \qquad\qquad a(x' + x'') = -2b$$
$$a(x' - x'') = +2\Delta \qquad\qquad a(x' - x'') = -2\Delta .$$

En les résolvant on a, pour exprimer les deux racines,

$$ax' + b = \Delta$$
$$ax'' + b = -\Delta .$$

ou

$$ax' + b = -\Delta$$
$$ax'' + b = \Delta ;$$

solutions identiques, puisque rien ne détermine l'ordre des racines.

On réunit les solutions dans la formule double

$$ax' + b = \pm \Delta .$$

IV. L'équation

$$(ax + b)^2 = \Delta^2$$

est donc la forme la plus simple sous laquelle on puisse mettre l'équation du second degré ; l'opération de la résolution se ramène, en effet, à une extraction de racine carrée.

C'est l'équation *privée du second terme*. On peut dire aussi que c'est l'*équation canonique*, pour le motif précédent.

V. On a

$$x' = \frac{-b}{a} + \frac{\Delta}{a} = \frac{x' + x''}{2} + \frac{x' - x''}{2}$$

$$x'' = \frac{-b}{a} - \frac{\Delta}{a} = \frac{x' + x''}{2} - \frac{x' - x''}{2} .$$

Chaque racine se trouve exprimée en fonction symétrique des deux racines. Ces expressions sont, du reste, des identités.

VI. Quand $\Delta^2 > 0$, il est possible de trouver un nombre positif ou négatif Δ dont le carré est Δ^2, et l'on a deux valeurs différentes pour x' et x''. Ces racines sont dites *réelles*.

Si $\Delta^2 = 0$, il en résulte $x' = x''$. Les deux racines sont égales. Le premier membre de l'équation peut s'écrire $\left[2(ax + b)\right]^2 = 0$, d'où $ax + b = 0$. La dérivée et la fonction ont donc, comme on l'a dit, une racine commune.

Si $\Delta^2 < 0$, on ne peut plus trouver pour Δ un nombre réel, c'est-à-dire positif ou négatif, dont le carré soit négatif. On dit dans ce cas que Δ est un nombre *imaginaire*, et que les deux racines sont imaginaires. Leur somme et leur produit sont réels comme on l'a vu, mais leur différence est imaginaire. Deux quantités définies par ces dernières propriétés sont dites *conjuguées*. Ainsi les quantités

$$-b + \Delta \qquad \text{et} \qquad -b - \Delta ,$$

dans lesquelles Δ^2 est négatif, sont imaginaires conjuguées. Soit n^2 un carré positif, on peut écrire

$$\sqrt{-n^2} = \sqrt{n^2} \cdot \sqrt{-1} = n\sqrt{-1} .$$

Ce symbole $\sqrt{-1}$, que nous désignerons toujours par la lettre i, prend le nom de *symbole d'imaginarité* ou *symbole imaginaire*. On a d'après ce qui précède,

$$i = \sqrt{-1} \quad, \quad i^2 = -1 \quad, \quad i^3 = -\sqrt{-1} \quad, \quad i^4 = 1$$

Et en général

$$i^{4m} = 1 \quad, \quad i^{4m+1} = \sqrt{-1} \quad, \quad i^{4m+2} = -1 \quad, \quad i^{4m+3} = -\sqrt{-1},$$

où m peut recevoir toutes les valeurs entières.

VII. On a vu le rôle important que joue la fonction Δ^2, qui est égale au carré $a^2(x' - x'')^2$ de la différence des deux racines et qui s'annule, par conséquent, quand les racines deviennent égales. On voit dès lors que $\Delta^2 = b^2 - ac$ est un *invariant*, et en outre le *discriminant* de la fonction $ax^2 + 2bx + c$.

L'équation proposée peut s'écrire

$$x(ax + b) + (bx + c) = 0.$$

Et l'on y satisfera en posant simultanément

$$ax + b = 0 \quad, \quad bx + c = 0.$$

Éliminant x entre ces deux équations, assujetties à avoir une racine commune appartenant à la proposée, il vient

$$\begin{vmatrix} a & b \\ b & c \end{vmatrix} = -\Delta^2 = 0,$$

condition déjà trouvée pour que $ax^2 + 2bx + c$ et sa dérivée $ax + b$ aient une racine commune et, par suite, que $ax^2 + 2bx + c = 0$ ait ses deux racines égales.

CHAPITRE IV

ÉQUATION DU TROISIÈME DEGRÉ

I. L'équation est

$$ax^3 + 3bx^2 + 3cx + d = 0. \tag{1}$$

Soient x', x'', x''' les trois racines, on a

$$a \, \Sigma \, x' = a(x' + x'' + x''') = -3b \tag{2}$$

$$a \, \Sigma \, x'x'' = a(x'x'' + x''x''' + x'''x') = 3c \tag{3}$$

$$ax'x''x''' = -d \tag{4}$$

Élevons (2) au carré, il vient

$$a^2 \, \Sigma \, x'^2 + 2a^2 \, \Sigma \, x'x'' = 9b^2$$

ou

$$a^2 \, \Sigma \, x'^2 = 9b^2 - 6ac \tag{5}$$

Si l'on remplace, dans (1), x successivement par x', x'', x''', puis qu'on additionne, il viendra

$$a \, \Sigma \, x'^3 + 3b \, \Sigma \, x'^2 + 3c \, \Sigma \, x' + 3d = 0$$

ou

$$a \, \Sigma \, x'^3 = -27b(b^2 - ac) - 3a^2d. \tag{6}$$

Multiplions enfin l'équation (3) par (2), nous aurons

$$a^3 \, \Sigma \, x'x''^2 + 3a^2 x'x''x''' = -\, 9bc$$

ou

$$a^2 \, \Sigma \, x'x''^2 = -\, 9bc + 3ad \tag{7}$$

II. Il s'agit maintenant de remplacer (3) et (4) par deux équations du premier degré entre x', x'', x'''. Posons d'abord :

$$z = \mathrm{M}x' + \mathrm{N}x'' + \mathrm{P}x'''.$$

Dans cette relation, M, N, P sont indépendants et indéterminés, et z devient, x', x'', x''' ayant des valeurs déterminées, fonction de ces trois coefficients. Mais rien ne distingue les trois racines, et z peut dès lors prendre autant de valeurs que l'on peut faire de combinaisons dans les produits de M, N, P avec x', x'', x'''. En sorte qu'il faut poser

$$
\begin{aligned}
z_1 &= \mathrm{M}x' + \mathrm{M}x'' + \mathrm{P}x''' & \qquad z_2 &= \mathrm{M}x' + \mathrm{N}x''' + \mathrm{P}x'' \\
z_3 &= \mathrm{M}x'' + \mathrm{M}x''' + \mathrm{P}x' & \qquad z_4 &= \mathrm{M}x'' + \mathrm{N}x' + \mathrm{P}x''' \\
z_5 &= \mathrm{M}x''' + \mathrm{N}x' + \mathrm{P}x'' & \qquad z_6 &= \mathrm{M}x''' + \mathrm{N}x'' + \mathrm{P}x'
\end{aligned}
\tag{12}
$$

Ces six valeurs sont donc racines de l'équation

$$(z - z_1)(z - z_2)(z - z_3)(z - z_4)(z - z_5)(z - z_6) = 0. \tag{13}$$

Cette équation du sixième degré en z est plus compliquée que la proposée; mais l'indétermination de M, N, P nous permettra de la modifier et d'abaisser son degré. Pour que l'équation proposée fût résolue par ce moyen, il faudrait que l'équation (13) pût être abaissée au second degré et prit la forme

$$z^6 + \mathrm{R}z^3 + \mathrm{S} = 0 \tag{13'}$$

ce qui revient à

$$t^2 + \mathrm{R}t + \mathrm{S} = 0 \tag{13''}$$

en posant

$$z^3 = t. \tag{14}$$

Or, si r désigne la racine arithmétique de t, on pourra écrire

$$z^3 - r^3 = (z - r)(z^2 + zr + r^2) = 0.$$

En sorte que

$$z - r = 0 \quad , \quad z^2 + zr + r^2 = 0.$$

Donc

$$z_1 = r$$

$$z_3 = r\left(\frac{-1 + \sqrt{-3}}{2}\right) \tag{14'}$$

$$z_5 = r\left(\frac{-1 - \sqrt{-3}}{2}\right).$$

Et si l'on pose

$$\alpha = \frac{-1 + \sqrt{-3}}{2} \quad , \quad \text{il en résulte} \quad \frac{-1 - \sqrt{-3}}{2} = \alpha^2$$

et

$$1 + \alpha + \alpha^2 = 0 \quad , \quad \alpha^3 = 1$$

En sorte que t' et t'' étant les racines de l'équation (13''), on a

$$
\begin{aligned}
z_1 &= \sqrt[3]{t'} & z_3 &= \alpha \sqrt[3]{t'} & z_5 &= \alpha^2 \sqrt[3]{t'} \\
z_2 &= \sqrt[3]{t''} & z_4 &= \alpha \sqrt[3]{t''} & z_6 &= \alpha^2 \sqrt[3]{t''}
\end{aligned}
\tag{15}
$$

Les trois quantités 1, α, α^2 sont, d'après ce qui précède, les trois racines cubiques de l'unité. Les deux dernières sont imaginaires conjuguées.

III. Il nous reste maintenant à déterminer les valeurs de M, N, P, qui transforment (13) en (13').

On doit avoir d'abord

$$\Sigma z_1 = z_1 + z_2 + \ldots\ldots + z_6 = 0$$

ou

$$2(M + N + P)(x' + x'' + ''') = 0.$$

Donc

$$M + N + P = 0. \tag{16}$$

Il faut aussi que

$$\Sigma z_1 z_2 = z_1 z_2 + z_1 z_3 + \ldots\ldots + z_5 z_6 = 0$$

ou

$$(M^2 + N^2 + P^2)\left[4\,\Sigma x'x'' + \Sigma x'^2\right] + (MN + NP + PM)\left[6\,\Sigma x'x'' + 4\,\Sigma x'^2\right] = 0.$$

Mais d'après (16)

$$M^2 + N^2 + P^2 = -2(MN + NP + PM).$$

Donc

$$2(MN + NP + PM)\left[\Sigma x'^2 - \Sigma x'x''\right] = 0$$

ou

$$MN + NP + PM = 0. \tag{17}$$

Il résulte évidemment, des relations (16) et (17) comparées à (2) et (3), que M, N, P peuvent être considérées comme les racines de l'équation

$$X^3 - a^3 = 0.$$

C'est-à-dire qu'on a

$$M = a \quad,\quad N = \alpha a \quad,\quad P = \alpha^2 a.$$

Ces valeurs rendent aussi nuls les coefficients de z^2 et z dans (13). En effet, nous avons, en les portant, dans les expressions (12),

$$z_1 = a(x' + \alpha x'' + \alpha^2 x''') = \alpha^2 z_3 = \alpha z_5$$
$$z_2 = a(x' + \alpha^2 x'' + \alpha x''') = \alpha z_4 = \alpha^2 z_6,$$

relations identiques avec (15).

L'équation (13) devient, du reste,

$$z^6 - (z_1^3 + z_2^3)\,z^3 + z_1^3 z_2^3 = 0.$$

Donc

$$R = -(z_1^3 + z_2^3) \quad,\quad S = z_1^3 z_2^3.$$

IV. Or,

$$z_1 z_2 = a^2\left[\Sigma x'^2 - \Sigma x'x''\right] = 9(b^2 - ac) \tag{17}$$

et aussi

$$z_1 z_2 = \frac{a^2}{2}\left[(x'^2 + x''^2 - 2x'x'') + (x''^2 + x'''^2 - 2x''x''') + (x'''^2 + x'^2 - 2x'''x')\right]$$

$$= \frac{a^2}{2}\left[(x' - x'')^2 + (x'' - x''')^2 + (x''' - x')^2\right] \tag{18}$$

On a pareillement :

$$z_1^3 + z_2^3 = (z_1 + z_2)(z_1 + \alpha z_2)(z_1 + \alpha^2 z_2)$$
$$= a^3(2x' - x'' - x''')(2x'' - x''' - x')(2x''' - x' - x'') \tag{19}$$
$$= 2a^3\left[\Sigma x'^3 + 6x'x''x''' - 3\Sigma x'x''^2\right].$$
$$= -54b(b^2 - ac) + 27a(bc - ad).$$

On a aussi

$$z_1^3 - z_2^3 = (z_1 - z_2)(z_1 - \alpha z_2)(z_1 - \alpha^2 z_2)$$

$$= a^3(x' - x'')(x'' - x''')(x''' - x')(1 - \alpha)(1 - \alpha^2)(\alpha^2 - \alpha)$$

$$= -\, 3^{\frac{3}{2}} i a^3 (x' - x'')(x'' - x''')(x''' - x') . \tag{20}$$

Enfin, de ce que

$$(z_1 z_2)^3 = \left(\frac{z_1^3 + z_2^3}{2}\right)^2 - \left(\frac{z_1^3 - z_2^3}{2}\right)^2 ,$$

on en conclut l'égalité remarquable

$$\left[(x' - x'')^2 + (x'' - x''')^2 + (x''' - x')^2\right]^3 = 2\left[(2x' - x'' - x''')^2 (2x'' - x''' - x')^2 (2x''' - x' - x'')^2 \right.$$
$$\left. + 27(x' - x'')^2 (x'' - x''')^2 (x''' - x')^2\right] . \tag{21}$$

V. Pour simplifier l'écriture, posons

$$A = b^2 - ac \qquad 2B = bc - ad ,$$

nous aurons

$$z_1 z_2 = 9A \qquad z_1^3 + z_2^3 = 54(aB - Ab) .$$

Et l'équation en t deviendra

$$t^2 - 54(aB - Ab)t + 9A^3 = 0 .$$

Appliquant les formules du second degré,

$$t = 27(aB - Ab) \pm 27 \left[aB^2 - 2abAB + A^2 b^2 - A^3\right]^{\frac{1}{2}} .$$

Or,

$$A^2 b^2 - A^3 - 2abAB = -\, a^2 A(c^2 - bd) = a^2 AC$$

en posant

$$c^2 - bd = C .$$

Donc

$$t = 27(aB - Ab) \pm 27a(B^2 - AC)^{\frac{1}{2}} .$$

Et si on fait enfin

$$B^2 - AC = \Delta^2 ,$$

l'expression de t se présentera sous la forme simple

$$t = 27(aB - Ab \pm a\Delta) ,$$

d'où

$$z_1 = 3(aB - Ab + a\Delta)^{\frac{1}{3}}$$
$$\tag{22}$$
$$z_2 = 3(aB - Ab - a\Delta)^{\frac{1}{3}} .$$

Nous rapprocherons de ces formules les suivantes, établies précédemment

$$A = b^2 - ac \quad , \quad 2B = bc - ad \quad , \quad C = c^2 - bd$$

$$\Delta^2 = B^2 - AC . \tag{23}$$

Et nous remarquerons enfin que la résolution de l'équation en t, fait voir que

$$27a\Delta = \sqrt{\left(\frac{z_1^3 + z_2^3}{2}\right)^2 - z_1^3 z_2^3} = \frac{z_1^3 - z_2^3}{2} .$$

D'où la formule

$$z_1^3 - z_2^3 = 54a\Delta ,$$

de laquelle il faut rapprocher la suivante : $\qquad\qquad$ (4)

$$z_1^3 + z_2^3 = 54(aB - Ab) .$$

VI. Si l'on considère que

$$(z_1 z_2) = (\alpha z_1 . \alpha^2 z_2) = (\alpha^2 z_1 . \alpha z_2) = 9A ,$$

on verra qu'il convient d'employer exclusivement les trois systèmes

$$\begin{array}{l|l|l}
a(x'+x''+x''')=-3b & a(x'+x''+x''')=-3b & a(x'+x''+x'')=-3b \\
a(x'+\alpha x''+\alpha^2 x''')=z_1 & a(\alpha x'+x''+\alpha^2 x''')=\alpha z_1 & a(\alpha^2 x'+\alpha x''+x''')=\alpha^2 z_1 \\
a(x'+\alpha^2 x''+\alpha x''')=z_2 & a(\alpha^2 x'+x''+\alpha x''')=\alpha^2 z_2 & a(\alpha\, x'+\alpha^2 x''+x''')=\alpha z_2 .
\end{array} \quad (25)$$

L'un ou l'autre de ces systèmes fournit les valeurs de x', x'', x''', qui répondent à la question. En sorte qu'ils se réduisent à un seul. Du reste, la permutation de z_1 et z_2, ou encore des seconds membres d'un système avec ceux d'un autre, n'amène qu'un déplacement d'accents sur les x. Donc, par addition simultanée dans les trois systèmes (25) on aura de suite

$$\begin{aligned}
3(ax'+b) &= z_1 + z_2 \\
3(ax''+b) &= \alpha\, z_1 + \alpha^2 z_2 \\
3(ax'''+b) &= \alpha^2 z_1 + \alpha\, z_2 .
\end{aligned} \qquad (25')$$

ou

$$\begin{aligned}
ax'+b &= (aB-Ab+a\Delta)^{\frac{1}{3}} + (aB-Ab-a\Delta)^{\frac{1}{3}} \\
ax''+b &= \alpha(aB-Ab+a\Delta)^{\frac{1}{3}} + \alpha^2(aB-Ab-a\Delta)^{\frac{1}{3}} \\
ax'''+b &= \alpha^2(aB-Ab+a\Delta)^{\frac{1}{3}} + \alpha\,(aB-Ab+a\Delta)^{\frac{1}{3}} .
\end{aligned} \qquad (26)$$

Formules que l'on peut condenser ainsi :

$$a\begin{Bmatrix} x' \\ x'' \\ x''' \end{Bmatrix} + b = \begin{Bmatrix} 1 \\ \alpha \\ \alpha^2 \end{Bmatrix}(aB-Ab+a\Delta)^{\frac{1}{3}} + \begin{Bmatrix} 1 \\ \alpha^2 \\ \alpha \end{Bmatrix}(aB-Ab-a\Delta)^{\frac{1}{3}} . \qquad (27)$$

VII. Les combinaisons de z_1, αz_1, $\alpha^2 z_1$ avec les quantités analogues en z_2 fourniraient en tout neuf systèmes, qui se décomposent en trois groupes de trois identiques au groupe (25). La remarque faite plus haut nous fera connaître la signification de ce triple résultat. En effet,

$$z_1^3 z_2^3 = (9A)^3 = (9\alpha A)^3 = (9\alpha^2 A)^3$$

ou

$$z_1^3 z_2^3 = 9^3(b^2-ac)^3 = 9^3\left[(\alpha^2 b)^2 - a \cdot ac\right]^3 = 9^3\left[(\alpha b)^2 - a \cdot \alpha^2 c\right]^3 .$$

D'où résulte que les valeurs en question conviennent aussi aux équations

$$ax^3 + 3\alpha bx^2 + 3\alpha^2 cx + d = 0 \quad \text{(inconnue } \alpha x)$$

$$ax^3 + 3\alpha^2 bx^2 + 3\alpha cx + d = 0 \quad \text{(inconnue } \alpha^2 x).$$

Les trois équations fournissent donc neuf systèmes de solutions qui se réduisent réellement à trois différents.

VIII. D'après les égalités (19), (20), (23) et (24), l'expression de l'une des racines x', x'', x''' se trouve donnée en fonction symétrique [1] de ces trois racines. Si, en effet, on remplace

$$-3b \quad \text{par} \quad a(x'+x''+x''')$$

$$54(aB-Ab) \quad \text{par} \quad a^3(2x'-x''-x''')(2x''-x'''-x')(2x'''-x'-x'')$$

$$54a\Delta \quad \text{par} \quad -3^{\frac{3}{2}}ia^3(x'-x'')(x''-x''')(x'''-x') ,$$

---

[1] Une fonction de plusieurs quantités est symétrique par rapport à ces quantités, lorsque la substitution de l'une à l'autre n'altère pas la fonction.

il viendra pour l'expression explicitée

$$\left.\begin{matrix} x' \\ x'' \\ x''' \end{matrix}\right\} = (x' + x'' + x''')$$

$$+ \left\{\begin{matrix} 1 \\ \alpha \\ \alpha^2 \end{matrix}\right\} \left[\tfrac{1}{2}(2x' - x'' - x''')(2x'' - x''' - x')(2x''' - x' - x'') + \tfrac{3^{\frac{3}{2}}}{2} i(x' - x'')(x'' - x''')(x''' - x') \right]^{\frac{1}{3}}$$

$$+ \left\{\begin{matrix} 1 \\ \alpha^2 \\ \alpha \end{matrix}\right\} \left[\tfrac{1}{2}(2x' - x'' - x''')(2x'' - x''' - x')(2x''' - x' - x'') - \tfrac{3^{\frac{3}{2}}}{2} i(x' - x'')(x'' - x''')(x''' - x') \right]^{\frac{1}{3}} \qquad (29)$$

IX. Remarquons, avant de discuter les racines, que l'on a (20)

$$54 a\Delta = z_1^3 - z_2^3 = - 3^{\frac{3}{2}} i a^3 (x' - x'')(x'' - x''')(x''' - x'),$$

ou, au carré,

$$\Delta^2 = - \frac{a^4}{2^2 \cdot 3^3} (x' - x'')^2 (x'' - x''')^2 (x''' - x')^2 \cdot$$

1° Quand $\Delta^2 > 0$, z_1 et z_2 sont réels, donc aussi $3(ax' + b) = z_1 + z_2$.

Mais

$$3(ax'' + b) = \alpha z_1 + \alpha^2 z_2 = - \frac{1}{2}(z_1 + z_2) + \frac{\sqrt{3}}{2} i(z_1 - z_2)$$

$$3(ax''' + b) = \alpha^2 z_1 + \alpha z_2 = - \frac{1}{2}(z_1 + z_2) - \frac{\sqrt{3}}{2} i(z_1 - z_2)$$

sont des valeurs imaginaires. Ainsi, pour $\Delta^2 > 0$, l'une des racines est réelle et les deux autres imaginaires.

2° Si $\Delta^2 = 0$, $z_1 = z_2$. Par suite,

$$3(ax' + b) = 2z_1$$

$$3(ax'' + b) = z_1(\alpha + \alpha^2) = - z_1$$

$$3(ax''' + b) = z_1(\alpha^2 + \alpha) = - z_1$$

Les trois racines sont réelles, et deux sont égales.
Dans ce cas, le premier membre de l'équation équivaut à

$$[3(ax + b) - 2z_1][3(ax + b) + z_1]^2 = [3(ax + b) - z_1 - z_1][3(ax + b) + z_1]$$

$$= \left[9(ax + b)^2 - z_1^2 - z_1[3(ax + b) + z_1] \right] [3(ax + b) + z_1],$$

ou, puisque $z_1 z_2 = z_1^2 = 9A$, il est égal à

$$\left[9(ax + b)^2 - 9(b^2 - ac) - z_1[3(ax + b) + z_1] \right] [3(ax + b) + z_1]$$

$$= \left[9a(ax^2 + 2bx + c) - z_1[3(ax + b) + z_1] \right] [3(ax + b) + z_1].$$

Ce polynôme étant divisible par $[3(ax + b) + z_1]^2$, on en conclut que $9a(ax^2 + 2bx + c)$ est divisible par $3(ax + b) + z_1$; c'est-à-dire que la racine double est aussi racine de l'équation

$$ax^2 + 2bx + c = 0,$$

qui est la dérivée de l'équation proposée.
S'il arrivait que les trois fussent égales, on aurait évidemment, outre la condition précédente, $z_1 = 0$. Et, par suite, $A = 0$, $aB - Ab = 0$. Et l'équation se

réduit à $(ax + b)^3 = 0$. L'équation et ses deux dérivées ont une racine commune qui est celle de $ax + b = 0$.

3° Quand $\Delta^2 < 0$, z_1 et z_2 sont imaginaires; et les trois racines se présentent sous forme imaginaire. Mais z_1 et z_2 sont des quantités imaginaires conjuguées, et l'on prévoit que leur somme doit donner une quantité réelle, ainsi que $\alpha z_1 + \alpha^2 z_2$ ou $\alpha^2 z_1 + \alpha z_2$. Si, en effet, on pose, pour mettre ce fait en évidence,

$$a\mathrm{B} - \mathrm{A}b = \mathrm{R} \quad , \quad -\Delta^2 = \mathrm{D}^2,$$

on aura, dans le cas qui nous occupe, μ, ν étant des quantités réelles

$$(\mathrm{R} + a\mathrm{D}i)^{\frac{1}{3}} = \mu + \nu i = z_1$$

ou

$$\mathrm{R} + a\mathrm{D}i = \mu^3 + 3\mu^2\nu i - 3\mu\nu^2 - \nu^3 i,$$

d'où

$$\mathrm{R} = \mu^3 - 3\mu\nu^2 \qquad a\mathrm{D} = 3\mu^2\nu - \nu^3 ;$$

puis

$$(\mathrm{R} - a\mathrm{D}i)^{\frac{1}{3}} = \mu - \nu i = z_2 .$$

Ainsi z_1 et z_2 sont bien conjuguées. On a donc

$$3(ax' + b) = 2\mu$$

$$3(ax'' + b) = \alpha(\mu + \nu i) + \alpha^2(\mu - \nu i) = -(\mu + \nu\sqrt{3})$$

$$3(ax''' + b) = \alpha^2(\mu + \nu i) + \alpha(\mu - \nu i) = -(\mu - \nu\sqrt{3}) .$$

Expressions toutes trois réelles. Il convient de remarquer que la détermination de μ et ν revient à la résolution de l'équation proposée elle-même, et qu'en conséquence, bien que dans le cas de $\Delta^2 < 0$, les trois racines soient réelles, leur forme algébrique se présente nécessairement avec des imaginaires. C'est à ce cas singulier qu'on a donné le nom de *cas irréductible*.

Il convient aussi de remarquer que l'on tire des relations ci-dessus :

$$\mu^2 + \nu^2 = z_1 z_2 = 9\mathrm{A} .$$

X. On sait aussi par la théorie des équations qu'il y a au moins une racine réelle; si donc x' est cette racine, x'' et x''' seront réelles si leur somme et leur différence le sont. Or, on a :

$$\Delta^2 = -\frac{a^4}{2^2 3^3}(x''' - x'')^2 \left[x'^2 - x'(x'' + x''') + x''x'''\right]^2 \cdot$$

Mais x' étant réel, il en est de même de

$$x'' + x''' = -\frac{3b + ax'}{a}$$

et de

$$x''x''' = -\frac{d}{ax'} \cdot$$

Donc le crochet est réel et son carré positif. Donc la différence $(x''' - x'')^2$ est réelle. Elle est de plus positive tant que $\Delta^2 < 0$; donc enfin la racine $x''' - x''$ est aussi réelle dans ce cas. Ce qui démontre que x'' et x''' sont réelles séparément.

XI. Le premier membre de l'équation peut, à un facteur constant près, être remplacé par le produit.

$$\left[3(ax + b) - (z_1 + z_2)\right] \times \left[3(ax + b) - (\alpha z_1 + \alpha^2 z_2)\right] \times \left[3(ax + b) - (\alpha^2 z_1 + \alpha z_2)\right],$$

lequel se réduit à

$$3^3(ax + b)^3 - 3^2(ax + b)z_1 z_2 - (z_1^3 + z_2^3),$$

ce qui revient à

$$3^3(ax + b)^3 . - 3^3 . 3A(ax + b) - 3^3 . 2(aB - Ab) .$$

En conséquence, posant :

$$ax + b = y ,$$

l'équation proposée se réduit à

$$y^3 - 3Ay + 2(Ab - aB) = 0 . \tag{30}$$

C'est l'équation *privée de second terme* telle qu'on la considère d'ordinaire.
Remarquons que si l'on élève au cube les deux membres de

$$3(ax + b) = z_1 + z_2 ,$$

on a immédiatement

$$3^3(ax + b)^3 = 3z_1 z_2 (z_1 + z_2) + (z_1^3 + z_2^3) ,$$

ce qui équivaut à

$$3^3(ax + b)^3 - 3^2 z_1 z_2 (ax + b) -- (z_1^3 + z_2^3) = 0 ;$$

c'est l'expression que nous venons de trouver.

XII. Les formules (25) donnent encore :

$$3z_1(ax + b) + z_2^2 = z_1^2 + z_1 z_2 + z_2^2 \quad = \quad \left[3z_2(ax + b) + z_1^2\right]$$

$$3z_1(ax + b) + z_2^2 = \alpha^2(\alpha^2 z_1^2 + z_1 z_2 + \alpha z_2^2) = \alpha^2 \left[3z_2(ax + b) + z_1^2\right]$$

$$3z_1(ax + b) + z_2^2 = \alpha(\alpha z_1 + z_1 z_2 + \alpha^2 z_2^2) = \alpha \left[3z_2(ax + b) + z_1^2\right] .$$

Ce qui revient, d'après (14'), à :

$$\left[3z_1(ax + b) + z_2^2\right] = \begin{Bmatrix} 1 \\ \alpha \\ \alpha^2 \end{Bmatrix} \left[3z_2(ax + b) + z_1^2\right],$$

Et, par conséquent, à

$$\left[3z_1(ax + b) + z_2^2\right]^3 = \left[3z_2(ax + b) + z_1^2\right]^3 .$$

En posant

$$3z_1(ax + b) + z_2^2 = X$$

$$3z_2(ax + b) + z_1^2 = Y ,$$

l'équation proposée se présente sous sa forme la plus réduite

$$X^3 = Y^3 . \tag{31}$$

C'est ce qu'on appelle l'*équation canonique* du troisième degré ([1]). Quand on en
connaît les facteurs X et Y, la résolution est ramenée à une simple extraction
de racine cubique.

XIII. Pour introduire les coefficients de l'équation, ou les fonctions de ceux-
ci que nous avons considérées, nous pouvons écrire, par exemple, au lieu de

$$3z_1(ax + b) + z_2^2 = 3z_2(ax + b) + z_1^2$$

la même expression multipliée par $z_1 z_2$, en observant que $z_1 z_2 = 9A$, ce qui
donne

$$z_1\left[3^3 A(ax + b) + z_2^3\right] = z_2\left[3^3 A(ax + b) + z_1^3\right] .$$

Puis, élevant au cube et remplaçant z_1^3 et z_2^3, il vient, après réduction :

$$(aB - Ab + a\Delta)(Ax + B - \Delta)^3 = (aB - Ab - a\Delta)(Ax + B + \Delta)^3 . \tag{32}$$

([1]) Ce n'est autre chose que le résultat d'une substitution linéaire générale.

Mais on obtient plus rapidement ce résultat comme il suit. Prenons la relation

$$3(ax + b) = z_1 + z_2 ,$$

multiplions par $z_1 z_2 = 9\mathrm{A}$, nous aurons identiquement :

$$27\mathrm{A}(ax + b)(z_1 - z_2) = z_1 z_2(z_1^2 - z_2^2) ,$$

d'où séparant

$$z_1\left[27\mathrm{A}(ax + b) + z_2^3\right] = z_2\left[27(\mathrm{A}(ax + b) + z_1^3\right] ,$$

ce qui ramène l'expression ci-dessus.

XIV. La fonction Δ^2, d'après le n° VIII, est égale, à une constante près, au carré des différences des racines. C'est donc un *invariant*. Elle caractérise l'existence de deux racines égales, c'est donc le *discriminant* de la fonction du troisième degré $(ax^3 + 3bx^2 + 3cx + d)$.

Si, du reste, on écrit l'équation

$$x(ax^2 + 2bx + c) + (bx^2 + 2cx + d) = 0 ,$$

on voit qu'elle sera satisfaite en posant simultanément :

$$ax^2 + 2bx + c = 0 \quad , \quad bx^2 + 2cx + d = 0 . \qquad (33)$$

qui doivent avoir une racine commune avec la proposée. Pour éliminer cette racine, en nous ramenant aux procédés du premier degré, multiplions chacune des deux équations par x et par 1, et écrivons :

$$ax^3 + 2bx^2 + cx = 0 ,$$
$$ax^2 + 2bx + c = 0 ,$$
$$bx^3 + 2cx^2 + dx = 0 ,$$
$$bx^2 + 2cx + d = 0 .$$

L'élimination de x^3, x^2, x, entre ces quatre équations, donne :

$$\begin{vmatrix} a & 2b & c & o \\ o & a & 2b & c \\ b & 2c & d & o \\ o & b & 2c & d \end{vmatrix} = \mathrm{B}^2 - 4\mathrm{AC} = \Delta^2 = 0$$

Ainsi $\Delta^2 = 0$ est la condition que l'équation et sa dérivée aient une racine commune ou que la proposée ait deux racines égales.

XV. L'équation peut encore s'écrire sous la forme :

$$x^2(ax + b) + 2x(bx + c) + (cx + d) = 0 .$$

On y satisfait aussi en posant

$$ax + b = 0 \quad , \quad bx + c = 0 \quad , \quad cx + d = 0 ,$$

qui ont simultanément une racine commune avec la proposée. On en tire :

$$\frac{a}{b} = \frac{b}{c} = \frac{c}{d} \quad \text{ou} \quad \mathrm{A} = 0 \quad , \quad \mathrm{B} = 0.$$

Ainsi les conditions $\mathrm{A} = 0$, $\mathrm{B} = 0$, $\Delta = 0$, expriment que la proposée et ses deux dérivées ont une racine commune. Le premier membre de la primitive est un cube parfait.

XVI. Résolvons l'équation précédente comme une équation du second degré, nous aurons :

$$(ax + b)x + (bx + c) = \pm \left[(bx + c)^2 - (ax + b)(cx + d)\right]^{\frac{1}{2}},$$

ou

$$(ax^2 + 2bx + c)^2 = Ax^2 + 2Bx + C.$$

Cette égalité remarquable n'a évidemment lieu que pour les valeurs spéciales x, x'', x''' des racines de l'équation donnée. Or, on peut remarquer que

$$3(ax^2 + 2bx + c) = 3ax^2 - 2a(x' + x'' + x''') + a(x'x'' + x''x''' + x'''x')$$
$$= a\left[(x - x')(x - x'') + (x - x')(x - x''') + (x - x'')(x - x''')\right].$$

Cette fonction est donc un covariant, pour la substitution $(x + h)$ à x ou même $(\alpha x + \beta)$ à x. Donc $Ax^2 + 2Bx + C$ doit en être aussi un. Mais il y a plus : il demeure covariant pour la substitution $\dfrac{\alpha x + \beta}{\alpha' x + \beta'}$ à x. En effet, remplaçons a, b, c, d par leurs valeurs en fonction des racines, il viendra :

$$\frac{9}{a^2}(Ax^2 + 2Bx + C) = x^2\left[\Sigma x'^2 - \Sigma x'x''\right] - x\left[\Sigma x'x''^2 - 6x'x''x'''\right] + \left[\Sigma x'^2 x''^2 - x'x''x'''\Sigma x'\right]$$
$$= (x - x')(x - x'')(x' - x''')(x'' - x''')$$
$$+ (x - x'')(x - x''')(x'' - x')(x''' - x')$$
$$+ (x - x''')(x - x')(x''' - x'')(x' - x'')$$
$$= \frac{1}{2}\left[(x - x')^2(x'' - x''')^2 + (x - x'')^2(x''' - x')^2 + (x - x''')^2(x' - x'')^2\right].$$

Ce qui confirme l'assertion précédente, puisque x, x', x'', x''' figurent chacun deux fois dans chaque terme. Ce covariant porte le nom de *covariant de Hesse* ou de *Hessien* de $ax^3 + 3bx^2 + 3cx + d$. Il est visible, d'après la forme précédente, que si deux racines sont égales, $x' = x''$, le hessien se réduit à $(x - x')^2(x' - x''')^2$. C'est-à-dire que le premier membre et le hessien ont un facteur carré $(x - x')^2$ commun. On voit, en outre, que dans ce cas le hessien se réduit à un carré. On peut donc dire inversement que si l'équation et le hessien égalé à zéro ont une racine commune, cette racine est double; le discriminant est nul et le hessien est un carré.

XVII. Décomposons le hessien en ses deux facteurs, il vient :

$$(Ax + B + \Delta)(Ax + B - \Delta) = AH^2.$$

Nous retrouvons ainsi les facteurs de l'équation canonique : on peut donc dire que *le hessien sert à composer cette équation.*

En outre, on a :

$$(Ax + B + \Delta)^3(Ax + B - \Delta)^3 = A^3H^6. \tag{34}$$

Multiplions par $z_1^3 z_2^3 = (9A)^3$, il vient :

$$\left[(aB - Ab + a\Delta)(Ax + B - \Delta)^3\right] \times \left[(aB - Ab - a\Delta)(Ax + B + \Delta)^3\right] = (3AH)^6.$$

Et si, à raison de la symétrie, nous égalons séparément les facteurs en évidence à $(3AH)^3$, nous aurons :

$$(aB - Ab - a\Delta)(Ax + B - \Delta)^3 = (aB - Ab - a\Delta)(Ax + B + \Delta)^3;$$

relation qui est précisément l'équation canonique elle-même exprimée par les fonctions de coefficients de l'équation proposée.

QUATRIÈME DEGRÉ

I. L'équation s'écrit :

$$ax^4 + 4bx^3 + 6cx^2 + 4dx + e = 0 . \qquad (1)$$

Soient x', x'', x''', x^{iv} les quatre racines. On a les relations fondamentales :

$$a\Sigma x' \quad = a(x' + x'' + x''' + x^{\text{iv}}) \ldots \ldots \ldots \ldots . = -4b \quad (2)$$

$$a\Sigma x'x'' \quad = a(x'x'' + x'x''' + x'x^{\text{iv}} + x''x''' + x''x^{\text{iv}} + x'''x^{\text{iv}}) = \quad 6c \quad (3)$$

$$a\Sigma x'x''x''' = a(x'x''x''' + x'x''x^{\text{iv}} + x'x'''x^{\text{iv}} + x''x'''x^{\text{iv}}) \ldots = -4d \quad (4)$$

$$ax'x''x'''x^{\text{iv}} \ldots \ldots \ldots \ldots \ldots \ldots \ldots = \quad e . \quad (5)$$

Élevons (2) au carré, il vient :

$$a^2\Sigma x'^2 + 2a^2\Sigma x'x'' = 16b^2 ,$$

donc

$$a^2\Sigma x'^2 = 16b^2 - 12ac . \qquad (6)$$

Multiplions (2) et (3), il vient :

$$a^2\Sigma x'x''^2 + 3a^2\Sigma x'x''x''' = -24bc ,$$

ou

$$a^2\Sigma x'x''^2 = -24bc + 12ad . \qquad (7)$$

Élevons (2) au cube :

$$a^3\Sigma x'^3 + 3a^3\Sigma x'x''^2 + 6a^3\Sigma x'x''x''' = -64b^3 ,$$

d'où

$$a^3\Sigma x'^3 = -64b^3 - 12a^2d + 72abc . \qquad (8)$$

Multiplions (2) et (4)

$$a^2\Sigma x'x''x'''^2 + 4a^2x'x''x'''x^{\text{iv}} = 16bd ,$$

d'où

$$a^2\Sigma x'x''x'''^2 = 16bd - 4ae . \qquad (9)$$

Élevons (3) au carré :

$$a^2\Sigma x'^2x''^2 + 2a^2\Sigma x'x''x'''^2 + 6a^2x'x''x'''x^{\text{iv}} = 36c^2 ,$$

ou

$$a^2\Sigma x'^2x''^2 = 36c^2 - 32bd + 2ae \qquad (10)$$

Élevons (4) au carré :

$$a^2\Sigma x'^2x''^2x''^2 + 2a^2\Sigma x'x''x''^2x^{\text{iv}2}$$
$$= a^2\Sigma x'^2x''^2x'''^2 + 2a^2x'x''x'''x^{\text{iv}}\Sigma x'x'' = 16d^2 ,$$

d'où

$$a^2\Sigma x'^2x''^2x'''^2 = 16d^2 - 12ce . \qquad (11)$$

Élevons (6) au carré :

$$a^4\Sigma x'^4 + 2a^4\Sigma x'^2x''^2 = 256b^4 + 144a^2c^2 - 384ab^2c ,$$

ou

$$a^4\Sigma x'^4 = 256b^4 + 72a^2c^2 - 384ab^2c + 64a^2bd - 4a^3e . \qquad (12)$$

Multiplions (2) et (8)

$$a^4\Sigma x'^4 + a^4\Sigma x'^3x'' = 256b^4 + 48a^2bd - 288ab^2c ,$$

ou

$$a^4\Sigma x'^3x'' = 96ab^2c - 72a^2c^2 - 16a^2bd + 4a^3e . \qquad (13)$$

II. Il nous faut maintenant remplacer les relations (3), (4), (5) par trois relations du premier degré en x', x'', x''' et x^{iv}. Soit posé

$$z = Mx' + Nx'' + Px''' + Rx^{iv};$$

par suite de la permutation des coefficients M, N, P, R, z prendra 24 valeurs qui seront racines de l'équation

$$(z - z_1)(z - z_1')(z - z_1'')(z - z_1''')(z - z_2) \ldots \ldots (z - z_6''') = 0.$$

Mais l'indétermination des coefficients M, N, P, R nous permet d'abaisser le degré de cette équation. La considération des coefficients de cette équation nous conduirait à des calculs longs, et il vaudra mieux étudier les formes mêmes de z, pour en réduire le nombre au préalable, si cela peut se faire aisément.

Si d'abord on fait $M = N$, on voit que

$$z_1 = M(x' + x'') + Px''' + Rx^{iv},$$
$$z_2 = M(x' + x'') + Rx''' + Rx^{vi}.$$

Comme on peut former six sommes différentes analogues à $x' + x''$, il en résulte qu'on pourra former six groupes identiques au précédent; ce qui fournira douze valeurs de z. Mais ce groupe lui-même ne comprendrait plus qu'une valeur de z si l'on avait $P = R$. Et les valeurs de z seraient réduites à six, savoir :

$$z_1 = M(x' + x'') + P(x''' + x^{iv})$$
$$z_2 = M(x' + x''') + P(x^{iv} + x'')$$
$$z_3 = M(x' + x^{iv}) + P(x'' + x''')$$
$$z_4 = M(x'' + x''') + P(x^{iv} + x')$$
$$z_5 = M(x'' + x^{iv}) + P(x' + x''')$$
$$z_6 = M(x''' + x^{iv}) + P(x' + x'').$$

L'équation en z serait donc du sixième degré. Pour l'abaisser au troisième, il faudrait que

$$\Sigma z_1 = 0 \qquad \Sigma z_1 z_2 z_3 = 0 \qquad \Sigma z_1 z_2 z_3 z_4 z_5 = 0.$$

Et d'abord

$$\Sigma z_1 = 3(M + P)(x' + x'' + x''' + x^{iv}).$$

Donc il faudrait poser

$$M = -P = a.$$

Il en résulterait

$$z_1 = -z_6 \quad , \quad z_2 = -z_5 \quad , \quad z_3 = -z_4$$

Et l'équation en z se transformerait en

$$(z^2 - z_1^2)(z^2 - z_2^2)(z^2 - z_3^2) = 0,$$

laquelle est visiblement du troisième degré par rapport à z
Les conditions ci-dessus sont donc remplies.

III. En résumé, nous avons :

$$\pm z_1 = a(x' + x'' - x''' - x^{iv})$$
$$\pm z_2 = a(x' - x'' - x''' + x^{iv})$$
$$\pm z_3 = a(x' - x'' + x''' - x^{iv})$$

avec l'équation

$$z^6 - z^4(z_1^2 + z_2^2 + z_3^2) + z^2(z_1^2 z_2^2 + z_2^2 z_3^2 + z_3^2 z_1^2) - z_1^2 z_2^2 z_3^2 = 0,$$

dont nous allons calculer les coefficients.

IV. On a :

$$z_1^2 + z_2^2 + z_3^2 = 3a^2\Sigma x'^2 - 2a^2\Sigma x'x'' = 48(b^2 - ac)$$
$$= a^2\left[(x'-x'')^2+(x'-x''')^2+(x'-x^{\mathrm{iv}})^2+(x''-x''')^2+(x''-x^{\mathrm{iv}})^2+(x'''-x^{\mathrm{iv}})^2\right]. \quad (14)$$

$$z_1^2 z_2^2 + z_2^2 z_3^2 + z_3^2 z_1^2 = 3a^4\Sigma x'^4 + 2a^4\Sigma x'^2 x''^2 - 4a^4\Sigma x'^3 x'' + 4a^4\Sigma x'^2 x''x''' - 24a^4 x'x''x'''x^{\mathrm{iv}}$$
$$= 64\left[12(b^2 - ac)^2 + a^2(4bd - 3c^2 - ae)\right].$$

$$z_1 z_2 z_3 \qquad = a^3\Sigma x'^3 - a^2\Sigma x'x''^2 + 2a^3\Sigma x'x''x'''$$
$$= 32\left[a(bc - ad) - 2b(b^2 - ac)\right]. \qquad\qquad (15)$$

On a aussi :

$$z_1^2 - z_2^2 = (z_1 + z_2)(z_1 - z_2) = 4a^2(x' - x''')(x'' - x^{\mathrm{iv}})$$
$$z_2^2 - z_3^2 = (z_2 + z_3)(z_2 - z_3) = 4a^2(x' - x'')(x^{\mathrm{iv}} - x''')$$
$$z_3^2 - z_1^2 = (z_3 + z_1)(z_3 - z_1) = 4a^2(x' - x^{\mathrm{iv}})(x''' - x'').$$

D'une part le produit des quantités donne la fonction symétrique par rapport aux racines :

$$(z_1^2 - z_2^2)(z_2^2 - z_3^2)(z_3^2 - z_1^2) = 4^3 a^6(x'-x'')(x'-x''')(x'-x^{\mathrm{iv}})(x''-x''')(x''-x^{\mathrm{iv}})(x'''-x^{\mathrm{iv}}). \quad (16)$$

D'autre part, les différences de ces quantités, prises deux à deux, sont (écrites autrement) :

$$2z_1^2 - z_2^2 - z_3^2 = 4a^2\left[2(x'x'' + x'''x^{\mathrm{iv}}) - (x' + x'')(x''' + x^{\mathrm{iv}})\right]$$
$$2z_2^2 - z_3^2 - z_1^2 = 4a^2\left[2(x''x''' + x^{\mathrm{iv}}x') - (x'' + x''')(x^{\mathrm{iv}} + x')\right]$$
$$2z_3^2 - z_1^2 - z_2^2 = 4a^2\left[2(x'''x' + x''x^{\mathrm{iv}}) - (x''' + x')(x'' + x^{\mathrm{iv}})\right].$$

Le produit sera encore une fonction symétrique des racines, attendu la composition des produits tels que $x'x''$ et des sommes telles que $x' + x''$. On aura donc :

$$(2z_1^2 - z_2^2 - z_3^2)(2z_2^2 - z_3^2 - z_1^2)(2z_3^2 - z_1^2 - z_2^2) =$$

$$4^3 a^6\left[(2x'x''+x'''x^{\mathrm{iv}})-(x'+x'')(x'''+x^{\mathrm{iv}})\right]\left[(2x''x'''+x^{\mathrm{iv}}x')-(x''+x''')(x^{\mathrm{iv}}+x')\right]\left[2(x'''x'+x''x^{\mathrm{iv}})-(x'''+x')(x''+x^{\mathrm{iv}})\right]$$
$$(17)$$

Posons pour abréger

$$A = b^2 - ac \qquad bc - ad = 2B \quad, \quad 4bd - 3c^2 - ae = 12\,I.$$

Si l'on fait encore :

$$-4^2 A a_1 = b_1 \quad; \quad 4^4(A^2 + a^2 I)a_1 = c_1 \qquad -4^6 a_1(aB - Ab)^2 = d_1.$$

Il vient pour l'équation en $z^2 = t$

$$a_1 t^3 + 3b_1 t^2 + 3c_1 t + d_1 = 0,$$

équation de même forme que celle considérée au chapitre précédent.

V. Mise sous la forme *privée du second terme*, elle devient, en posant $a_1 t + b_1 = 4^2 a u.$

$$u^3 - 3(b_1^2 - a_1 c_1)u + \left[2(b_1^2 - a_1 c_1)b_1 - a_1(b_1 d_1 - a_1 d_1)\right] = 0.$$

Or

$$b_1^2 - a_1 c_1 = 4^4\left[A^2 - (A^2 + a^2 I)\right] = -4^4 a^2 I$$

$$2(b_1^2 - a_1 c_1)b_1 - a_1(b_1 c_1 - a_1 d_1) = 4^6\left[A(A^2 + 3a^2 I) - (aB - Ab)^2\right]$$
$$= 4^6 a^3 \frac{ace + 2bcd - ad^2 - eb^2 - c^3}{4}.$$

Si nous posons

$$ace + 2bcd - ad^2 - eb^2 - c^3 = -8\,J.$$

L'équation privée de second terme devient, après division par $4^6 a^3$:

$$u^3 + 3\mathrm{I}u - 2\mathrm{J} = 0 .$$

VI. Résolvant cette équation, nous aurons, en posant encore :

$$\mathrm{J}^2 + \mathrm{I}^3 = \Delta^2$$

$$u_1 = [\mathrm{J} + \Delta]^{\frac{1}{3}} + [\mathrm{J} - \Delta]^{\frac{1}{3}}$$

$$u_2 = \alpha\,[\mathrm{J} + \Delta]^{\frac{1}{3}} + \alpha^2[\mathrm{J} - \Delta]^{\frac{1}{3}}$$

$$u_3 = \alpha^2[\mathrm{J} + \Delta]^{\frac{1}{3}} + \alpha\,[\mathrm{J} - \Delta]^{\frac{1}{3}} . \tag{18}$$

On a donc aussi :

$$z_1^2 = 16(\mathrm{A} + a u_1) = 16\left[\mathrm{A} + a\,(\mathrm{J} + \Delta)^{\frac{1}{3}} + a\,(\mathrm{J} - \Delta)^{\frac{1}{3}}\right]$$

$$z_2^2 = 16(\mathrm{A} + a u_2) = 16\left[\mathrm{A} + \alpha a(\mathrm{J} + \Delta)^{\frac{1}{3}} + \alpha^2 a\,(\mathrm{J} - \Delta)^{\frac{1}{3}}\right] \tag{19}$$

$$z_3^2 = 16(\mathrm{A} + a u_3) = 16\left[\mathrm{A} + \alpha^2 a(\mathrm{J} + \Delta)^{\frac{1}{3}} + \alpha a(\mathrm{J} - \Delta)^{\frac{1}{3}}\right] .$$

Il convient peut-être de grouper ici les relations précédemment écrites :

$$\mathrm{A} = b^2 - ac \quad , \quad 2\mathrm{B} = bc - ad ;$$

$$12\,\mathrm{I} = 4bd - 3c^2 - ae ;$$

$$8\mathrm{J} = c^3 + eb^2 + ad^2 - 2bcd - ace ;$$

$$\Delta^2 = \mathrm{J}^2 + \mathrm{I}^3 . \tag{20}$$

Puis

$$\Sigma z_1^2 = 48\mathrm{A} \quad , \quad \Sigma z_1^2 z_2^2 = 3 . 4^4(\mathrm{A}^2 + a^2\mathrm{I}) ;$$

$$z_1 z_2 z_3 = 4^3(a\mathrm{B} - \mathrm{A}b) .$$

On a aussi :

$$(z_1^2 - z_2^2)\,(z_2^2 - z_3^2)\,(z_3^2 - z_1^2) = 16^3 a^3(u_1 - u_2)\,(u_2 - u_3)\,(u_3 - u_1)$$

$$= \pm 2 . 3^{\frac{3}{2}} 16^3 a^3 i\Delta . \tag{21}$$

Pareillement, si l'on remarque que

$$2z_1^2 - z_2^2 - z_3^2 = 16a\left[(u_1 - u_2) - (u_3 - u_1)\right] = 16a\left[3u_1 - (u_1 + u_2 + u_3\right] = 48au_1,$$

on en conclura que le produit

$$(2z_1^2 - z_2^2 - z_3^2)\,(2z_2^2 - z_3^2 - z_1^2)\,(2z_3^2 - z_1^2 - z_2^2) = 2 . 48^3 a^3 \mathrm{J} . \tag{22}$$

VII. Les deux seuls systèmes d'équations à poser sont les suivants :

$$
\begin{aligned}
a(x' + x'' + x''' + x^{\mathrm{iv}}) &= - 4b & \qquad a(x' + x'' + x''' + x^{\mathrm{iv}}) &= - 4b \\
a(x' + x'' - x''' - x^{\mathrm{iv}}) &= + z_1 & \qquad a(x' + x'' - x''' - x^{\mathrm{iv}}) &= - z_1 \\
a(x' - x'' - x''' + x^{\mathrm{iv}}) &= + z_2 & \qquad a(x' - x'' - x''' + x^{\mathrm{iv}}) &= - z_2 \\
a(x' - x'' + x''' - x^{\mathrm{iv}}) &= + z_3 & \qquad a(x' - x'' + x''' + x^{\mathrm{iv}}) &= - z_1 .
\end{aligned}
\tag{23}
$$

De plus ils s'excluent mutuellement. En effet, le produit $z_1 z_2 z_3 = + 64(a\mathrm{B} - \mathrm{A}b)$.
Il est donc positif ou négatif en même temps que $a\mathrm{B} - \mathrm{A}b$. Or, on peut écrire :

$$(+z_1)(+z_2)(+z_3) = (+z_1)(-z_2)(-z_3) = (-z_1)(+z_2)(-z_3) = (-z_1)(-z_2)(+z_3) = +64(a\mathrm{B} - \mathrm{A}b)$$

$$-z_1)(-z_2)(-z_3) = (-z_1)(+z_2)(+z_3) = (+z_1)(-z_2)(+z_3) = (+z_1)(+z_2)(-z_3) = -64(a\mathrm{B} - \mathrm{A}b) .$$

C'est-à-dire qu'on pourra prendre, pour un même système de solutions, trois radicaux positifs ou seulement un positif tant que aB sera plus grand que Ab. Il faudra prendre les trois radicaux négatifs ou un seul négatif quand aB sera plus petit que Ab.

En résumé, les racines se réduisent toujours à quatre. Et, en nous rappelant que z_1, z_2, z_3 changent de signe avec aB — Ab, il nous suffira d'écrire :

$$
\begin{aligned}
4(ax' + b) &= z_1 + z_2 + z_3 \\
4(ax'' + b) &= z_1 - z_2 - z_3 \\
4(ax''' + b) &= - z_1 - z_2 + z_3 \\
(4ax^{\mathrm{IV}} + b) &= - z_1 + z_2 - z_3.
\end{aligned}
\tag{23'}
$$

Introduisant les valeurs de z, et condensant les formules, nous aurons :

$$
\begin{Bmatrix} ax' +b \\ ax'' +b \\ ax''' +b \\ ax^{\mathrm{IV}} +b \end{Bmatrix} = \begin{matrix} + \\ + \\ - \\ - \end{matrix} \Big\{ \big[\mathrm{A}+a(\mathrm{J}+\Delta)^{\frac{1}{3}} +a(\mathrm{J}-\Delta)^{\frac{1}{3}}\big]^{\frac{1}{2}} \begin{matrix} + \\ - \\ - \\ + \end{matrix} \big[\mathrm{A}+\alpha a(\mathrm{J}+\Delta)^{\frac{1}{3}}+\alpha^2 a(\mathrm{J}-\Delta)^{\frac{1}{3}}\big]^{\frac{1}{2}} \begin{matrix} + \\ - \\ + \\ - \end{matrix} \big[\mathrm{A}+\alpha^2 a(\mathrm{J}+\Delta)^{\frac{1}{3}}+\alpha a(\mathrm{J}-\Delta)^{\frac{1}{3}}\big]^{\frac{1}{2}}. \tag{24}
$$

Pour exprimer symétriquement chaque racine en fonction des quatre racines, il suffit évidemment dans l'expression précédente, de remplacer, en tenant compte des relations (IV), (21), (22)

$$4b \quad \text{par} \quad a(x'+ x''+ x'''+ x^{\mathrm{IV}})$$

$$48\mathrm{A} \quad \text{par} \quad a^2\big[(x'-x'')^2+(x'-x''')^2+(x'-x^{\mathrm{IV}})^2+(x''-x''')^2+(x''-x^{\mathrm{IV}})^2+(x'''-x^{\mathrm{IV}})^2\big]$$

$$\pm 2.3^{\frac{1}{2}}4^3 i \Sigma \quad \text{par} \quad a^3(x'-x'')(x'-x''')(x'-x^{\mathrm{IV}})(x''-x''')(x''-x^{\mathrm{IV}})(x'''-x^{\mathrm{IV}})$$

$$2.12^3 \mathrm{J} \quad \text{par} \quad a^3\big[(x'-x''')(x''-x^{\mathrm{IV}})-(x'-x^{\mathrm{IV}})(x'''-x'')\big]$$

$$\times \big[(x'-x'')(x^{\mathrm{IV}}-x''')-(x'-x''')(x''-x^{\mathrm{IV}})\big]$$

$$\times \big[(x'-x^{\mathrm{IV}})(x'''-x'')-(x'-x'')(x^{\mathrm{IV}}-x''')\big]$$

$$\text{ou} \quad a^3 \Sigma (x'-x'')^2(x'''-x^{\mathrm{IV}})^2(x'-x''')(x^{\mathrm{IV}}-x'').$$

Nous ne développerons pas cette expression, qui est d'une longueur considérable, puisqu'il faut exécuter la substitution précédente trois fois.

IX. Examinons maintenant la nature des racines au point de vue de leur réalité. Et d'abord l'une des trois quantités z_1^2, z_2^2, z_3^2 est toujours réelle : les deux autres sont réelles ou imaginaires.

1° Si z_1^2, z_2^2, z_3^2 sont réelles et positives, on a d'abord :

$$\big[(z_1^2-z_3^2)(z_2^2-z_3^2)(z_3^2-z_1^2)\big]^2 > 0 \ , \ z_1^2+z_2^2+z_3^2 > 0 \ , \ z_1^2 z_2^2 + z_2^2 z_3^2 + z_3^2 z_1^2 > 0,$$

c'est-à-dire :

$$\Delta^2 < 0 \ , \quad \mathrm{A} > 0 \ , \quad \mathrm{A}^2 + a^2 \mathrm{I} > 0. \tag{25}$$

Les racines x', x'', x''', x^{IV} étant des sommes de quantités réelles, sont évidemment réelles.

A ces conditions, remarquons qu'on peut ajouter $\mathrm{J} > 0$, qu'on obtient en considérant l'équation en u, et qui est conséquence des précédents. Du reste, le produit z_1^2, z_2^2, z_3^2 est de lui-même positif puisqu'il est égal à $4^6(a\mathrm{B} - \mathrm{A}b)^2$.

Quand z_1^2, z_2^2, z_3^2 étant réelles, présentent des valeurs négatives, la condition $\Delta^2 > 0$ est toujours satisfaite; mais les deux autres sont en général incompatibles, car $z_1^2 z_2^2 z_3^2$ étant positif, deux des facteurs sont négatifs forcément dans ce cas; soient z_2^2 et z_3^2. Nous pouvons écrire, avec les signes

$$z_1^2 > z_2^2 + z_3^2, \quad z_2^2 z_3^2 > z_1^2(z_2^2 + z_3^2).$$

On peut évidemment supposer $z_2^2 \gtreqless z_3^2$.

Donc, a-t-on a fortiori d'après les inégalités précédentes

$$z_1^2 > 2z_3^2 \qquad z_2^2 z_3^2 > 2z_1^2 z_3^2 \qquad \text{ou} \qquad z_2^2 > 2z_1^2,$$

d'où

$$z_2^2 > 4z_3^2.$$

Introduisant pareillement cette hypothèse, on conclut que

$$z^2 > 25z_3^2,$$

et ainsi de suite. En sorte que z_2^2 a une valeur infiniment grande par rapport à z_3^2. Ce qui ne peut être qu'en supposant que $z_3 = 0$. L'équation en t se réduit alors au second degré. Et l'on est averti de ce fait par la condition

$$a\mathrm{B} - \mathrm{A}b = 0.$$

Ainsi les conditions (23) sont nécessaires et suffisantes pour que les quatre racines soient réelles. Si l'une de ces conditions manque, les quatre racines sont imaginaires. Il est entendu que nous envisageons le cas où les trois valeurs z_1^2, z_2^2, z_3^2 sont réelles.

2° Il faut cependant faire une restriction pour le cas où z_2^2 et z_3^2 étant réelles et négatives, sont en outre égales. En effet, les imaginaires z_2 et z_3 donnent une somme imaginaire, mais une différence réelle; en sorte que x' et x'' sont imaginaires et x''' et x^{iv} réelles.

Mais l'égalité de z_2^2 et z_3^2 entraine celle de u_2 et u_3, c'est-à-dire qu'on a $\Delta = 0$. On voit que dans ce cas x''' et x^{iv} deviennent toujours réelles et égales.

3° Quand z_1^2 seul est réel, z_2^2 et z_3^2 sont imaginaires conjuguées, et il en est de même de leurs racines, comme on a eu déjà occasion de le voir. La somme $z_2 + z_3$ est donc réelle; en outre, comme $z_2^2 z_3^2$ est nécessairement positif, et que de plus $z_1^2 z_2^2 z_3^2 = 4^6(a\mathrm{B} - \mathrm{A}b)^2$ est lui-même positif, il en résulte $z_1^2 > 0$, donc z_1 est réel. Ainsi les racines x' et x'' sont réelles, x''' et x^{iv} imaginaires. Du reste, dans le produit

$$(z_1^2 - z_2^2)(z_2^2 - z_3^2)(z_3^2 - z_1^2) = [z_1^4 - z_1^2(z_2^2 + z_3^2) + z_2^2 z_3^2](z_3^2 - z_2^2)$$

le crochet est réel; le facteur $z_3^2 - z_2^2 = 16a(u_3 - u_2) = 16\big[(\mathrm{J} + \Delta)^{\frac{1}{3}} - (\mathrm{J} - \Delta)^{\frac{1}{3}}\big](\alpha^2 - \alpha')$, c'est-à-dire que son carré est négatif; donc le produit lui-même est négatif, et, par suite, $\Delta^2 > 0$.

4° Revenons au cas des racines égales.

Et d'abord x''' et x^{iv} seront égales si $z_2 = z_3$. D'où $z_2^2 = z_3^2$, et comme on l'a vu déjà $\Delta = 0$.

Le premier membre de l'équation peut donc s'écrire :

$$[4(ax + b) + z_1]^2 \times [4(ax + b) - z_1 + 2z_2][4(ax + b) - z_1 - 2z_2]$$

$$= [4(ax + b) + z_1]^2 \times [16(ax + b)^2 - 8z_1(ax + b) + z_1^2 - 4z_2^2].$$

Faisons passer le facteur $4(ax + b) + z_1$ dans le second crochet; le produit deviendra :

$$[4(ax+b)+z_1]\big[(64(ax+b)^3 - 4(ax+b)(z_1^2+2z_2^2) - 2z_1 z_2^2 - (4(ax+b)+z_1)(16(ax+b)^2 - z_1^2+2z_2^2)\big].$$

Le second crochet étant divisible par $4(ax + b) + z_1$, il faut que

$$64(ax + b)^3 - 4(ax + b)(z_1^2 + 2z_2^2) - 2z_1 z_2^2$$

$$= 64(ax + b)^3 - 4 \cdot 48\mathrm{A}(ax + b) - 2 \cdot 64(a\mathrm{B} - \mathrm{A}b),$$

$$= 64a^2(ax^3 + 3bx^2 + 3cx + d)$$

soit divisible par $4(ax + b) + z_1$. Ainsi la racine *double* est commune à l'équation et à sa première dérivée.

Dans le cas particulier où $z_2 = z_3 = 0$, deux racines sont égales aux deux autres. Et l'on a $z_1 z_2 z_3 = 0$; il faut donc aux précédentes joindre la condition :

$$a\mathrm{B} = \mathrm{A}b.$$

Le premier membre de l'équation devient :

$$[4(ax+b)+z_1]^2[4(ax+b)-z_1]^2$$
$$=[16(ax+b)^2-z_1^2]^2$$
$$=16^2a^2(ax^2+2bx+c)^2 .$$

Ainsi l'équation proposée se réduit à un carré parfait. Elle équivaut à

$$ax^2+2bx+c=0 .$$

En second lieu, x'', x''', x^{IV} seront égales si $z_1^2=z_2^2=z_3^2$, car alors $z_1=z_2=z_3$ (les signes étant choisis comme on l'a vu). Il résulte de là que $u_1=u_2=u_3=0$, puisque $u_1+u_2+u_3=0$. Donc

$$\Delta=0 \quad , \quad J=0 \quad , \quad I=0 .$$

Le premier membre de l'équation peut être remplacé par :

$$[4(ax+b)-3z_1][4(ax+b)+z_1]^3=[4(ax+b)-z_1-2z_1][4(ax+b)+z_1]^3$$
$$=[(16(ax+b)^2-z_1^2)-2z_1(4(ax+b)+z_1)][4(ax+b)+z_1]^2$$
$$=[16a(ax^2+2bx+c)-2z_1(4(ax+b)+z_1)][4(ax+b)+z_1]^2 .$$

Le premier crochet étant divisible par $4(ax+b)+z_1$, il faut donc que $ax^2+2bx+c$ soit également divisible par ce facteur. Ainsi la racine *triple* est commune à l'équation primitive et à ses deux premières dérivées.

Dans le cas particulier où $z_1=z_2=z_3=0$, les quatre racines sont égales, et réciproquement. On a donc, outre les trois conditions précédentes, $aB-Ab=0$. Le premier membre de l'équation se réduit du reste à

$$4(ax+b)^4 ,$$

l'équation revient à

$$(ax+b)=0 .$$

Ainsi le premier membre est une quatrième puissance d'un facteur linéaire. L'équation et ses trois dérivées ont une racine commune, dans le cas des quatre racines égales.

X. Le premier membre de l'équation peut aussi être remplacé par le produit suivant, dont les facteurs sont pris des relations (23') :

$$[4(ax+b)-z_1-z_2-z_3][4(ax+b)-z_1+z_2+z_3][4(ax+b)+z_1+z_2-z_3][4(ax+b)+z_1-z_2+z_3].$$

Si nous effectuons, il vient :

$$[4(ax+b)]^4-2(z_1^2+z_2^2+z_3^2)[4(ax+b)]^2-8z_1z_2z_3[4(ax+b)]+[(z_1^2+z_2^2+z_3^2)^2-4(z_1^2z_2^2+z_2^2z_3^2+z_3^2z_1^2)],$$

ou remplaçant les z, et faisant $ax+b=y$, il vient, après réduction :

$$y^4-6Ay^2-8(aB-Ab)y-3(A^2+4a^2I)=0 .$$

Équation *privée du second terme.*

On arrive également à ce résultat en écrivant :

$$4^2(ax+b)^2=\Sigma z_1^2+2\Sigma z_1 z_2 ,$$

puis

$$4^4(ax+b)^4=(\Sigma z_1^2)^2+4\Sigma z_1 z_2 \Sigma z_1^2+4(\Sigma z_1 z_2)^2 .$$

Multipliant le résultat précédent par $2.48A=2(z_1^2+z_2^2+z_3^2)=2\Sigma z_1^2$, et retranchant, il en résulte :

$$4^4(ax+b^4)-6.4^2A(ax+b)^2=4(\Sigma z_1 z_2)^2-(\Sigma z_1^2)^2$$
$$=4\Sigma z_1^2 z_2^2+8z_1z_2z_3(z_1+z_2+z_3)-(\Sigma z_1^2)^2 ,$$

ou observant que $4(ax+b)=z_1+z_2+z_3$, on retrouve l'équation ci-dessus.

XI. Les mêmes formules (23') nous donnent encore :

$$4z_1(ax+b)+z_2z_3-(z_1+z_2)(z_1+z_3)=0 \quad\big|\quad 4z_1(ax+b)+z_2z_3+(z_1+z_2)(z_1-z_3)=0$$
$$4z_1(ax+b)+z_2z_3-(z_1-z_2)(z_1-z_3)=0 \quad\big|\quad 4z_1(ax+b)+z_2z_3+(z_1-z_2)(z_1-z_3)=0.$$

Les premiers membres de ces équations peuvent être pris comme les facteurs linéaires dont le produit équivaut au premier membre de la proposée. Or, remarquons d'abord que les produits :

$$(z_1+z_2)(z_1+z_3)\times(z_1-z_2)(z_1-z_3) \quad\text{et}\quad (z_1+z_2)(z_1-z_3)\times(z_1-z_2)(z_1+z_3)$$

sont égaux. Représentons provisoirement leur valeur commune par Q^2 et faisons aussi :

$$4z_1(ax+b)+z_2z_3=P.$$

Le premier membre de l'équation donnée pourra être représenté par :

$$[P^2+Q^2-2P(z_1^2+z_2z_3)]\times[P^2+Q^2+2P(z_1^2-z_2z_3)]$$

Mais on aperçoit immédiatement que si l'on pose : .

$$X=P+Q \quad,\quad Y=P-Q,$$

d'où

$$2(P^2+Q^2)=X^2+Y^2 \quad,\quad 4PQ=X^2-Y^2,$$

le produit précédent se transformera en un autre ne contenant plus que des puissances paires des fonctions linéaires X et Y. Et l'on aura pour l'équation.

$$\left[\frac{X^2+Y^2}{2}-\frac{X^2-Y^2}{2Q}(z_1^2+z_2z_3)\right]\left[\frac{X^2+Y^2}{2}+\frac{X^2-Y^2}{2Q}(z_1^2-z_2z_3)\right]=0,$$

ou

$$\big[X^2(Q-z_1^2-z_2z_3)+Y^2(Q+z_1^2+z_2z_3)\big]\big[X^2(Q+z_1^2-z_2z_3)+Y^2(Q-z_1^2+z_2z_3)\big]=0,$$

ou encore :

$$X^4\big[(Q-z_2z_3)^2-z_1^4\big]+2X^2Y^2\big[Q^2+z_1^4-z_2^2z_3^2\big]+Y^4\big[(Q+z_2z_3)^2-z_1^4\big]=0.$$

En remplaçant les Q, z, etc., dans cette équation, on aura une équation bicarrée relativement à la fraction X : Y [1]. C'est l'équation la plus simple en laquelle on puisse transformer l'équation du quatrième degré, ainsi qu'il serait facile de s'en assurer. C'est donc l'*équation canonique*.

Nous allons la transformer quelque peu, afin de faciliter l'introduction des coefficients.

XII. Remplaçons d'abord Q, il vient :

$$X^4\big[z_2(z_1^2-z_3^2)^{\frac12}+z_3(z_1^2-z_2^2)^{\frac12}\big]^2-2X^2Y^2z_1^2\big[(z_1^2-z^2)+(z_1^2-z_3^2)\big]+Y^4\big[z_2(z_1^2-z_3^2)^{\frac12}-(z_3(z_1^2-z_3^2)^{\frac12}\big]^2=0,$$

ou encore :

$$X^4\big[z_2(u_1-u_3)^{\frac12}+z_3(u_1-u_2)^{\frac12}\big]^2-6X^2Y^2z_1^2u_1+Y^4\big[z_2(u_1-u_3)^{\frac12}-z_3(u_1-u_2)^{\frac12}\big]^2=0 .\tag{26}$$

puisque $u_1+u_2+u_3=0$ et, par conséquent, $(u_1-u_2)+(u_1-u_3)=3u_1-(u_1+u_2+u_3)=3u_1$.

Nous n'effectuerons pas le remplacement des u et z par les fonctions de coefficients. Nous n'obtiendrions que des expressions fort embarrassées, qui ne nous seraient d'aucun secours dans la discussion.

Si l'on désigne par α, 6γ, ε, les coefficients de X^4, X^2Y^2, Y^4, l'équation se présente sous la forme simple :

$$\alpha X^4+6\gamma X^2Y^2+\varepsilon Y^4=0 .\tag{26'}$$

---

[1] Remarquons que ce résultat équivaut à la substitution générale $\dfrac{\alpha x+\beta}{\alpha' x+\beta'}$, à x dans l'équation proposée.

Nous avons dit que cette équation, appelée *canonique*, était la plus réduite à laquelle on pût arriver. Il est à peine utile de faire remarquer que, vu le calcul qui s'est fait spécialement sur la racine z_1, les coefficients α, γ, ε sont chacun susceptibles de trois valeurs. Par conséquent, on peut obtenir trois équations analogues à la précédente, en permutant les racines z_1, z_2, z_3.

La forme se réduira évidemment à :

$$\alpha X^4 + \varepsilon Y^4 = 0,$$

pour $z_1^2 = 0$, ou $u_1 = 0$.

Pareillement elle se réduira à

$$X^2 Y^2 = 0,$$

pour $z_2(u_1 - u_3) = 0$ et $z_3(u_1 - u_2) = 0$.

D'où l'on tire uniquement $z_2 = 0$, $z_3 = 0$, car on ne peut poser $u_1 = u_2 = u_3$, puisque alors $u_1 = 0$ et que le terme $X^2 Y^2$ disparaîtrait.

XIII. Ce produit mérite notre attention. Il est égal à $(P^2 - Q^2)^2$.

Remplaçons P et Q dans cette expression, nous aurons :

$$P^2 - Q^2 = \left[16z_1^2(ax + b)^2 + 8(ax + b)z_1 z_2 z_3 - z_1^4 + z_1^2(z_2^2 + z_3^2)\right]$$

$$= z_1\left[16a^2 z_1 x^2 + 8ax(4bz_1 + z_2 z_3) + (16b^2 z_1 + 8b z_2 z_3 - z_1^3 + z_1(z_2^2 + z_3^2))\right].$$

Élevant la quantité $\dfrac{P^2 - Q^2}{z_1}$ au carré, nous aurons pour

1° le coefficient d'x^4

$$16^2 a^4 z_1^2 = 16^3 a^4(A + au_1);$$

2° le coefficient d'x^3

$$16^2 a^3(4bz_1^2 + z_1 z_2 z_3) = 4.16^3 a^3\left[b(A + au) + (aB - Ab)\right]$$

$$= 4.16^3 a^4\left[B + bu_1\right];$$

3° le coefficient d'x^2

$$32a^2\left[2(4bz_1 + z_2 z_3)^2 + 16b^2 z + 8bz_1 z_2 z_3 - z_1^4 + z_1^2(z_2^2 + z_3^2)\right]$$

$$= 32a^2\left[48b^2 z_1^2 + 24bz_1 z_2 z_3 + 2(z_1^2 z_2^2 + z_2^2 z_3^2 + z_3^2 z_1^2) - z_1^2(z_1^2 + z_2^2 + z_3^2)\right]$$

$$= 6.16^2 a^2\left[z_1^2(b^2 - A) + 32b(aB - Ab) + 32(A^2 + a^2 I)\right]$$

$$= 6.16^3 a^2\left[ac(au_1 + A) + 2b(aB - Ab) + 2(A^2 + a^2 I)\right]$$

ou effectuant en remplaçant A, B, I, et posant

$$3c^2 - 2bd - ae = 6C.$$

Il vient enfin :

$$6.16^3 a^4\left[C + cu_1\right];$$

4° le coefficient d'x, en posant, à l'exemple de ce qui précède, $2D = cd - be$

$$4.16^3 a^4\left[D + du_1\right];$$

5° enfin le terme constant, en posant $d^2 - ce = E$,

$$4.16^3 a^4\left[E + eu_1\right].$$

En sorte que le produit carré $X^2 Y^2$ est équivalent à un facteur constant près à

$$u_1(ax^4 + 4bx^3 + 6cx^2 + 4dx + e) + (Ax^4 + 4Bx^3 + 6Cx^2 + 4Dx + E).$$

Le coefficient d'u_1 est le premier membre de l'équation proposée que nous désignerons par F; l'autre terme est, ainsi que nous allons le dire, le *Hessien* de de la fonction précédente et nous le désignerons par H. L'équation

$$u_1 F + H = 0 \qquad\qquad (27)$$

fournit donc les facteurs X et Y qui servent à composer l'équation canonique. Nous avons déjà reconnu au Hessien une fonction identique pour le troisième degré. Le premier membre de l'équation (27) est toujours égal à un carré parfait.

XIV. Les formules données aux n°s VIII et IX montrent que Δ et J sont des invariants. Il en est de même de I, puisque $\Delta^2 = J^2 + I^3$. En outre Δ est le *discriminant* de l'équation.

On peut écrire l'équation ainsi :

$$x(ax^3 + 3bx^2 + 3cx + d) + (bx^3 + 3cx^2 + 3dx + e) = 0 .$$

On satisfait à cette équation en posant :

$$ax^3 + 3bx^2 + 3cx + d = 0$$

$$bx^3 + 3cx^2 + 3dx + e = 0 ;$$

ces équations sont assujetties à avoir une racine commune. Éliminons cette racine par la voie du 1er degré, nous écrirons, au lieu des équations précédentes, les six suivantes :

$$ax^5 + 3bx^4 + 3cx^3 + dx^2 \ldots\ldots = 0$$
$$\ldots\ldots ax^4 + 3bx^2 + 3cx^2 + dx \ldots = 0$$
$$\ldots\ldots\ldots\ldots ax^3 + bx^2 + 3cx + d = 0$$
$$bx^5 + 3cx^4 + 3dx^3 + cx^2 \ldots\ldots = 0$$
$$\ldots\ldots bx^4 + 3cx^4 + 3dx^2 + ex \ldots = 0$$
$$\ldots\ldots\ldots\ldots bx^3 + 3cx^2 + 3dx + e = 0.$$

D'où éliminant x^5, $x^4 \ldots\ldots x$ comme des variables du 1er degré

$$\left(-\frac{1}{12}\right)^3 \begin{vmatrix} a & 3b & 3c & d & 0 & 0 \\ 0 & a & 3b & 3c & d & 0 \\ 0 & 0 & a & 3b & 3c & 0 \\ b & 3c & 3d & e & 0 & 0 \\ 0 & b & 3c & 3d & e & 0 \\ 0 & 0 & b & 3b & 3d & c \end{vmatrix} = (J^2 + I^3) = \Delta^2 = 0 .$$

Nous retrouvons notre discriminant.

On peut aussi écrire l'équation sous la forme :

$$x^2(ax^2 + 2bx + c) + 2x(bx^2 + 2cx + d) + (cx^2 + 2dx + e) = 0 ?$$

à laquelle on satisfait en posant :

$$ax^2 + 2bx + c = 0$$

$$bx^2 + 2cx + d = 0$$

$$cx^2 + 2dx + e = 0 .$$

En éliminant x^2 et x comme des inconnues du premier degré, on trouve :

$$-\frac{1}{4} \begin{vmatrix} a & 2b & c \\ b & 2c & d \\ c & 2d & e \end{vmatrix} = J = 0 .$$

condition déjà trouvée pour la racine triple.

Enfin on peut encore écrire :

$$x^3(ax + b) + 3x^2(bx + c) + 3x(cx + d) + (dx + e) = 0$$

On y satisfait en posant :

$$ax + b = 0 \qquad bx + c = 0$$
$$cx + d = 0 \qquad dx + e = 0 .$$

D'où

$$\frac{a}{b} = \frac{b}{c} = \frac{c}{d} = \frac{d}{e} \cdot$$

Nous retrouvons la condition $aB - Ab = 0$, combinée avec les deux précédentes. Du reste $A = 0$, $B = 0$, $I = 0$, d'après ces relations.

XV. Si l'on résout comme une équation du second degré, la deuxième forme précédemment employée, on a :

$$(ax^2+2bx+c)x+(bx^2+2cx+d) = \left[(bx^2+2cx+d)^2-(ax^2+2bx+c)(cx^2+2dx+e)\right]^{\frac{1}{2}},$$

ou effectuant

$$ax^3 + 3bx^2 + 3cx + d = (Ax^4 + 4Bx^3 + 6Cx^2 + 4Dx + E)^{\frac{1}{2}} \cdot$$

Cette égalité n'a lieu que pour les valeurs des quatre racines. Si une racine annule le polynôme sous radical, elle annule aussi le premier membre $ax^3 + 3bx^2 + 3cx + d$, et, par suite, elle est une racine double. Il y a donc lieu de penser que la substitution de $x + h$ à x, n'altère pas le polynôme $Ax^4 + 4Bx^3 + 6Cx^2 + 4DE + E$. C'est en effet ce qui a lieu, car on a :

$$4(ax^3+3bx^2+3cx+d)=4ax^3-3a(x'+x''+x'''+x^{\text{iv}})x^2+2a(x'x''+x'x'''+x'x^{\text{iv}}+x''x'''+x''x^{\text{iv}}+x'''x^{\text{v}})x$$
$$+a(x'x''x'''+x'x''x^{\text{iv}}+x'x'''x^{\text{iv}}+x''x'''x^{\text{iv}})$$

$$=a\big[(x-x')(x-x'')(x-x''')+(x-x')(x-x'')(x-x^{\text{iv}})$$
$$+(x-x')(x-x''')(x-x^{\text{iv}})+(x-x^{\text{iv}})(x-x''')(x-x^{\text{iv}})\big] .$$

Ainsi le premier membre est un covariant relativement à la substitution ordinaire $\alpha x + \beta$. Le second membre en est donc un dans le même cas, et nous pouvons établir, comme dans le chapitre précédent, qu'il demeure un covariant pour la substitution générale $\dfrac{\alpha x + \beta}{\alpha'x + \beta'}$. En effet, remplaçons les coefficients par les fonctions de racines, il vient :

$$\frac{48}{a^2} (Ax^4 + 4Bx^3 + 6Cx^2 + 4Dx + E)$$

$$= \quad x^4\big[3\Sigma x'^2 - 2\Sigma x'x''\big],$$
$$- 4x^3\big[\Sigma xx''^2 - \Sigma x'x''x'''\big],$$
$$+ 2x^2\big[2\Sigma x'^2 x''^2 + \Sigma x'x''x'''^2 - 24x'x''x'''x^{\text{iv}}\big],$$
$$- 4x\big[\Sigma x'x''^2 x''^2 - 3x'x''x'''x^{\text{iv}}\Sigma x'\big],$$
$$+ \quad \big[3\Sigma x'^2 x''^2 x'''^2 - 2x'x''x'''x^{\text{iv}}\Sigma x'x''\big];$$

ou en groupant

$$= \quad (x - x')^2(x - x'')^2(x''' - x^{\text{iv}})^2,$$
$$+ (x - x')^2(x - x''')^2(x^{\text{iv}} - x')^2,$$
$$+ (x - x''')^2(x - x^{\text{iv}})^2(x' - x'')^2,$$
$$+ (x - x')^2(x - x''')^2(x'' - x^{\text{iv}})^2,$$
$$+ (x - x'')^2(x - x^{\text{iv}})^2(x' - x''')^2,$$
$$+ (x - x')^2(x - x^{\text{iv}})^2(x'' - x''')^2,$$
$$+ (x - x')^2(x - x^{\text{iv}})^2(x''' - x^{\text{iv}})^2,$$
$$= \Sigma (x - x')^2(x - x'')^2(x''' - x^{\text{iv}})^2, \qquad (28)$$

qui est bien un covariant, puisque les dénominateurs résultant de la substitution sont les mêmes pour tous les termes, x', x'', x''', x^{iv} figurant un même nombre de fois dans chacun.

On voit que si une racine est double, ce covariant, qui est celui de *Hesse* ou le *hessien* de la fonction du quatrième degré, contient le facteur $(x - x')^2$, comme la fonction.

Si deux racines sont égales aux deux autres $x' = x''$, $x''' = x^{iv}$, le covariant contient le facteur $(x - x')^2 (x - x'')^2$ comme la fonction.

Si trois racines sont égales, le covariant se réduit à $(x - x')^4 (x' - x^{iv})^4$. Le covariant est donc une quatrième puissance exacte.

Si le hessien et la fonction avaient les mêmes racines, il en résulterait :

$$\frac{A}{a} = \frac{B}{b} = \frac{C}{c} = \frac{D}{d} = \frac{E}{e}.$$

Ces quatre conditions n'en font évidemment que deux, puisque dans ce cas l'équation

$$(ax^2 + 2bx + c)^2 = 0,$$

ne contient que trois coefficients qui, dès lors, ne fourniront que deux propositions.

Mentionnons, pour mémoire, qu'à l'exemple de ce qui précède, on pourrait résoudre l'équation :

$$x^3(ax + b) + 3x^2(bx + c) + 3x(cx + d) + dx + e) = 0.$$

On en tirerait comme précédemment un covariant, qui, d'après la forme des racines du troisième degré, serait du sixième par rapport à x. Le premier membre devenant par cette résolution $ax^2 + 2bx + c$, on en conclut que ce covariant pourrait caractériser l'existence de trois racines égales. Il sera donc de la forme :

$$\Sigma(x - x')^2(x - x'')^2(x - x''')^2(x^{iv} - x')(x^{iv} - x'')(x^{iv} - x'''). \qquad (29)$$

XVI. Nous avons trouvé (XIII) qu'on avait, à un facteur près :

$$X_1^2 Y_1^2 = u_1 F + H.$$

On voit donc qu'ici, comme dans le troisième degré, le hessien sert à déterminer les facteurs composant l'équation canonique.

La permutation des racines u_1, u_2, u_3, donne

$$X_1^2 Y_1^2 = u_1 F + H$$
$$X_2^2 Y_2^2 = u_2 F + H$$
$$X_3^2 Y_3^2 = u_3 F + H$$

Si nous faisons la somme, il vient :

$$(X_1^2 Y_1^2 + X_2^2 Y_2^2 + X_3^2 Z_3^2) = 3H.$$

Ainsi le premier membre est une forme du *Hessien*.

Si l'on multiplie, il vient :

$$(X_1 X_2 X_3 . Y_1 Y_2 Y_3)^2 = 2JF^3 + 3IF^2H + H^3,$$

J, I, étant des invariants, H et F des covariants de F, la fonction précédente est aussi un *covariant*. Il a été signalé par Jacobi et porte le nom de *Jacobien* de la fonction du quatrième degré. Il est lui-même du sixième degré en x.

FIN

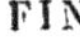

www.ingramcontent.com/pod-product-compliance
Lightning Source LLC
LaVergne TN
LVHW050827060726

842527LV00001BA/146